• 国家卫生和计划生育委员会"十三五"规划教材
• 全国高等学校教材

供眼视光学专业用

眼科学基础

第 3 版

主　　编　刘祖国
副 主 编　王宁利　孙兴怀　唐罗生
编　　者（以姓氏笔画为序）

王　薇	北京大学医学部	张劲松	中国医科大学
王宁利	首都医科大学	陈晓明	四川大学
刘祖国	厦门大学	陈祖基	河南省眼科研究所
孙兴怀	复旦大学	赵云娥	温州医科大学
李　炜	厦门大学	赵堪兴	天津医科大学
李志杰	暨南大学医学院	唐罗生	中南大学

编写秘书　陈文生　厦门大学
融合教材数字资源负责人　刘祖国　厦门大学
融合教材数字资源秘书　黄彩虹　厦门大学

人民卫生出版社

图书在版编目（CIP）数据

眼科学基础 / 刘祖国主编. —3 版. —北京：人民卫生出版社，
2018

ISBN 978-7-117-24748-1

Ⅰ. ①眼… Ⅱ. ①刘… Ⅲ. ①眼科学－高等学校－教材
Ⅳ. ①R77

中国版本图书馆 CIP 数据核字（2018）第 010165 号

人卫智网	www.ipmph.com	医学教育、学术、考试、健康，
		购书智慧智能综合服务平台
人卫官网	www.pmph.com	人卫官方资讯发布平台

眼科学基础
第 3 版

主　　编：刘祖国
出版发行：人民卫生出版社（中继线 010-59780011）
地　　址：北京市朝阳区潘家园南里 19 号
邮　　编：100021
E - mail：pmph @ pmph.com
购书热线：010-59787592　010-59787584　010-65264830
印　　刷：河北环京美印刷有限公司
经　　销：新华书店
开　　本：850×1168　1/16　　印张：19　　插页：4
字　　数：575 千字
版　　次：2004 年 8 月第 1 版　　2018 年 2 月第 3 版
　　　　　2025 年 5 月第 3 版第 13 次印刷（总第 21 次印刷）
标准书号：ISBN 978-7-117-24748-1/R · 24749
定　　价：60.00 元

第三轮全国高等学校眼视光学专业本科国家级规划教材（融合教材）修订说明

第三轮全国高等学校眼视光学专业本科国家卫生计生委规划教材，是在第二轮全国高等学校眼视光学专业本科卫生部规划教材基础上，以纸质为载体，融入富媒体资源、网络素材、数字教材和慕课课程形成的"五位一体"的一套眼视光学专业创新融合教材。

第一轮全国普通高等教育"十五"国家级规划教材、全国高等学校眼视光学专业卫生部规划教材于2003年启动，是我国第一套供眼视光学专业本科使用的国家级规划教材，其出版对于我国眼视光学高等教育以及眼视光学专业的发展具有重要的、里程碑式的意义，为我国眼视光学高级人才培养做出了历史性的巨大贡献。本套教材第二轮修订于2011年完成，其中《眼镜学》为普通高等教育"十二五"国家级规划教材。两轮国家级眼视光专业规划教材建设对推动我国眼视光学专业发展和人才培养、促进人民群众眼保健和健康起到了重要作用。

在本套第三轮教材的修订之时，正逢我国医疗卫生和医学教育面临重大发展的重要时期，我们贯彻落实全国卫生健康大会精神和《健康中国2030规划纲要》，按照全国卫生计生工作方针、医药协同综合改革意见，以及传统媒体和新兴媒体融合发展的要求，推动第三轮全国高等学校眼视光学专业本科国家级规划教材（融合教材）的修订工作。

本轮修订坚持中国特色的教材建设模式，即根据教育部培养目标、国家卫生计生委用人要求，医教协同，由国家卫生计生委领导、指导和支持，教材评审委员会规划、论证和评审，知名院士、专家、教授指导、审定和把关，各大院校积极参与支持，专家教授组织编写，人民卫生出版社出版的全方位教材建设体系，开启融合教材修订工作。

本轮教材修订具有以下特点：

1. 本轮教材经过了全国范围的调研，累计共有全国25个省市自治区，27所院校的90名专家教授进行了申报，最终建立了来自15个省市自治区，25个院校，由52名主编、副主编组成的编写团队，代表了目前我国眼视光专业发展的水平和方向，也代表了我国眼视光教育最先进的教学思想、教学模式和教学理念。

2. 课程设置上，由第二轮教材"13+3"到本轮教材"13+5"的转变，从教师、学生的需要出发，以问题为导向，新增《低视力学实训指导》及《眼视光学习题集》。

3. 对各本教材中交叉重复的内容进行了整体规划，通过调整教材大纲，加强各本教材主编之间的交流，力图从不同角度和侧重点进行诠释，避免知识点的简单重复。

4. 构建纸质＋数字生态圈，完成"互联网＋"立体化纸数融合教材的编写。除了纸质部分，新增二维码扫码阅读数字资源，数字资源包括：习题、视频、动画、彩图、PPT课件、知识拓展等。

5. 依然严格遵守"三基"、"五性"、"三特定"的教材编写原则。

6. 较上一版教材从习题类型、数量上进行完善，每章增加选择题。选择题和问答题的数量均大幅增加，目的是帮助学生课后及时、有效地巩固课堂知识点。每道习题配有答案和解析，学生可进行自我练习。自我练习由学生借助手机或平板电脑终端完成，操作简便，激发学习兴趣。

本套教材为2017年秋季教材，供眼视光学专业本科院校使用。

第三轮教材（融合教材）目录

获取融合教材配套数字资源的步骤说明

1 扫描封底红标二维码，获取图书"使用说明"。

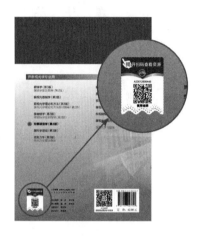

2 揭开红标，扫描绿标激活码，注册/登录人卫账号获取数字资源。

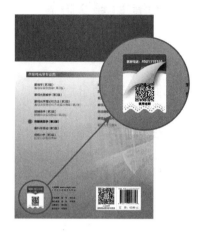

3 扫描书内二维码或封底绿标激活码随时查看数字资源。

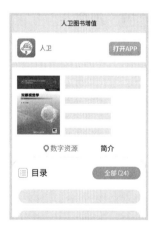

4 登录 zengzhi.ipmph.com 或下载应用体验更多功能和服务。

扫描下载应用

客户服务热线 400-111-8166

关注人卫眼科公众号
新书介绍　最新书目

前　言

眼科学的基础研究近年来发展迅速，取得了一系列成绩，它极大地推动了临床眼科学的发展，也改变了许多原来的认识与概念。为了使教材能反映学科的进展，体现其先进性，人民卫生出版社在广泛调研、听取师生意见的基础上，决定对《眼科学基础》(第2版)进行修订、再版。因而我们启动了眼视光系列教材《眼科学基础》(第3版)的撰写工作。

为保证教材的连贯性，同时便于学生学习，第三轮眼视光系列教材继续将眼科学分为《眼科学基础》和《眼病学》两部分。《眼科学基础》(第3版)主要介绍眼胚胎发育、眼解剖与组织、眼生理、眼生化、眼病原生物、眼病理、眼免疫、眼遗传、眼部干细胞、眼药理与药物、眼科检查法、眼科实验室检查技术及症状等方面的内容。为了提高编写质量，编委会成员对本书的内容进行了认真及深入的讨论，力求做到精益求精。本教材主要使用对象为四年制眼视光本科生和眼视光从业人员，因而在编写内容突出了"三基"(基础理论、基本知识及基本技能)，使学生通过本套教材的学习对眼科学基础内容有一个初步的认识。同时本教材也适当兼顾眼科临床学习的需要，并考虑到我国没有适合眼科研究生及高年资住院医师和主治医师的基础教材，因而对眼科基础研究的主要最新进展也有所涉及，以满足这些读者的需要。

感谢人民卫生出版社对本教材再版的大力支持。人民卫生出版社在本教材开始修订之前，进行的卓有成效的调研，使本教材能够进行有针对性地修改。感谢各位编委的辛勤劳动！各位编写委员本着对学生负责，为我国眼视光事业发展尽力的角度出发，在短时间内高质量完成了修订任务。厦门大学眼科研究所黄彩虹、首都医科大学附属北京同仁医院马建民、中南大学湘雅二医院李筠萍、复旦大学附属眼耳鼻喉科医院凌志红、中国医科大学眼科医院赵江月、四川大学华西医院夏庆杰、天津医科大学眼科临床学院天津市眼科医院史学锋等为本书的出版付出了大量的心血，在此表示感谢。

虽然我们进行多次讨论及修改，错误仍然难以避免，真挚希望使用本教材的广大师生能对书中的不足之处提出指正，以便再版时修改。

刘祖国

2017 年 4 月 2 日

目　录

融合教材数字资源目录

第一章

绪 论

本章学习要点

● 熟悉：眼科常见病，如眼表疾病、青光眼、白内障等基础研究进展。

关键词 眼科学基础 研究进展

第一节 眼科学基础的内容

人从外界感知的信息总量的 90% 以上是由视觉器官所获得的，因此眼科学是一门重要的医学学科。为了便于学习，眼视光系列教材将眼科学分成眼科学基础和眼病学两部分。眼科学基础则侧重于眼科学相关基础，包括眼的胚胎发育、解剖、遗传、眼科检查及症状等内容，着重阐述眼正常生理功能，眼科疾病的发病原因及机制。眼病学主要侧重于眼科临床，如眼科疾病的发病原因、预防、诊断和治疗等。掌握眼科学基础理论是临床正确诊断和治疗眼科疾病的前提，是成为合格眼科临床医师或合格验光师的必要条件。

第二节 眼科学基础研究进展

整个基础医学研究水平的提高，极大地促进了眼科基础研究的发展。基础医学研究所形成的分子生物学、细胞生物学、遗传学、免疫学和组织工程学等学科新的理论及研究方法，使我们能够从体内、细胞、蛋白质，甚至分子水平对眼生理和病理状态进行研究，从而对眼科生理和病理机制有了更加准确、更加深入的认识。许多新型检查和治疗设备的问世，使我们能够在体内，从细胞，甚至基因、蛋白水平对疾病进行研究并作出针对性的治疗。反过来，眼科学基础研究的发展也极大地促进了整个基础医学研究的进步。

作为一种特殊的感觉器官，眼的多种组织可以作为理想的病理研究模型。比如角膜在生理状态下无血管存在，但在炎症或其他疾病的情况下，角膜组织会出现新生血管。目前，我们对新生血管发病机制的理解很大程度依赖于对角膜新生血管的研究。再如，角膜上皮干细胞全部位于角膜缘上皮基底层，完全与分布在中央和周边角膜上皮的"短暂放大细胞"（transient amplifying cells，TA cells）和末端分化细胞相分离。因此，角膜上皮可以作为一种理想的干细胞研究模型。另外，眼底是唯一的、可在生理状态下观察血管形态和结构的组织。眼底疾病的研究显著地提高了我们对许多全身疾病，如糖尿病、高血压等发病机制的认识。

进入新世纪以来眼科学基础研究取得了巨大的进步，主要表现在以下几个方面：

笔记

一、基础研究技术水平的提高在很大程度上促进了眼科学基础研究的发展

基因组学研究技术的进步,许多遗传性眼病(如角膜营养不良、先天性白内障、开角型青光眼、视网膜色素变性及先天性高度近视等)的遗传基因得到定位,从而使基因治疗相关眼病变为可能。蛋白组学研究的发展,使我们能够了解各种蛋白质在生理及病理状态下的表达及变化,从而对疾病作出更加准确的诊断与治疗。生物学、材料学、基础医学及物理学等学科的技术促进了组织工程、人工视觉及干细胞(包括诱导性多潜能干细胞)等技术在眼科的发展及应用。

二、眼科学基础的主要进展

1. 眼表、角膜疾病　眼表、角膜研究进展主要集中在干眼发病机制、角膜组织工程及新的治疗技术,虽然迄今为止尚存在争议,多数研究者认为角膜上皮干细胞存在于角膜缘上皮基底层。对于角膜、结膜上皮和泪膜研究,使我们认识到上述结构是相互依赖、相互作用的有机体,促使了眼表疾病学科的出现。干眼是常见的眼表疾病之一,其特点就是由于泪液分泌量减少或泪液蒸发过多,从而导致眼表上皮细胞异常增殖和炎症反应。对干眼发病机制研究,使我们认识到泪膜稳定性在维持眼表组织健康的重要作用及泪膜不稳定是引起干眼发病的主要原因。角膜组织工程研究成功地用多种方法构建了动物脱细胞角膜基质支架,为组织工程全角膜构建奠定了良好的基础。免疫学研究确定了角膜组织不同部位炎症细胞的分布及特性,并证实了其与角膜新生血管和新生淋巴管之间的关系。角膜紫外交联技术应用不仅能有效地治疗圆锥角膜,而且对某些感染性角膜炎也取得了良好的治疗效果。睑板腺脉冲治疗仪对睑板腺功能障碍引起的干眼有良好的治疗作用。

2. 青光眼　青光眼基础研究进展主要表现在以下几个方面:①药物治疗:利用新型药物传递系统提高现有青光眼治疗药物的疗效。其中,前房内植入比马前列腺素缓释系统具有良好的有效性和安全性,已进入Ⅱ期临床试验。动物实验表明,ROCK抑制剂不仅能降低眼压,而且可以阻止滤过手术后瘢痕形成,具有神经保护、轴突再生及调节眼血流的作用。②干细胞治疗:干细胞具有无限分裂及分化为多种细胞类型的能力。干细胞技术进步,不但提高了我们对青光眼相关生理学的理解,同时提供了利用干细胞治疗恢复因青光眼致盲病人视力的可能性。诊断技术:相干光断层成像(optical coherence tomography, OCT)可对视神经乳头、视网膜神经纤维层及其变化进行长期的、客观的测量。OCT对视网膜神经纤维层高再现性,使其具有发现微小病变、早期确诊青光眼的能力。近年来上市的血管成像OCT,使我们能更加准确地分析视神经及其邻近区域毛细血管丛,从而可以对血流灌注进行快速定量。遥感勘测角膜接触镜的上市,使青光眼个体化治疗成为可能。原发性开角型青光眼基因诊断,结合环境危险因素分析,使我们能更加准确地诊断、治疗青光眼。

3. 白内障　先天性白内障致病基因筛查、晶状体上皮细胞凋亡及晶状体蛋白组学研究使我们对白内障的发病机制有了新的认知,人工晶状体植入材料的进步使白内障病人在手术后能够获得更加清晰、自然的视力。白内障手术导航系统在手术前采集病人眼部图像,可以自动地计算出病人合适人工晶状体、切口位置、植入散光矫正人工晶状体的轴位等,从而获得优化的术后视觉效果。国外已有利用手术机器人进行白内障手术报道。

4. 年龄相关性黄斑变性　年龄相关性黄斑变性(age-related macular degeneration, AMD)是美国等发达国家最主要的致盲原因。随着经济社会的发展及人均寿命的提高,对AMD的防治在我国也显得越来越重要。在过去的十年间对AMD研究取得的最显著的进展是,认识到其是一种复杂的遗传性疾病。研究表明,AMD的致病机制受遗传和环境双重影响。

笔记

早在 20 世纪 90 年代,研究发现,与 ε4 等位片段相比较,APOE 基因的 ε2 等位片段出现变体是导致 AMD 发生的危险因素。进入新世纪以来,研究发现了补体因子 H 基因(CFH)的 Y402H 变体。AMD 拥有大的遗传危险率(>50%),这种现象被用于解释所有的常见的复杂疾病。为了研究环境因素的影响,配对研究用于确定遗传危险因素、共有环境因素和唯一环境因素。随访研究证明,吸烟和体重质量指数与 AMD 危险呈正相关,而食用鱼肉和 ω-3 脂肪酸具有保护作用。糖尿病眼视网膜病变也是常见的眼底病之一。近年来研究发现,参与多种生理和病理过程的 Wnt 信号通路在糖尿病视网膜病变发病过程中处于激活状态,局部应用 Wnt 信号通路抑制剂对糖尿病视网膜病变具有明显的治疗作用。

5. 斜弱视　功能性磁共振成像(functional magnetic resonance imaging, fMRI)对弱视发病机制研究是近年来斜视弱视研究的主要进展之一。fMRI 研究再次证实弱视主要与神经元的神经信号异常传递有关,神经元数量本身并没有减少。斜视矫正手术后组织粘连是临床斜视矫正手术的常见并发症之一,大量基础研究尝试通过在眼外肌周围植入各种材料或局部使用药物来减少手术后组织粘连的发生。

6. 眼眶病　计算机眼眶容积测量方法的应用为单纯眶壁骨折的治疗方案选择和术中眶内植入材料的数量及体积提供客观数据;计算机辅助设计和辅助制作系统的应用,使复合性眼眶骨折的整复手术实现了计算机建模、快速制作原型和术前实体手术模拟等手术规划,计算机手术导航系统和内镜技术应用于眼眶骨折的修复重建手术中则是眼眶手术的革命性飞跃;纳米材料、复合材料和组织工程材料等新型材料等广泛运用于眼眶骨折当中。眼眶静脉曲张是体位性眼球突出和眼球内陷为主要特征的眼眶常见血管畸形,近来国内有学者在开眶直视下,用 GLUBRAN2(丙烯酸酯胶)注入血管畸形治疗,并取得了良好的效果。3D 打印技术的快速发展使眼眶病修复手术进入前所未有的阶段。

7. 近视　近视在全球的发病率逐年上升,已经成为严重的公共卫生问题。近视发病机制多从遗传和环境两个方面进行研究。采用形觉剥夺和离焦等方法建立的实验性近视动物模型已证实:视网膜接受异常视觉刺激产生视觉信息传递与调控功能的因子,经视网膜 - 脉络膜系统(cascade)产生最终调控信使,导致近视病变最终靶组织巩膜主动重塑,产生轴性近视。目前已发现 30 多个高度近视调控因子,它们主要调节视网膜感光细胞和双极细胞的功能,以及巩膜细胞外基质组成和代谢,其中多巴胺及其受体调控近视的研究最为广泛。同时,大规模全基因组关联(genomewide association study, GWAS)分析确定了九个与近视高度相关的新基因,包括 *RSPO1*、*C3orf26*、*LAMA2*、*GJD2*、*ZNRF3*、*CD55*、*MIP*、*ALPPL2* 和 *ZC3H11B*,其中 *RSPO1* 和 *ZNRF3* 分别是 Wnt 信号通路的激动剂和抑制剂,说明 Wnt 信号通路可能与近视的发生发展高度相关。随着对近视发病机制的认识不断深入,多种预防和治疗近视的方法逐渐在临床上得以应用,包括:配戴 orthokeratology(OK)镜,增加户外活动,滴加 0.01% 阿托品和加固巩膜等方法。

三、眼科基础诊断治疗技术的进展

科学技术的整体进步使各种新的眼科基础诊断和治疗设备不断地涌现,为整个眼科的发展注入了巨大的活力。如新一代活体激光共聚焦显微镜使我们能够清晰地观察眼表组织各种细胞成分在生理和病理情况下的改变。眼前节 OCT 不仅能应用于检查眼前节组织,甚至可用于分析泪膜结构。数字减影血管造影(DSA)高分辨率 CT(high resolution computer tomography, HRCT)等设备的应用为疾病的正确诊断提供了有力的证据。在治疗方面,眼科光动力疗法(photodynamic therapy, PDT)通过高选择性破坏血管内皮细胞,为眼科血管性疾病的治疗提供了新的手段。

笔记

第三节　大力开展眼科基础研究,促进我国眼科学事业的发展

　　自眼科学成为一门独立的医学学科以来,基础研究一直为眼科学发展提供着强大的动力。虽然取得了巨大的成就,但目前眼科学实际的水平与现实要求仍有很大的距离。从根本上说,临床面临的难题,最终是要靠基础研究的进步来解决。早在古代,我国的医学家对眼科学发展作出了很大的贡献。进入近代以来,我国眼科水平比发达国家明显落后了。在1955年,我国汤飞凡首次分离和培养沙眼衣原体,证明中国眼科学家有能力在眼科基础研究走在世界的前列。随着社会经济的发展,国家对眼科基础研究的投入也越来越多,我国眼科学者在眼科基础研究的某些领域已取得了达到国际领先水平的研究成果。我们相信,在广大眼科工作者的共同努力下,我国眼科基础研究事业一定会取得更大的进步,从而更好地为广大人民群众服务。

（刘祖国）

第 二 章

眼的胚胎发育

本章学习要点

- 掌握：眼球的发育，包括眼球壁、眼内容物、视神经以及血管系统。
- 熟悉：胚眼的形成；眼附属器的发育，包括眼眶、眼睑、结膜、泪器、眼外肌；部分眼发育异常相关眼病。
- 了解：神经嵴细胞、生长因子及同源框基因；胚胎的早期发育；眼部组织的发育来源。

关键词 胚眼 发育 眼球 眼附属器

第一节 概 述

随着研究的深入，对眼的胚胎发育有了许多新的认识，包括一系列细胞从胚胎的远端部分进行的互动诱导作用以及形态发生变化的有序活动。参与这些过程的基本组织包括头部表皮（head epidermis）、神经外胚层（neuro ectoderm）和间充质（mesenchyme）。眼的胚胎发育是从卵受精开始，持续到出生后早期，不仅眼部各组织间的相互作用会影响其发育，而且一种组织可诱导另一种组织的形成。对这些有序活动的损伤或中断会导致眼的先天异常。干扰发生得越早，先天异常就越严重。生长因子（growth factors）、同源框基因（homeobox genes）和神经嵴细胞（neural crest cells）这三个要素对眼的发生起了重要的作用。

一、生长因子及同源框基因

在胚胎的最早期发育阶段，生长因子是一类营养物质，作为信使介导组织间通讯来调控细胞的迁移、增殖和分化，参与正常的胚胎发育。这些生长因子包括成纤维生长因子（FGF），转化生长因子-β（TGF-β），胰岛素样生长因子-1（IGF-1）等。多种生长因子控制了眼部组织的部分分化过程。如 FGF 诱导排列在视杯内壁的神经外胚叶细胞发育成视网膜神经感觉层，同时促进部分晶状体上皮细胞分化为晶状体纤维；TGF-β 可诱导动物帽（animal cap）赤道部的细胞分化形成头部组织，包括眼的中胚层（mesoderm）；IGF-1 促进紧贴赤道部前的晶状体上皮细胞分化及其有丝分裂。

生长因子还能调控同源框基因的表达，后者可以调控眼发育为一个完整器官的所有活动。同源框基因在合适的时间进行适量的表达，可以保证不同眼部组织进行精确的空间排列，是之后良好视力发育的重要前提。同源框基因的变异，通常是由于一个核苷酸的缺失或插入引起编码区阅读框的移位，进而导致先天的眼部发育异常。如无虹膜症和 Peters 异常的病人，*PAX6* 基因可能存在变异；而 *PAX2* 基因的变异将导致视神经的缺损。过量视黄

笔记

5

酸可诱导人体胚胎期的视网膜和视神经发育畸形,可能由同源框基因的错误介入所致。

二、神经嵴细胞

在神经沟闭合为神经管时,神经板外侧缘的神经上皮细胞不进入神经管壁,而形成一条位于神经管背侧的细胞索,该细胞索很快分为左右两条,分列于神经管的背外侧,称为神经嵴(neural crest)。神经嵴细胞是一种一过性的细胞群,它们广泛迁移到胚胎的不同区域后,即分化成多种多样的细胞类型。

在发育的早期,神经嵴细胞是多能的,局部微环境对它们的最终分化有相当大的影响。神经嵴细胞形成了大部分眼和眼眶的结缔组织,而眼外肌的带状纤维以及眼和眼眶所有血管的内皮细胞均起源于中胚层。

与神经嵴细胞相关的先天性和发育性异常称为神经嵴病。神经嵴病大部分是由于神经嵴细胞的迁移或最终分化异常所致,可表现为颅面部、牙齿以及颅骨畸形等,通常都合并眼部缺损(特别是眼前节缺损)。

第二节　胚　　眼

在发育过程中,胚眼是胚胎的重要组成部分之一,对胚胎发育的整体了解有助于胚眼发育过程的理解。

一、胚胎的早期发育

卵受精后第3天,形成的实心胚称桑椹胚。其后细胞继续分裂,细胞间隙逐渐融合成一个呈囊泡状的腔隙,称为胚泡。在受精后6～8天,胚泡开始植入子宫内膜,在靠近胚泡腔的一面首先分化出一层细胞,称为内胚层(endoderm)。胚泡腔内一端的内细胞群中一部分形成了羊膜腔,羊膜腔底部的细胞称为外胚层(ectoderm)。在内、外胚层之间,向两侧及头尾伸展而形成一新的细胞层,称为中胚层(mesoderm)。胚胎发育至18～19天形成了神经板(neural plate),构成神经板的细胞称为神经外胚层。神经板的左、右侧缘高起,形成神经褶(neural fold),中央凹陷,形成神经沟(neural groove)。胚胎发育至22天左右神经沟开始闭合,逐渐形成了神经管(neural tube),至27天左右完全闭合。神经管是中枢神经系统的始基,分化为脑和脊髓。

二、胚眼的形成

胚胎上最初可辨认的胚眼是胚胎第3周(胚长3.2mm)神经管前端尚未闭合前,其两侧神经褶处、略呈弧形凹痕的视沟(optic sulci),并进一步发育成由单层神经上皮组成的视窝(optic pits)。胚胎第4周(胚长4mm)神经管前端闭合成前脑,视窝加深,在前脑两侧形成对称的囊状突起,称为视泡(optic vesicles)。视泡腔与脑室相通,近脑端变细,形成视茎(optic stalks),即视神经始基,与前脑分化而成的间脑相连。

视泡远端继续突出膨大,与覆盖其上的表皮外胚层(surface ectoderm)逐渐接近。视泡的远端偏下方向内凹陷,形成一有双层细胞壁的杯状结构,称为视杯(optic cup)。同时,与视泡接触的表皮外胚层在视泡的诱导下增厚,形成晶状体板(lens plate)。随后晶状体板向内陷入,形成晶状体凹并逐渐加深,且渐与表皮外胚层脱离,形成晶状体泡(lens vesicle)。

视杯逐渐深凹并包围晶状体,视杯前缘最后形成瞳孔。早期视杯和视茎的下方为一裂缝,称为胚裂(embryonic fissure)。中胚层组织,主要为围绕视杯的原始玻璃体动脉,经胚裂进入视杯内。胚裂于胚胎第5周(胚长12mm)时,开始闭合形成眼球,由中部开始。向前后

笔记

延展,于胚胎第7周(胚长17mm)时,完全闭合。围绕视杯和晶状体的中胚层组织形成脉络膜和巩膜的始基以及眼球的血管。此时眼的各部已具雏形,即形成胚眼。

第三节　眼球的发育

眼球各个部分的发育往往是同时发生和进行的,为与临床学习相一致,本节内容根据眼球的解剖结构编写,由外及内,分别叙述眼球壁、眼内容物,以及视神经和血管系统的发育过程。

一、眼球壁

眼球壁(除前部角膜外)分为三层:外层为纤维膜,分为前部的角膜(屈光作用)和后部的巩膜(维持眼球外形和保护作用);中层为葡萄膜,从前到后分为虹膜(主要调节进入眼内的光线和遮光作用)、睫状体(血房水屏障、眼的调节、产生房水和部分引流房水作用)和脉络膜(遮光、营养代谢作用);内层为视网膜(光电转换和传导作用)。

(一)角膜

表皮外胚层与晶状体泡分开后,即开始形成胚眼的角膜。胚胎第5周末,表皮外胚层在一薄的基质板上形成双层上皮细胞。到胚胎第8周时,上皮已有3层,于内、外两层间有多边形细胞出现。在出生时上皮有4层,出生后4~5个月增至5或6层。晶状体泡的分离诱导上皮细胞的基质层分泌胶原原纤维和黏多糖,占据了晶状体和角膜上皮之间的空间,形成原始基质。间充质细胞从视杯的边缘迁移而来,沿着原始基质的后界面排列。从神经嵴细胞来源的细胞形成角膜内皮细胞。

在胚胎第5~6周间,角膜由表面鳞形、基底长方体的两层上皮细胞,原始基质和后方的双层内皮细胞共同组成。由视杯边缘而来的间充质细胞的第二次向内生长促进了基质的进一步形成。这些细胞呈双向延伸,向后在晶状体上皮和角膜内皮之间生长,目的是形成原始瞳孔膜。同时,原始基质中透明质酸成分的水化使基质膨胀,为细胞的下次迁移生长准备了空间。在胚胎大约第7周时,间充质细胞向前延伸进入角膜基质。这些细胞分化形成角膜细胞,分泌 I 型胶原纤维,形成成熟角膜基质的细胞外基质部分。角膜基质最宽时约为出生后正常宽度的两倍。脱水(特别是透明质酸)以及结缔组织的压缩导致了厚度的变薄。角膜细胞的形态发生始于后部基质并向前延伸,这些细胞合成蛋白多糖和胶原纤维,组成板层。每一个板层通过胶原的不断累加继续生长,同时不断有平行生长的新板层形成。随着板层在长度和宽度上的增加,角膜的直径和厚度不断增大。

在胚胎第3个月末,角膜中央部分的内皮细胞变成单层扁平细胞。这些细胞附着在一个间断的基底板上,后者就是未来的后弹力层。在这一发育阶段,后弹力层由两区组成:朝向基质层的稠密区和邻近内皮层的透明区。随后的生长使后弹力层形成一个独特的结构,称为胚胎性带状区,在出生时达到最大厚度,约为3μm。出生后,后弹力层的后部区由一种均匀的纤维颗粒物质组成,随着年龄不断增厚。

在胚胎第4个月中旬,相邻内皮细胞的顶点被连接呈带状闭锁,与此同时睫状突开始生成房水。在胚胎第4个月末,基质层浅层的角膜细胞合成胶原原纤维和基质,在基质层前部形成无细胞的前弹力层。未固定的角膜直径在胚胎第12周时为2mm,第17周时为4.5mm,第35周时为9.3mm。

(二)巩膜

巩膜主要由视盘周围浓缩的间充质细胞形成,这些细胞大多数来源于神经嵴细胞。胚胎第7周前,前部巩膜开始形成,并逐渐向后伸展,细胞排列成水平的各层以及胶原原

笔记

纤维沉积。随后,弹性蛋白和黏多糖加入细胞外基质中。胚胎第 3 个月时,一些未分化的间充质细胞迁移入视神经的神经纤维间,这些细胞被定向横转并合成细胞外基质物质,形成筛板。

(三)前房角

角膜和前房发生后,于胚胎第 2 个月末期,巩膜开始增厚,第 3 个月末形成角膜缘,第 4 月由视杯缘静脉丛衍变发生 Schlemm 管,并形成许多分支小管。随后,其内侧源于神经嵴细胞的间充质细胞分化发育成小梁网。前房角是由前房内间充质细胞和中胚层细胞组织逐渐吸收分化而形成的,这一过程开始于胚胎第 3 月,一直持续到出生后,要到 4 岁时才完成。出生时前房角位于巩膜突及 Schlemm 管之后(相当于小梁的后部),出生后前房角扩展到小梁之后,位于虹膜大环的部位,2~4 岁时达到最后的宽度。

(四)脉络膜

脉络膜始于视杯前部,朝着视茎向后延伸,神经嵴细胞浓缩并分化形成脉络膜基质细胞。在胚胎第 4~5 周时,脉络膜毛细血管开始分化,与视网膜色素上皮层接触的中胚层细胞形成脉络膜毛细血管网。

在胚胎第 3 个月,当脉络膜大血管层形成时,脉络膜血管出现明确的分层。脉络膜大血管层中静脉居多,静脉接受脉络膜毛细血管的小分支后引流入穿过邻近巩膜的涡静脉。胚胎第 4 个月,睫状前动脉和睫状后长动脉形成虹膜的大动脉环,第 5 个月末从这一血管衍生的回旋分支进入睫状体。与脉络膜动脉循环的最终吻合要一直到胚胎第 8 个月才建立。胚胎第 5 个月,脉络膜的中动脉层在脉络膜毛细血管和外层大血管层之间形成。这一层最初只限于赤道部水平,在胚胎第 6 个月达到发育中的睫状体。

在胚胎 3 个月末时,根据已形成的巩膜可区分脉络膜的基质。脉络膜基质最初是由胶原原纤维组成的一个松散相连的框架结构和含有丰富的成纤维细胞。在胚胎 4 个月时,弹性组织分布其间。在胚胎 6 至 7 个月间黑(色)素体(melanosome)出现,主要位于外层脉络膜和脉络膜上腔的黑色素细胞内。黑色素细胞由神经嵴细胞分化而来。黑色素化始于后极视盘周围,逐渐由后向前延伸至锯齿缘。出生时在脉络膜黑色素细胞内仍可见一些未成熟的黑(色)素体。

(五)虹膜、睫状体

虹膜的发生伴随着晶状体血管膜的前部形成。视杯的前缘向前生长,在晶状体边缘位置形成虹膜。胚胎第 6 周末,表皮外胚叶和晶状体之间形成一裂隙,即前房基。裂隙的后壁来源于神经嵴细胞,逐渐形成虹膜的基质。中央较薄称为瞳孔膜,胚胎第 7 个月瞳孔膜开始萎缩形成瞳孔。虹膜的两层上皮细胞由神经外胚层来源的视杯缘形成。外层上皮细胞逐渐色素化,与视网膜色素上皮层相连。内层上皮层在胚胎前 5 个月保持无色,与睫状体的非色素上皮层和视杯的内层视网膜神经感觉层相连。

瞳孔括约肌最早的分化是胚胎第 3 个月时源于前层上皮细胞,由边缘窦前壁的肌原纤维分化而来。边缘窦是由视杯的内外两层形成的环状空腔,来源于神经外胚层。胚胎第 7 个月,血管从周围的中胚层穿过生长中的瞳孔括约肌和睫状肌,将其分隔成束状。瞳孔开大肌从胚胎第 6 个月开始发育,由虹膜外层上皮的肌原纤维分化而来,与虹膜平面平行排列,也是来源于神经外胚层,肌上皮细胞的分化一直继续到出生后,到 5 岁时才达到发育完全,新生儿的开大肌作用不足,因此新生儿瞳孔较小。

也是在胚胎第 3 个月,当视杯最前缘向前生长时,其稍后的视杯缘折叠。这些折叠处的二层神经外胚层分化形成睫状体的两层上皮细胞层。外层细胞逐渐色素化,内层细胞始终保持无色。这些折叠呈放射状,约 75 个,即形成睫状突。胚胎第 4 个月,睫状突生长至晶状体的赤道部。胚胎第 10 周时可识别间充质细胞聚集而成的睫状肌,第 5 个月时睫状体

笔记

平坦部形成。睫状肌的纵形部分先形成,随后是环形和放射状部分,环形肌继续发育至少到出生后1年。

（六）视网膜

视网膜在胚胎较早期即开始发育。视杯的外层形成视网膜色素上皮层,视杯的内层在发育过程中高度分化增厚,形成视网膜神经感觉层。

1. 色素上皮层 胚胎第5周,此层为假复层柱状上皮。随着视杯的增大,逐渐形成单层的立方上皮。电镜下色素上皮细胞的顶部有丰富的微绒毛包绕视锥、视杆细胞的外段,基底膜有皱褶形成。色素上皮细胞之间,在接近顶端处有紧密连接。足月胎儿的色素上皮细胞内可见视锥、视杆细胞外段的吞噬体。在发育过程中,色素上皮细胞的面积及增生活性由周边部向后极部逐渐增加。细胞内色素颗粒于胚胎第5周开始在整个视网膜同步出现,第6周时完全充满细胞,是体内最早产生黑色素的细胞。色素上皮层在邻近脉络膜的一面形成 Bruch 膜的最内层,但另一面与视锥、视杆细胞仅疏松连接。因此,病理状况下发生视网膜脱离时,其色素上皮层往往与脉络膜相连。

2. 神经感觉层 在视泡内陷形成视杯时,视杯的内层,即视网膜的内壁已分化成两个区域:浅层边缘性的无核区和深层原始的有核区。有核区的最外层细胞有纤毛排列成行,头部朝向视杯的外层。神经感觉层中各层的分化起源于原始区细胞的有丝分裂,首先出现在后极部,随后向周边延伸。细胞核的迁移导致在后极部形成内外两层神经胚细胞层。

内层神经胚细胞层首先开始发育,分化形成 Müller 细胞、神经节细胞和无长突细胞。外层神经胚细胞层分化形成双极细胞、水平细胞和光感受器的前体。Müller 细胞发育形成长的纤维性突起,延伸到视网膜的内外两层,形成内界膜和外界膜。神经节细胞的轴突朝着视盘方向生长,形成视网膜的神经纤维层。

神经感觉各层的形成开始于神经节细胞层的建立。随后,一条无细胞带在神经节细胞层和其余内层神经胚细胞层间形成,分化为内丛状层。在外层神经胚细胞层,无细胞的外丛状层将双极细胞和水平细胞与光感受器隔开。光感受器的胞体形成外核层。分隔内外神经胚细胞层的过渡性纤维层 Chievitz 神经纤维,在内核层形成后消失。在有核区,光感受器的分化开始于纤毛被外节所替代。视锥细胞出现在胚胎第4~6个月间,视杆细胞出现在第7个月。胚胎第8个月时,视网膜各层已基本形成。

黄斑区的发育较为特殊。胚胎第3个月时,黄斑开始出现,其发育与视网膜后极部的发育相同,但此后这里的视网膜发育变得迟缓,Chievitz 纤维继续存在。直到胚胎第7~8个月时,黄斑区的视网膜才又开始迅速发育,中心凹出现于胚胎第7个月时,黄斑中央部神经节细胞层变薄,只有4层细胞。在生长过程中,外网状层变宽,纤维加长,神经节细胞自中心凹向周围外退。出生时 Chievitz 纤维大部分消失,中心凹的神经节细胞只有一层,外核层只有一单层视锥细胞,而在黄斑周边部有3~4层,但均无视杆细胞。这时的视锥细胞与视网膜其他部位的视锥细胞形态不同,仍然短小,尚未发育完全,所以婴儿出生时尚不能固视。

出生以后,黄斑继续发育。外核层视锥细胞核增多、变长;内核层和神经节细胞层在中心凹处继续变薄;在中心凹周边部的神经节细胞反而增多达到6~7层,形成明显的中心凹;外网状层散开,其纤维几与视网膜神经纤维平行排列,称 Henle 纤维。出生后第4个月视网膜的各层沿着中心凹斜坡周围重新定位,中心小凹处仅留下视锥细胞核可见。黄斑区的各组成部分继续重新塑型,直到近4岁时 Chievitz 纤维完全消失,黄斑的发育才基本完成。

二、眼内容物

（一）晶状体

晶状体的发育可分为两个阶段,晶状体泡的形成和晶状体纤维的产生。

笔记

胚胎约 27 天时，与视泡接触的表皮外胚层增厚，形成晶状体板。晶状体板及其薄基板与视泡的基板之间有一些细丝间隔着。这些细丝在晶状体板逐渐内陷形成晶状体泡的过程中起作用。晶状体泡由单层细胞组成，表面覆盖着一层基板，基板逐渐向后封闭形成晶状体囊。胚胎约 33 天时，晶状体泡与表皮外胚层完全分开。晶状体的上皮细胞继续产生基板物质，使晶状体囊变厚。在免疫系统方面晶状体囊使晶状体内的成分与整个眼球隔离。

在晶状体泡分化过程中，晶状体泡的后半部细胞 DNA 合成减少，细胞器减少，同时特定的晶状体蛋白在胞质中出现，细胞变长，形成晶状体原始纤维。随后，原始纤维从后至前充满泡腔。在胚胎发育的最初两个月，后半部细胞负责大部分的晶状体生成。原始纤维构成晶状体胚胎核。

晶状体泡的前壁细胞形成晶状体前囊下的上皮细胞层。赤道部前的晶状体上皮细胞始终保持有丝分裂能力，在胚胎第 7 周以后，开始分化为第二晶状体纤维，围绕晶状体核向前后生长。新的纤维不断以同样的方式生长，原先的纤维成熟、失去细胞核和细胞器，并被挤向中央，如此终生进行。各层纤维末端彼此联合，形成晶状体缝，核前的缝为"Y"形，核后的为"人"字形。晶状体起初为球形，随着第二晶状体纤维的不断生长，直径逐渐增大，变为扁圆形。晶状体赤道部的直径在胚胎 12 周时为 2mm，至 35 周时达到 6mm。晶状体缝也变为更加复杂的树状。

（二）玻璃体

胚胎第 4～5 周时，在晶状体泡与视杯内层之间，充满着原纤维、间充质细胞和玻璃体血管，这些共同组成原始玻璃体（primary vitreous）。原纤维源于外胚层。间充质细胞大部分源于中胚层，从胚裂处与玻璃体血管一同进入视杯的凹陷内；少部分源于从视杯的边缘迁移而来的神经嵴细胞。血管化的原始玻璃体在胚胎第 8 周时发育最完善，第 12 周时逐渐萎缩。

在原始玻璃体形成后不久，第二玻璃体开始生成。第二玻璃体由Ⅱ型胶原纤维和玻璃样细胞组成，无血管，源于原始玻璃体的单核间充质细胞。出生前玻璃体内的透明质酸含量很低，出生后其含量增高。第二玻璃体最初只占据视网膜与原始玻璃体后界之间的一个狭窄空间。到胚胎第 3 个月末，随着第二玻璃体的发育，以及玻璃体血管系统的逐渐退化，原始玻璃体被挤向眼球中央和晶状体后面。萎缩的玻璃体血管和原始玻璃体残存物称为Cloquet 管，可以终生存在。

在胚胎 3～4 个月间，由第二玻璃体的胶原原纤维浓缩，延伸至晶状体赤道部，构成第三玻璃体（tertiary vitreous），即晶状体悬韧带。睫状体上皮细胞合成悬韧带纤维的胶原原纤维，使其逐渐变长增粗。在胚胎第 5 个月时，眼球显著加大，睫状突不再与晶状体相接触，此时可见悬韧带从睫状上皮延伸到晶状体囊的前、后表面上。在胚胎第 7 个月时，晶状体悬韧带仍是比较薄的，到出生时才发育完成。

三、视神经

由胚胎的视茎发育而来。胚胎第 6 周时，视网膜神经节细胞轴突构成的视神经纤维逐渐从胚裂处进入视茎，由其腹面进入大脑。当视网膜神经节细胞伸出神经纤维时，视茎内层细胞同时也发生了变化：细胞浆内出现空泡，细胞排列不规则。当视神经纤维穿过视茎时，这些细胞逐渐减少。

在胚胎第 7 周时，视神经纤维完全填满视茎，视泡腔不再与前脑相通。此时，除在远端玻璃体动脉穿入处外，胚裂其余部分完全闭合；视神经纤维增加而增粗。第 10～12 周时，轴突有 190 万，第 16 周时达 370 万。此后逐渐减少到第 33 周时的约 120 万，即成年人的状况。

视茎的内层形成胶质细胞，排列成行，位于神经纤维之间，将轴突分隔成束。视茎的外

笔记

层形成筛板。在胚胎第 8 个月，起自巩膜和脉络膜的胶原纤维穿过筛板。随着这些纤维的浓缩，直到出生后第 7 个月，筛板才形成足够的张力。

视神经的纤维逐渐向中枢神经系统方向生长，在脑垂体前到达前脑下面，并部分交叉，形成视交叉。有研究显示一些胎儿早在第 8 周时就证明有了对光的反应，提示视觉系统中至少有部分的中枢神经系统通路已经建立。胚胎第 10 周时，视束即已形成。胚胎第 5 个月时视神经和视盘形态长到 50%，出生时达 75%，1 岁前达到 95%。胚胎第 7 个月时视神经纤维的髓鞘从视交叉处开始，沿神经纤维向眼部生长，出生后 1 个月时，止于筛板后。如进入视网膜，则形成视网膜有髓神经纤维。

四、血管系统

眼部血管系统的发育是一个复杂的过程，为了适应代谢活跃组织的营养需要产生了血管，而在组织活动趋于安静后这些血管又逐渐退化。

在胚胎早期第 4 周，颈内动脉的分支形成一小的毛细血管丛至视杯的背侧，称背侧眼动脉。随后，颈内动脉的第 2 条分支形成，供应视杯的内侧，这一分支称为腹侧眼动脉，与背侧眼动脉吻合，形成一环状血管。背侧眼动脉发出一条重要分支——玻璃体动脉，并通过胚裂进入视杯内。与此同时，颈内动脉的另一分支，镫骨动脉供应眼眶组织。在胚胎第 6 周，原始背侧眼动脉转化成眼动脉，而腹侧眼动脉退化，它的残基即睫状后鼻动脉。眼动脉的分支形成视网膜中央动脉，颞侧睫状后长动脉和睫状后短动脉。静脉系统与动脉系统同时发育，在视泡周围形成两个主要的回流系统：眶上静脉丛和眶下静脉丛。

玻璃体动脉一进入视杯，就朝着晶状体泡及其周围延伸，与环状血管形成吻合。这些血管在晶状体周围形成血管网，组成晶状体被膜样血管。玻璃体动脉发出分支穿过视网膜内层，形成视网膜中央动脉的分支。这些血管从视盘旁向前延伸到周边视网膜。由于从视盘到鼻侧锯齿缘的距离较短，在大约胚胎第 6 个月时血管首先到达鼻侧周边视网膜。第 5 个月时视网膜颞侧上方和下方有明显的血管延伸，但需到胚胎第 8 个月才能到达颞侧周边视网膜。第 6 个月时在中心凹斜坡上的神经节细胞层中开始出现小血管。原始毛细血管网通过重新塑型和退化过程来逐渐形成日后成人中的小动脉、静脉和毛细血管。虽然在胚胎第 8 个月时在锯齿缘处就可见到毛细血管，但要到出生 3 个月时形态上视网膜血管化才能发育完善。因此，早产儿的视网膜可能未完全血管化。

胚胎第 3 个月，玻璃体血管系统开始退化。晶状体被膜血管变薄，无营养能力，最终消失。这一系统的残基有时可在成人中看到，称为永存瞳孔膜。在胚胎第 7 个月时，玻璃体动脉不再明显，与视盘失去联系。有时可见结缔组织芽样结构附着于视盘前，称为 Bergmeister 原始乳头。

第四节　眼附属器的发育

眼球发育的同时，眼附属器也不断发育成熟。

一、眼眶

胚胎第 4 周时，围绕视杯周围间隙内的神经嵴细胞发育并逐步分化成眼眶的骨、软骨、脂肪和结缔组织。几乎所有眶骨都是由膜性骨发育而来，只有蝶骨来源于软骨。胚胎第 3 个月时开始骨化，胚胎第 6～7 个月间开始融合。骨性眼眶发育较眼球缓慢，胚胎第 6 个月时，眶缘仅能达到眼球的赤道部，发育将持续到青春期。

最初两侧视杯和视茎的轴成 180° 角，在胚胎第 3 个月时眼轴为 105°。随着眼眶的发育

笔记

以及头、面、脑在胚胎期的生长、重塑和位置变化，眼轴逐渐向前移动。到出生时两眼眼轴呈 71° 角，3 岁时变为 68°，达到最终的成人眼轴角水平。

二、眼睑、结膜

胚胎第 7 周，眼球前方与角膜上皮毗邻的表面外胚层形成上、下两个皱褶，为眼睑始基，分别发育成上、下眼睑。反折到眼睑内表面的外胚层形成复层柱状的结膜上皮，与角膜上皮相延续。眼睑外面的表皮外胚层分化成睑皮肤。中胚层形成睑板和肌肉。胚胎第 10 周时，上、下眼睑的边缘互相融合，至第 5 个月末时，才逐渐分离开。眼睑附属物如毛囊、皮脂腺等，于胚胎第 3~6 个月间由皱褶内的间充质细胞分化发育而成。

三、泪器

泪腺在胚胎第 6~7 周时开始发育，由上眼睑外侧部表皮外胚层上皮下陷形成实心细胞索。胚胎第 3 个月，细胞索中央出现腔隙，形成由腺泡和导管构成的泪腺。副泪腺于胚胎第 2 个月时出现，亦由表皮外胚层分化而来。

泪道的形成与外侧鼻突、上颌突和眼睑的发育相关。在胚胎第 6 周时，表皮外胚层在外侧鼻突和上颌突之间下陷成沟，此后这部分上皮与表面上皮脱离，逐渐形成管道。在胚胎第 9 周时，管道最先见于下泪小管的中段，继之见于上泪小管，随后见于泪囊和鼻泪管。在胚胎第 7 个月时，上下泪点开通。胚胎第 8 个月时鼻泪管下口开放，至出生前泪道完全通畅。

四、眼外肌

眼外肌来源于向颅内方向运动的中胚层体节的肌节细胞，这些细胞逐渐位于胚眼背侧和尾侧的神经嵴间充质中。新近研究显示眼外肌组织是原位分化的。在胚胎第 5 周，已经可分辨成肌细胞的肌原纤维以及未成熟的 Z 带。第 7 周时，上直肌的背内面分化出提上睑肌。提上睑肌逐渐向外上生长，到胚胎第 4 个月时到达上直肌的上方。胚胎第 3 个月时，眼外肌肌腱在眼球赤道附近与巩膜融合。

第五节　眼部组织的发育来源

从胚眼逐步发育到成熟的眼部各个组织结构，其时间表详见表 2-1。此外，眼部各个组织结构的发育来源于胚胎的外胚层和中胚层，分列如下：

一、外胚层

（一）神经外胚层

来源于神经外胚层的有：视网膜神经感觉层、视网膜色素上皮层、睫状体色素上皮和非色素上皮、虹膜色素上皮、虹膜的括约肌和开大肌、视神经轴突和胶质细胞、玻璃体。

（二）脑神经嵴细胞

来源于脑神经嵴细胞（cranial neural crest cells）层的有：角膜基质和内皮细胞、巩膜、小梁网、睫状肌、虹膜结缔组织、脉络膜基质、黑色素细胞（葡萄膜和上皮）、视神经脑膜鞘、睫状神经的施万细胞、睫状神经节、眶骨、软骨、眼眶的结缔组织、眼外肌的肌鞘和肌腱、眼和眼眶血管的肌层和结缔组织鞘。

（三）表皮外胚层

来源于表皮外胚层的有：晶状体、玻璃体、角膜上皮、结膜上皮、眼睑皮肤的上皮、腺体和睫毛、泪阜、泪腺、泪道引流系统。

笔记

二、中胚层

来源于中胚层的有：眼外肌的纤维、眼和眼眶所有血管的内皮细胞、颞侧巩膜、玻璃体。

表2-1　眼在胚胎时期的发育时间表

22天	神经褶上出现眼的始基，视沟
25天	由视窝形成视泡 神经嵴细胞迁移至视泡周围
26天	上直肌、下直肌、内直肌和下斜肌的始基出现
27天	由表皮外胚层形成晶状体板 外直肌的始基出现
28天	胚裂形成 将分化成视网膜色素上皮的细胞获得色素
29天	上斜肌的始基出现
5周	晶状体凹形成，逐渐加深形成晶状体泡 玻璃体血管发育 原始玻璃体发育 眼眶的骨性结构开始发育
6周	胚裂闭合 角膜上皮细胞的相互联系发育 视网膜色素上皮层分化 视网膜神经感觉层细胞增殖 第二玻璃体形成 原始晶状体纤维形成 眶周血管发育 眼睑皱褶和泪管出现 睫状神经节出现
7周	神经节细胞向视盘迁移 晶状体胚胎核形成 脉络膜血管从间充质开始发育 神经嵴细胞的三个迁移峰：①第一峰：角膜和小梁网上皮的形成；②第二峰：角膜基质的形成；③第三峰：虹膜基质的形成 被膜状晶状体血管形成 巩膜开始形成
3个月	视杆和视锥细胞的前体开始分化 睫状体发育 角膜缘出现 前房以一个潜在腔隙的形式出现 巩膜变厚 涡静脉穿过巩膜 眼睑皱褶延长、融合
4个月	视网膜血管开始形成 玻璃体血管开始退化 视盘的生理性凹陷形成 筛板形成 虹膜大动脉环形成 虹膜括约肌发育 睫状体纵形肌和睫状突发育 第三玻璃体形成 角膜前弹力层形成 Schlemm管出现 眼睑腺体和睫毛发育

笔记

续表

5个月	光感受器分化 脉络膜血管层化 虹膜基质血管化 上、下眼睑开始分离
6个月	视锥细胞分化 黄斑处神经节细胞增厚 瞳孔开大肌分化 鼻泪管系统明显出现
7个月	视杆细胞分化 锯齿缘形成 视网膜神经节细胞的迁移形成 Henle 神经纤维层 脉络膜色素化 视神经的髓鞘化 前房角向后运动 睫状体环状肌分化
8个月	前房角完全形成 玻璃体血管系统消失
9个月	视网膜血管长至视网膜颞侧周边 视神经纤维的髓鞘化到达筛板 瞳孔膜消失
出生后	黄斑、房角逐渐发育完成

第六节   部分眼发育异常相关眼病

眼发育过程中的任一环节因遗传、环境或其他因素的干扰而出现异常或错误,均可引起眼的发育障碍,导致眼部的表现异常。干扰出现得越早,眼部异常就越是明显,绝大多数的眼部发育异常都或多或少影响到视觉功能。

一、缺损

缺损(coloboma)是指在胚胎第5～8周,由于胚裂闭合不全所导致的特定眼部组织的缺失。可分为典型性和非典型性缺损两类。典型性缺损位于胚裂区域,出现在眼的鼻下方。缺损有多种临床表现,可以是部分或完全的,包括虹膜、视网膜、脉络膜或视盘。胚裂的闭合由赤道部开始,向前后延伸。在胚裂闭合阶段的任何伤害性刺激都可导致不同大小和位置的缺损。缺损可从虹膜的边缘延伸到视盘,也可包括胚裂闭合线上的多个组织异常。

虹膜缺损的范围可从瞳孔缘的一个切迹,直到整个虹膜的缺失。视盘缺损的范围可以是鼻下方连接脉络膜视网膜缺损的大凹陷,也可以是仅有视网膜色素上皮层的微小变化。典型性缺损多为双侧,但常常不对称。该病的遗传模式为常染色体显性遗传,伴不同的外显率和表达率,环境因素也发挥一定作用。

累及视网膜的缺损会导致视野中相应部位的绝对暗点,后极部的大缺损可造成视力低下,继发斜视和眼球震颤。累及视神经的缺损可以是视盘小凹(pit),可伴有视野弓形暗点的改变。

二、永存原始玻璃体增生症

笔记

永存原始玻璃体增生症(persistent hyperplastic primary vitreous,PHPV),也称为永存胚胎性血管,是一种散发性的单侧疾病,由原始玻璃体的退化失败而引起。受累眼通常表现为小眼球（microphthalmos）、浅前房、虹膜放射状血管扩张，晶状体后有血管化纤维膜在睫状突的不同区域间形成嵴。晶状体后还可含有平滑肌、软骨或脂肪等物质。

PHPV 病情可以是进展性的，前节表现可包括白内障、前房变浅、闭角型青光眼，也可能出现后节病变，如玻璃体积血、视网膜脱离和眼球痨。白内障摘除和玻璃体切除常可避免继发性青光眼的发生，但通常术后视力较差。

三、无眼球

无眼球（anophthalmia）是指由于发育缺陷所致的一眼完全性缺失，极为罕见。另一种常见的情况是在眼球位置留有一小的囊性残基，称为临床性无眼球。为了区别真正的无眼球和临床性无眼球，对剜除的眼眶组织进行的组胚学研究表明，真正的无眼球是由视沟发育失败，未能形成视泡而导致的，发生在胚胎发育的早期，通常在受精后 1～3 周。临床性无眼球一般认为是在胚胎 4 周时某些因素阻碍了视泡发育，形成先天性的小囊，组织病理上该囊肿壁衬覆有不典型的神经上皮组织，囊内无正常眼内组织结构或可见少量发育异常的眼组织。无眼球可以是双侧或单侧，双侧病例提示有早期致畸事件的发生。大多数病例是散发性的，但也有染色体异常的遗传病例报道。

囊性眼球是由于眼的发育过程中视杯的两层细胞之间未能贴附，甚至停滞在视泡阶段所致。视泡腔中充满液体，使眼球呈大小不一的囊状，小者肉眼检查时不易发现，大者可大于正常眼球，并常导致眼睑膨出。可发生于单眼或双眼，也常与脉络膜缺损等畸形合并出现。

四、小眼球

小眼球（microphthalmos）也是眼球的相关发育异常，常表现为体积小而组织结构紊乱的眼球。小眼球可以是独立的，也可以合并眼部或全身的异常。独立的小眼球可以是散发或遗传的，伴随不同程度的视功能异常。小眼球可合并小角膜、白内障、无虹膜、PHPV 以及系统性疾病如 MIDAS 综合征等。

小眼球是在视泡发育过程，对胚胎的伤害性刺激所导致的。如果刺激出现在视泡完全内陷之前，可能会出现眼眶囊肿。出生后小眼球伴囊肿可能会进行性肿大，囊肿可沿着视神经生长，和眼内容物相通。较大的囊肿需要经常抽吸或手术切除。

五、眼眶皮样囊肿

眼眶皮样囊肿（orbital dermoid cyst）是一种迷芽瘤，可多发常见于眼眶的上方和颞侧，肿大的囊肿可使眼球移位。本病系先天性发育异常，出生时就存在，但常因较小而不被注意，往往在青少年时期因其逐渐长大才被发现。逐渐增大的眼眶皮样囊肿可压迫眶骨，X线上可见边界清晰的眶骨缺损和肿块边缘骨密度增加的特征性表现。需要手术切除治疗。

（孙兴怀）

二维码 2-1
扫一扫，测一测

参 考 文 献

1. 李凤鸣，谢立信. 中华眼科学. 第 3 版. 北京：人民卫生出版社，2014.

2. 葛坚，王宁利. 眼科学. 第 3 版. 北京：人民卫生出版社，2015.

3. 赵桂秋，林锦镛，林红. 眼科病理学图谱. 北京：人民卫生出版社，2011.

4. American Academy of Ophthalmology. Fundamentals and Principles of Ophthalmology. 2016-2017 Basic and Clinical Science Course. San Francisco: American Academy of Ophthalmology, 2017.

笔记

第三章

眼的解剖与组织学

本章学习要点

- 掌握：眼球的解剖与组织学。
- 熟悉：眼眶及眼附属器的解剖与组织学。
- 了解：视路的解剖与组织学。

关键词 眼球 眼眶及眼附属器 视路 解剖与组织学

眼的解剖与组织学是研究正常人眼结构的科学，其任务是揭示人眼形态和结构特征，以及其与周围组织器官之间关系的科学，是进行眼科学系统学习的基础。眼球接受外界信息，产生视觉冲动经视路向视皮质传递，完成视觉功能。眼的附属器对眼球起到保护、运动的作用。

第一节 眼 球

眼球（eye ball）分为眼球壁和眼球内容物两部分（图 3-1）。

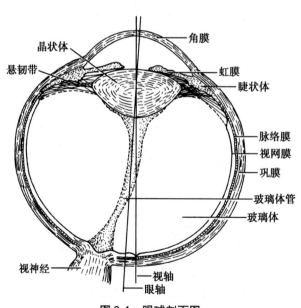

图 3-1 眼球剖面图

一、眼球壁

眼球壁分为三层：外层由角膜及巩膜构成，中层由虹膜、睫状体及脉络膜构成，内层为视网膜。

（一）角膜（cornea）

1. 角膜的解剖学结构　眼球壁外层的前 1/6 部分，由位于眼球前部中央的、透明的角膜构成。角膜弯曲度较巩膜大，故在其与巩膜交界处形成一浅沟，称为巩膜沟。角膜前表面为凸面，由于其上、下方被球结膜遮盖，使其外观略呈横椭圆形，横径为 11.5～12mm，垂直径为 10.5～11mm；从眼球内面看，角膜后表面为凹面，呈正圆形，其直径约为 11.7mm。角膜中央部厚度为 0.5～0.57mm，周边部厚度约 1.0mm。

角膜各部分曲率不同，中央瞳孔区直径 4mm 的圆形区各点的曲率半径差距很小，可视为球形，称为光学区。而中央区以外的角膜各点曲率半径不等。角膜前表面的曲率半径水平方向约为 7.8mm，垂直方向约为 7.7mm，后表面的曲率半径约为 6.8mm。角膜垂直方向的曲率多较水平方向大，属顺规性散光。

角膜是最主要的屈光介质，其前表面的屈光力为 +48.8D，后表面为 −5.8D，总屈光力为 +43D，约占总眼球屈光力的 70%。角膜的折射率为 1.38，其前方是折射率为 1.00 的空气，后方是折射率为 1.33 的房水。

2. 角膜的组织学结构　在组织学上，角膜从前到后分为五部分：上皮细胞层、前弹力层、基质层、后弹力层及内皮细胞层（图 3-2）。

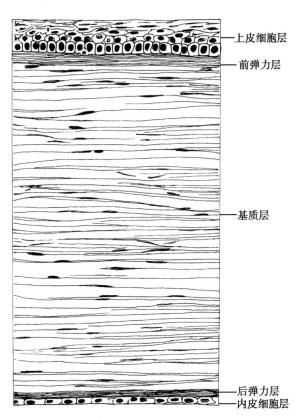

图 3-2　角膜横切面示意图

（1）上皮（epithelium）：角膜上皮细胞层厚 50～100μm，由 5～6 层细胞组成。角膜上皮与结膜上皮在角膜缘处相连，目前认为角膜上皮来源于位于角膜缘上皮基底层的角膜上皮干细胞，而结膜上皮细胞则来自弥散或集中分布于结膜的结膜上皮干细胞。角膜上皮层由

笔记

细胞层及基底膜组成。细胞层自外向内由 3 层细胞组成。角膜表层由 2～3 层扁平的、核小而扁的、无角化的鳞状细胞构成,称为表面细胞。表面细胞通过细胞连接蛋白相互作用形成具有选择性通透性的屏障。中间 2～3 层细胞呈多边形,侧面呈犬牙状与相邻细胞互相交错连接,形如翼状,故称翼状细胞。最底层为圆柱状的基底细胞,通过半桥粒样结构与基底膜紧密连接。角膜上皮增殖细胞主要位于基底层。

(2)前弹力层(Bowman membrane):是一层透明均质薄膜,不含细胞,厚度约 8～12μm,是角膜浅基质层特别分化的一部分,由一些胶原纤维互相交织构成。

前弹力层对机械性损伤具有较强的抵抗力,而对化学性物质的抵抗力较弱。正常角膜上皮和前弹力层构成防护屏障,对阻止致病因素进入角膜深层起到一定保护作用。前弹力膜一旦被损伤,就不能再生,愈合时即由不透明的瘢痕组织所代替。

(3)基质(stroma):占整个角膜厚度的 90% 左右,由胶原纤维、角膜细胞和细胞外基质所构成。200～250 层胶原纤维结构组成了角膜板层,胶原纤维的走行方向均相同,与角膜表面平行,整齐重叠排列,且屈光指数相同。角膜板层之间存在少量的固定细胞和游走细胞,固定细胞即成纤维细胞,当其受到外伤、炎症等适当刺激后可转化为纤维细胞,起到修补作用。

角膜细胞外基质主要由胶原和氨基葡聚糖构成。基质具较强的亲水作用,可使胶原纤维互相黏合,有助于保持角膜基质层的透明性。若间质水肿,角膜将产生混浊。基质层损伤后不能再生,由不透明纤维组织代替。

(4)后弹力层(Descemet membrane):位于基质层的后表面,与基质层界限明显,是内皮细胞分泌的弹力膜,实为内皮细胞层的基底膜。后弹力层含有较细的胶原纤维,有一定的弹性,且较坚韧,它对外伤的抵抗力较弱,但对化学物质和细菌毒素的抵抗力较强。当角膜因炎症等病变基质破坏后,病变区后弹力层可向前膨出。该层损伤后可再生。

(5)内皮细胞层(endothelium):角膜内表面由单层的六角形细胞所覆盖。出生以后角膜内皮细胞不再有分裂增殖能力,内皮细胞损伤后不能再生,只能依靠相邻细胞的扩张和移行来填补缺损区。角膜内皮细胞密度随年龄增长而降低,出生时的内皮细胞密度约为 3500～4000 个 $/mm^2$,成人时期降至 1400～2500 个 $/mm^2$。角膜内皮细胞之间通过细胞连接形成的屏障功能和活性泵作用使角膜保持相对缺水状态,维持角膜透明。临床上当内皮细胞受到损伤失代偿后,会导致角膜水肿及上皮下水泡形成。

角膜的透明性与角膜本身的解剖学特殊性密切相关:①角膜不含血管和色素;②角膜上皮无角质化,各层细胞及胶原纤维排列规整且折光指数一致;③角膜内皮细胞的屏障和活性生物泵功能使角膜保持相对的脱水状态。

角膜是人体神经末梢密度最高的组织,感觉十分敏锐。来自三叉神经眼支的感觉神经纤维,其细胞体位于三叉神经节,通过睫状长神经到达角膜缘,在此分支形成环状神经丛,支配角膜缘周围的结膜及该处的角膜上皮,在进入角膜后,神经干发出分支呈放射状分布于角膜基质层,神经纤维失去髓鞘并继续分叉,向前穿行形成上皮下神经丛,终末分支穿过前弹力膜后进入上皮细胞层。角膜感觉以中央最敏感,周边部次之。

3. 角膜缘(limbus)   为角膜与巩膜的移行区形成的环带,其宽约 1.5～2.0mm,上下方的角膜缘宽度大于内外侧。角膜缘的前界为前弹力层和后弹力层终端的连线,后界为一端起自巩膜突,向眼球表面作一垂直线,交汇于眼球外表面的切面。该线在角膜内皮面位于前房角角膜内皮线——Schwalbe 线(图 3-3)。

角膜缘的上皮为复层鳞状上皮,多达 10 层以上,与球结膜上皮相移行,在角膜缘形成呈放射状围绕角膜排列的索状结构,该结构与其间的白色巩膜界限清楚,称为 Vogt 栅栏。有色人种由于角膜缘基底细胞含有黑色素,而使 Vogt 栅栏区显而易见。角膜缘上皮层分布的角膜上皮干细胞在角膜上皮的更新及修复过程中起重要的作用。

笔记

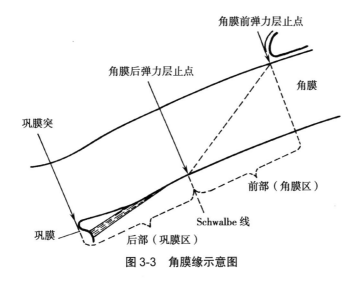

图 3-3 角膜缘示意图

角膜缘血管网供应角膜周边部、球结膜、表层巩膜和前部葡萄膜。来源于眼外直肌的睫状前动脉分支的终末小动脉以笔直的分支穿越结膜和角膜上皮交接处的 Vogt 栅栏区,终止于角膜周边部并供应血液。睫状前动脉离开直肌以后,在巩膜表面形成血管环,发出小动脉贯穿支,穿过巩膜,供养睫状肌和前葡萄膜。巩膜内静脉和巩膜深血管丛纳入上巩膜静脉。房水集合管可汇入巩膜深静脉,也可与房水静脉汇合。

4. 泪膜(tear film) 在生理情况下,泪液呈膜状覆盖于眼表上皮之上,故称之为泪膜。泪膜对于眼表正常解剖结构和生理功能的维持起着重要的作用,其厚约 7~10μm。泪膜由三层构成:表层为脂质层,由睑板腺分泌产生,有延缓泪膜蒸发的功效;中层为水样层,占泪膜厚度的 99%,由泪腺或副泪腺分泌产生,主要含有水和蛋白质;内层为黏蛋白层,主要由眼表上皮细胞(包括非杯状细胞和结膜杯状细胞)所分泌,其主要成分是黏蛋白,稳固泪膜与疏水性的角结膜表面的连接,使泪液均匀涂布。

(二)巩膜(sclera)

1. 巩膜的解剖学结构 眼球外壁后 5/6,由质地坚韧的瓷白色巩膜构成。巩膜含有大量致密交错的纤维组织,起到保护眼球内容物和维持眼球外形的作用。儿童由于巩膜较薄透见葡萄膜的色素而呈淡蓝色。巩膜前方与角膜相接,后部在视神经穿出眼球处,巩膜形成一漏斗状短管,短管内 1/3 部分形成网眼状纤维结构,称巩膜筛板,视神经纤维穿过筛板的小孔后穿出眼球;外 2/3 部分与视神经鞘的硬脑膜相移行。巩膜表面被一层结缔组织膜眼球筋膜鞘包裹,并通过很多纤细的结缔组织相连,两者之间形成一个组织间隙称为巩膜上腔。巩膜内面是脉络膜,巩膜前方被球结膜所覆盖,并于角膜缘处三者密切结合。

有很多神经与血管从巩膜中穿过。巩膜后部的视神经周围有睫状后长、短动脉和神经穿入;中部在赤道部后 4~6mm 处有涡静脉穿出巩膜,它们在巩膜内的行程很长;前部距角膜缘约 2~4mm 处有睫状前动、静脉穿过眼球,它们在巩膜内的行程最短。

巩膜后极部最厚约 1mm,向前逐渐变薄,赤道部为 0.4~0.6mm,各直肌附着处最薄,仅为 0.3mm,自此向前,巩膜厚度逐渐增加,近角膜缘处,巩膜厚度约为 0.8mm。角膜缘和筛板以及眼外肌止端附着处是巩膜壁最薄弱的部分,眼球顿挫伤时常于角膜缘或眼外肌止端附着处发生破裂,眼内压长期升高时筛板可向后移位,出现视盘凹陷。

2. 巩膜的组织学结构 巩膜的结构从外向内分为三层:巩膜上层、巩膜基质层和棕黑层。

(1)巩膜上层:为一层覆盖巩膜表面的疏松的结缔组织,表面与眼球筋膜的疏松纤维组织相连接,深部与巩膜基质层相融合。表层巩膜含有丰富的血管,还富含感觉神经纤维,故表层巩膜炎时常有疼痛。

笔记

（2）巩膜基质层：由致密的纤维组织构成，基本不含血管。纤维组织含有大量弹性纤维，弹力纤维随年龄的增长而加强，到老年则逐渐减少。巩膜的胶原纤维束粗细不等，排列不规则，这形成了巩膜的不透明性。

（3）棕黑层：是巩膜的最内层，此层纤维束较细小，含有很多弹性纤维及大量色素细胞，从而使巩膜内面呈淡棕色。此层组织的最内面有一层内皮细胞覆盖，它与脉络膜外表面之间存在潜在的腔隙，称为脉络膜上腔（suprachoroidal space）。

3. 巩膜的血液供应　巩膜的血管很少，仅分布于表层巩膜，在直肌附着处之后，巩膜由来自睫状后长、短动脉的一些小分支供血，在直肌附着处之前，睫状前动脉构成致密的表层巩膜血管丛，此血管网可分为上巩膜浅层血管丛及上巩膜深层血管丛。此外，角膜缘附近有动、静脉之间形成的角膜缘血管祥，视神经出口处有视神经动脉环，即 Zinn-Haller 动脉环。

4. 巩膜的神经支配　巩膜受睫状神经（三叉神经眼支）支配。巩膜后部受睫状后短神经支配，睫状后长神经在视神经周围穿入巩膜，支配前部巩膜。

（三）虹膜（iris）

1. 虹膜的解剖学结构　虹膜为前部的葡萄膜，呈圆盘状，中央为瞳孔（pupil）。虹膜周边附着于睫状体的前缘，称为虹膜根部，向中央延伸到晶状体前，将晶状体与角膜之间的空间分为前房和后房。正常情况下瞳孔直径约 2.5～4mm，瞳孔大小可随光线强弱变化，调节进入眼内光线的量以获得最佳视力。虹膜的颜色与虹膜内所含色素有关。

虹膜的前表面由于血管在实质内呈放射状排列而形成许多凹凸不平的皱褶，称为虹膜纹理和隐窝。近瞳孔缘约 2mm 处有一环形锯齿状隆起的线，称为虹膜卷缩轮，又称虹膜小环。虹膜卷缩轮将虹膜前表面分为中央的瞳孔区和周边的睫状区。虹膜于虹膜小环处最厚，向内达瞳孔缘变薄，向外至虹膜根部为最薄，故眼球挫伤时易发生虹膜根部离断。虹膜小环附近可见大小不规则的陷凹，称为虹膜陷窝或 Fuchs 隐窝。睫状区内有许多放射状隆起，此为虹膜血管走行的路径。虹膜瞳孔缘的后面与晶状体紧贴而受支持，当晶状体位置异常或被摘除后，虹膜可因失去依托而发生震颤。

2. 虹膜的组织学结构　虹膜主要由前面的基质层和后面的色素上皮层构成。

（1）基质层：由富含血管的疏松结缔组织构成，内含黑色素细胞、血管和神经。瞳孔括约肌和瞳孔开大肌也分布于此层。基质层内的胶原纤维排列较疏松，没有弹力纤维，形成结缔组织、修补缺损的能力很低。基质层内色素细胞内的色素含量因年龄和种族不同而有所差异，并决定虹膜的颜色。

瞳孔括约肌位于虹膜实质深层近瞳孔缘处，肌纤维呈环形走向，收缩时可使瞳孔缩小，受动眼神经的副交感纤维支配。瞳孔开大肌则位于虹膜深层紧贴色素上皮层处，肌纤维呈放射状排列，从虹膜根部一直延伸到瞳孔缘，收缩时瞳孔变大，受交感神经支配。

（2）色素上皮层：位于虹膜的内面，向后与睫状体的色素上皮层相连续。此层包括两层上皮细胞，两层细胞均含有致密黑色素，故虹膜后面呈现黑色。前层色素上皮与虹膜基质层相接，并分化出平滑肌纤维，汇成瞳孔开大肌；后层色素上皮面向后房，可在瞳孔缘处向前延伸使瞳孔缘出现一条黑边，称为色素膜外翻或瞳孔领，可为生理性或病理性改变。

3. 虹膜的血液供应　虹膜的动脉位于基质层内，呈放射状排列。虹膜根部和睫状体前部有一粗大的血管环，称为虹膜动脉大环，该血管环是由睫状后长动脉和来自四条眼外直肌的睫状前动脉交汇而成。虹膜大环从虹膜周边发出放射状分支走向中央，在瞳孔卷缩轮处发出许多小支并改变方向呈环形走行，形成虹膜动脉小环。

4. 虹膜的神经支配　虹膜受睫状长、短神经的支配。睫状长神经含有来自三叉神经眼支的感觉神经纤维，还含有来自上颈交感神经节的节后交感神经纤维，后者支配瞳孔开大

笔记

肌和血管的舒缩运动。睫状短神经含有来自动眼神经的副交感神经节后纤维,支配瞳孔括约肌。

（四）睫状体（ciliary body）

1. 睫状体的解剖学结构 睫状体为中部葡萄膜,为一宽约 6～7mm 的环状组织,其前缘与虹膜根部相连,后部和脉络膜锯齿缘（ora serrata）相连（图 3-4）。睫状体的横切面略呈三角形,顶端向后延伸指向锯齿缘,基底部指向虹膜,前外侧角附着于巩膜突。睫状体由前部 1/3 较为肥厚的睫状冠（pars plicata）和后部 2/3 薄而平坦的扁平部构成。睫状冠宽度约为 2mm,血管较丰富,内表面有 70～80 个大小不等的纵行嵴状隆起,称为睫状突（ciliary processes）,可使房水分泌细胞表面积大大增加。在睫状突之间的间隙中,有晶状体悬韧带的纤维附着在睫状冠的表面。从睫状冠向后延伸至锯齿缘之前的部分表面光滑、平坦,称为平坦部（pars plana）,宽度约为 4mm。

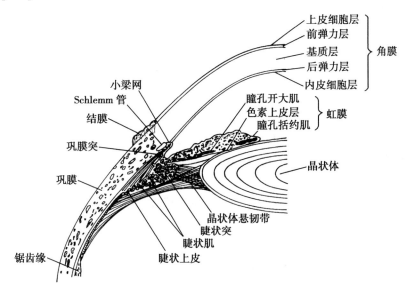

图 3-4 眼球前部径向切面示意图

在眼球的外表面,睫状体的前界为角膜缘后 1.5mm,睫状冠在角膜缘后 2～3mm,扁平部在角膜缘后 3.5～6.0mm,鼻侧稍前,颞侧稍偏后。睫状体平坦部是一个重要的解剖结构,此处血管相对较少,从此处做玻璃体切割手术切口可避免出血、损伤晶状体和视网膜。

2. 睫状体的组织学结构 睫状体从外向内分为睫状肌层、基质层和睫状上皮层。

（1）睫状肌（ciliary muscle）：是睫状体最厚的结构,由平滑肌纤维构成,在横切面上呈三角形,基底朝前,顶端向后,依其肌纤维走向的不同,可将其分为：①纵行纤维：位于最外层,前端附着于巩膜突以至小梁网,后部止于脉络膜基质层,肌束平行排列；②放射状纤维：位于睫状体的中部,肌纤维向内向后呈放射状排列,形似扇形；③环形纤维：位于最内层,位于睫状体的晶状体边缘附近,平行于角膜缘呈环形走向。睫状肌通过悬韧带与晶状体相连。

睫状肌受副交感神经支配,睫状体纵行和环行肌收缩时,晶状体悬韧带松弛,晶状体弹性回缩增厚,屈光力增加以看清近物；另一方面,使脉络膜前部前移,同时把巩膜突向后拉,使前房角和小梁网开放,有利于房水引流。

（2）基质层：为富含血管的疏松结缔组织。此层内的血管有睫状动、静脉和毛细血管网,基质层的基底部有虹膜大动脉环。

（3）睫状上皮层：该层覆盖睫状体内表面,由两层细胞构成,外层为色素上皮细胞,内层为无色素上皮细胞。色素上皮细胞系视网膜色素上皮细胞层的延续部分,含大量色素细胞；无色素上皮细胞分泌房水。血 - 房水屏障由无色素上皮细胞近顶端的细胞间紧密连接构成。

3. 睫状体的血液供应　睫状体的动脉位于基质层内，主要为虹膜动脉大环。

4. 睫状体的神经支配　睫状肌由来源于动眼神经的副交感神经节后纤维支配，这些神经纤维通过睫状短神经到达睫状肌。

睫状体还可分泌糖胺聚糖进入玻璃体。

（五）脉络膜（choroid）

1. 脉络膜的解剖学结构　脉络膜为后部葡萄膜，含有丰富的色素和血管性。它位于巩膜和视网膜之间，其前界起于锯齿缘，后部止于视盘周围。脉络膜厚度随血管充盈程度而有很大差异。脉络膜内面借光滑的 Bruch 膜（Bruch's membrane）与视网膜的色素上皮层紧密结合，外侧面与巩膜之间有一潜在的腔隙，称为脉络膜上腔，与巩膜棕黑层相连，在此腔隙有睫状长、短动脉，睫状长、短神经通过。脉络膜为视网膜外层和黄斑区提供营养。

2. 脉络膜的组织学结构　脉络膜从外向内分为两层：血管层和 Bruch 膜。

（1）血管层：由疏松结缔组织构成，由三个血管层组成，但无明显分界。大血管层亦称为 Haller 血管层，位于脉络膜的外层；中血管层又称 Sattler 层；毛细血管层为一层由单层内皮细胞构成的密集的毛细血管网，供给视网膜外层及黄斑部营养。

（2）Bruch 膜：为脉络膜最内层，为一层均质性透明玻璃样薄膜，在周边部较薄，在后极部较厚。

3. 脉络膜的血液供应　脉络膜的血液供应很丰富，但与正常血管不同，动脉不与静脉伴行。眼动脉分为睫状后长、短动脉。脉络膜的血供主要来源于睫状后动脉，还有一些来源于睫状前动脉。脉络膜的静脉血主要通过涡静脉系统，穿过巩膜注入眼静脉。

4. 脉络膜的神经支配　脉络膜由睫状长、短神经支配。睫状长、短神经于脉络膜上腔内行走，沿途发出分支到脉络膜构成神经丛。脉络膜血管受来自睫状后短神经的自主神经支配。

（六）视网膜（retina）

1. 视网膜的解剖学结构　视网膜是眼球壁的最内层，为一层由神经组织构成的薄膜。视网膜前界起始于锯齿缘，后界止于视盘周围，外侧与脉络膜的 Bruch 膜相连接，内侧包绕玻璃体。视网膜为一透明膜，在活体视网膜因血流及视杆细胞内视紫红质的影响而显红色。视盘附近的视网膜较厚，约为 0.56mm，锯齿缘处视网膜较薄，仅为 0.1mm，中心凹处视网膜最薄。视网膜在视盘周围和锯齿缘与眼球壁结合紧密。

眼球后极鼻侧约 3.0mm 有一直径约 1.5mm 边界清楚的盘状结构，称为视盘（optic disc）或视乳头（optic papilla），是视网膜神经纤维汇集穿出眼球壁的部位，也是视网膜中央动静脉出入的地方。视盘形态呈圆形或竖卵圆形，垂直径略大于水平径，呈淡粉红色其中央有一小凹称为视杯（optic cup）或生理凹陷（physiologic excavation），色泽稍淡，凹陷部隐约可见有暗灰色小点，为巩膜筛孔。视杯的位置、形状、大小和深度有个体差异。正常眼视杯的大小与视盘的面积有关，即视盘越大，视杯也越大，正常人视杯/视盘（C/D）多在 0.3 以下。视盘处有大量视神经纤维通过但没有视细胞，故无感受光线刺激的能力，称为生理性盲点。视盘中心有视网膜中央动、静脉伴行穿过，分为鼻上、鼻下、颞上和颞下四支，分布于视网膜内，供应视网膜内层的营养。

在视网膜后极部，视盘颞侧约 3mm 处有一直径约 5mm 的椭圆形的浅凹陷区，色泽淡黄色，称为黄斑（macula lutea）。黄斑中央有一小凹，称为中心凹（fovea centralis），位于视盘颞侧缘外 3.5～4mm 处略偏下，此处是视力最敏锐的区域。在眼底镜检查时可见中心凹有一针尖大小的反光点，称为中心凹反射。黄斑部无视网膜血管分布，且高度透明，此处的视网膜极薄，中心凹的底部只有视锥细胞，且密度最高，每个细胞与相连的双极细胞和神经节细胞是一对一的传导方式，所以中心凹是视觉最敏锐、分辨颜色能力最强的部位。

笔记

2. 视网膜的组织学结构　视网膜由色素上皮层和神经感觉层组成,两者均来源于胚胎时期的神经外胚层。色素上皮层由胚胎视杯的外层发育而成,神经感觉层则来源于胚胎视杯的内层。

从组织学结构上,可将视网膜从外向内分为10层(图3-5),依次为:①色素上皮层;②视杆视锥细胞层;③外界膜;④外核层;⑤外丛状层;⑥内核层;⑦内丛状层;⑧神经节细胞层;⑨神经纤维层;⑩内界膜。其中第2至第10层构成神经感觉层。

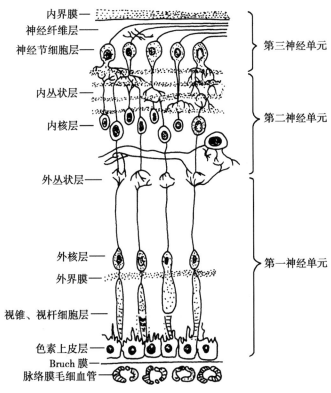

内界膜

神经纤维层

神经节细胞层

第三神经单元

内丛状层

内核层

第二神经单元

外丛状层

外核层

外界膜

第一神经单元

视锥、视杆细胞层

色素上皮层

Bruch 膜

脉络膜毛细血管

图 3-5　视网膜的组织示意图

(1)视网膜色素上皮层(retinal pigment epithelium, RPE):视网膜色素上皮位于视网膜的最外层,由单层排列整齐的六角形细胞组成,其胞质内充满色素颗粒,顶部有许多微绒毛,可伸入视杆和视锥细胞之间。黄斑部色素上皮细胞较窄而高,故此处颜色较深。色素细胞之间的紧密连接参与构成了血-视网膜屏障,可阻止大分子物质进入视网膜。视网膜色素上皮层和神经上皮层之间有一潜在的间隙,视网膜脱离时色素上皮层和神经上皮层常从此处分离。

(2)视杆视锥细胞层(photoreceptor layer of rod and cone):视杆(rod)和视锥(cone)细胞是视觉感受器,可以感受光线的刺激。视杆细胞感弱光,视锥细胞感强光和色觉。视杆细胞较多,约有1.25亿个,而视锥细胞约为700万个。视杆细胞和视锥细胞的分布部位不同,视杆细胞从距中心凹0.13mm处开始出现,距中心凹5~6mm处最多,再往周边逐渐减少;视锥细胞主要分布在黄斑部,视网膜周边部很少。中心凹处没有视杆细胞,只有视锥细胞。每个视锥或视杆细胞都有内节和外节,只有外节可以感光,视杆细胞的外节呈圆柱状,而视锥细胞的外节呈圆锥状,因而得名。

视杆细胞的外节由约600~1000个扁平膜盘形似一叠硬币般互相堆叠而成。含有视紫红质的微小颗粒位于膜盘的膜内,膜盘与外部的胞膜彼此分离。视杆细胞外节膜盘不断脱落更新,被色素上皮细胞所吞噬。视锥细胞的结构与视杆细胞相似,但外节较短,底部比视

笔记

杆细胞宽,尖端较细,视锥细胞内不含有视紫红质,但含有视紫蓝质,也位于膜盘的膜内。与视杆细胞不同的是,视锥细胞膜盘与外部的胞膜相延续,视锥细胞的外节不会被色素上皮细胞所吞噬。

(3)外界膜(outer limiting membrane):外界膜为一层薄网状膜,它从视盘开始,延伸至锯齿缘。视杆、视锥细胞从其中穿过,形成大小不一的网眼。该层是由邻近的光感受器和Müller细胞的结合所形成的,因此外界膜并不是一层真正意义上的膜。

(4)外核层(outer nuclear layer):外核层由视杆和视锥细胞的细胞核构成。通常有多层细胞核,视杆细胞核较小,呈圆形或椭圆形,视锥细胞核较大,呈椭圆形。视盘附近外核层较薄,近中心凹处该层最厚,约有10层细胞核,均为视锥细胞核。

(5)外丛状层(outer plexiform layer):外丛状层是由光感受器视杆和视锥细胞的轴突与双极细胞的树突吻合形成的,参与这层的还有水平细胞的突起及Müller细胞的突起。外丛状层在黄斑部最厚,到周边部变薄。

(6)内核层(inner nuclear layer):内核层由水平细胞、双极细胞、Müller细胞及无长突细胞的细胞体等层次排列组成。双极细胞连接视锥、视杆细胞和神经节细胞,是视觉传导通路的第二级神经元。水平细胞属于多极细胞,其细胞突起较长且走行方向与视网膜表面相平行。无长突细胞因无轴突而得名,此两种细胞均为横向联系的中间神经元,它们与光感受器细胞、双极细胞、神经节细胞均有广泛联系,对于视觉信息的整合起着重要作用。Müller细胞较大,细胞核呈狭长形,对其周围的神经细胞起支持、营养和绝缘的作用。

(7)内丛状层(inner plexiform layer):内丛状层主要由双极细胞的轴突与神经节细胞的树突组成,还有无长突细胞的胞突、Müller细胞纤维、视网膜血管分支等。

(8)神经节细胞层(ganglion cell layer):此层主要由神经节细胞的胞体组成,还含有一些神经胶质细胞、Müller细胞、视网膜血管的分支等。神经节细胞是视路中的三级神经元。

(9)神经纤维层(nerve fiber layer):神经纤维层主要由神经节细胞的轴突所组成,还有Müller纤维、神经胶质细胞等。由神经节细胞发出的神经纤维排列成束,与视网膜表面平行,向视盘汇聚形成视神经。

(10)内界膜(inner limiting membrane):内界膜为位于视网膜内面和玻璃体表面的一层薄膜,为Müller纤维终止于玻璃体后界膜所致。此膜为无细胞性膜。

3. 视网膜的血液供应　视网膜的血液供应有两个来源:视网膜的外五层,是由脉络膜毛细血管供血;视网膜的内五层是由视网膜中央动脉供血。视网膜中央动脉是供应视网膜内层的主要血管,属终末动脉。少数人后极部视网膜还由睫状后短动脉发出的睫状视网膜动脉供应。视网膜中央动脉从眼动脉发出后,于眼球后约9~11mm处穿入视神经中央,被交感神经丛环绕并由视网膜中央静脉伴行,穿过筛板进入眼球,从视盘穿出后,再分为鼻上、鼻下、颞上和颞下四支,分布于视网膜内。视网膜中央动脉的分支在内界膜下的神经纤维层内走行,分布于视网膜内五层的不同层次,在视网膜的表面和深层形成毛细血管网。毛细血管网在黄斑区最密集,但中心凹处为一无血管区。视网膜动脉接受交感神经节后纤维的支配。

睫状后短动脉在视神经周围穿进巩膜,在视盘四周的巩膜内形成一个吻合的血管环,称为视神经动脉环,又称为Zinn-Haller动脉环。筛板和筛板前的视神经的血供由此环提供,此环与视网膜中央动脉之间有很多细小的吻合支。视盘表面的神经纤维层则由视网膜中央动脉供应。

二、眼的内容物

笔记

眼球内容物包括房水、晶状体和玻璃体。它们与角膜一起共同组成了眼球的屈光系统。

（一）房水（aqueous humour）

房水是由睫状体无色素上皮分泌的含有低浓度蛋白的、与血浆相似的、透明的水样液体。眼前房（anterior chamber）（虹膜与角膜后表面之间的空间）和后房（posterior chamber）（周边虹膜之后与晶状体悬韧带和睫状突之前的空间）充满房水。

房水的功能：维持眼压和眼球形态；为眼内无血管的组织，如后部角膜、小梁网、晶状体和前部玻璃体，提供营养（主要为氨基酸和葡萄糖）；对眼内组织起保护和免疫作用；屈光作用。

前房容积约为 0.2ml，中央部较深约为 2.5～3mm，向周边逐渐变浅，近视眼者其前房较深，远视眼则前房较浅。前房的周边部分是由角膜缘后面和虹膜根部前面构成的隐窝，称为前房角（angle of anterior chamber）（图 3-6）。前房角的前外侧壁为角膜缘，后壁内侧壁为虹膜根部和睫状体的前端，两壁相互移行，组成前房角，略呈钝圆形故非真正的几何角。

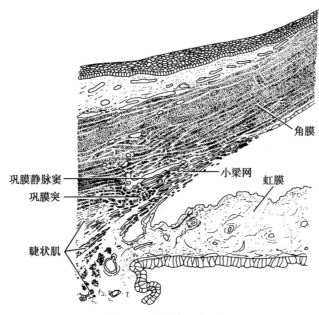

图 3-6　前房角示意图

前房角的前界线，为角膜后弹力层的终止端（即 Schwalbe 线）。巩膜突，为小梁网后缘的巩膜组织向内面突出的部分，巩膜突形成向后凹陷的内巩膜沟，Schlemm 管即位于此沟内。小梁网的大部分纤维及睫状肌的部分肌纤维都嵌在巩膜突，故睫状体的活动可通过巩膜突影响小梁网从而影响房水引流。

小梁网（trabecular meshwork）位于巩膜内沟，Schwalbe 线与巩膜突之间，构成 Schlemm 管的内侧壁，其切面呈三角形，三角形的尖端附着于 Schwalbe 线，基底部与巩膜突相接。小梁网为一疏松海绵样网状结构，中轴核心由胶原纤维和弹力纤维构成，外被覆单层内皮细胞，即小梁细胞。小梁网从内向外可分为葡萄膜小梁、角巩膜小梁和邻管区。葡萄膜小梁在最内层，小梁排列疏松而不规则，网眼间隙较大，多呈椭圆形。角巩膜小梁占小梁网的大部分，此部分小梁呈放射状，前端较窄，约 4～5 层，向后则层次逐渐增加，到巩膜突附近时增至 15～20 层，其网眼较圆而小。邻管区为一紧邻 Schlemm 管内皮细胞的薄层结构。

大部分房水引流是从前房穿过小梁网间隙进入巩膜静脉窦，房水引流的阻力主要位于小梁网，小梁的网眼间隙大小自内层葡萄膜小梁向外层邻管区逐渐变小，因此邻管区的房水流出阻力最大。小梁网的细胞可以通过改变形状，改变网眼的大小，从而调整房水排出速度。

巩膜静脉窦(scleral sinus)是一个包绕小梁网的环形管道，又称 Schlemm 管。位于内巩膜沟的后部，后侧为巩膜突，外侧与上方为角膜缘的巩膜胶原纤维。切面略呈三角形，其功能为集纳排出的房水。巩膜静脉窦内侧壁与小梁网邻管区相毗邻，其管壁很薄，内衬单层内皮细胞，外侧壁有少量结缔组织与巩膜相连。

房水经巩膜静脉窦引流入外集合管，外集合管汇入深层巩膜静脉丛，将房水引流入睫状前静脉，回流到体循环。也有一些外集合管不汇入深层巩膜静脉丛而穿行于巩膜中，在角膜缘处穿出呈现于结膜下，这些管道内只含有透明的房水而不含有血液，故称其为房水静脉(aqueous veins)。

房水的流出主要通过小梁网 -Schlemm 管途径，房水由睫状突无色素上皮产生后进入后房，经由瞳孔到达前房，再从前房角的小梁网进入巩膜静脉窦，然后通过集合管和房水静脉汇入巩膜表面的睫状前静脉，回流到体循环。此途径的房水外流为压力依赖式的，即随着眼压的升高，流出量增大。另有约 10%～20% 的房水从前房角的葡萄膜小梁网，经睫状肌间隙进入睫状体和脉络膜上腔，通过巩膜间隙或神经血管间隙排出眼外到体循环，此为葡萄膜巩膜途径，其特点是前房与睫状肌间无上皮屏障，房水经睫状肌束间隙进入睫状体和脉络膜上腔的阻力很小，眼压的变化对葡萄膜巩膜房水引流量无明显影响，故此途径为非压力依赖式的。房水中的大分子物质可经此途径排出。约 5% 的房水可经虹膜表面隐窝吸收，此外还有很少量可经玻璃体和视网膜排出。

（二）晶状体(lens)

1. 晶状体的解剖学结构　为一富有弹性的双凸面透明体，借晶状体悬韧带悬挂在虹膜和玻璃体之间。晶状体可分为前后两面，两面交接的边缘称为赤道部(equator)，前、后表面的顶点分别称为前、后极，前、后极的连线构成晶状体轴。晶状体赤道部与睫状突之间的距离为 0.5mm。晶状体前后表面的曲率不同，前表面曲率半径约为 9～10mm，后表面的曲率半径约为 5.5～6mm。晶状体的大小，特别是厚度随年龄缓慢增加，在静止状态下，成人晶状体的直径约 9～10mm，厚约 4～5mm。当晶状体发生病理性改变时，其大小也发生变化，如老年性白内障膨胀期，晶状体体积可显著增加，但过熟期晶状体又可显著变薄。

2. 晶状体的组织学结构　晶状体由晶状体囊膜、晶状体上皮、晶状体细胞及晶状体悬韧带四部分组成。

（1）晶状体囊膜(lens capsule)：是包绕整个晶状体的一层透明、均一、具有弹性的基底膜。此囊膜由晶状体上皮细胞和晶状体细胞分泌形成，晶状体囊膜各部分厚度不一，前囊和赤道部较厚，赤道部附近最厚，前后极则较薄，而后极部最薄。

晶状体囊膜由于具有高度的弹性，在电子显微镜下可见晶状体囊膜由数十个板层结构相叠构成，富含Ⅳ型胶原纤维、层黏蛋白和硫酸糖胺聚糖等。

（2）晶状体上皮(lens epithelium)：位于晶状体前囊及赤道部囊膜下，为单层立方上皮细胞，后囊下此层细胞缺如。晶状体赤道部的分裂增殖最活跃，并终生保持增殖能力，新生的晶状体上皮细胞逐渐变得较为细长，分化为规律排列的晶状体纤维。

（3）晶状体细胞：又称为晶状体纤维(lens fiber)，致密规则排列的晶状体纤维构成晶状体的大部分。赤道部的晶状体上皮细胞不断增殖和分化为晶状体纤维，形成状似"洋葱"的层层包围的结构。新生的纤维位于晶状体的外面，质较软，构成晶状体的皮质(cortex)，而旧的纤维被推向中心部，逐渐脱水、硬化形成晶状体核(nucleus)，皮质和核在组织学上并不能完全分开。

晶状体纤维由于在前后极的相互伸展、重叠，因此在晶状体的前面和后面形成了三条辐射线，这三条线在前后极中央互相连接，呈"Y"字形，称为晶状体缝。

（4）晶状体悬韧带(lens zonule)：晶状体悬韧带是由一系列透明、坚韧、无弹性的纤维

笔记

组成,连接睫状突上皮与晶状体赤道部,用以保持晶状体的位置正常。

晶状体主要由水和蛋白质组成,还含有少量胆固醇、类脂和无机物等。晶状体不含血管、神经,其营养完全通过房水进行交换。晶状体的无血管状态和晶状体纤维的规则排列决定了晶状体的透明性和光学特征。任何导致晶状体组织新陈代谢障碍的因素,都会引起晶状体的混浊,形成白内障。

晶状体是重要的屈光间质,可通过睫状肌的收缩和放松调整晶状体的形状,起到调节作用。晶状体对紫外线还有吸收作用,可以起到保护眼内组织的功能。

(三)玻璃体(vitreous)

玻璃体为无色透明的凝胶体,约占眼球后 4/5 的容积。它位于晶状体的后方,其他部分与视网膜和睫状体相贴。玻璃体正对晶状体后表面有一盘状凹陷,用来容纳晶状体,称为玻璃体凹,两者之间存在潜在的腔隙,称为晶状体后间隙。

玻璃体由玻璃体皮质、中央玻璃体及中央管构成。玻璃体的外周部分黏稠,称为玻璃体皮质,玻璃体的内部较为稀薄,称为中央玻璃体,皮质的表面组织较为浓稠,形成所谓界膜,其实并非真正的玻璃体膜。玻璃体内细胞很少,多分布于皮质表面。

(1)玻璃体皮质:是玻璃体与睫状体及视网膜相贴的外周部分,由致密的玻璃体胶原纤维积聚而成。以锯齿缘为界可将其分为玻璃体前皮质及玻璃体后皮质两个部分。位于锯齿缘向前约 2mm、向后约 4mm 处的这一区域,玻璃体的胶原纤维插入视网膜的内界膜,是玻璃体与视网膜结合最紧密的部位,当发生病变或外伤时此处也不易脱离,称为玻璃体基底部。玻璃体与视盘边缘处连接也较为紧密,视盘表面则无皮质附着。

(2)中央玻璃体:为玻璃体皮质和中央管之间的玻璃体,此部分与玻璃体皮质部没有明显的分界,但质地较为稀薄。玻璃体内没有固定的细胞和血管,由纵横交错的胶原纤维构成网架结构,有透明质酸填充其中。

(3)中央管:在玻璃体的中央有一狭长而弯曲的透明管道,称为玻璃体管,又称 Cloquet 管。此管从视盘一直向前延伸到晶状体后极部,宽约 2mm,此处密度较低,为胚胎发育中的原始玻璃体所在部位,是胚胎时期玻璃体动脉的残留,出生后消失,有时可有此动脉的残迹。

第二节 眼眶及眼附属器

一、眼眶

眼眶(orbit)为位于颜面部鼻根部两侧的一对左右对称的四边棱锥形骨腔。其尖端朝向后内,与颅腔相通,底边即眶口,略呈四边形,开口朝向前外。眼眶内藏有眼球和其附属组织,眼睑覆盖在其上。

眶壁由七块头骨组成,即腭骨、额骨、蝶骨、颧骨、筛骨、上颌骨和泪骨。眶腔有上、下、内、外四个壁,各眶壁的骨质厚薄不一,外侧壁较厚,内侧壁最薄。眼眶的内侧壁、上下壁和眶后与鼻旁窦相邻,内侧壁与筛窦之间仅以一层薄如纸样的骨板相隔,因此头面部发生炎症或肿瘤时,可以通过这些毗邻的部位迅速地扩散。两侧内侧壁基本平行,指向正前方,外侧壁走向前外,内外侧壁约呈 45° 交角。成人眼眶的容积约为 25~28ml,眼眶深度为 4~5cm(图 3-7)。

(一)眶壁

1. 眶上壁 又称眶顶,此壁薄而脆弱,其上为颅前窝,故眶上壁损伤时应高度怀疑合并脑损伤。眶上缘的内 1/3 与外 2/3 交界处,有一眶上切迹或眶上孔,眶上血管和神经由此处通过。眶上壁的前外侧方有一光滑宽大的凹陷,为泪腺窝,容纳泪腺。

笔记

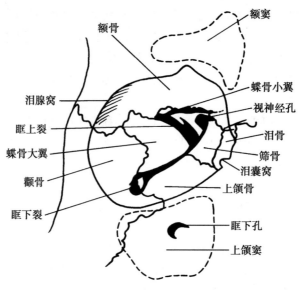

图 3-7   眼眶的前面观（右眼）

2. 眶内侧壁   略呈长方形，矢状位，此壁极薄，仅为 0.2～0.4mm 厚，所以筛窦的炎症，易从此处扩散至眶内。眶内壁的前方，有上颌骨与泪骨形成的一卵圆形泪囊窝，容纳泪囊。泪囊窝深约 5mm，此窝上半部与前筛窦相邻，下半部与中鼻道相邻。

3. 眶下壁   此壁走向由内向外，稍向下倾斜，眶下壁中部有眶下沟，此沟在眶下裂的下内侧走向前方，后变为眶下管，在眶下缘的下方 4mm 处穿出骨壁，此处开口为眶下孔，眶下血管和神经均由此经过。眶下壁的下方为上颌窦，骨壁厚度仅为 0.5～1.0mm，故当上颌窦的肿瘤或炎症通过此壁侵犯眶内时，可引起眼球的突出或偏位。

4. 眶外侧壁   呈三角形，底向前方，其与正中矢状面呈 45°角，此壁是四壁中最坚硬的一个壁。眶外侧壁较其他三壁略靠后，故该侧眼球组织暴露相对较多，使视野较为开阔，但同时也增加了受伤的机会。

（二）眼眶壁上重要的裂、孔和管道

1. 眶上裂（superior orbital fissure）   位于眶上壁与眶外侧壁之间，此裂与颅中窝相通，其内侧端与视神经孔相隔。通过眶上裂的血管和神经有：①第Ⅲ、Ⅳ、Ⅵ脑神经；②第Ⅴ脑神经第一支的 3 个分支，即泪腺神经、额神经及鼻睫神经；③眼上静脉；④脑膜中动脉的眶支；⑤睫状神经的交感根及感觉根。

2. 眶下裂（inferior orbital fissure）   位于眶外侧壁与眶下壁之间，其后方与翼腭窝相交通，在前方与颞下窝相通。通过此裂的神经与血管有：①第Ⅴ脑神经的上颌支；②眶下动、静脉；③颧神经；④蝶腭神经节的分支；⑤至翼腭丛的眼下静脉支。

3. 眶上孔（supraorbital foramen）或眶上切迹与眶下孔（infraorbital foramen）   此处有同名的神经及血管经过。

4. 视神经孔（optic foramen）或视神经管   视神经孔为眶尖部的椭圆形孔，由蝶骨小翼的两根相连而成，大小约 4～6mm。此孔向后内行走，通过视神经管与颅中窝交通，视神经管长约 4～9mm，管内有视神经及其三层鞘膜、眼动脉以及交感神经分支分布。

二、眼睑

笔记

眼睑（eyelids）位于眼球的前方，可以保护眼球免受外伤、强光、烟尘、异物等的损害，通过眼睑收缩引起睑裂大小的变化，可以协助瞳孔调节进入眼内的光线。

（一）眼睑的解剖结构

眼睑分为上睑和下睑，上睑以眉毛为界，下睑与周围皮肤相延续，无明显分界（图3-8）。部分人在上睑表面靠近睑缘处有一横沟，称为上睑沟，为提上睑肌纤维附着于眼睑的皮下组织牵拉所致，睑裂张大时此沟最为明显，即为双重睑。下睑沟不如上睑沟明显。眼睑的游离缘称睑缘（lid margin），上、下睑缘间的裂隙称为睑裂（palpebral fissure），为结膜囊的入口。上、下睑缘在内外侧相接合处分别称为内眦（medial canthus）和外眦（lateral canthus）。内、外眦之间的距离称为睑裂长度，成人约为27～28mm。眼自然睁开平视前方时，上睑覆盖至角膜上缘下2～3mm，下睑则与角膜下缘相切，上下睑缘中点间的距离称为睑裂高度，成人平均为8mm。外眦角呈锐角，夹角约30°～40°，极度睁眼时可呈60°角。内眦略钝圆，不直接与眼球相接触，其与眼球之间有一小三角形空隙，为泪湖。其中有一椭圆形红色小隆起，称为泪阜（lacrimal caruncle），泪阜外侧有一淡红色新月形皱褶称为半月皱襞（plica semilunaris），半月皱襞为退化组织，相当于低等动物的第三眼睑，可允许眼球向外侧充分运动。

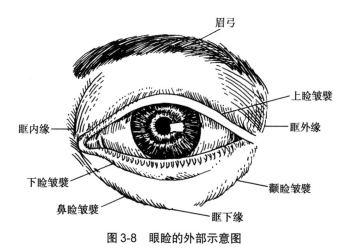

图3-8 眼睑的外部示意图

上、下睑缘的宽度约2mm，表面光滑，每一睑缘分为前、后两唇，前唇钝圆，以睑皮肤为分界，有2～3行睫毛由此生出；后唇较锐利，以睑结膜为界，与结膜成直角并与眼球表面相接触，后唇的正前方有睑板腺的开口。前、后唇之间有一条浅灰色细线，称为灰线，手术时沿灰线可以将眼睑劈裂为前部和后部，前部包括皮肤、皮下组织及眼轮匝肌，后部包括睑板和结膜。上、下睑缘内眦处各有一小的隆起，称为泪乳头，其中央有一小孔为泪点，为泪小管的开口。结膜囊的泪液从泪点导向泪小管，最后排入鼻腔。

睫毛从上、下睑缘的前唇生出，为粗杆的短毛，具有遮尘及蔽光的作用。上睑的睫毛较长，约100～150根，排列为2～3排，向前上方呈110°～130°弯曲；下睑睫毛稍短，约50～75根，向前下方呈100°～110°弯曲。因此闭睑时，上下睑的睫毛并不交错。睫毛毛囊的神经末梢丰富，对触觉非常敏感，可引起瞬目反射。睫毛可不断更新，被拔除后，一般10周左右即可达原来长度。

（二）眼睑的组织结构

眼睑的组织学结构由前向后可分为五层，依次为皮肤层、皮下组织层、肌肉层、纤维层和睑结膜层（图3-9）。

1. 皮肤层 眼睑的最外层是皮肤层，是全身最薄的皮肤，厚度约为0.5mm。眼睑皮肤柔软、纤细，富有弹性，这使其可作灵活且大幅度的运动。眼睑皮肤由表皮、真皮构成，表皮由6～7层复层鳞状上皮构成，睑缘部表皮稍厚，灰线以前的睑缘表层为复层鳞状上皮，有角化现象，灰线以后的睑缘为复层柱状上皮，很少角化。位于最深层的基底层为一排排列

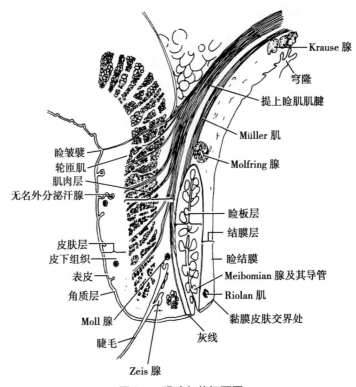

图 3-9　眼睑矢状切面图

整齐的柱状细胞，其下是一层很薄的透明基底膜，为表皮与真皮的交界。真皮内含有丰富的神经、血管、淋巴管及弹性纤维。

2. 皮下结缔组织层　眼睑的皮下结缔组织特别疏松，而且很少含有脂肪组织，借纤维束与其下的肌层相联系，这使得眼睑皮肤活动性较大，可在肌层表面灵活滑动。此层的浅层含有睫毛、毛囊、汗腺和皮脂腺等皮肤附件。

3. 肌肉层　眼睑的肌肉层包括眼轮匝肌、提上睑肌和 Müller 平滑肌。

（1）眼轮匝肌（orbicularis muscle）：以眼裂为中心环绕眼睑和眼眶走行的一层扁平肌肉，可分为眶部、睑部和泪囊部三部分。眼轮匝肌受面神经支配，其作用主要为闭睑，同时泪囊部肌肉的运动可将结膜囊的泪液排入泪道。

（2）提上睑肌（levator palpebrae muscle）：提上睑肌起自眶尖总腱环，于眶上壁和眼球之间，在上直肌的上方前行，经睑板上缘进入眼睑，呈扇状分布于上睑，中央纤维在眼轮匝肌后面向下走行至睑板下部，其中分出许多细分支向前穿过眼轮匝肌终止于上睑皮肤。

（3）Müller 肌：为两块薄而小的平滑肌，上下睑各一。此肌在上睑较大，起自于提上睑肌深面的肌纤维中，向前下伴随提上睑肌走行。下睑的 Müller 肌较小。Müller 肌属不随意肌，受交感神经的支配，经动眼神经的睫状神经支配该肌肉。

4. 纤维层　纤维层包括睑板和眶隔两部分。

（1）睑板（tarsal plate）：睑板上下睑各一，为一层致密结缔组织和弹力纤维构成，是眼睑的支架结构，可使眼睑维持一定的形态。睑板前凸后凹，上睑板较大，中央宽度 10～12mm，约为下睑板宽度的两倍，向两侧逐渐变窄。睑板的内面衬以结膜可与眼球密切相触，外面与眼轮匝肌之间有一层肌下结缔组织，上睑还有提上睑肌腱膜覆盖。睑板在近睑缘处形成游离缘，该处稍增厚，形成睑缘后唇。睑板由较厚的致密结缔组织组成，其内包埋有许多睑板腺（Meibomian gland），并开口于睑缘后唇。

上下睑板在内外侧两端相连形成纤维结缔组织并附着于眶缘，即睑内、外侧韧带。睑内侧韧带分为前后两部分，后部较薄，向泪囊后方走行，止于泪后嵴；前部较强大，向外横

笔记

过泪囊窝前面,与上下睑板内侧相连接,向内附着于泪前嵴及邻近骨面。睑外侧韧带附着于眶外缘上颌骨的颧结节上,其位置较深,不如睑内侧韧带明显。

（2）眶隔（orbita septum）：眶隔是由睑板向眶缘延伸的一层薄而富有弹性的结缔组织膜,在眶缘处与眶骨膜增厚的部分相延续。上睑眶隔较厚,在睑板上缘与提上睑肌鞘相融合,外侧位于睑外侧韧带前面,内侧位于深层,在睑内侧韧带、泪囊及眼轮匝肌泪部之后沿泪骨向下延伸。下睑眶隔较上睑眶隔为薄,向上与睑板相延续,还与下直肌、下斜肌的纤维束互相联系。眶隔不是一个完整无缺的结缔组织膜,它还被许多进出眼眶的血管、神经所穿过。

5. 睑结膜层　是眼睑的最内层,衬于睑板的内面并与之紧密联系,向内与眼球相接触（详见本章结膜部分）。

（三）眼睑的腺体

眼睑除皮肤的腺体外,还含有三种腺体:睑板腺（Meibomian 腺）、Moll 腺和 Zeis 腺。

1. 睑板腺　即 Meibomian 腺,包埋在睑板之中,开口于睑缘后唇。睑板腺呈单行平行排列,上睑约有 30～40 个,下睑约有 20 个,上睑的腺体较下睑为大。每个腺体中央有一导管,上睑导管自上而下,下睑导管自下而上,平行排列并开口于睑缘,将分泌物排出。眼睑内面肉眼可见结膜下垂直排列的黄白色管状结构,即为睑板腺腺体。睑板腺为皮脂腺,腺体由多层腺泡构成,围绕中央导管排列。

2. Moll 腺　为变态的汗腺,呈螺旋状或窦状,腺体可分为分泌部和导管两部分。导管开口于睫毛毛囊内,或与 Zeis 腺管相通,甚至直接开口于两条睫毛之间的皮肤。

3. Zeis 腺　为睫毛毛囊周围的变态的皮脂腺,直接开口于睫毛毛囊。

（四）眼睑的血管、淋巴和神经支配

眼睑的血液供应非常丰富,其血液由来源于面动脉系统和眶动脉系统的动脉分支所供给。这些动脉分支又相互吻合构成毛细血管丛。眼睑静脉较动脉粗大,分别于上下睑形成静脉丛,其静脉回流分两个系统:位于睑板前的浅层静脉丛回流至面静脉和颞浅静脉;睑板后的深层静脉丛回流至海绵窦或经翼丛回流至海绵窦。

眼睑的淋巴以睑板为界分为浅层淋巴丛和深层淋巴丛,浅层淋巴丛接收睑皮肤及眼轮匝肌的淋巴回流,深层淋巴丛接收睑板和睑结膜的淋巴回流。眼睑的淋巴无论深丛浅丛,均由眼睑内、外两组淋巴管引流,最终都汇入颈深淋巴结。

眼睑的神经支配包括感觉神经、运动神经和交感神经三种。眼睑的感觉神经源于三叉神经的眼支和上颌支。三叉神经眼支分出眶上神经、滑车神经和泪腺神经分别支配上眼睑、内眦部和外眦部;三叉神经上颌支分出眶下神经支配下睑。眼睑的运动神经来自动眼神经和面神经。动眼神经上支支配提上睑肌,司上睑的提升;面神经分支支配眼轮匝肌,司眼睑的闭合。眼睑的交感神经纤维来自颈上交感神经节的分支形成的海绵窦交感神经丛,支配眼睑血管和 Müller 肌。

三、结膜

结膜（conjunctiva）是一层薄而透明的黏膜,覆盖在眼睑内面和眼球前表面,从而连接眼睑与眼球。结膜前部开口于睑裂,形成一个以角膜为底的囊状空隙,称为结膜囊（conjunctival sac）。结膜囊不同位置深度不同,以上部和颞侧最深。

（一）结膜的解剖结构

结膜覆盖眼睑的内表面,在穹隆部反折于眼球前部的巩膜表面,终止于角膜缘周围,其上皮在此处与角膜上皮相连接。全部结膜是相互连续的,按照其所在部位的不同可分为三部分:睑结膜（palpebral conjunctiva）覆盖眼睑内面,球结膜（bulbar conjunctiva）覆盖于眼球前表面,穹隆部结膜（fornical conjunctiva）则为两者之间的移行部分。

1. 睑结膜　睑结膜起始于睑缘后唇,止于穹隆部结膜。距离睑缘后唇约2mm处可见睑板下沟。结膜异物易存留于睑板下沟,睑板下沟也是血管穿过睑板进入结膜的部位。睑结膜与其下组织结合紧密。睑结膜富含血管组织,因此呈红色或淡红色。翻转眼睑后,肉眼可见睑结膜下纵行平行排列的黄色线条,为睑板腺。结膜囊通过泪小点与泪道连续并与鼻腔相通,故结膜与鼻腔的疾患可以通过泪道相互传播及蔓延。

2. 穹隆结膜　介于睑结膜和球结膜之间,呈一环状盲袋,仅内眦侧由泪阜和半月皱襞所离断。上穹隆深达眶上缘水平,外穹隆部结膜向外超过外眦,可达眼球赤道部,下穹隆距角膜下缘8～10mm;内穹隆由于泪阜及半月皱襞的存在,使穹隆几乎消失。穹隆部结膜最厚,也最松弛,皱襞较多,故其伸缩性很大。穹隆部结膜还含有Krause副泪腺,血管和淋巴组织非常丰富。

3. 球结膜　此部为覆盖眼球前1/3部巩膜外面的部分,薄而透明,可透见其下的白色巩膜组织。球结膜的范围,即各部分穹隆结膜至角膜缘的距离。球结膜可分为巩膜部和角膜缘部两部分。覆盖于巩膜之上的为巩膜部,距角膜缘3mm之内的为角膜缘部。巩膜部球结膜与巩膜之间有包绕眼外肌肌腱的眼球筋膜,眼球筋膜与结膜之间有疏松结缔组织相连,其中有结膜下血管走行。该部球结膜与球结膜下组织连接极为疏松,能随结膜的移动而移动。在角膜缘部,结膜、眼球筋膜及巩膜三者结合紧密。

（二）结膜的组织学结构

结膜为黏膜组织,组织学结构可分为上皮层和固有层。固有层又可分为腺样层和纤维层。但结膜因解剖部位不同,组织结构上也有很多差异。

1. 结膜上皮层　睑缘部皮肤表皮为有角化的复层鳞状上皮。由皮肤移行来的结膜上皮为无角化的复层鳞状上皮,共约五层,由睑缘部结膜向睑板部结膜移行的过程中,细胞层次逐渐减少,细胞的形态也发生变化,开始出现杯状细胞,越过睑板下沟后最多。睑板部结膜的组织结构在上下睑稍有不同,上睑结膜上皮细胞有两层,浅层为柱状细胞层,深层由立方形细胞组成。下睑结膜上皮细胞几乎全部由3～5层细胞构成,基底层为立方形细胞,中间为多边形细胞,表层多为圆柱状细胞。眶部结膜上皮细胞有3层,从表层到基底层依次为圆柱状细胞、多边形细胞和立方形细胞。

穹隆部和球结膜的巩膜部上皮层通常由三层上皮细胞构成,即于立方形细胞层和柱状细胞层之间多了一层多边形细胞。由穹隆部至角膜缘,结膜中腺体逐渐减少,杯状细胞消失,逐渐类似表皮性质,但无角化现象。至角膜缘部,结膜上皮为复层鳞状上皮,上皮细胞层次明显增多,最表层为扁平细胞,深层为数层多边形细胞,基底层为单层圆柱形细胞。

2. 结膜固有层　结膜固有层为上皮下的结缔组织,可分为浅层的腺样层和深层的纤维层。

（1）腺样层:该层极薄,在穹隆部发育最好,球结膜的腺样层很薄,睑缘处该层则缺如。腺样层由纤细而疏松的结缔组织构成,其中含有淋巴细胞、组织细胞和肥大细胞,淋巴细胞以眶部最多,沿睑板上缘分布,常聚集形成淋巴滤泡。

（2）纤维层:纤维层较腺样层厚,由胶原纤维及弹力纤维交织成网状,其间有血管和神经穿过,Müller平滑肌和Krause副泪腺也位于此层。在睑板部,纤维层移行为睑板组织,此处结膜下纤维层缺如。在上下穹隆部结膜下的纤维层因与提上睑肌和各直肌的腱膜鞘扩展部融合而加强。在球结膜的巩膜部则与眼球筋膜相融合,故此部纤维层实为眼球筋膜构成。由于纤维层内含有疏松的纤维结缔组织和丰富的弹力纤维,使结膜富有弹性和韧性。

3. 结膜的腺体　结膜的腺体包括大量黏液腺和副泪腺。

（1）杯状细胞(goblet cell):结膜杯状细胞分泌含黏蛋白的黏液,参与构成泪膜。在全部结膜上皮中,杯状细胞的总数约为150万个。杯状细胞的数量随年龄的增加而变化,青

笔记

年时其数量和密度最大，其后逐渐减少，至 35 岁左右开始保持在一个稳定状态，至老年后杯状细胞数量显著减少且逐渐萎缩。杯状细胞在结膜的分布并不均匀，穹隆部结膜、鼻侧结膜和半月皱襞处最多，睑缘部及角膜缘部结膜杯状细胞缺如。杯状细胞呈圆形或卵圆形，核扁平，靠近基底部，胞浆含有大量黏液，PAS 染色强阳性。

（2）副泪腺（accessory lacrimal glands）：与泪腺结构相似，包括 Krause 腺和 Wolfring 腺。Krause 腺为浆液性泡管状腺，主要分布在穹隆部结膜固有层深层，也见于泪阜部。排泄管汇合成大的导管，开口于穹隆部。Wolfring 腺体积较 Krause 腺大，分别位于上下睑板的上缘和下缘，开口于穹隆部结膜。

（三）结膜的血管、淋巴和神经支配

结膜的动脉血供来源于眼睑动脉弓和睫状前动脉。鼻梁动脉分出上睑内侧动脉和下睑内侧动脉，这两支动脉进入眼睑后，每一条又分为睑缘支动脉和周围支动脉，分别沿睑板的上、下缘走行，与泪腺动脉分出的上下睑外侧动脉的相应分支吻合，形成位于睑缘的睑缘动脉弓和位于睑板周缘的周围动脉弓。睫状前动脉源于眼动脉肌支，沿四条直肌前行，在距角膜缘附近穿入巩膜。在穿入巩膜前发出前支供应角膜缘，后支即结膜前动脉，它与结膜后动脉吻合供应角膜周围的球结膜。

结膜的淋巴组织丰富，其淋巴管形成浅层淋巴网和深层淋巴网。深层及浅层淋巴网的淋巴液都向内外眦汇流，外侧汇入耳前淋巴结，内侧汇入颌下淋巴结。

结膜的感觉神经比较丰富，主要来自三叉神经眼支和上颌支。

四、泪器

泪器（lacrimal apparatus）从解剖上可以分为分泌部和排出部。分泌部包括泪腺和副泪腺，排出部包括泪小点、泪小管、泪总管、泪囊和鼻泪管。此外，结膜囊、泪阜、半月皱襞、眼轮匝肌及睑缘等也对泪液的排泄发挥着重要的作用（图 3-10）。

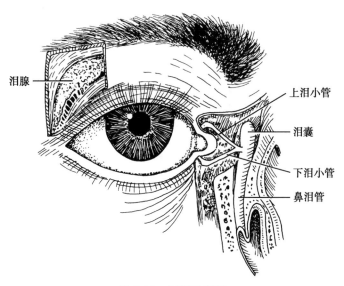

图 3-10 泪器示意图

泪腺

上泪小管

泪囊

下泪小管

鼻泪管

（一）泪腺（lacrimal gland）

1. 泪腺的解剖学结构 泪腺为一扁椭圆形分叶状物，颜色淡黄。泪腺位于眼眶的外上侧角，额骨的泪腺窝内，前方借一薄层眶脂肪与眶隔和眼轮匝肌相连接，上方卧于泪腺窝内，后部与眶脂肪相连，下方与眼球为邻。泪腺在前方被提上睑肌外侧腱膜分为两部，上部较大，称为眶部泪腺，下部较小，称为睑部泪腺。眶部泪腺位于提上睑肌腱膜与泪腺窝骨膜之

间,形状扁平微凹,与泪腺窝骨膜之间借纤细的结缔组织联系,下面与提上睑肌腱外侧腱膜相连,其前缘光滑锐利并平行于眶缘,后部钝圆与眶脂肪粘连。泪腺的神经和血管在外直肌的正上方,由后端中部进入泪腺。睑部泪腺较小,体积仅为眶部的 1/3～1/2 大小,形状扁平,位于提上睑肌腱膜上穹隆结膜外侧部之间。翻转上睑后,从结膜面隐约可见泪腺睑部鼓出。

泪腺排泄管约 10～20 个,其中眶部有 3～5 个,睑部约有 7～8 个。排泄管大多开口于上穹隆结膜外侧部,距睑板上缘约 4～5mm 处。由于眶部导管没有单独通到结膜囊,而需通到睑部再下行,因此手术切除泪腺睑部,在功能上也等于切除了全部泪腺。

2. 泪腺的组织学结构　泪腺属浆液腺,由腺小叶结构组成。腺泡呈圆形或管状,围绕中心管腔有两层细胞,内层为柱状细胞,为真正的分泌细胞;基底细胞有肌上皮细胞的性质,形状扁平,有收缩性,位于薄层的基底膜之上。

3. 泪腺的血管、淋巴和神经支配　泪腺由眼动脉的分支泪腺动脉供血,静脉血回流入眼静脉。泪腺的淋巴回流先汇入结膜及眼睑淋巴系统,然后随外侧淋巴一起注入耳前淋巴结。支配泪腺的感觉神经为三叉神经的第一支泪腺神经。支配泪腺的副交感神经兴奋时可促使泪腺分泌大量稀薄的泪液,而交感神经则抑制这种泪液的分泌。

(二)副泪腺(accessory lacrimal gland)

副泪腺主要包括 Krause 腺和 Worfing 腺,其组织结构与泪腺类似,副泪腺负责基础泪液的分泌,以维持泪膜的形成,保持角膜和结膜囊表面的湿润,泪腺主要负责反射性泪液的分泌。故当泪腺被大部分切除后,只要副泪腺功能正常依然足以维持角结膜的湿润。

(三)泪道

1. 泪道的解剖学结构

(1)泪点(lacrimal puncta):泪点为泪道的起始部,上下睑缘各一,位于睑缘的内侧部,为泪乳头顶端的两个圆形小孔,直径约 0.2～0.3mm。上泪点位于内眦外侧 6mm 处,朝向下后,下泪点位于内眦外侧 6.5mm 处,朝向上后,故闭睑时上下泪点互不接触。每个泪点周围有结缔组织包绕,富含弹力纤维,有括约的作用。正常状态下,上、下泪点浸于泪液中,若泪点位置异常或梗阻时,可引起泪溢。泪点区由于缺少血管,故色泽略显苍白。

(2)泪小管(lacrimal canaliculi):泪小管为连接泪点和泪囊的部分,每侧上下睑各一,管径约 0.5～0.8mm。管长约 10mm,由垂直部和水平部两部分组成,垂直部长约 1.5～2mm,开始部分垂直于睑缘向下,继而呈直角向内转弯与水平部相延续,连接处轻度扩张膨大形成壶腹。水平部长约 8mm,上泪小管稍短,上下泪小管均向内眦部倾斜走行,汇合成泪总管后,开口于泪囊,也可分别汇入泪囊。

(3)泪囊(lacrimal sac):泪囊为一膜状囊,位于上颌骨额突和泪骨形成的泪囊窝内。泪囊长平均 12mm,宽约 3～4mm,上 1/3 位于睑内侧韧带以上,其余 2/3 位于此韧带后方及其以下,其顶端为一盲端,其位置在内眦上方 3～5mm 处,下端与鼻泪管相延续。泪囊周围完全由骨膜包绕,眶骨膜分为两层,深层衬于泪囊窝骨壁之上,浅层从泪前嵴连接至泪后嵴,又称泪筋膜(lacrimal fascia),泪囊即位于泪筋膜的深面。距内眦角约 10mm 处,有内眦动、静脉越过睑内侧韧带前方。

(4)鼻泪管(nasolacrimal duct):鼻泪管为泪囊的下方延伸部分,向下开口于下鼻道。可分为鼻内段和骨内段,骨内段位于骨性鼻泪管内,长约 12mm,鼻内段位于鼻腔外侧壁的黏膜内,长约 5～6mm。鼻泪管下端开口位于下鼻道外侧壁的前部,距鼻孔侧缘约 30mm。鼻泪管的形状差异较大,平时呈裂隙状,扩张时则呈圆柱状,其直径在成人平均为 4mm,儿童为 2mm。鼻泪管黏膜形成许多皱襞,形似瓣膜,但没有瓣膜的功能。位于鼻泪管下端的皱襞最大,称为 Hasner 瓣,为扁平瓣膜,为胎儿中隔残遗物,有阀门作用。

笔记

2. 泪道的组织学结构　泪点周围有富含弹力纤维的结缔组织环绕,泪小管内衬以复层鳞状上皮，无角化，上皮下富含弹力纤维，因此泪小管伸展性较好，管径可扩张至原来的 3 倍。

泪囊和鼻泪管的组织学结构相同，均内衬以两层上皮，浅层为柱状上皮，深层为扁平上皮。固有层可分为两层，上方为腺样层，含有淋巴细胞，下方为纤维层，含有大量弹力纤维，这些纤维与围绕泪小管壁的弹力纤维相连续。

五、眼外肌

眼外肌（extraocular muscles）共有六条，包括四条直肌和两条斜肌，分别为上直肌、下直肌、外直肌、内直肌、上斜肌和下斜肌。除下斜肌外，其余五条眼外肌和提上睑肌均起始于总腱环（common tendinous ring，亦称 Zinn 环）或与其紧密相连。总腱环位于眶尖，为致密结缔组织构成的纤维环，其切面呈椭圆形。它环绕视神经孔和眶上裂的内侧部，其内有许多重要结构通过。四条直肌从总腱环起始，向前走行最后附着于巩膜，上直肌最长，下直肌最短。内直肌最肥厚，上直肌相对薄弱。上、内直肌在眶尖紧贴视神经鞘，因此临床上视神经炎时常出现眼球转动痛。眼外肌的肌腱由胶原纤维和弹力纤维组成，纤维走向与肌肉长轴相一致，肌腱附着于巩膜处，肌腱的纤维即与巩膜纤维相合并，难以分辨。在眼外肌通过眼球筋膜处，筋膜向后反折回来向后包裹在肌肉上，形成袖套样结构，称为肌鞘。

眼外肌纤维属横纹肌纤维，但较其他肌肉含有的神经纤维更丰富。每条肌肉由平行于长轴排列的大量肌纤维组成，肌纤维呈细长的圆柱状，含有一个以上的细胞核。有结缔组织围绕每个肌纤维细胞构成肌内膜，包绕部分肌纤维，将肌肉分隔为束状的结缔组织膜称为肌间膜。而包裹在整块肌肉外面的结缔组织鞘膜，称为肌外膜，向内与肌间膜相连续。

（一）上直肌（superior rectus muscle）

上直肌起自总腱环的上部，在提上睑肌之下向前外方走行，与视轴成 23° 角，在眼球赤道附近越过上斜肌腱的上方向前，进入眼球筋膜，附着于角膜缘后方 7.7mm 的巩膜，腱长 5.8mm，附着线的鼻侧端较颞侧略向前。上直肌上方为提上睑肌和额神经；下方为视神经、眼动脉、鼻睫神经和眶脂肪，在赤道部与眼球之间有上斜肌腱；外侧有泪腺动脉及泪腺神经；内侧有上斜肌。上直肌由动眼神经支配，神经从该肌下方的中后 1/3 交界处进入，穿过上直肌后继续前行至提上睑肌。该肌由眼动脉外肌支和泪动脉的分支供血。上直肌的主要作用为使眼球上转、内转和内旋，但当眼球外转 23° 时，肌肉的走向与视轴重合，此时上直肌收缩仅有上转作用，不能内转和内旋。

（二）下直肌（inferior rectus muscle）

下直肌起自总腱环的下部，视神经孔下方，沿眶底向前下外方走行，其走向与上直肌大致相同，与眼球视轴成 51° 角，进入眼球筋膜，附着于角膜缘后 6.5mm 的巩膜，肌腱长 5.5mm，附着线的鼻侧端较颞侧略向前。下直肌鞘膜扩展部附着于下睑，该肌上方为动眼神经上支、眶脂肪和视神经，下方为眶底、眶下血管、神经，并有下斜肌在其下横过。下直肌由动眼神经支配，神经支从该肌下方的中后 1/3 交界处进入。该肌由眼动脉内肌支和眶下动脉分支供血。下直肌的主要作用为使眼球下转、内转和外旋，但当眼球外转 23° 时，肌肉的走向与视轴重合，此时，下直肌收缩仅有下转作用，不能内转和外旋。

（三）外直肌（lateral rectus muscle）

外直肌起自于总腱环的外上部，还有一小部分起源于蝶骨大翼的眶面。沿眶外侧壁向前走行，进入眼球筋膜，附着于角膜缘后 6.9mm 的巩膜，肌腱长 8.8mm，该肌上方为泪腺神经和泪腺动脉，下方为眶底，外侧为眶外侧壁。展神经在肌肉起点 15mm 处由内侧面进入外直肌并支配该肌。外直肌由眼动脉外肌支和泪腺动脉分支供血。其作用是使眼球单纯外转。

笔记

（四）内直肌（medial rectus muscle）

内直肌是眼外肌中最大的肌肉，起自于总腱环的下部，眶尖视神经孔的内下方，沿眶内侧壁向前走行，进入眼球筋膜，附着于角膜缘后 5.5mm 处的巩膜上，肌腱长 3.7mm。该肌上方为上斜肌和眼动脉，下方为眶底，内侧为眶周脂肪及筛骨纸板，外侧为眶脂体的中央部。内直肌也为动眼神经支配，神经支由肌肉外侧的中后 1/3 处进入该肌。内直肌由眼动脉内肌支供血。其作用是使眼球单纯内转。

（五）上斜肌（superior oblique muscle）

上斜肌是最细最长行程最复杂，因而也最易受损的一条眼外肌，起源于视神经孔内上方的骨面，与总腱环紧密连接。上斜肌在眶顶和眶内侧壁之间前行，在内上眶缘附近成为肌腱，穿过滑车后，折向外后下方，与视轴成 51°角，进入眼球筋膜，在上直肌的下方呈扇形分散，附着于眼球赤道后外上象限的巩膜，全长约 60mm。上斜肌的上方为眶骨膜，下方是内直肌，前外侧方有滑车上神经，反折肌腱附着线处为上直肌，上面有提上睑肌。滑车神经从近起源处肌肉的上方进入，支配该肌。上斜肌由眼动脉外肌支供血。其主要作用为使眼球内旋、下转和外转。

（六）下斜肌（inferior oblique muscle）

下斜肌是眼外肌中唯一起始于眶前方的一条肌肉，它起始于眶下缘稍后的泪囊窝外侧上颌骨眶面，少数肌纤维起自覆盖泪囊的泪筋膜。它向外后上方走行，与视轴成 51°角，经过下直肌的下方，附着于外直肌下方、眼球赤道之后的后外象限的巩膜，附着线向上外突起。该肌肉与肌腱都较短，附着线的后端距视神经约 5mm，前端与外直肌附着线下端在同一子午线上。上斜肌的上方有下直肌和眼球，下方与眶底之间有脂肪组织分隔。该肌亦由动眼神经支配，神经支由肌肉中部的上面进入。该肌由眼动脉内肌支和眶下动脉分支供血。其主要作用为使眼球外旋、上转和外转。

第三节　视　　路

视路（visual pathway）是指从视网膜到大脑枕叶视觉中枢为止的有关视觉神经冲动传导的全部径路。它包括视神经、视交叉、视束、外侧膝状体、视放射和视皮质（图 3-11）。

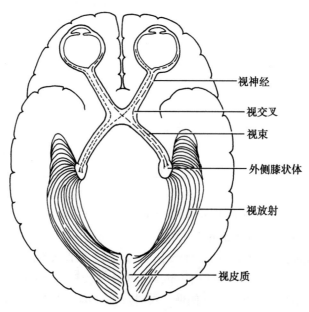
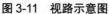

视神经
视交叉
视束
外侧膝状体
视放射
视皮质

图 3-11　视路示意图

一、视神经

视神经（optic nerve）指从视神经乳头至视交叉的一段，全长约 42～50mm。按其所在位置分为四段：

（一）球内段

视网膜的神经纤维集合成束，由视神经乳头开始，向后至穿过巩膜筛板处为止，长约 1.0mm。筛板以前的视神经无髓鞘，略呈灰色，但从通过筛板时开始出现髓鞘，色白，且较粗。

（二）眶内段

位于巩膜后孔至视神经孔之间，为视神经最长的一段，约 25～30mm，略呈 S 状弯曲，有利于眼球的转动。此段视神经由三层脑膜延续而来的视神经鞘膜包裹。

（三）管内段

为视神经通过视神经管的一段，长约 6～10mm。骨管的直径较小，视神经鞘膜与视神经管骨膜之间紧密结合，故此处容易因骨管的骨折或病变而引起明显的神经压迫，导致视力障碍。

（四）颅内段

为视神经管后孔至视交叉前脚之间的一段，长约 10mm，位于蝶鞍之上，与颅内的血管和神经关系密切。

视神经纤维在视网膜上的分布分为来自黄斑部的黄斑纤维和来自黄斑部以外的周边纤维，黄斑纤维居于视盘颞侧的中央部位，视网膜颞侧上下部纤维分别位于视盘外侧的上方和下方，视网膜鼻侧上、下部纤维则居视盘鼻侧的上、下方。

视神经的组织学：视神经主要为视网膜神经节细胞发出的纤维构成，以筛板为界，分为无髓纤维和有髓纤维。视神经属于中枢神经，因此从眶内段开始由三层脑膜延续而来的视神经鞘膜包裹，与颅内的同名腔隙相通。

二、视交叉

视交叉（optic chiasma）为位于蝶鞍前上方两侧视神经汇合之处，其形状略扁而方。在前方连接于两侧视神经，在后方连于两侧视束。视交叉的毗邻非常复杂且重要，当这些邻近结构发生病变时常可影响视交叉，发生相应的视野改变。

视交叉内部的纤维排列：来自视网膜鼻侧的纤维在视交叉跨过中线至对侧，与对侧视网膜颞侧的不交叉纤维构成视束。其中来自鼻下部的纤维越过中线时与来自对侧鼻下部的纤维交叉，在对侧视神经与视交叉交界处，呈弓形向前弯曲，称为视交叉前膝。鼻上部的纤维在视交叉同侧后行进入同侧视束的起始部，形成一向后的弓形弯曲，称为视交叉后膝。来自视网膜颞侧半的纤维，经过视交叉外侧进入同侧视束。黄斑部纤维占据视交叉的大部分，也分为鼻侧的交叉纤维和颞侧的不交叉纤维。由于神经纤维在视交叉内走行的特点，当视交叉的不同部位出现病变时视野损害的表现也不同。

三、视束

视束（optic tract）为从视交叉至外侧膝状体的一段神经束。视束由视交叉的后外侧角发出，在到达丘脑的后外侧时，每一视束分为内侧和外侧两根，内侧根较小，终止于内侧膝状体，其纤维与视觉传导无关，外侧根较大，含有几乎全部视觉纤维，外侧根的大部分纤维（约为80%）终止于外侧膝状体，小部分纤维在终止于外侧膝状体之前，离开视束，终止于中脑顶盖前核，此部分纤维为瞳孔对光反射的传入纤维。

每一侧的视束由来自同侧视网膜颞侧和对侧视网膜鼻侧的神经纤维构成，即来自双眼右半侧的纤维构成右侧视束,来自双眼左半侧的纤维构成左侧视束。

四、外侧膝状体

外侧膝状体(lateral geniculate body)属于间脑的一部分,外形如马鞍状。视束神经纤维进入外侧膝状体,并在此更换神经元之后,发出新的纤维形成视放射。

外侧膝状体由灰质和白质相间构成,从腹侧向背侧形成层次分明的六层细胞层面,灰质由神经元细胞构成。来自视束神经纤维的双眼交叉和不交叉纤维在外侧膝状体核层的投射有严格的分布。来自对侧视网膜鼻侧的交叉纤维终止于第1、4、6层,来自同侧视网膜颞侧的不交叉纤维终止于第2、3、5层。来自双眼视网膜相应功能部位的纤维终止在相邻层次的邻近部位。黄斑纤维终止于外侧膝状体背侧的楔形区,且延伸至各核层。

五、视放射

视放射(optic radiations)起自外侧膝状体,终止于大脑枕叶视皮质。此段为视路中最长的一段,且行程较复杂,并与毗邻结构关系密切。其纤维自外侧膝状体发出后,经内囊和豆状核后部转向后,沿侧脑室的前外侧壁呈扇形散开。由于神经纤维从外侧膝状体发出后走行过程中向外侧旋转90°,故来自视网膜上部的纤维位于视放射的背侧或上部,视网膜下部纤维位于其腹侧或下部,黄斑纤维则居于其外侧或中部。故其纤维可分为背侧部、外侧部和腹侧部。

六、视皮质

视皮质(visual cortex)位于大脑枕叶内侧面的纹状区,此区位于距状裂的两旁,并被呈水平走向的距状裂分为上、下两唇。视觉中枢所在的纹状区即Brodmann17区,为视放射纤维的投射区,此外,紧靠纹状区的纹状旁区(Brodmann18)以及纹状区周围的纹状周围区(Brodmann19区)不直接接受视觉纤维投射,但对视觉信息的感知和整合以及双眼的联合运动起着非常重要的作用。每侧枕叶纹状区接受同侧眼的颞侧和对侧眼的鼻侧纤维的投射,来自双眼视网膜上部的神经纤维终止于距状裂的上唇;来自双眼视网膜下部的神经纤维终止于距状裂的下唇;黄斑部纤维则终止于上下唇的后极。视网膜周边部的纤维在纹状区的前部(图3-12)。

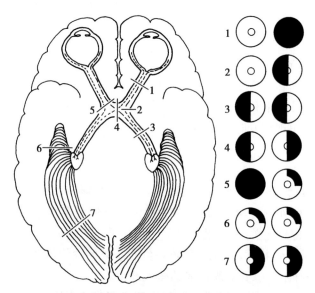

图3-12　视路不同部位损伤的视野表现

七、视觉反射通路

1. 瞳孔对光反射（light reflex）　当外界光线经瞳孔照射入眼内，引起瞳孔反射性缩小，称为瞳孔对光反射。受光线照射的眼出现瞳孔缩小，称直接对光反射；未受到光照的对侧眼也出现瞳孔缩小，称为间接对光反射。对光反射通路的传入纤维与视觉纤维同行，经过视神经、视交叉，并随视觉纤维分为交叉和不交叉纤维加入两侧视束，在接近外侧膝状体时，光反射纤维离开视束，止于顶盖前核。在此核更换神经元后发出纤维终止于同侧和对侧的 Edingger-Westphal 核（E-W 核）。再由两侧的 E-W 核发出传出纤维，加入动眼神经入眶，在睫状神经节内交换神经元后，经睫状短神经分布于瞳孔括约肌。当一侧视神经完全损伤后，该眼的直接对光反射消失，但间接对光反射仍然存在。若一侧视束损伤，则双眼偏盲侧的瞳孔直接对光反射消失，但间接对光反射存在（图 3-13）。

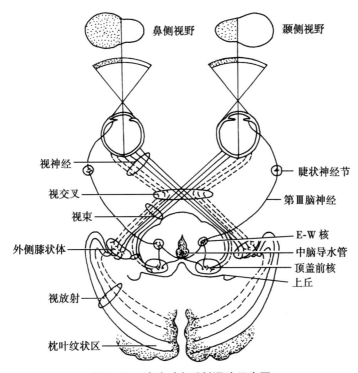

图 3-13　瞳孔对光反射通路示意图

2. 近反射（near reflex）　为双眼注视近物时，同时出现的三个反射，包括瞳孔缩小，双眼集合，睫状肌收缩产生调节。其传入冲动经视路到达视皮质后，视皮质与额叶的眼球运动中枢相联系，由此处发出纤维下行经动眼核和动眼神经腹核，再由其发出纤维随动眼神经一起入眶，在睫状神经节交换神经元后，由节后纤维支配双眼瞳孔括约肌和睫状肌，完成缩瞳和睫状肌收缩反射；同时动眼神经支配双眼内直肌，引起其收缩完成集合反射。

八、视路的血液供应

视神经各段的血供不尽相同。球内段视盘表层由视网膜中央动脉供血，筛板前组织由脉络膜小动脉供血，视神经主要由 Zinn-Haller 动脉环（为视神经周围巩膜内的睫状后短动脉分支吻合而成）供血。眶内段主要由眼动脉的分支供养。管内段由软脑膜动脉供应。颅内段则由颈内动脉、大脑前动脉及前交通动脉的分支供血。

视交叉的血液供应主要来自颈内动脉、大脑前动脉、大脑中动脉及前、后交通动脉的分支。

视束的前段由颈内动脉、大脑前动脉及后交通动脉的分支供应,后段则由前脉络膜动脉供应。

外侧膝状体的前部及外侧由前脉络膜动脉供应;其后部及内侧由大脑后动脉供应;位于中间部的黄斑纤维则由大脑后动脉和前脉络膜动脉共同供血。

视放射的前部及近内囊部分由前脉络膜动脉供给,后部由大脑中动脉的分支供应,后极部则由大脑中动脉和大脑后动脉供应。

视皮质主要由大脑后动脉的分支供养,纹状区视皮质主要由大脑后动脉分出的距状动脉供应。黄斑区位于这两套血管的分布区,血液供应充分。

第四节　眼的血管和神经

一、动脉

眼球及其附属器的血液供应主要来源于两个系统:颈内动脉的分支眼动脉及来自颈外动脉的上颌动脉的分支眶下动脉(图3-14)。其中眼动脉发出的视网膜中央血管和睫状血管是眼球供血的主要系统。

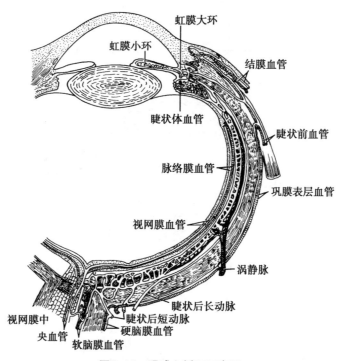

图 3-14　眼球血循环示意图

(一)眼动脉(ophthalmic artery)

是供应眼球及其附属器血液的主要来源。眼动脉在视神经的下方伴随其穿过视神经管进入眼眶。入眶后位于总腱环内视神经与外直肌之间。眼动脉的分支如下:

1. 视网膜中央动脉(central retinal artery)　视网膜中央动脉是供应视网膜内层的主要血管,是眼动脉在眶尖部视神经孔附近发出的第一个分支。(图3-15)视网膜中央动脉先附着在视神经硬脑膜鞘的下方前行,在眼球后约9～10mm处上转,穿过视神经硬脑膜和蛛网膜鞘达蛛网膜下腔,在蛛网膜下腔行走一段距离后穿过软脑膜呈直角进入视神经中央前行,此段有视网膜中央静脉和交感神经纤维与之伴行,穿过筛板后进入眼球,位于视盘的表层,

笔记

分成上、下两支,这两支走行至距视盘一定距离处,又各分成鼻侧支和颞侧支,向视网膜周边走行,继续分出小分支,分别供应视网膜鼻上、鼻下、颞上和颞下象限。颞侧的动脉分支又分别发出黄斑上下小动脉,在黄斑区形成密集的毛细血管网,但不进入中央区域,故在黄斑中心凹 0.4mm 左右的范围形成一个无血管区。

较大的视网膜中央动脉分支位于内界膜下,由于内界膜极薄,故可以看到其下方的视网膜血管,是极少数能直接观察到的动脉之一,故临床上常通过对其观察以间接了解微循环的情况。小动脉不断分支,形成视网膜毛细血管网,主要营养视网膜的内五层。

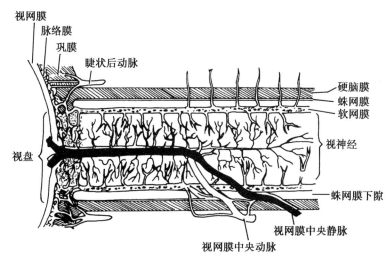

图 3-15　视神经及其血液供给

2. 睫状动脉(ciliary artery)　睫状动脉是主要供应视网膜、脉络膜、睫状体和虹膜的血管系统,也供应小部分其他眼组织。眼动脉先分出 1～2 个睫状后动脉主干,再分出十几个睫状后短动脉和睫状后长动脉。

(1)睫状后短动脉(short posterior ciliary artery):为睫状后动脉在眼球后部围绕视神经发出的 15～20 个小分支,主要供应脉络膜和视网膜的外五层。

(2)睫状后长动脉(long posterior ciliary artery):睫状后长动脉有两支,分别在视神经的鼻侧和颞侧斜行穿入脉络膜上腔前行,在睫状体后部发出返支向后走行分布于脉络膜的前部。与睫状前动脉的分支吻合,形成虹膜动脉大环。

(3)睫状前动脉(anterior ciliary artery):来自四条直肌的肌支动脉。这些动脉向前走行发出分支组成角膜缘血管网,在巩膜内形成深血管丛,供应巩膜与 Schlemm 管;还形成大的穿通支参与虹膜大环的组成。

3. 泪腺动脉(lacrimal artery)　于视神经孔附近的眼动脉起始处发出,沿眶外侧壁前行至泪腺。其终末支上、下睑外侧动脉,形成睑板的动脉弓,供应眼睑与结膜。

4. 肌支动脉(muscular branches)　肌支动脉先分为两支主干,再发出小分支供应眼外肌。在四条直肌的止端,肌支动脉穿过肌腱发出睫状前动脉。

5. 眶上动脉(supraorbital artery)　与眶上神经相伴行穿过眶上孔或眶上切迹,分支供应眼外肌、眶骨膜、前额、上睑和眉部的肌肉与皮肤。

6. 筛后动脉(posterior ethmoidal artery)、**筛前动脉**(anterior ethmoidal artery)　筛后动脉与筛后神经伴行,经过筛后孔离眶,分支供应后组筛窦和鼻腔上部黏膜;筛前动脉与筛前神经伴行经筛前孔进入颅腔,分布于前、中组筛窦、额窦和鼻腔等。

7. 额动脉　又称滑车上动脉(supratrochlear artery),为眼动脉的终末支之一,分布到额中部的骨膜、肌肉和皮肤。

笔记

8. 睑内侧动脉（medial palpebral artery）　供应上下睑、结膜、泪囊、泪阜以及鼻泪管等。

（二）眶下动脉（infraorbital artery）

由上颌动脉发出，经眶下裂入眶，沿眶下沟通过眶下管，从眶下孔出来分布于眶下缘附近的面部。在眶内发出分支分布于下直肌、下斜肌、泪腺及泪囊。

二、静脉

眼的静脉血主要有三个回流方向：①向后通过眼上下静脉经眶上裂回流至海绵窦，这是最主要的回流方向；②向前通过眼静脉与内眦静脉吻合，回流入面静脉系统；③向下经眶下裂汇入翼状静脉丛。

（一）视网膜中央静脉（central retinal vein）

视网膜中央静脉由同名伴行动脉的静脉属支构成，可通过检眼镜在活体上观察到。在后极部，来自视网膜不同部位的小静脉在视盘处汇合形成视网膜中央静脉主干。正常动静脉直径比约为2:3。动静脉行进中常互相交叉。

视网膜中央静脉与视网膜中央动脉相伴行，穿过巩膜筛板于眼球后约12mm处离开眼球。在视神经内，静脉位于动脉的外侧。视网膜中央静脉收集视网膜内五层、视盘和视神经的静脉血。视网膜中央静脉经眼上静脉或直接回流入海绵窦。

（二）涡静脉（vortex vein）

赤道前的静脉向后与脉络膜后部的静脉相汇合，形成4～6支涡状静脉，在上下直肌的两侧赤道部的后方斜向穿出巩膜。涡静脉在巩膜内属支呈丛状，类似漩涡结构，故称涡静脉。此静脉接受脉络膜、部分虹膜睫状体以及视网膜外层的静脉血，此外还接受巩膜内血管丛和角膜缘血管网的血液。两个上涡静脉大多先汇入眼上静脉，两个下涡静脉则注入眼下静脉，或通过吻合支汇入眼上静脉。

（三）睫状前静脉（anterior ciliary vein）

睫状前静脉主要引流虹膜、睫状体的血液，此外在巩膜内还与巩膜静脉窦有联系，形成巩膜内静脉丛，参与房水的引流。大部分静脉经眶上裂注入海绵窦。

（四）眼上静脉（superior ophthalmic vein）

眼静脉共有两支，即眼上静脉和眼下静脉。眼上静脉由睑内侧静脉与眶上静脉吻合形成，通过眶上裂入颅，注入海绵窦，也可于眶上裂处先与眼下静脉吻合后再进入海绵窦。

（五）眼下静脉（inferior ophthalmic vein）

眼下静脉汇入眼上静脉，向后经眶上裂汇入海绵窦，或直接汇入海绵窦；还可形成另一分支经眶下裂与翼状静脉丛相交通。

（六）海绵窦（cavernous sinus）

海绵窦位于颅中凹蝶骨体的两侧，为一由内皮衬里的含有许多窦状腔隙的静脉管道，其切面呈海绵状。海绵窦接纳眼上、下静脉、视网膜中央静脉、脑膜中静脉分支、脑静脉等的汇入。由于眼静脉与面静脉、海绵窦、鼻腔和翼状静脉丛等处静脉都有丰富的吻合，且这些静脉没有静脉瓣，因此面部皮肤炎症或鼻旁窦感染等均可通过这些静脉吻合蔓延，并侵及海绵窦。海绵窦内有颈内动脉、动眼神经、滑车神经等以上重要的血管及神经通过。

三、神经

眶内的神经包括视神经、运动神经、感觉神经及自主神经。视神经见本章第三节视路。

（一）眼的运动神经

眼球的运动由六条眼外肌完成，眼外肌受动眼神经、滑车神经和外展神经的支配，动眼神经还参与眼睑和眼内肌的活动。

笔记

1. 动眼神经（oculomotor nerve）　动眼神经是第Ⅲ对脑神经。动眼神经运动纤维经眶上裂入眶后分支支配内、上、下直肌、下斜肌、提上睑肌。动眼神经副交感纤维发自中脑 Edinger-Westphol 核，神经纤维在睫状神经节交换神经元，节后纤维支配瞳孔括约肌和睫状肌。

2. 滑车神经（trochlear nerve）　滑车神经是第Ⅳ对脑神经，为行程最长的脑神经。滑车神经前行在海绵窦外壁，经眶上裂入眶支配上斜肌的运动。

3. 展神经（abducens nerve）　展神经是第Ⅵ对脑神经，支配外直肌。在动眼神经的两个分支之间经眶上裂宽部入眶，向前终止于外直肌。

4. 面神经（facial nerve）　面神经为第Ⅶ对脑神经，其颞支分布于上睑，颧支分布于下睑，支配眼轮匝肌。副交感神经进入泪腺神经支配泪腺。

（二）眼的感觉神经

眼球及其附属器的感觉由三叉神经的第一支眼神经和第二支上颌神经的部分分支支配。

1. 眼神经（ophthalmic nerve）　眼神经是三叉神经最小的分支。眼神经起自三叉神经节，向前进入海绵窦的外侧壁。由颈交感丛的细支以及来自动眼神经、滑车神经和展神经的本体感觉支组成。进入眼眶后分成三支——泪腺神经、额神经和鼻睫神经。

（1）泪腺神经：泪腺神经是眼神经三分支中最小的一支，于外直肌上方与泪腺动脉同行至泪腺，并穿过眶隔分布于上下睑颞侧的皮肤和黏膜。

（2）额神经：额神经是眼神经中最大的分支。走行于眶顶和提上睑肌之间，分成眶上神经和滑车上神经。

（3）鼻睫神经：鼻睫神经是三支中最早发出的分支，通过筛前孔离眶，此处称为筛前神经。鼻睫神经的分支如下：

1）睫状神经节长根或感觉根：进入睫状神经节后上方，发出节后神经纤维通过睫状后短神经，于视神经四周贯穿巩膜进入眼内，司眼内组织的一般感觉。

2）睫状长神经：共有两支，与来自睫状神经节的睫状短神经吻合并穿过巩膜，深入在脉络膜和巩膜，分布到睫状体、巩膜和角膜。该神经由支配睫状肌和瞳孔开大肌的交感神经节后纤维和支配角膜的感觉纤维组成。

3）滑车下神经：支配泪阜、泪小管、泪囊、结膜以及内眦附近的皮肤。

4）筛后神经：进入筛后孔，支配筛骨和蝶窦。

2. 上颌神经　是三叉神经的第二分支。上颌神经发自三叉神经半月节的前缘，经海绵窦的下缘由圆孔出颅，通过眶下裂入眶。入眶后上颌神经更名为眶下神经，与眶下动脉伴行。分布于下睑的皮肤和结膜、鼻窦的皮肤、颊黏膜和上唇的黏膜。

（三）眼的自主神经

眼的自主神经可分为交感神经与副交感神经。与眼部有关的交感神经节为颈上神经节，副交感神经节有睫状神经节和蝶腭神经节。

1. 交感神经　眼的交感神经为来自颈上交感神经节的节后纤维，经海绵窦及眶上、下裂，伴随其他神经入眶，部分纤维随颈外动脉支配面部，司血管舒缩。眼内的交感神经功能包括：

（1）支配提上睑肌，与动眼神经上支伴行。

（2）支配瞳孔开大肌，随三叉神经眼支入眶，经鼻睫神经分两部分进入眼球，经睫状长神经、睫状短神经和睫状神经节交感根支配瞳孔开大肌。

（3）支配眶底平滑肌，由颈内动脉周围交感丛发出，进入上颌神经，经眶下裂入眶，支配眶底平滑肌。

（4）支配泪腺，发自颈动脉丛，经额神经、颧颞神经、泪腺神经分布于泪腺。

2. 副交感神经　眼的副交感神经功能为：

笔记

二维码3-1
扫一扫,测一测

　　（1）缩瞳与调节：由睫状神经节发出节后纤维，经睫状短神经入眼，支配瞳孔括约肌和睫状肌，发挥缩瞳和晶状体调节作用。

　　（2）泪腺分泌：蝶腭神经节发出节后纤维，经蝶腭神经入上颌神经，再经颧神经、颧颞神经、泪腺神经分布于泪腺。

　　（3）对光反射：神经纤维由 E-W 核发出，经动眼神经入眶，在睫状神经节交换神经元后，随睫状短神经入眼，支配瞳孔收缩。

　　（4）近反射：包括瞳孔缩小、晶状体调节和双眼集合三种联合反射。

（刘祖国）

参 考 文 献

1. 刘祖国，颜建华. 眼科临床解剖学. 济南：山东科学技术出版社，2009.

2. 李秋明，郑广瑛. 眼科应用解剖学. 郑州：郑州大学出版社，2010.

3. 李凤鸣，谢立信. 中华眼科学. 第3版. 北京：人民卫生出版社，2014.

4. The definition and classification of dry eye disease: report of the Definition and Classification Subcommittee of the International Dry Eye Workshop（2007）. Ocul Surf, 2007, 5（2）：75-92.

笔记

第四章

眼 生 理 学

本章学习要点

● 掌握：房水的生成与循环；眼压维持的生理过程。
● 熟悉：视觉成像的生理基础。
● 了解：泪液生成的新概念。

关键词 生理功能

眼生理学是利用生理学原理解释视觉活动规律的一门科学。眼部各组织的正常的生理活动依赖于该部的组织解剖学特性。因此，熟悉眼部的正常胚胎发生、解剖结构和组织学特点是学习眼生理学的基础。视觉器官作为神经系统的一部分，是人体的一个重要感觉器官。可见光线经过眼球各部分的协调活动，在视网膜上转变成神经冲动后通过视路传入大脑皮层，分别在不同的视觉中心加工这些信息并与其他中枢联合形成视觉。所以，眼球兼具折光成像和感光换能两种作用。只有当眼球各部分的生理功能正常、协调的情况下，才能够保障正常的视觉。眼生理学狭义上特指眼的组织生理和视觉生理学。视觉生理的内容我们将在视觉生理学一书中单独讨论，本章着重讨论眼的组织生理。

第一节　眼睑的屏障功能

眼睑（eyelid）结构轻薄，活动性好，运动极其迅速。眼睑由睑板支撑维持较为固定的形态，内则衬以光滑的球结膜使眼睑在眼球表面自由滑动。眼睑缘处有排列整齐的睫毛，阻止来自眼外异物入眼并作为应激性瞬目的感受器。眼睑血循环丰富，创伤后伤口愈合迅速；但致病微生物感染后组织反应强，病灶易扩散。

眼睑的运动由提上睑肌和眼轮匝肌共同来完成。这两组肌肉分别受动眼神经和面神经运动支的支配。

一、眼睑开启与闭合

眼睑的运动大多是自主性的。提上睑肌收缩使上睑上抬约 15mm，额肌如同时收缩参与提上睑运动可使眼睑再提高约 2mm。Müller 肌对上睑抬高的位置起到维持的作用。下睑运动能力远不如上睑，主要借助于下睑组织的弹性退缩。下视时，下直肌的部分纤维附着在下睑板上可以起到牵引作用，同时也使下睑进一步退缩。

当眼睑闭合时，可使眼球与外界完全分隔，保持眼球的湿度、温度，并阻挡自然光线等外来物的刺激。眼睑闭合后，眼球处于休息状态，不发生视觉活动。

眼轮匝肌可主动或应激性的参与眼睑的闭合运动。睑板前轮匝肌的运动主要与自发性

笔记

瞬目和应激性瞬目有关；在用力闭眼时，眶部、睑部轮匝肌将同时收缩。在各种类型的瞬目活动中，上睑的运动几乎都是垂直的，而下睑的运动差不多是水平的。在闭合运动时，上睑运动较下睑运动早，这可能与神经支配不一致有关。

二、瞬目

瞬目是眼睑的规律性或应激性依次闭合 - 开启动作。其生理功能有：避免异物和外伤、将泪膜均匀涂布于眼球表面帮助泪液循环及清洁角膜等。瞬目分为自主性瞬目和非自主性瞬目两类：①自主性瞬目是受主观意识控制频率和程度的瞬目；②非自主性瞬目又分为自发性瞬目和反射性瞬目。自发性瞬目主要发生于没有任何外界刺激和自发性努力情况下的规律性瞬目。发生自发性瞬目的主要生理功能是使角膜前的泪液再形成和重新分布；反射性瞬目是对某些刺激的反应，可以是视觉刺激，也可以是触觉刺激。突发的强光，眼表、睫毛、眼睑皮肤和眉毛的非预期的接触都会导致反射性瞬目。

眼肌的生理功能详见本套教材中《斜视弱视学》。

第二节　泪液及泪膜

泪液有维持眼球表面湿润、清洁、营养和保护眼表组织的功能。持续正常质、量的泪液分泌，有赖于产生泪液成分的组织、器官和泪液流通途径的正常。

一、泪膜的生成

泪膜由泪液均匀的涂布于眼表而成。

泪液由三部分组成，分别为浆液、黏液和脂质。泪膜中的浆液由泪腺分泌，其中部分浆液的分泌不受外界刺激的影响，呈持续性分泌，又被称为基础泪液分泌。基础泪液的分泌量为 $1.0 \sim 1.2 \mu l/min$，24 小时泪液总量为 10ml。主要是由 Krause 副泪腺（67%）和 Wolfring 副泪腺（33%）分泌。由于外界刺激自主神经反射性的泪液分泌又被称为反射性泪液分泌。参与反射性泪液分泌的神经有感觉神经（泪腺神经感觉支）、交感神经和副交感神经。主要的反射性泪腺为眶部泪腺。

泪液中绝大部分为浆液，是泪液中的水层，居泪膜的中层，表面张力低，其在眼表的存在期依赖于泪液的另两层结构。脂质层不溶于水，主要成分为胆固醇和蜡质，保护水分的流失，维持泪膜形态。与角膜上皮相贴附的是黏液层，主要由蛋白质、己糖胺等组成，功能可能是加强角膜上皮的亲水性表现，增加泪膜的眼表贴附性。

基础泪液可单独形成泪膜，经眼睑的运动，被均匀的涂于眼表，行使泪液的大部分功能。但当外界刺激，如异物、理化毒性物质等接触眼表时，反射性泪腺大量分泌泪液，用于清洗眼表组织，稀释毒性物质浓度。此时分泌的泪液量可达基础泪液量的 10 倍，且泪液中可含有溶菌酶等物质。

二、泪膜的更新

泪膜的脂质层具有弹性，能够随着瞬目压缩和伸展。每次瞬目，均使脂质层重新涂布于眼表。当眼睑闭合不全，泪膜较长时间暴露于空气中，泪膜中的水分蒸发，泪膜脂质层和浆液层中的黏蛋白混合致使角膜变成疏水性，泪膜被破坏。因此，各种原因导致长时间不瞬目均可造成角膜干燥。从周期性泪膜形成到泪膜破坏的时间称为泪膜破裂时间，正常应为 15～40 秒。一般每分钟瞬目达 10～12 次，所以不会出现角膜干燥。新生成的泪膜渗透压与血清相等，泪液蒸发后泪膜渗透压可增加约 7%，这种高渗透状态可使角膜中的水分经

笔记

角膜上皮层析出。因此，眼睑闭合后（如睡眠时）角膜厚度增加。睡眠状态下，泪液更新减缓，泪液中的免疫球蛋白和中性粒细胞数量增加，保护眼部免受细菌等微生物的侵袭。这种变化在睡眠后的3～5小时最为明显。

三、泪膜的功能

泪液分泌后，由瞬目运动涂布于眼表形成泪膜。随时间推移和重力作用，泪膜以泪液沿睑缘经泪点流出的方式更新。其主要功能有：

（一）清洁结膜囊

泪液的循环，冲洗、带走可能附着于眼表的微生物、灰尘。

（二）湿润眼表

泪膜的存在，维持了角结膜表面的湿润，并使眼睑与眼表间成为光滑的界面。

（三）运输功能

泪膜的更新，为无血管的角膜组织带来了氧、葡萄糖、白细胞等并带走角结膜代谢产物和炎性物质。

（四）抗感染

泪膜内含有溶菌酶、免疫球蛋白、补体等，可以部分地杀灭或抑制致病菌的侵扰。

（五）屈光能力

泪膜的存在，可填补小的角膜不规则散光，使角膜表面平滑，帮助获得更好视觉。

第三节 结 膜

结膜为一层半透明薄膜，覆盖于眼睑后表面和除角膜外的眼球前表面，连接眼睑和眼球，并在眼球上下及外侧反转形成穹窿，结膜与眼球表面附着松散，穹隆部结膜折皱使眼球及眼睑活动自如。

结膜含有丰富的感觉神经末梢，感觉神经源于三叉神经第一支。故结膜可分辨多种感觉，如痛觉、温度觉、触觉和痒、干燥感等。结膜的痛觉纤维有两种，一种直径为2～5μm的有髓纤维，传导锐性疼痛；另一种直径为0.4～1.2μm的有髓纤维传导的是钝痛，传导速度慢。

不同感受器的作用不同。一方面，结膜感觉如轻痒、剧痒、光滑感、粗糙感、湿感、干燥感可以是刺激不同类型感受器引起的；另一方面，对同一感受器不同程度的刺激也可以引起不同的感觉。

结膜的触觉刺激敏感度仅为中央角膜的1/100。触觉最不敏感的部位在角膜缘周围，这一部位的异物病人往往感受不到，结膜触觉最敏感的区域在睑裂周围。结膜的触觉刺激定位不十分准确，病人难以辨清异物感的具体部位。

结膜的杯状细胞分泌黏液，这种黏液与睑板腺和泪阜的皮脂腺所分泌的脂质和由主泪腺和副泪腺分泌的水和电解质共同形成泪膜。当眼睑闭合时，结膜囊的容量约为7μl，过多的液体只能溢出。

结膜组织中含有丰富的相互吻合的淋巴管网，这与皮下广泛存在淋巴组织相一致，在离角膜缘1mm处便开始出现小而不规则的淋巴管，相互吻合而在结膜深部基质层形成大的收集管，然后结膜淋巴管汇入眼睑淋巴管。

结膜因直接与外界接触，有丰富的血液循环和淋巴循环，其中杯状细胞具有分泌功能；结膜上皮具有良好的再生能力，成为防止眼内感染及异物侵犯的屏障；但同样的原因，也使结膜成为许多疾病的好发部位。

笔记

第四节　角　膜

角膜位于眼球的最前极,作为眼球壁的一部分对维持眼球的完整形态起到重要的作用,同时它还是屈光间质的主要组成部分,角膜屈光系统(包括角膜和房水)的屈光力约为 43D,约占眼总屈光力的 70%。除少数人到一定年龄后角膜周围会出现白色环状混浊外,正常角膜都是透明的。角膜正常的生理功能的实现有赖于其透明性、敏感性和特殊的代谢形式完成。

一、角膜的透明性

角膜允许 365～2500nm 波长的光线通过。波长低于 365nm 的光线穿透力弱,很难穿透角膜,而主要被角膜吸收。

角膜光学区内不含血管,角膜上皮细胞内不含色素,上皮无角化。角膜上皮细胞和内皮细胞规则排列。角膜基质层胶原纤维板平行排列,结构紧凑合理。纤维直径 20～25nm,纤维之间的距离 30～60nm,小于可见光的波长,因而减少了光线的散射。角膜各层细胞具有相同的屈光指数,表面的泪膜协助角膜形成规则的屈光面,使光线能顺利通过角膜。

角膜正常的代谢,对维持角膜透明起重要的作用。角膜基质吸收来自眼表和前房的水分,同时角膜内皮细胞膜的钠泵可以通过主动转运功能将角膜内多余的水分排出,两者之间保持平衡称之为泵 - 漏系统。正常情况下,角膜实质层将保持相对的脱水状态。

二、角膜的代谢

角膜的代谢在周边部主要依靠角巩膜缘血管网,而中央部角膜的营养物质是通过角膜上皮细胞或内皮细胞进入到角膜内。

维持角膜代谢的能量是由细胞内的线粒体提供的。葡萄糖在细胞内的代谢 65% 是通过糖酵解的途径完成的,这是一种有氧代谢。通常角膜的氧来源于泪膜和前房水,部分来源于角膜缘的毛细血管网;其余代谢通过磷酸戊糖途径进行。在温度低的时候,角膜内皮细胞的有氧代谢将受到抑制。

三、角膜的通透性

因为细胞膜由脂蛋白组成,脂溶性物质更易于通过角膜上皮和内皮;水溶性物质可以穿过基层。因此,理想的眼局部药物要穿过正常角膜应同时具有水溶性和脂溶性特质。同时,因为一般细胞间隙能够通过的最大微粒直径是 10～25 埃,小分子量的物质和离子比较容易通过角膜的细胞间隙。角膜上皮受损伤后,泪膜和角膜通透性增加,使药物易于穿过。故临床上,常通过改变溶剂的构型、降低泪膜的表面张力等方法增加药物的穿透量,提高临床用药的效果。

四、角膜的创伤愈合

角膜上皮损伤后可以再生。伤后邻近未损伤的上皮细胞扩大变平,伸出伪足,移行覆盖创面,基底细胞以有丝分裂的形式增殖上移,恢复正常的角膜上皮。小面积的上皮缺损可以在 24 小时内修复。当整个角膜(包括角膜缘)上皮完全缺失时,结膜上皮细胞增殖形成角膜样上皮覆盖角膜。杯状细胞消失。

上皮修复初期,细胞排列不整齐,细胞间连接不紧密,基底膜异常,新生的上皮细胞容易脱落,上皮的屏障功能也不完善。前弹力层(Bowman membrane)和角膜基质层损伤后不能再生,形成瘢痕修复。角膜基质层创口由角蛋白填充,伴细胞浸润,成纤维细胞增殖直到损伤面完全被上皮覆盖,角膜的修复才完成。如果基质层损伤较深或有明显的炎症反应

笔记

（如角膜溃疡），角膜修复后会留有明显的瘢痕。

角膜后弹力层损伤后由内皮细胞分泌修复，角膜内皮损伤后不能再生，靠邻近细胞扩大移行覆盖缺损区。人类出生时角膜内皮细胞密度为 7500 个 /mm²，随年龄的增加角膜内皮细胞的密度逐渐降低，角膜内皮细胞的密度降至 300～500 个 /mm² 角膜仍能够保持透明。

五、角膜的神经与角膜知觉

角膜可以分辨三种感觉，温度、疼痛和压力。温度觉的神经感觉位点多分布于角膜周边部，触觉和痛觉都是刺激暴露的末梢神经纤维引起的，最灵敏部位在角膜的中央部。角膜的感觉神经 - 三叉神经纤维从基质的中层和浅层进入角膜，在角膜内走行 1～2mm 后神经鞘膜消失。神经纤维向角膜中央放射状延伸，在角膜上皮下形成丛状结构，然后再发出神经末梢，广泛地分布于上皮细胞间，使角膜成为人体内最敏感的组织之一。

角膜组织中不仅分布有感觉神经，近来还发现交感神经和副交感神经纤维，另外在角膜实质中存在去甲肾上腺素和乙酰胆碱等神经介质。

角膜的营养和代谢活动与角膜神经支配有密切关系，如三叉神经被破坏会引起角膜上皮易感性增加及角膜上皮创伤后愈合能力下降。

六、角膜缘

角膜缘是角膜、巩膜的移行部，也是球结膜在眼球表面的止端，含有供应角膜的血管网，是临床上眼表肿瘤的好发部位之一。大量研究证实，角膜上皮干细胞位于角膜缘上皮基底层。自体或异体角膜缘移植或体外培养角膜缘上皮细胞已在临床上用于治疗角膜上皮干细胞缺乏。但是，角膜缘干细胞尚无特异性标志物，其增殖、分化的具体机制尚不清楚。

第五节 巩 膜

一、巩膜的弹性

巩膜是由三层坚韧的结缔组织组成的、具有一定的弹性的纤维膜，是眼球的外壁。主要功能为保护眼内容物及依靠眼压与巩膜弹力之间的平衡维持眼球的外形。

二、巩膜的遮光性

巩膜胶原纤维束中蛋白多糖含量较角膜低，吸水能力差，处于相对脱水状态；且巩膜胶原纤维互相交错，排列不规则，因此巩膜不透明。巩膜有一定的遮光性，保证眼球光轴以外的部分无光线进入。当任何原因导致巩膜中水分含量超过正常值时，巩膜会变得半透明。

三、巩膜的创伤愈合

巩膜浅表裂伤由巩膜表面形成的肉芽组织修复；全层裂伤则由巩膜、脉络膜组织共同参与修复。

第六节 房水及眼压

一、房水生成和排出

房水是充满前后房的透明液体，它是由睫状体的非色素上皮（nonpigmented epithelium

笔记

of the ciliary body）以昼夜稍有不同的速率主动分泌产生的。房水以 4 种方式生成：扩散（diffusion），透析（dialysis），超滤（ultrafiltration）和分泌（secretion）。它提供角膜后部、晶状体和小梁网代谢所需要的物质，同时参与组成屈光间质，其屈光指数与泪液近似。房水生成后进入后房，流经瞳孔入前房，然后主要通过小梁网，经 Schlemn 管进入深部的巩膜静脉丛离开眼球（图 4-1）。正常情况下房水由后房流向前房在瞳孔处仅有很小的阻力。这种阻力随着虹膜、晶状体之间相对位置的靠近而增加。房水排出阻力最大的部位是在小梁网靠近 Schlemm 管处（邻管区）。约 20% 的房水经由色素膜小梁网、睫状体前表面及虹膜根部渗入睫状肌，沿着睫状肌束间隙到达睫状体上腔和脉络膜上腔，即为所谓的葡萄膜巩膜通道。少量房水可以与玻璃体进行交换，然后经视网膜色素上皮、脉络膜和巩膜向外引流或通过脉络膜视网膜表面血管进行吸收。也可有房水自虹膜前表面和角膜排出。

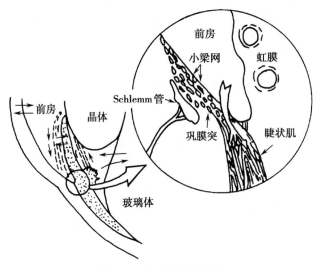

图 4-1　房水的引流途径

睫状体产生房水的速度、房水通过前房角和葡萄膜巩膜通道阻力三者的关系决定了眼压。人的前房水量为 0.2～0.25ml，后房水量约为 0.06ml。房水每分钟生成 2～3μl，大约为前房容积的 1%。前房水大约每 1.5 小时更新一次。

二、房水生成的影响因素

局部的和全身许多因素都会影响房水的生成量。睫状神经节受刺激、胆碱能制剂、大量饮水或体内皮质类固醇增加可增加房水生成；运动、睡眠或眼压增高时房水生成减少。房水生成的速率并不恒定，每时每刻都在变化，并有昼夜节律性。通常夜间睡眠时房水分泌量为（1.6±0.5）μl/min，白天为（3.1±0.6）μl/min。白天闭眼或卧床不影响房水的生成。故认为房水分泌的昼夜节律性可能与血浆中的皮质类固醇水平的变化有关。

三、房水排出的影响因素

正常情况下房水排出阻力主要产生于邻管区小梁组织，但任何原因引起的瞳孔阻滞、房角变窄或关闭均会使房水排出受阻；Schlemm 管在正常情况下基本不产生阻力。但当管腔塌陷时，可以产生阻力使房水潴留。巩膜对房水流出造成一定的阻力。

房水排出有其生理周期，一般早上高，下午稍低，睡眠时最低，无性别差异。药物的影响，神经调节，房水排出通道的机械性阻塞等均影响房水的排出。其中临床上对房水通路的机械性阻塞对房水排出的影响最为关键。

笔记

四、房水的生理功能

房水产生的眼压可以帮助维持稳定的眼前部和眼球内部结构排列，同时维持角膜的透明和正常半球形态；房水也是重要的屈光间质之一，屈光指数为 1.336，房水几乎不含蛋白、没有细胞，保障光线不会在房水中产生折射现象，使入射光线正常折射入眼。房水携带氧气和营养物质供给晶状体、虹膜和角膜，同时带走它们的代谢产物。房水中的抗坏血酸等物质，还可保护眼前节，减低由光辐射造成的组织损害。

五、血 - 房水屏障

连续型虹膜血管、特别是毛细血管内皮细胞间的紧密连接，睫状体非色素上皮细胞之间的闭锁小带结构共同构成血 - 房水屏障（blood-aqueous barrier，BAB），是血 - 眼屏障的一部分。正常情况下，血 - 房水屏障允许脂溶性物质，如氧、二氧化碳通过，但限制钠离子、大的水溶性离子、蛋白质及其他大的或中等的分子通过。血 - 房水屏障的存在，使房水中蛋白质，抗体成分少于血液，而维生素 C、乳酸等有机酸含量则高于血液。血 - 房水屏障受到破坏时，房水成分与血浆成分接近。

六、眼压

（一）眼压的概念

眼球内容物作用于眼球壁的压力称为眼压（intraocular pressure）（惯称眼压 IOP）。眼压是维持眼球形状和光学完整性的重要因素，眼压极低时引起屈光改变、血 - 房水屏障破坏、白内障、黄斑水肿和视盘水肿等。而眼压异常增高会导致瞳孔散大、虹膜萎缩、晶状体混浊和视神经萎缩等。

维持正常的眼压依赖于房水的生成和排出之间的相互平衡。正常情况下，维持眼压的三个主要因素是房水生成率、房水流出易度和上巩膜静脉压。正常眼压为 10～21mmHg（1.33～2.793kPa）。眼压具有波动性，幅度约为 2～5mmHg（0.267～0.667kPa）。大多数人眼压早晨高，黄昏最低，冬天较夏天高。

影响眼压的因素很多，其中最重要的是房水生成、排出的速率（房水循环）。房水分泌过多；或分泌正常，但流程中阻力增加，如瞳孔阻滞、房角过窄、Schlemm 管和小梁网硬化及变性等均使眼压力升高。任何原因使眼球内水含量减少，均可降低眼压。而降低血液的渗透压，使得眼内的溶质浓度高于血浆内的溶质浓度，则水进入眼球，可导致眼压升高。交感及副交感神经系统都参与眼压的调控。

（二）眼压的群体资料

正常人群的眼压，95% 的人平均为 15.5mmHg，范围是 10～21mmHg，标准差是 ±2.5mmHg。如果选加 2 个标准差为正常值上限 21mmHg，还有 2.5% 的正常人超过此值；如果选加 2.5 个标准差为正常值上限 24mmHg，还有 1% 的正常人超过此值。

人群的眼压曲线不是正态分布，曲线的右下部分向上偏斜，这是因为部分异常人群的眼压在正常值范围内。

正常人群中，40 岁以上的人群，每 10 岁一组随年龄增长，组间眼压均稍增高，女性稍高于男性。双眼眼压间差异很少超过 4mmHg，如果大于等于 5mmHg 应视为异常。眼压水平属多基因多因子遗传。每个人的眼压有其自身的正常范围。

笔记

第七节　虹膜和瞳孔

一、虹膜

虹膜为一圆盘状含色素的薄膜，其中心有一圆形缺口，称为瞳孔。根据虹膜前面和深层基质所含色素量的多少，虹膜呈现不同的颜色。虹膜组织内血管十分丰富，放射状或同心圆向走行，当致病因素侵入时，虹膜的反应迅速且强烈。虹膜将眼前节分为前房和后房；并会同晶状体形成晶状体虹膜隔，将眼球分为前节和后节。在临床上这些分隔具有很大的实用意义。虹膜色素层阻止光线进入眼内。虹膜含有开大肌和括约肌，可以反应性的收缩以调节进入眼内的光线。虹膜的生理功能主要有：

（一）参与构成血 - 房水屏障

维持血液、房水间，房水、组织间的正常物质交换。虹膜丰富的血管，在必要时可提供房水中的抗炎症因子，如白细胞、抗体、免疫球蛋白等。

（二）组织损伤修复

当角膜等组织全层受损，虹膜组织可通过变形移动到角膜伤口，填充并形成粘连以帮助封闭伤口，同时提供白细胞及抗炎因子。

（三）协助形成前房、后房

虹膜根部的解剖学位置对房水的流出起重要作用。当虹膜因炎症、囊肿或其他原因靠近角膜，使前房角变窄时；虹膜与晶状体相贴或粘连时，房水排出受阻，导致眼压增高。

（四）遮光功能

虹膜不允许可见光线进入眼内，保证了可见光线只能经瞳孔进入眼内的正常光线入路。

二、瞳孔

虹膜中心有一圆孔，称为瞳孔。正常瞳孔为圆形，位于虹膜中央或稍偏鼻下方。瞳孔直径 2～4mm，瞳孔直径的变异范围很大，生理状态下，瞳孔的大小受多种因素的影响及调控，如年龄、性别、屈光状态、光线、心理状态等。

（一）瞳孔的对光反射

当可见光进入眼内时所引起的瞳孔收缩现象称为瞳孔对光反射。光照眼时瞳孔收缩的现象称为瞳孔的直接对光反射；一眼接受光照时，无光照的另眼瞳孔同时收缩的现象称为瞳孔的间接对光反射。进入眼内的光线越强，瞳孔收缩的幅度越大、速度越快。

瞳孔对光反射的生理作用：调节进入眼内的光线。强光下，瞳孔缩小，暗光时，瞳孔相对扩大，维持进入眼内光线的相对恒定。该反射能够避免光线过强造成的视色素过度漂白，保障视网膜光敏度。同时减少光线变化对视力的影响，如通过扩大瞳孔增加光强度，或缩小瞳孔限制由屈光系统产生的像差和球面差，提高视力。

（二）瞳孔的近反射

双眼注视近物时，会同时引发眼球内聚集合、调节增强和瞳孔缩小的三联征反应，这种反应被称为近反射。发生近反射所涉及的神经传导通路包括 E-W 核、睫状神经节、纹状体17 区、间脑、大脑皮质等。其中引起的集合反射不通过大脑。当分别刺激动眼神经核或动眼神经的不同部位时，可引出单独的瞳孔缩小、睫状肌收缩或内直肌收缩反应，其神经冲动起源于动眼神经核的不同簇群，并通过不同纤维作用于效应器。近反射出现时三种纤维将同时兴奋。

笔记

第八节 晶 状 体

晶状体是屈光间质的重要组成部分。晶状体前表面的曲率半径约 10mm,后表面约 6mm,屈光力为 16~19D。晶状体利用改变自身的形状 - 厚度进行调节,保证眼前不同距离物像的清晰。当眼球处于松弛状态时,晶状体自身的曲率下降,使远距物体的平行光聚焦在视网膜的光感受器上;视近物时,晶状体的曲率增加,使眼的屈光力增加,近距物体才能清晰地成像在视网膜上。晶状体通过变化曲率改变其自身屈光能力的行为称作晶状体的调节功能。人眼经过最大调节能够看清的最近距离称为调节近点,调节近点用以表示最大调节力。一般来说,发育良好的青少年眼的调节力最大,10 岁时正视眼的近点在 6~7cm,约有 14D 的调节力。

晶状体的厚度有其固定的生理性变化。出生时晶状体厚约 3.5~4.0mm,65 岁以后厚度可达 4.5~5.0mm。晶状体的长度(赤道直径)出生时约 6.0~6.5mm,65 岁以后增加到约 9.0~9.5mm。晶状体的厚度增加可能引起虹膜与晶状体的前囊膜间距离缩小,增加房水从后房向前房流动的阻力。

一、晶状体的透明性

保持透明和正确的位置,是晶状体在眼内行使正常功能的基本条件。晶状体的透明性是由晶状体本身的解剖结构特点所决定的,维持晶状体的透明性又依赖于晶状体囊膜的正常通透性及晶状体的正常物质代谢。

(一)解剖组织学特点

晶状体没有血管,营养来源于房水。晶状体纤维排列整齐规则,层层相叠,新生的晶状体纤维排列于外围,并不断地把旧的纤维挤向中心保持一致折光性。晶状体组织细胞外基质较少,含水量基本恒定。由于晶状体具有整齐排列的纤维、恒定的水分含量、组织中无血管且极少色素,所以晶状体有良好的透明性。位于前囊及赤道部囊下的晶状体上皮细胞为单层细胞,其细胞核较薄,不影响晶状体的透明度。

(二)代谢特点

晶状体上皮的正常通透性、特殊的物质转运能力和晶状体内水、电解质平衡共同维持了晶状体的透明。晶状体囊膜允许所有低分子量化合物通过。当晶状体细胞的含水量增加时,晶状体纤维水肿,使晶状体失去透明性。

生理状态下,晶状体内通常保持低钠高钾的环境。晶状体内存在一种阳离子主动转运系统,其功能部位主要在晶状体上皮细胞。一方面,晶状体主动摄入钾离子,排出钠离子;另一方面,晶状体内、外也存在被动扩散,这些现象构成晶状体的"泵漏"(pump-leak)系统。在晶状体前面,钠离子被泵入房水,钾离子从房水进入晶状体;在晶状体后半部分的晶状体 - 玻璃体交界面,物质的交换主要依靠被动扩散。晶状体这种不对称状态造成了其两端的钠、钾浓度梯度。钠离子浓度在晶状体前方高,后方低;相反,钾离子浓度在晶状体后方高,前方低。晶状体内含有的维生素 C、谷胱甘肽、牛磺酸等物质在晶状体代谢中具有相当重要的作用,它们直接参与代谢,通过抗氧化作用保护晶状体细胞膜和含巯基的蛋白质及酶、协助阳离子的主动转运及调节组织渗透压等。

二、晶状体的透光性

晶状体的透光率很高,凡是能透过角膜的可见光都可透过晶状体。晶状体对紫外线的透过率随年龄增加而减少。幼年的晶状体对 300~400nm 的紫外线透过率较高;6 个月到 8

岁之间，透过率超过 75%；25 岁以后，则降低到 20% 以下，此时，晶状体细胞内色素含量增多，紫外线主要被晶状体蛋白的残余色素和少量游离色氨酸吸收。一般到 50 岁以后，由于晶状体代谢的变化，谷胱甘肽、钾离子浓度降低，钙、钠离子浓度增加，晶状体内水含量增多，晶状体的透明度减低，也就减低了晶状体对可见光线的透过率。

三、晶状体的屈光性

正常个体间晶状体的屈光力差异甚大，一般说来，晶状体的屈光力范围在 17～26D 之间，平均 19D，约占眼总屈光力的 1/3。晶状体的屈光力随着年龄的变化而变化；幼年时晶状体几乎呈球形，晶状体屈光力大，部分的代偿由于发育较短的眼轴造成的屈光不足。随着年龄增加，眼轴增长，晶状体将相应变得较为扁平。可见，眼球正常发育中晶状体对于眼轴增长的代偿作用很大。成年以后，眼轴的发育已基本静止，但晶状体继续变大变扁，屈光力继续减低；同时，晶状体核心硬化，屈光指数增加，又使晶状体屈光力相应增加，两者互相抵消而保持晶状体总的屈光力不变。但若晶状体变扁的屈光改变超过了核心硬化的补偿能力，则随年龄的增加而偏远视；反之则偏近视，如核性老年性白内障。

晶状体的屈光状态十分复杂。晶状体皮质和核之间没有明显的形态学标志，两部分为逐渐过渡。但由于晶状体组织学的差异，晶状体各层次的屈光力并不一致。晶状体的分区实际上是根据手术操作过程中术者的感觉人为划分的。按照晶状体分区的概念，晶状体从皮质到胚胎核，屈光力不断增加，而且这种屈光增加呈阶梯状。这种屈光力增加由以下两方面因素造成：①屈光指数的改变，虽然晶状体含水量恒定，但水分在整个晶状体中的分布并不均匀，含水量从皮质到核的呈现逐渐减低的趋势，导致从皮质到核的组织密度依次增高，屈光指数不断增加（皮质 1.38，核 1.41），屈光力也依次增高；②曲率半径的改变，从光学切面中可以看到，晶状体前表面曲率半径较大，而晶状体核曲率半径较小，胚胎核的曲率半径最小，几乎呈球形。因此，从晶状体前表面到晶状体中央核，曲率半径逐渐减小，屈光力逐渐增加。

四、晶状体的老化

晶状体生长缓慢。一般来说 50 岁以后，晶状体的颜色逐渐变黄，阻碍了部分到达视网膜的蓝色光和紫色光。晶状体代谢对氧的需求不高，但必须有恒定的葡萄糖供应。但因呼吸酶含有高浓度的色素，所以作为透明组织，晶状体内的呼吸酶含量低，能量制造受到一定限制。随年龄的变化，代谢的能力降低，使晶状体内水排出减少，晶状体纤维变性，囊膜下或有钙质沉积，形成了晶状体的混浊；同时晶状体弹性下降，不易发生形变，因而老年人眼晶状体对入射可见光线的调节能力下降。

五、晶状体的调节

在无调节状态，正常眼可将远距离的物像聚焦在视网膜上，成一清晰像。若要把近距离物像在视网膜上聚焦，则眼部必然发生屈光变化，这种能使眼前各种距离的物像清晰的屈光力变化被称为调节。眼的调节在其他章节中将做详细阐述，本节仅介绍调节发生时晶状体的生理行为。

人眼的调节是通过睫状肌的收缩和舒张来实现的。因睫状肌为一环行肌肉，当睫状肌收缩时，晶状体悬韧带松弛，晶状体囊膜张力减低，晶状体曲率增加；同时睫状肌收缩，使晶状体悬韧带缩短，晶状体位置前移。共同的作用使晶状体的折光性增加；睫状肌松弛时，悬韧带张力增加，晶状体囊压迫晶状体内可展性物质而使晶状体变扁平。

调节过程中晶状体的变化主要发生于晶状体中央部前表面。中央部分囊膜较薄，在非

笔记

调节状态下晶状体前表面呈半球形、曲率半径约 12mm；当调节发生时，晶状体中央部前表面曲率变小，曲率半径约 3mm，前表面周边部的曲率相对很少或无变化。在非调节状态下，晶状体后表面的曲率半径已经比较小，所以调节发生时的曲率变化亦很小，调节时的曲率半径变化在 5.05～5.18mm 间，同时因悬韧带松弛，晶状体受重力作用而略有下沉。

眼视近时，除了晶状体和悬韧带改变、使晶状体变厚、折光性增加外，同时伴眼球集合和瞳孔缩小，眼部的这种视近时发生的综合反应被称为近反射。眼部的这些改变均有助于看清近物。睫状肌的收缩受第Ⅲ对脑神经（动眼神经）中的副交感纤维支配，阻滞该神经的神经递质乙酰胆碱，会引起调节麻痹。睫状肌中交感神经的作用使悬韧带张力增加，瞳孔散大，晶状体变得扁平，眼屈光度降低。激发调节的三个可能的刺激因素是视物模糊、色差和近点识别。当物体持续接近眼前时，模糊的影像将刺激自主神经 - 睫状肌产生调节；如果物体移远，影像模糊，调节系统将相应地使睫状肌变得松弛。

当调节功能正常时，眼应能通过调节看清无论远或近的物体，眼球这种变化的为适应远、近物体的屈光力的改变量称为调节幅度。调节幅度随年龄增加而进行性下降。10 岁时眼的屈光力可达到 14D，20 岁时屈光力幅度只有 11D，40 岁时降至 6D，50 岁以上时调节能力不到 2D。调节力降低导致不能看清近距离物像，这种状态称老视。

六、晶状体位置

晶状体能有效发挥其生理功能的另一必要条件是保持其正确的解剖学位置。晶状体靠悬韧带与睫状体相连。支持晶状体的悬韧带起源于睫状肌的平坦部和睫状冠的非色素上皮的基底板，止端附着于晶状体赤道部前 1.5mm 和后 1.25mm 的囊膜。悬韧带接近晶状体囊膜表面时，分成细束，扇形分布于囊膜表面。悬韧带具有一定的伸展张力，张力随年龄增长而下降。当各束悬韧带保持相同的张力、长度和弹性时，睫状肌收缩或舒张的作用力才可能正确的作用使晶状体发生变形，产生调节。

第九节　玻　璃　体

一、玻璃体的特点

玻璃体正常状态下为一种透明的弹性凝胶体，总容积约 3.9ml，占据眼球容量的 4/5。玻璃体的主要功能是支持视网膜，维持眼球形状。玻璃体本身无血管，主要成分为水。通过玻璃体的光线基本上不发生散射，因而玻璃体具有良好的透明度。玻璃体是眼内容积最大的屈光间质，其屈光指数为 1.3349，与房水（1.3336）接近。

玻璃体容易与水结合，吸水后玻璃体会变得明显肿胀。液体在玻璃体中流动十分缓慢，液体中透明质酸浓度愈高，流动就越慢。其运动方式恰如选择性的带正电荷的溶质分子在负电荷网络中的流动（分子筛效应）。

玻璃体中所含的三种大分子成分为：胶原、透明质酸和可溶性蛋白。胶原纤维呈放射状，分布在靠近视网膜的玻璃体皮质部、玻璃体基底部、睫状体附近，胶原纤维网致密。透明质酸的存在有效地维持了玻璃体的黏滞状态，是玻璃体中唯一的在出生后浓度仍有增加的成分。当由于外伤及毒素的破坏导致透明质酸的功能受损时，玻璃体会因失去黏性而发生液化。玻璃体中含有一定的黏蛋白，它的功能主要与玻璃体的透明特性有关。

玻璃体内的小分子成分有水、葡萄糖、自由氨基酸和电解质。葡萄糖含量为房水或血浆中含量的一半，是维持组织代谢的必需物质。水使玻璃体保持良好的透光性，可以穿透玻璃体的光线波长为 300～1200nm。

笔记

玻璃体内新陈代谢极其缓慢，它的营养与代谢产物是通过邻近组织的扩散来完成。玻璃体的病变多起自附近组织或直接外伤，由于其结构和代谢特点，在致病菌的作用下，一旦发生感染，作用恰如培养基，使致病菌很快繁殖。当眼内出血进入玻璃体时，出血很难吸收消散，最终往往发生机化混浊。当玻璃体内有纤维组织增生时，常因纤维收缩对视网膜造成牵拉性视网膜脱离。

玻璃体凝胶随着年龄的增长会出现液化。玻璃体内无血管，其营养来自脉络膜和房水。玻璃体没有再生能力，其流失所造成的空隙只能由房水填充。

二、玻璃体的主要功能

玻璃体的主要功能是支持视网膜、脉络膜、巩膜和晶状体，维持眼球形状。它可缓冲眼球受到的外力冲击，保持视网膜免受温度改变的影响。玻璃体凝胶可以与周围组织和血液进行代谢交换，向视网膜和晶状体供给营养物质，如葡萄糖、氨基酸等，并清除它们的代谢产物，如乳酸、碳酸等。

血液 - 玻璃体屏障（blood-vitreous barrier）又被称为玻璃体视网膜屏障（vitreoretinal barrier），由于这一屏障结构的存在使玻璃体成分与血液及周围组织液成分不同。包括：①视网膜血管内皮细胞间、视网膜色素上皮细胞间、睫状体非色素上皮细胞紧密连接复合体，抑制高分子成分通过。②玻璃体视网膜连接的基底层，阻滞大分子成分通过。③玻璃体内胶原 - 透明质酸网，阻滞或延缓细胞、大分子和阳离子的进入。当视网膜血管内皮、色素上皮及睫状体非色素上皮紧密连接的完整性丧失时，这种屏障功能将受到破坏，导致玻璃体透明度降低。

第十节 视 网 膜

视网膜是一层透明薄膜，共分 10 层，由外向内分别是视网膜色素上皮层（retinal pigment epithelium，RPE），视锥、视杆细胞层，外界膜，外核层，外丛状层，内核层，内丛状层，神经节细胞层，神经纤维层，内界膜。视网膜的主要功能是感受光线，并把视觉信息通过视神经传向中枢，经过中枢神经的整理、加工，形成视觉。

视网膜是完成视功能的重要组织，其结构复杂、细致且脆弱。它包含三个神经单元，其中光感受器接受光刺激，并通过双极细胞和神经节细胞的传递把光刺激信号在视网膜上加工成大脑可接受的信号，通过视路传至视觉中枢。视网膜上视觉最敏感的区域为黄斑区，含有丰富的视锥细胞。

视网膜通过视网膜中央血管系统和脉络膜供应营养物质。眼球透明的屈光间质和色素膜的存在为视网膜提供了光学条件。所有这些因素保证了视网膜完成其生理功能。

一、视网膜的透明性

正常活体视网膜，除了最外层视网膜色素上皮（RPE）层吸收和阻挡光线外，其余 9 层组织结构清晰而透明，允许入射光线直接接触视网膜光感受器外节，同时色素上皮阻止光线进一步进入脉络膜。在检眼镜下看到的眼底红光反射是脉络膜的反光。

二、血 - 视网膜屏障

血 - 视网膜屏障（BRB）是视网膜组织生理的一个重要组成部分，由视网膜血管和视网膜色素上皮组成。

血 - 视网膜屏障的通透性分为内向通透性和外向通透性，前者是指物质经屏障进入视

笔记

网膜，后者是指视网膜内物质经屏障到达视网膜毛细血管腔或脉络膜组织。正常情况下，内向通透性明显低于外向通透性，这是维持视网膜内环境稳定所必需的。

（一）血-视网膜屏障的组成

血-视网膜屏障由内屏障和外屏障组成。

1. 内屏障为内皮型屏障 由视网膜毛细血管内皮细胞及其间的紧密连接构成。视网膜毛细血管具有严格的选择性通透作用。在内皮细胞之间由粘连小带和闭锁小带连接，后者位于近管腔侧，非常短，前者为连接的主要部分。除了内皮细胞之间的紧密连接以外，视网膜毛细血管壁形态和功能的不对称性也是产生屏障作用的因素。形态上的不对称是指内皮细胞内大量胞饮小泡分布不对称，多集中于胞浆的远管腔侧；功能不对称性指单向主动运输作用，正常情况下，血管内蛋白质等物质通过胞饮作用向组织运输，处于极低水平，而组织内物质很容易通过胞饮作用进入毛细血管腔。结构的不对称是功能性不对称性的基础。

2. 外屏障为上皮型屏障 为视网膜色素上皮（RPE）细胞及其连接复合体构成。RPE细胞之间包括有其顶部的缝隙连接、中部的闭锁小带和底部的粘连小带。其中闭锁小带功能最为重要。RPE为单层排列的六角型细胞，其基底膜有许多内褶以利于运输，并组成Bruch膜的内层。RPE除了作为视网膜的选择性通透屏障外，还能主动运输各种离子、分子和液体，Na^+和Ca^{2+}经RPE顶部被主动运输进入视网膜，而Cl^-经RPE基底膜被主动运输到脉络膜，这些离子的运输伴有水分子的移动。RPE泵的重要作用在于调节视网膜下和外层视网膜液体含量及组成、维持视网膜与RPE的贴附。

除RPE细胞外，Bruch膜也对某些大分子物质形成屏障。脉络膜毛细血管内皮细胞为窗孔型，细胞质膜有许多孔洞，所以不能形成屏障。因脉络膜毛细血管病变可直接影响色素上皮屏障，故可将它看作是外屏障复合体成分之一。

（二）影响血-视网膜屏障的常见因素：

1. 影响内屏障的常见因素

（1）缺氧：缺氧可增加视网膜毛细血管的通透性。常见于糖尿病、视网膜静脉或动脉阻塞、严重贫血等。

（2）炎症：任何原因所造成的血管炎症可使视网膜血管内皮细胞受损，进而使屏障崩溃。另外，炎症介质可使血管通透性增加。如急性视网膜坏死、Eale病、中间型葡萄膜炎等。

（3）外伤：各种眼外伤，如激光损伤、辐射性光损伤、钝挫伤、冷或热凝损伤均可使视网膜毛细血管内皮受损，使之失去屏障功能。激光照射视网膜后还可导致前列腺素E释放。外伤除了引起毛细血管通透性增加外，还可引起RPE屏障破坏。

（4）血管受牵拉或扩张：视网膜血管由于外部力量的牵拉或内部压力增高，致使血管内皮细胞及其连接受损，产生血-视网膜屏障破裂。如黄斑视网膜前膜形成玻璃体视网膜粘连，视网膜静脉阻塞造成的血管内血液淤滞等。

（5）新生血管形成：新生血管屏障功能不全，血管基底膜薄，周细胞少，细胞膜有孔洞，内皮细胞间连接不紧密，因而不能形成完整的屏障。常见于糖尿病视网膜病变、视网膜中央静脉阻塞等。

（6）血管畸形：如Coats病、视网膜微血管瘤病、von-Hippie-Lindau病等。其血管壁扩张，屏障功能不全。

2. 影响外屏障的常见因素

（1）视网膜脱离或视网膜色素上皮脱离：中心性浆液性脉络膜视网膜病变、老年黄斑变性、玻璃膜疣等疾病造成视网膜脱离或视网膜色素上皮脱离，脉络膜毛细血管异常或Bruch膜增厚等疾病可引起RPE细胞形态或功能障碍。

（2）脉络膜病变：脉络膜炎症、外伤、血管阻塞或肿瘤时可直接影响到RPE的功能，这

笔记

些病变所致的局部缺氧、营养障碍及炎症因子间接损害 RPE 细胞。

（3）视网膜色素变性：发生视网膜色素变性时，病人的眼底存在广泛的脉络膜毛细血管无灌注区，RPE 细胞发生变性、脱落和缺失同时发生功能障碍。

（4）视网膜下新生血管：许多原因，如老年性黄斑变性、高度近视、外伤、糖尿病、肿瘤等，均可在视网膜下出现新生血管。这些新生血管穿过 Bruch 膜和视网膜色素上皮长入视网膜神经上皮层，破坏了视网膜色素上皮屏障。新生血管由于不具备屏障结构而产生渗出、水肿和出血，加重了色素上皮和（或）神经上皮脱离。

三、视网膜的物质转运

视网膜通过毛细血管进行的物质交换形式主要有五种：①通过内皮细胞本身通透；②借助细胞的胞饮作用通透；③通过内皮细胞窗孔薄膜通透；④通过内皮细胞孔洞进行通透；⑤通过内皮细胞交界处通透。物质在细胞和组织之间的交换是经过复杂的细胞生物化学运动过程完成的。视网膜毛细血管内皮细胞和视网膜色素上皮同时具有转运和屏障功能，能够进行各种细胞间的能量转换和信息传递，保证了视网膜选择性摄取特定的营养物质和排出代谢产物，并维持视网膜正常生理功能和防止外界有害物质的侵入。

（一）被动转运（passive transport）

被动转运属于细胞膜不变形的通透性转运，又分为单纯扩散（diffusion）和易化扩散（facilitated diffusion）。单纯扩散指非特异性膜转运，是物质按细胞膜两侧溶质的浓度差，也即电化学势能差，由浓度高的一侧向浓度低的一侧扩散，其转运速度与浓度差成正比。易化扩散是借助于载体帮助的、按细胞膜两侧溶质的浓度差进行转运的方式，易化扩散亦不需要能量。

（二）主动转运（active transport）

主动转运的方式是指需要能量、可逆细胞膜两侧浓度差进行的物质传递过程。

（三）膜泡转运（vesicular transport）

膜泡转运是一种复杂的生物膜转运形式，也称细胞摄入（cytosis）。指伴有细胞膜变形的转运现象，细胞膜通过内陷，将转运物包绕形成吞饮小泡进入细胞内；与之相反的过程，即吞饮小泡与细胞膜的融合，释放内容到细胞外，完成细胞内外物质的转运。将细胞内物质分泌至细胞外的转运，称为出胞作用（exocytosis），物质吞噬摄入细胞内的向内转运，称为入胞作用（endocytosis）。如所摄入的物质直径大于 1μm，光学显微镜下可见时叫作吞噬作用（phagocytosis）；如在 1μm 以下，在光学显微镜下不可见时叫作胞饮作用（pinocytosis）。

四、视网膜神经元

视网膜共有三级神经元，分别为视锥、视杆细胞，双极细胞和神经节细胞。视锥和（或）视杆细胞感受外界光和图像等信号，并通过双极细胞、神经节细胞向视觉中枢传导。在视传导通路中还有一些辅助神经细胞，如无长突细胞、Müller 细胞等。其中，视锥细胞主要感受明视觉、分辨精细形态和色觉，视杆细胞主司暗视觉；双极细胞分为视锥和（或）视杆双极分别连接视锥和（或）视杆细胞，将视冲动交给神经节细胞传出。在视网膜三级传导通路中的无论哪一级出现问题，视网膜都无法正常实现其功能。

视网膜中不同的位置，神经元的分布不同，故视觉被分为周围视觉和中心视觉。如在黄斑中心区只有视锥细胞，且越靠近中心神经元越密集，使该处具有最好的视敏感度。由黄斑中心凹部调节的视觉称为中心视觉，中心凹周围视网膜调节的视觉称为周围视觉。中心视觉具有高度的辨别性，包括明视觉和色觉；周围视觉提供空间定位信息。周边视网膜由于视杆细胞较多而能够更好地感受暗光，当周边视网膜受损伤时，相应的会出现夜盲现象。

笔记

经视网膜处理的信息全部通过神经节细胞的轴突传出。神经节细胞的数量相当于光感受器总数的1%，每个神经节细胞都要综合来自光感受器的信息，完成空间、时间视觉信息的初步加工任务。

神经节细胞对光刺激的感受区域在其敏感性的空间分布上呈同心圆拮抗形式，即一般来说，每一感受区域由中心的兴奋区和周围的抑制区组成同心圆结构，它们在功能上相互拮抗。感受区域可分为开（on-）中心和关（off-）中心。on-中心表现为使用小光点刺激其中心区时，细胞放电频率增加，刺激周围区时放电频率变低；off-中心与on-中心相反，刺激中心区时细胞放电频率变低，刺激周围区时得到on-反应。神经节细胞可以按其反应的空间-时间综合性质分类为X细胞和Y细胞。感受区域中兴奋和抑制作用可以线性相加的称为X细胞，空间总合性质为非线性的称为Y细胞。X细胞动作电位传导速度较慢，比Y细胞的空间分辨能力强；Y细胞分布在中心凹以外的部位，动作电位传导速度较快。

五、视网膜的神经介质

视网膜神经元在传递视信号是由不同的神经介质介导的。神经介质分为兴奋性、抑制性两大类，作用于不同的神经末端，产生不同的生理效应。视网膜的神经介质包括乙酰胆碱、5-羟色胺（5-HT）、谷氨酸、多巴胺、γ-氨基丁酸（GABA）和甘氨酸等15种以上的物质。GABA、谷氨酸、乙酰胆碱在视网膜中起经典神经递质作用，而多巴胺似乎起神经调质的作用。

六、视网膜黄斑区

视网膜的黄斑区，由于解剖学上的特殊使其具备特殊的生理功能。

（一）黄斑中心凹

黄斑中心凹（fovea）中央约150～200μm直径范围内，只有视锥细胞，113 000～230 000个/mm²，无视杆细胞；中心凹每个锥体只与一个双极细胞、一个神经节细胞单线联系；中心凹处无Müller纤维、无神经节细胞，也无神经纤维层，内外丛状层及内核层渐渐移行成薄层，外核层在中心凹处为单层细胞核，因而视网膜结构在中心凹处呈斜坡状，基于上述视锥细胞量多、直接暴露于表面，三级神经元单线联系、倾斜面避免光线吸收和弥散，因而中心小凹为视觉最敏锐的区域。中心小凹（foveola）范围约350μm，厚150μm，无血管，没有神经节细胞。但从中心凹向外周神经节细胞逐渐增多，占据1500μm的范围，至黄斑反射晕轮处最厚。

（二）黄斑区

黄斑区外丛状层比其他处厚，而且由于视细胞纤维由垂直方向排列变成非常倾斜的排列，在中心凹者几乎与表面平行，外丛状层失去网状结构而呈纤维样外观，所以黄斑区的外丛状层称为Henle（亨利）纤维层。Henle纤维层极易吸收液体而肿胀，故任何原因引起的视网膜水肿，黄斑部是最容易受累的部位之一。与Henle纤维的结构有关的临床现象还有黄斑区出血在渗出吸收后遗留的脂性物多呈星芒状或条状。视网膜中央动脉阻塞时，中心凹周围的视网膜因神经纤维和节细胞层最厚而明显水肿（乳白色混浊），但中心凹处极薄的组织却因半透明而显出脉络膜血管的红色，使黄斑区呈现出典型的樱桃红斑。黄斑区中央有一无血管区，该黄斑部的血液供应主要依靠从脉络膜毛细血管渗透过来，黄斑部的脉络膜毛细血管网特别丰富，管腔粗大，这也是脉络膜的炎性病变或转移性肿瘤最容易发生在黄斑附近的原因之一。黄斑本身的神经纤维向鼻侧直接到视盘的颞侧（占视盘颞侧面积的2/3），构成重要的视盘黄斑束（盘斑束），盘斑束的神经纤维几乎占视神经全部纤维的一半。黄斑部的色素上皮层增厚，细胞较高较窄，呈细长条状，排列较为紧密。其内含有大量的色素颗粒和脂褐质，而且该区从外核层以内的视网膜神经上皮内又含有一种类胡萝卜素的叶黄素，再加上其下的脉络膜血管网又特别厚，所以此区眼底较他处为暗，常呈暗棕色，荧光血管造影时，黄斑区也因此而呈暗区。

七、视细胞的更新——视网膜色素上皮的吞噬功能

视锥细胞和视杆细胞外节内均含有许多膜盘。视杆细胞的膜盘悬浮游离在细胞液中，与质膜不相连，膜盘易于互相分离，膜盘具有纵行的沟槽。每个膜盘上只有一层有视紫红质，均匀地分布在膜的表面。视锥细胞的膜盘垂直于质膜，由质膜内褶而成，膜盘互相不易分离。膜盘是在细胞外节的内侧基底部形成的，约每40分钟生成1个，生成的膜盘由内向外移动。膜盘是由双层脂蛋白巨分子构成，膜盘间的间隙充满含有可溶蛋白的液体在细胞内节新合成的蛋白经高尔基复合体结合到膜盘内。膜盘能起波导作用，将射入的光线引向色素上皮侧的顶端。膜盘分解后即由邻接的色素上皮细胞吞噬。光感受器的更新以昼夜为节律，视杆细胞膜盘的脱落多在明亮时进行，而视锥细胞多在暗时进行。色素上皮细胞吞噬膜盘亦表现有相应的节律性，清晨时色素上皮细胞吞噬视杆细胞的膜盘，日间慢慢降解，傍晚则吞噬从视锥细胞脱落的膜盘。由于膜盘的生成和吞噬清除保持平衡，所以感光细胞的长度并不改变。

八、视网膜电现象

视网膜在接受光照或其他图像刺激时，视网膜中会发生复杂的生物电活动。这种电活动产生的电位变化可以被记录，用于临床分析视网膜的功能状态和视网膜神经传导中发生障碍的部位等。临床常见的检查方法有如视觉诱发电位（VEP），视网膜电流图（ERG）等。

（视网膜电现象详见本套教材《视觉神经生理学》）。

（王　薇）

二维码 4-1
扫一扫，测一测

参 考 文 献

1. Yanoff M，Duker SJ. Ophthalmology. St. Louis: Mosby，1999.

2. 刘祖国. 眼表疾病学. 北京：人民卫生出版社，2003.

3. American Academy of Ophthalmology. Ophthalmic Pathology and Intraocular Tumors 2014-2015. 2nd ed. San Francisco: American Academy of Ophthalmology，2013.

笔记

第 五 章

眼的生物化学

本章学习要点

- 掌握：泪膜的功能；巩膜的代谢；房水的形成；晶状体抗氧化防护系统的构成；视网膜的生化与代谢。
- 熟悉：角膜相对脱水性的机制；房水的化学组成；晶状体的化学组成；玻璃体的化学组成；视网膜色素上皮的生化与代谢。
- 了解：泪液的化学组成；角膜的物质代谢；巩膜的化学组成；晶状体的代谢；玻璃体的物质代谢；视网膜光感受器的生化与代谢；视觉信号产生、调控与传递机制。

关键词 眼球 物质 组成 代谢

生物化学是一门研究生命物质的化学组成、结构及生命活动过程中各种化学变化的基础生命科学。生命的许多现象和机制最终都归因于生物化学的变化。眼睛是人体最重要的感觉器官，具有感光和屈光两大功能，其发生和完成蕴涵着复杂的生物化学变化。眼的生物化学是生物化学研究的一个分支，主要描述了眼组织中各种物质的化学组成、结构及代谢过程等方面的科学。

第一节 泪 液

泪液是泪腺分泌的一种水样液体，大部分泪液来自于泪腺，少部分来自于副泪腺。此外，泪液中还含有睑板腺及结膜杯状细胞的分泌物、角结膜的代谢产物等。泪液的屈光指数为 $1.336\sim1.337$，与房水接近；比重为 $1.0010\sim1.0256$，平均 1.0129；表面张力相当于纯水的 $69.4\%\sim74.9\%$；黏稠度为纯水的 $1.053\sim1.495$；pH 值为 7.4；泪液的平均渗透压是 318mOsm/L。

一、泪液的化学组成

泪液的化学成分复杂，除了水和电解质以外，还有含氮物质、糖类、寡核苷酸、甾醇、有机酸、维生素、酶和脂类，其中水分占 $98\%\sim99\%$。泪液中蛋白质含量很低，仅为血浆的 $1/10$，包括球蛋白、溶菌酶、乳铁蛋白等 20 种以上的蛋白成分。在正常情况下，前两者分别占泪液总蛋白的 44.8% 和 16.4%；在反射性泪液中，前两者分别占 54% 和 27%。泪液中氨基酸含量高于血液，目前在泪液中分离出 17 种以上的氨基酸。人反射性泪液中的主要氨基酸有甘氨酸、丙氨酸、谷氨酸、天门冬氨酸和丝氨酸等。泪液中至少含 20 种酶，其中包括乳酸脱氢酶、丙酮酸脱氢酶、溶菌酶、淀粉酶、苹果酸脱氢酶、β-淀粉蛋白前体、过氧化酶和胶原酶等。

笔记

二、泪膜形成的生物化学机制

眼球表面由角膜和结膜的非角化上皮细胞组成,角结膜前面覆盖了一层泪液膜,称为泪膜。泪膜由外至内可分为三层,即脂质层、水液层、黏液层。泪膜的形成和结构的完整有赖于泪液与眼表细胞中各种生物化学物质的稳定。

角膜上皮细胞的细胞膜由含蛋白质大分子的双磷脂层构成,该磷脂膜是疏水性的,如果不加修饰,水性泪液在角膜表面会形成水滴。由于结膜杯状细胞分泌的黏液和上皮细胞分泌的糖蛋白分布在角膜表面形成一层多糖-蛋白质复合物,因而在疏水的角膜上皮表面形成一亲水层,降低了表面张力,使角膜表面被水液覆盖,形成稳定的泪膜。由于黏液和糖蛋白的覆盖,泪液均匀分布在角膜表面,形成完整的泪膜,通过瞬目可以维持泪膜的完整性。糖蛋白-黏液层异常或上皮细胞表面异常,均可造成泪膜破裂时间缩短,形成干燥斑。临床上通过泪膜破裂时间的检测可以了解泪膜的稳定程度,因此,瞬目频率和泪膜破裂时间密切相关。

杯状细胞分泌的黏液,包括糖蛋白和脂蛋白等,可使泪膜的黏性增加。黏蛋白主要由糖蛋白组成,分子量大小不一,是组成黏液的主要成分。黏蛋白以蛋白质链为基础,链上结合有多个寡糖。蛋白质链上大量的苏氨酸和丝氨酸残基,可与疏水的脂类及亲水的蛋白质、带电分子相互作用,形成黏液。

泪腺分泌的浆液是泪膜的主要成分,浆液中溶解有一些蛋白质、小分子物质和电解质等。其中主要的蛋白质为免疫球蛋白 IgA、乳铁蛋白、溶菌酶及泪液特异性前白蛋白等。泪液特异性前白蛋白的主要作用是通过与睑板腺脂质的相互作用,促进睑板腺脂质在泪膜浆液层表面的分布扩散。角膜上皮细胞内含有碳酸酐酶,碳酸酐酶可把二氧化碳和水转化为 HCO_3^-。泪液和角膜中的 HCO_3^- 对维持上皮细胞的紧密连接,维持黏液的稳定十分重要。

泪膜的张力大于角膜基质,因此,完整的上皮细胞层可看作半透膜,当角膜内皮细胞功能下降时,泪膜可以起到使角膜脱水的作用。在眼睑张开状态,泪液蒸发使渗透压上升,泪液可从基质中吸收水分;眼睑闭合时,蒸发停止,泪液渗透压降低,从角膜吸收水分减少。在 Fuchs 角膜内皮营养不良早期,病人晨起时视力模糊,几个小时后,随着泪液蒸发,渗透压升高,角膜水肿减轻,视力得以提高。为此,可通过局部应用高渗溶液,如 5% NaCl 提高泪液渗透压,来治疗早期角膜水肿。泪膜的脂质层由睑板腺分泌形成,由极性和中性的脂质组成,熔点为 16～32℃,以保证其在眼表面呈液态存在。有极性的脂质和泪膜的水层接触,形成稳定的泪膜;无极性的脂质和空气接触,可提供屏障保护。睑板腺脂质层的功能为:防止泪液蒸发,防止泪液在眼睑边缘溢出,防止皮肤的脂质扩散到眼球表面,并提供一个光滑的光学界面。

第二节　角　　膜

角膜位于眼球前极中央,略向前凸,为透明且具有一定韧度的横椭圆形组织。角膜作为主要的屈光间质,在正常视觉形成过程中发挥着重要作用。角膜结构的完整和透明性的维持依赖于角膜正常的生物化学代谢。角膜本身无血管,其营养供应来源于角膜缘周围血管网、房水和泪液。

一、角膜的化学组成

角膜的化学组成主要包括水、蛋白质、酶、黏多糖、无机盐等,各组分含量的平衡稳定是保持角膜发挥正常生理功能的重要因素。

笔记

（一）水

角膜的含水量为72%～82%。

（二）蛋白质

角膜中蛋白质的含量较高,约占18%～20%（其中胶原蛋白约15%,其他蛋白质约5%）。胶原蛋白占角膜干重的75%,约为角膜总蛋白含量的2/3,主要由Ⅰ型胶原纤维组成,其分子量为400kD,分子长度为300nm,分子直径为1.8nm。Ⅲ型胶原纤维的含量为1%～2%,Ⅴ型胶原纤维的含量为10%～20%,角膜中的Ⅶ型胶原纤维是锚定纤维的主要成分,角膜上皮基底膜含Ⅳ型胶原。胚胎期角膜含有Ⅱ型和Ⅸ型胶原纤维。角膜细胞能够分泌Ⅰ型胶原纤维。角膜组织中部分可溶解于水的蛋白称为可溶性蛋白,它们作为角膜抗原的决定因素,与角膜移植片的透明存活和角膜移植术后排斥反应密切相关。

（三）酶

角膜中含有各种酶,如乙酰胆碱合成酶和降解酶、磷酸酯酶、淀粉酶、腺苷三磷酸酶、胆碱酯酶和胶原酶等。这些酶在上皮和内皮细胞内的含量较基质内多,说明前两者的代谢较后者旺盛。

（四）黏多糖

由硫酸角蛋白（50%）、软骨素（25%）和硫酸软骨素A（25%）三部分组成,为长链多糖与一小的蛋白核心以共价键相结合的大分子聚合物,分子量由几千到几万。黏多糖存在于胶原纤维间隙,除具有黏合作用外,还参与角膜水合状态的维持。黏多糖代谢紊乱时,可引起角膜水肿和混浊。

（五）无机盐

角膜含有多种无机盐类,如钠、钾、钙、镁和锌,同时还含有氯化物、乳酸盐、磷酸盐和硫酸盐等。

（六）其他

除了上述物质之外,角膜还含有一些其他物质,如:糖原、氨基酸（甘氨酸和羟脯氨酸含量较高）、维生素C和脂质。在角膜营养不良及某些眼病病人,角膜脂质含量明显增加。

二、角膜基质的主要构成

角膜基质层由大约200层排列规则的胶原纤维束薄板构成,占角膜厚度的90%左右。胶原纤维由胶原原纤维单体组成,胶原原纤维由三条蛋白链呈螺旋状缠绕而成。胶原原纤维端-端相连,形成纤维细丝,然后相互交叉连接形成胶原纤维。胶原纤维的直径为22～32nm,角膜中央的胶原纤维直径与角膜周边一致。损伤愈合后的角膜胶原纤维直径增粗,且胶原纤维的排列组合变得不规则。

人类角膜基质主要包括3种胶原纤维:Ⅰ、Ⅴ和Ⅵ型。由于原胶原纤维的蛋白质组成不同,为此,可以通过分析它们生化成分对其进行鉴别。Ⅰ型胶原纤维呈纤维状,是角膜基质中主要的胶原纤维,由2个α1链和一个α2链组成;Ⅴ型胶原纤维也呈纤维状,但其组成成分比Ⅰ型胶原纤维复杂,胶原纤维直径可以调节,对维持角膜透明有重要作用;Ⅵ型胶原纤维为非纤维状胶原,可调节细胞基质的相互作用。纤维状胶原和非纤维状胶原的合成和分解受内源性生长因子的调节,如TGFβ等。胶原纤维的规则排列可使光线通过角膜时受到的影响最小,也是角膜保持透明状态的因素之一。

三、角膜的物质代谢

（一）角膜的糖代谢

角膜主要通过葡萄糖代谢产生能量以维持其正常的生理功能。角膜代谢所需葡萄糖有以下三个来源：房水、角膜缘周围毛细血管网和泪液，其中房水是主要来源。葡萄糖以糖原形式储存在角膜中，每克角膜组织中葡萄糖含量约为 2mg。

角膜中葡萄糖代谢包括 4 种形式。

1. 无氧酵解途径　为角膜葡萄糖分解的主要途径，约 85%～88% 的葡萄糖通过此途径代谢，生成终产物乳酸，1mol 葡萄糖代谢（glucose metabolism）可产生 2mol ATP。体内 pH 正常时，乳酸均呈离子状态存在。角膜中乳酸盐的排出较为困难，它不能通过角膜前面的泪液排出，而必须通过基质层和角膜内皮层扩散至房水。缺氧状态时，角膜的糖酵解速度加快，乳酸堆积，可引起角膜上皮和基质水肿。当角膜长期配戴大而紧的接触镜时，由于缺氧，可使角膜上皮细胞产生过量的乳酸，导致角膜基质肿胀和混浊。

2. 有氧氧化途径　12%～15% 的葡萄糖通过有氧氧化途径代谢，通过 Krebs 循环，葡萄糖完全氧化，生成二氧化碳和水。1mol 葡萄糖完全氧化能够产生 36mol ATP，为此，有氧氧化途径成为角膜能量重要的供应形式。

3. 磷酸戊糖旁路途径　角膜上皮细胞中部分葡萄糖是通过磷酸戊糖旁路代谢，生成的磷酸核糖用于合成核酸，生成的 NADPH 用于合成脂类。

4. 多元醇途径　角膜上皮细胞的葡萄糖通过此途径可生成山梨糖醇和果糖。山梨糖醇在角膜细胞内蓄积可以导致渗透性细胞损害。二氧化碳的释放主要通过角膜前表面向空气中直接扩散。房水中二氧化碳含量高于上皮细胞层，在非离子状态下，二氧化碳是脂溶性的，很容易由内向外扩散。

（二）角膜的维生素 A 代谢

维生素 A（vitamin A）在人体的代谢功能中具有非常重要的作用，参与人体内许多的生理生化过程，它的缺乏会影响很多生理功能并产生病理变化。角膜中的维生素 A（视黄醇）通过泪液进入角膜的上皮细胞，对角蛋白的表达具有重要作用，缺乏维生素 A 时上皮细胞会发生维生素 A 缺乏性角质化；维生素 A 参与合成角膜糖蛋白，刺激葡萄糖和氨基葡萄糖进入角膜上皮，诱导基质层成纤维细胞 DNA 合成增加；维生素 A 类物质可诱导角膜内皮细胞 EGF 受体表达增加，促进角膜内皮细胞创伤愈合；维生素 A 还可影响结膜的分化，当角膜上皮细胞全部被刮除后，结膜上皮将发生一系列形态改变，形成角膜样上皮覆盖缺损区。维生素 A 缺乏可使结膜杯状细胞减少，出现角结膜上皮角化、增厚和鳞状化生。

四、角膜的相对脱水性

角膜相对脱水性是维持角膜透明性和保证角膜发挥正常生理功能的重要因素。角膜相对脱水性主要依靠以下几方面作用共同完成。

（一）角膜上皮细胞层的屏障作用

角膜上皮表层细胞通过细胞连接产生屏障功能，可以阻止泪液中的水分和溶解物进入角膜基质，防止角膜水肿。在动物实验中，将兔的角膜上皮细胞层刮除时会出现角膜基质水肿，角膜厚度可达到原厚度的 2 倍。

（二）角膜基质层黏多糖的作用

基质中黏多糖保持相对脱水状态对维持角膜基质脱水状态具有重要作用。当角膜内皮细胞功能失代偿时，过量的水进入角膜基质，黏多糖和水结合发生肿胀，基质出现水肿增厚。水肿的角膜基质内含水量增加，同时基质内糖蛋白的含量降低。水肿可破坏角膜基质内胶原纤维的规则排列，光线散射增加，导致角膜透明性下降。同前部基质相比，角膜后部基质可以吸收更多的水分，所以临床上角膜后基质水肿更为明显。因角膜后基质所吸收的水分呈非结合状态，所以角膜后基质水肿消除得快；相对而言，角膜前基质水肿较为持久。

笔记

（三）角膜内皮细胞的作用

角膜内皮细胞（corneal endothelium cells）主要是通过内皮细胞的屏障功能和泵功能，来发挥维持角膜透明性的作用。

1. 角膜内皮细胞的屏障功能　角膜内皮细胞的顶侧（apical side）由不连续的紧密连接相互结合；内皮细胞的侧面（basolateral side）由缝隙连接结合。紧密连接使角膜内皮细胞之间连接非常紧密，可阻止房水中分子量大的物质进入角膜基质，但是水分子和其他小分子仍可通过。影响角膜内皮细胞屏障功能的因素很多，细胞间的紧密连接需要 Ca^{2+} 的存在，如果溶液中没有 Ca^{2+}，则内皮细胞的功能会受到影响，角膜基质将发生水肿。角膜细胞间的还原型谷胱甘肽亦有助于维持内皮细胞之间的紧密连接，如果谷胱甘肽发生氧化，则角膜水肿变厚。药物和灌注液也可影响角膜内皮的屏障功能，如果灌注液的 pH<6.8 或 pH>8.2，可在数分钟内造成角膜内皮细胞损伤。如果角膜保存液中防腐剂和抗氧化剂的浓度过大，亦可破坏角膜内皮细胞屏障。

2. 内皮细胞的泵功能　角膜内皮细胞上的离子泵大多数由酶组成，位于角膜内皮细胞膜的侧面。离子泵可促进角膜基质中的离子向房水移动，产生渗透压梯度，使水分由基质进入前房。酶的工作需要消耗 ATP，葡萄糖氧化代谢产生的 ATP 可提供转运离子的能量，亦可促进角膜基质中的 HCO_3^- 进入房水。内皮细胞中的水分和二氧化碳在碳酸酐酶的催化下转化为 HCO_3^-，通过浓度梯度作用和 Na^+ 一起由内皮细胞进入房水。影响内皮细胞离子泵功能的因素很多，通过抑制角膜内皮细胞 ATP 酶的作用，可以导致角膜水肿；溶液中缺乏 HCO_3^- 亦可导致角膜基质水肿；眼内发生炎症时角膜内皮的离子泵功能降低，也同时损害了内皮细胞的屏障功能。

第三节　巩　　膜

巩膜为眼球壁的最外层，约占眼球外表面的 5/6。巩膜内细胞成分和血管很少。巩膜主要由胶原纤维和弹力纤维致密交织组成。巩膜的代谢缓慢。

一、巩膜的主要化学组成

（一）水

巩膜的含水量约为 65.5%～75.5%，比角膜的含水量低。

（二）蛋白质

巩膜蛋白质的含量仅次于水的含量，其中胶原蛋白和弹性蛋白是其主要成分。胶原蛋白占巩膜干重量的 75%，白蛋白和球蛋白含量较少。

（三）黏多糖

巩膜中黏多糖含量约为 1%，主要成分为硫酸软骨素和硫酸角质素，还有少量的透明质酸。黏多糖减少时，巩膜水合作用将降低。

（四）脂类

巩膜中脂质占 0.622%，以脂肪和磷脂含量为高，分别为 2.68mg/g 及 2.18mg/g；其次是胆固醇、游离脂肪酸、脑苷脂类和类胡萝卜素。

（五）其他物质

如巩膜中的钠、钾、钙、镁等无机成分。

二、巩膜的代谢

巩膜内血管和神经较少，代谢相对缓慢，故巩膜一般不易发病。但若发生病变，病程进展缓慢,组织修复能力差,药物治疗效果不明显。巩膜的化学成分随年龄有轻微改变,老年人巩膜弹性蛋白减少,钙含量增加。巩膜虽然结构致密,重要的代谢物质仍然能够穿透,高分子物质如白蛋白和右旋糖酐均能穿过巩膜组织。

第四节　房　　水

房水是指存在于眼的前房和后房内的无色透明液体,在维持眼球正常生理功能方面起着重要作用。房水的化学成分复杂,血液中维系和调节组织代谢所必需的物质几乎都能在房水中找到;但房水不是血液的滤过液,许多小分子物质与血液中的浓度不一致;此外,房水中含有周围组织的代谢产物。

一、房水的形成

房水由睫状体生成。房水的生成和化学成分与下述三个生理过程密切相关。

(一)扩散

扩散是液体介质中的分子呈恒定和随意的运动。毛细血管膜可透过水、可溶性气体和许多小分子物质。若毛细血管膜内、外为两种不同浓度的液体,最终会因扩散作用而达到两侧浓度相等。故有人认为房水中的水和电解质是由睫状体和虹膜的毛细血管通过扩散作用而形成的。

(二)透析或超滤

透析是指穿过膜的选择性扩散过程。许多生物膜可透过水、盐类和一些小的有机物分子,而不能透过像蛋白质这样的大分子物质。超滤是指在压力差的驱动下,用可以阻挡不同大小分子的滤膜将液体过滤的方法。透析和超滤均对房水成分的组成有影响。因为扩散和超滤至多仅能使血浆和房水两侧的物质浓度相等,而不会使房水中的浓度超过血浆的浓度,故房水中钠和钾的浓度低于血浆中的浓度,有机物的浓度也低于血浆。

(三)主动转运

主动转运指细胞通过本身的某种耗能过程,将某种物质的分子或离子由膜的低浓度一侧转移至高浓度一侧的过程。房水生成主要是通过睫状突上皮细胞的主动转运过程来实现房水分泌的。房水中的维生素 C、乳酸盐和一些氨基酸的浓度都比血浆高,均与主动转运作用有关。睫状突的主动转运过程受一些因素的影响,可以导致房水生成的减少,如碳酸酐酶抑制剂乙酰唑胺,能使房水生成减少 50%～60%。主动转运系统常常有一定限度,超过这一限度时则达到"饱和"。如当血浆中维生素 C 浓度增加时,房水中维生素 C 也达到一定浓度。当血浆维生素 C 浓度超过一定水平时,房水中维生素 C 的浓度便不会进一步增加。

二、房水的化学组成

房水的主要成分是水,同时含有蛋白质、电解质、葡萄糖、乳酸、氧、维生素 C、氨基酸、脂质、酶、微量元素及其他物质。

(一)蛋白质

由于存在着血 - 房水屏障,房水的蛋白成分和含量与血浆不完全相同。房水中白蛋白比例大,白蛋白与球蛋白比值高于血清。血浆总蛋白含量平均为 75g/L,而房水总蛋白含量平均是 2g/L,仅为血浆的 1/400～1/300。房水中免疫球蛋白含量少,免疫球蛋白主要是 IgG,因此抗体含量也低。

(二)电解质

房水中 Na^+ 不只来源于扩散和超滤,还来自于主动运输。睫状体无色素上皮细胞能主

笔记

动运输 Na^+。房水中 Na^+ 的含量占阳离子总量的 95% 以上,在渗透压维持中起非常重要的作用。房水中 K^+ 的浓度低于血浆,来自于扩散和超滤。房水中 Cl^- 浓度明显高于血浆中 Cl^- 浓度,而 HCO_3^- 浓度则明显低于血浆中 HCO_3^- 浓度。

(三)葡萄糖和乳酸

房水中葡萄糖的浓度大约为血浆中浓度的 80%,葡萄糖是通过扩散作用从血浆进入房水。房水中乳酸的浓度较血浆中的为高,乳酸是通过睫状上皮分泌进入房水。实验证实除通过晶状体和角膜代谢葡萄糖产生乳酸外,睫状上皮和视网膜的葡萄糖代谢也产生乳糖,这均可以影响房水中乳酸含量。

(四)氧

房水中氧分压范围为 3.99~5.32kPa(30~40mmHg)。角膜接触镜(聚甲基丙烯酸甲酯材料)能限制外界氧到达角膜,从而产生角膜外层供氧不足。在这种情况下可发生前房到角膜的氧流量增加,导致房水中氧分压降低。肾上腺素能引起房水中氧分压的明显降低,这可能是前葡萄膜血管收缩和血流减少的结果。

(五)维生素 C

房水中维生素 C 浓度较高,为血浆的 15~30 倍,是通过主动转运分泌进入房水的。血浆中维生素 C 增加可以提高房水中维生素 C 的含量。维生素 C 可作为一种抗氧化剂。白内障病人房水中维生素 C 含量较正常房水低。

(六)氨基酸

氨基酸是通过主动代谢过程分泌到房水的。房水与血浆中氨基酸的种类相似。某些病变可引起房水中某些氨基酸浓度的异常。

(七)脂质

房水中磷脂的主要组成为溶血磷脂酰胆碱、鞘髓磷脂和磷脂酰胆碱。由于磷脂不易通过血 - 房水屏障,故房水中磷脂的浓度比血浆中磷脂的浓度低。

(八)酶类

房水中乳酸脱氢酶含量的正常范围为 160~400U,房水中乳酸脱氢酶低于 400U 为正常,超过 1000U 怀疑恶性病变,可以作为临床辅助诊断依据。

(九)微量元素

房水中含有多种微量元素,对维持眼正常的生理功能起着重要作用。正常人房水中部分微量元素值为:锌(2.71±0.82)mg/L,镁(15.49±1.91)mg/L,铜(0.072±0.042)mg/L,钙(34.67±10.62)mg/L,硒(0.0026±0.002)mg/L。

(十)其他物质

房水中还发现有其他物质,如透明质酸盐、唾液酸、Cr^{3+}、维生素 B_{12}、内源性皮质类固醇和单胺代谢物等。有关这些物质的作用,有待进一步研究。

第五节　晶　状　体

晶状体为透明双凸透镜样组织,屈光力为 15~20D。晶状体本身无血管及淋巴管,代谢缓慢,所需的营养成分均从房水中获得,其物质代谢、合成和转运主要依赖于晶状体上皮细胞。

一、晶状体的化学组成

晶状体的组成 2/3 为水,1/3 为蛋白质,其他成分仅占晶状体湿重的 1% 左右。

(一)蛋白质

人类晶状体的蛋白质含量约为 33%,其中,大部分是构成晶状体纤维的结构蛋白。晶

笔记

状体蛋白是长寿命蛋白,合成以后终身存在于晶状体之中。晶状体蛋白质分为可溶性与不溶性两大类。晶状体蛋白质的种类和数量随不同种属、年龄、晶状体透明度等存在差异。通常年龄愈小,水溶性晶状体蛋白质所占的比例愈大;随着年龄的增长及发生白内障时,水溶性晶状体蛋白质的量相应减少。

1. 可溶性晶状体蛋白

(1)α- 晶状体蛋白(α-crystallin):α- 晶状体蛋白是水溶性晶状体蛋白的重要成分,分子量最大,平均分子量为 1000kDa,约有 50 个亚基,由 A_1、A_2、B_1 和 B_2 多肽链组成,而 A_1 和 B_1 分别是在体内由 A_2 和 B_2 脱酰胺作用而得,经过酸水解后,A_1 和 A_2 或 B_1 和 B_2 都有相同的分子量和氨基酸组分。一方面,随着年龄增长,晶状体内 α- 晶状体蛋白被蛋白水解酶降解,短肽链增加。另一方面,高分子量的聚合物有随着降解链的相对增加而形成的倾向,说明了肽链的降解与晶状体蛋白的聚合有联系。

(2)β- 晶状体蛋白(β-crystallin):β- 晶状体蛋白是一组蛋白多聚体,可能由三种不同多肽链组成,在人类晶状体生长过程中,其相对含量没有明显变化。人的 β- 晶状体蛋白可分为 $β_1$、$β_2$ 和 $β_3$ 三种组分,其分子量分别为 140kDa、83kDa 和 40kDa,等电点范围 5.5~7.5。它们的主要亚基相同,有大量相同的多肽链。

(3)γ- 晶状体蛋白(γ-crystallin):γ- 晶状体蛋白属于低分子量晶状体蛋白,分子量约 20kDa,以单体形式存在。人类 γ- 晶状体蛋白的等电点是 5.0~7.6。

2. 不溶性晶状体蛋白 晶状体的不溶性蛋白可进一步分为尿素溶性蛋白和尿素不溶性蛋白。晶状体水溶性蛋白会降解成短的肽链,然后逐步聚合成为高分子量蛋白质,最后形成不溶性的晶状体蛋白。晶状体蛋白从水溶性转变为不溶性的过程,受到很多内、外因素的影响。如果是以氢键的形式聚合而成的不溶性蛋白质,它能够被 6~8mol/L 的尿素所溶解,这一部分就被称为尿素溶性蛋白。尿素不溶性部分主要是晶状体纤维细胞膜组成,它的构成是类脂、蛋白质和少量的碳水化合物。膜蛋白是膜的重要组成部分,它不溶于水及尿素溶液,只有用表面活性剂才能将它溶解。

(二)非蛋白组分

晶状体除了蛋白质作为主要组分以外,还有氨基酸、类脂、微量元素等许多非蛋白成分,发挥着维持晶状体正常代谢的作用,可以影响晶状体的生理功能。

1. 氨基酸(amino acid) 晶状体组织可以逆着房水浓度梯度转运氨基酸,它的游离氨基酸浓度比房水高。随着晶状体的老化和白内障的发展,晶状体囊膜上细胞主动运转功能降低,囊膜通透性增加,而且部分游离氨基酸被不溶性蛋白质在形成时所利用,因此游离氨基酸普遍降低。

2. 类脂(lipid) 类脂在晶状体的含量很低,占正常人晶状体湿重的 2.5%,主要集中在纤维膜上。类脂中胆固醇占 10%、其他中性脂占 41%、神经鞘脂类占 36%、甘油磷脂占 13%。类脂对维持晶状体膜的功能起重要的作用。

3. 微量元素 晶状体中 Na^+/K^+ 比值可作为衡量晶状体活力的一个指标,当 Na^+/K^+ 比值增大,表明晶状体纤维和晶状体内细胞结构崩溃。Na^+-K^+-ATP 酶活性降低,晶状体内钠和钾比例失调,影响晶状体蛋白正常合成。在高钠低钾的环境中可形成皮质性白内障。透明晶状体、皮质性和核性白内障晶状体 Na^+/K^+ 比值分别为 0.62,3.01 和 0.80。有些酶的激活需要金属离子,Zn^{2+} 含量的降低直接影响参与葡萄糖酵解的一些酶,如醛缩酶、葡萄糖 -6- 磷酸脱氢酶(G6PD)、己糖激酶的活性。此外,Mg^{2+} 对一些酶如己糖激酶、羧化酶、磷酸化酶等都有激活作用,是在糖代谢和蛋白质代谢中不可少的金属离子。晶状体内谷胱甘肽过氧化物酶是一种硒依赖酶,长期缺硒可以产生老年性白内障,并伴有该酶的活性下降。

笔记

二、晶状体的代谢

（一）晶状体的糖代谢

晶状体通过葡萄糖代谢获得能量，利用的主要能量形式是 ATP。晶状体上皮是产生能量的主要场所。晶状体内糖代谢主要经无氧酵解、有氧氧化、磷酸戊糖途径和山梨糖醇途径。

1. 无氧糖酵解　可为晶状体代谢提供 70%～90% 的能量。沿着乳酸代谢途径，ADP 经底物连接磷酸化形成 ATP。消耗 1 分子的葡萄糖，可提供 2 分子 ATP。晶状体的上皮细胞层，是一个十分重要的单细胞层，它控制着离子和其他代谢产物的运送，一些保护性的关键酶都集中在这一层，所以在这一层酶的代谢活性最高。在糖代谢过程中，有各种酶和辅酶参与一系列的连锁酶促反应，以维持正常的代谢通路，使晶状体生长和保持它的透明性。某些关键酶的活性或含量发生改变，会造成代谢紊乱，导致各类晶状体疾病的产生。例如晶状体内醛糖还原酶活性升高，糖代谢异常，晶状体内产生多元醇的积聚可以引起糖性白内障。

2. 有氧氧化　在有氧情况下，葡萄糖转化为丙酮酸后进入线粒体经三羧酸循环完全氧化，生成二氧化碳和水。经三羧酸循环产生 ATP 仅限于晶状体上皮细胞。一分子葡萄糖经过有氧氧化产生 36 个 ATP 分子。晶状体内大约 3% 的葡萄糖经过有氧氧化途径代谢，约供应晶状体所需能量的 25%。有氧氧化产生的二氧化碳通过单纯弥散进入房水排出。

3. 磷酸戊糖旁路　晶状体中磷酸戊糖旁路途径的活性较低，大约 5% 的葡萄糖经此途径代谢。该旁路以葡萄糖 -6- 磷酸为起点，将其转化为 5- 磷酸核糖，并提供核酸合成需要的戊糖。每 1 分子葡萄糖代谢可产生 2 分子的还原型 NADPH。NADPH 是合成核酸、脂肪酸的成分，参与维持谷胱甘肽的还原状态。

4. 山梨糖醇途径　山梨糖醇途径在以 NADPH 为辅酶的醛糖还原酶作用下将葡萄糖还原为山梨糖醇，然后在以 NAD 为辅酶的山梨糖醇脱氢酶的作用下将山梨糖醇转化为果糖。大约 4% 的葡萄糖经此途径代谢，其生理功能尚不清楚。

（二）晶状体的蛋白质代谢

在晶状体赤道部，晶状体上皮细胞一生都处于不断分裂状态中，其合成蛋白质需要有持续的氨基酸供应。氨基酸通过晶状体上皮主动运输入晶状体，目前已知有四种转运系统：丙氨酸、亮氨酸、甘氨酸（包括小分子氨基酸）、牛磺酸转运系统。牛磺酸不是晶状体蛋白组成部分，是由蛋氨酸产生的酸性氨基酸，在人晶状体中浓度为 0.54mmol/kg，其功能是调节渗透压和抗氧化。晶状体中游离氨基酸的浓度高于房水，酸性氨基酸如谷氨酸和天冬氨酸的浓度尤高。晶状体中蛋白质的合成和分解所需要的能量来源于糖代谢产生的 ATP。

三、晶状体的抗氧化防护系统

自由基（free radical）是指具有不配对电子的原子或原子团、分子或离子，具有较高的反应活性。正常细胞代谢过程可以产生自由基，外部因素如化学物质、阳光辐照、射线辐射、微生物感染等也可以产生自由基。大量自由基的氧化破坏作用和连锁反应可使人体的细胞和组织受到损伤。研究表明这些具有高度反应性的自由基也可对晶状体纤维造成损害。晶状体纤维细胞胞浆或浆膜脂质的过氧化反应是造成晶状体混浊的一个因素。自由基可以通过损害晶状体中的 DNA、蛋白质和膜脂而导致晶状体生理功能的破坏。在正常机体中存在一套抗氧化的防护系统，主要分为酶和非酶两大防护系统。

（一）酶防护系统

晶状体内含有多种防止自由基和氧损害的酶，包括超氧化物歧化酶（SOD）、过氧化氢酶（catalase）、谷胱甘肽还原酶（GSH reductase）、谷胱甘肽过氧化物酶（GSH peroxidase）、葡萄糖 -6- 磷酸脱氢酶等，它们直接或间接起到保护晶状体的作用。

笔记

（二）非酶防护系统

非酶防护系统中的抗氧化剂,主要有谷胱甘肽(GSH)、维生素 C 和维生素 E。

1. 谷胱甘肽（glutathione）　是由谷氨酸、半胱氨酸和甘氨酸组成的三肽,通过 γ- 谷氨酸循环维持其浓度的稳定。谷胱甘肽由晶状体细胞合成,所需氨基酸通过主动运转进入晶状体细胞内。晶状体产生能量大约 12% 用于合成谷胱甘肽。晶状体内几乎所有的谷胱甘肽以还原型(GSH)存在,浓度很高。还原型谷胱甘肽能清除 H_2O_2,防止自由基或活性氧对晶状体的伤害,防止脂类过氧化物造成的损伤,并修复损伤。

2. 维生素 C　在机体内浓度高时,可作为自由基的清除剂。

3. 维生素 E　是单线态氧的有效清除剂,可以终止脂类过氧化作用。

第六节　玻　璃　体

玻璃体为透明胶体。玻璃体前面有一凹面称玻璃体凹,晶状体后面嵌于此凹内,其他部分附于睫状体和视网膜内面。周边部分玻璃体的密度增加形成玻璃体膜(vitreous membrane)。玻璃体没有血管和神经,不能再生,其营养来自脉络膜和房水。玻璃体化学成分和代谢的稳定是维持和发挥其正常生理功能的必要条件。

一、玻璃体的化学组成

玻璃体主要由胶原细纤维与透明质酸组成,维持着玻璃体的黏弹性。此外还有非胶原蛋白,糖蛋白,低分子物质如钠、钾、钙、氯、磷、碳酸氢盐以及维生素 C、乳酸、氨基酸与脂类等物质。

（一）胶原细纤维

玻璃体胶原极为特殊,可能由神经外胚层产生,由 3 个 α(Ⅱ)肽链组成螺旋线,为细胶原,粗细一致,不分支。它从一侧基底膜层到另一侧基底膜层,即每一条胶原细纤维都与视网膜、睫状体或晶状体的基底膜层相连。胶原纤维排列形成网状结构。人类玻璃体胶原直径为 10～25nm,具横纹或间隙。眼球发育的早期,视网膜具有合成胶原的能力,后来可能丧失或受到抑制。胶原细纤维在玻璃体基底部密度最高,其次为位于视网膜前的玻璃体后皮质,再次为后房与晶状体后的前皮质,中央玻璃体与接近前皮质的区域最少。

（二）透明质酸

透明质酸为氨基葡聚糖(GAGs)的一种,属于多糖,含有重复的双糖单元,每个双糖单元含有己糖胺(常为 N- 乙酰葡萄糖胺或 N- 乙酰半乳糖胺)与醛酸或半乳糖以配糖体式相连接。人玻璃体各部位透明质酸钠盐的分子量为 4500kDa。脱水的透明质酸体积约在 0.66ml/g,含水的可达 2000～3000ml/g。透明质酸似海绵样的分子结构,可使小分子量物质在玻璃体内弥散,但可减缓液体的通过。透明质酸由玻璃体细胞合成,在人类出生后开始出现,成人期达到高峰。透明质酸无细胞外的降解作用,也不能穿过视网膜的基底膜即内界膜。由玻璃体细胞合成后,通过前部晶状体周围无基底膜的环形玻璃体前皮质进入后房,然后再经前房消失。

在正常玻璃体中,透明质酸的分布以玻璃体后皮质最高,逐步移向前方及中央时,其浓度也逐渐递减。透明质酸将胶原细纤维相互分隔,具有稳定胶原细纤维的作用。玻璃体的胶原细纤维与透明质酸间,形成一个轻度交叉耦合的聚合系统。通过超微结构观察,胶原细纤维上覆盖着无定形物即透明质酸。此无定形物可能通过另一氨基葡聚糖与胶原细纤维连接。胶原细纤维间又有细丝相连,它们附着到黏附于胶原细纤维的透明质酸上,从而构成胶原与透明质酸相互联系的网状结构。

笔记

（三）糖蛋白

玻璃体中含量较高，占非胶原蛋白的 20%。分两种，一种与胶原细纤维相结合，另一种自由散布于胶原细纤维间的空隙中。一些可溶性糖蛋白来自血浆，但大多数为玻璃体所固有。在玻璃体中大部分可溶性糖蛋白为唾液酸，其含量高于血浆与房水。

（四）其他成分

1. 维生素 C　玻璃体中维生素 C 含量特别高，大大高于血浆，与血浆中维生素 C 的含量比为 9∶1，维生素 C 来自睫状体上皮的主动运输。它可清除视网膜代谢与光化学作用产生的自由基，起保护视网膜的作用。

2. 乳酸　后部玻璃体的乳酸含量高，可能与视网膜组织的糖代谢活跃有关。

3. 氨基酸　前玻璃体较后玻璃体的氨基酸含量高，可能是视网膜色素上皮将后部玻璃体中的氨基酸通过视网膜输送出去，或者是视网膜神经元消耗了后部玻璃体中的氨基酸所致。

4. 脂质　主要的饱和脂肪酸为棕榈酸及硬脂酸。不饱和脂肪酸有花生四烯酸与亚麻酸盐等。玻璃体中磷脂含量与晶状体及房水中的相同，均低于血浆，可能因血 - 玻璃体屏障作用限制了磷脂进入眼内之故。

5. 离子成分　在玻璃体内尚含有钠、钾、氯、钙、镁、磷及 HCO_3^- 离子等成分。

二、玻璃体的物质代谢

玻璃体的成分来自血管、房水和周围组织的代谢分泌。血液中的成分进入玻璃体需要穿过血视网膜屏障，然后通过玻璃体膜进入玻璃体内。房水中的物质通过弥散进入玻璃体。视网膜的代谢物质如乳酸可以直接排入玻璃体。玻璃体既是周围组织代谢原料的储存场所，又是其代谢产物的排放地。玻璃体本身代谢率较低，在玻璃体中有乳糖、葡萄糖、甘露糖和果糖等能量代谢原料，也有透明质酸合成原料葡萄糖酸和葡糖胺等。玻璃体的正常代谢对维持晶状体和玻璃体的透明具有重要作用。

第七节　视　网　膜

视网膜是一层透明薄膜样组织，由色素上皮层和视网膜感觉层组成，前部止于锯齿缘，后部到视盘。视网膜属于神经组织，主要功能是将外界投射来的光信号转变为视觉信号，并对视觉信号进行调控和传递。视网膜的生化代谢是视网膜视觉活动的基础。

一、视网膜生化与代谢

（一）视网膜的糖代谢

视网膜中所产生的 ATP 大部分来自糖代谢，故糖代谢对维持视网膜正常的生理功能具有重要作用。葡萄糖从视网膜毛细血管和脉络膜血循环弥散到视网膜细胞后，主要经历以下 3 个代谢途径：糖酵解、有氧氧化和磷酸戊糖途径。

1. 糖酵解　是视网膜葡萄糖代谢的主要途径。该途径在缺氧情况下也能正常进行，为视网膜提供能量。即使是在有氧的情况下，其内的葡萄糖也会通过酵解产生大量乳酸，所以视网膜的乳酸含量很高，过多的乳酸通过弥散作用消失。

2. 有氧氧化　糖的有氧氧化和糖的无氧酵解有一部分共同通路，即葡萄糖到丙酮酸，差别在于丙酮酸形成之后的代谢通路。在有氧氧化过程中，丙酮酸在丙酮酸脱氢酶的作用下，氧化脱羧生成乙酰 CoA，经过三羧酸循环氧化生成二氧化碳和水。在有氧时，视网膜（干重）葡萄糖总消耗量约为 0.7μmol/（mg·h），其中 70% 葡萄糖经无氧利用转变成乳酸；而角膜和睫状突消耗 80%～85% 的葡萄糖转变成乳酸，色素上皮和晶状体的葡萄糖 95% 被转变为乳酸，这表明视网膜与其他组织相比较，依靠有氧氧化的三羧酸循环程度较高。

3. 磷酸戊糖途径　　正常人视网膜中磷酸戊糖途径代谢占葡萄糖代谢的 10%。磷酸戊糖途径是机体利用葡萄糖生成 5- 磷酸核糖的唯一代谢途径。5- 磷酸核糖参与多种核苷酸的合成，因此，凡是损伤后再生的组织，此途径比较活跃。

（二）视网膜的脂代谢

脂类（lipid）是脂肪（fat）和类脂（lipoid）以及它们衍生物的通称。脂肪即甘油三酯，类脂是一些性质与脂肪相似的物质，如磷脂、糖脂、类固醇和类固醇脂等。脂类的生理功能，不仅在于氧化供能，还是构成生物膜的主要成分。视网膜各层脂类的含量不同。视网膜内没有储存脂类的脂肪细胞。游离的脂肪酸、胆固醇经视网膜和脉络膜血液循环，通过胞饮作用到达视网膜内。甘油三酯的主要功能是氧化供能，其代谢过程主要包括：脂肪酸的活化，脂肪酰辅酶 A 进入线粒体，β 氧化作用，最终经过三羧酸循环，彻底氧化为水和二氧化碳，提供能量。

类脂在神经组织中含量非常高，是构成生物膜的主要成分，如细胞膜、内质网膜、线粒体膜、核膜等。神经组织的脂类基本上属于类脂，包括甘油磷脂、神经磷脂、糖脂和胆固醇等。视网膜细胞的生物膜同样含有类脂，如视杆细胞和视锥细胞的细胞膜都是脂类双层结构。视网膜脂类的特点是具有高浓度的长链多聚不饱和脂肪酸，磷脂中的不饱和脂肪酸有利于细胞膜的流动性；胆固醇对视网膜细胞膜的形成具有重要作用，视网膜细胞膜内的胆固醇含量高于其他组织。饱和脂肪酸和胆固醇则有利于细胞膜的坚韧性。除光感受器以外，视网膜细胞胆固醇的代谢很慢。

（三）视网膜的蛋白质

复杂的视功能需要依赖各种功能独特的蛋白质参与下完成。视网膜内重要的蛋白质有：①可溶性蛋白质，位于感光细胞的胞浆内，具有抗原性，可以引起自身免疫性葡萄膜炎；②光感受器间维生素 A 类结合蛋白，又称 IRBP，是位于光感受器间基质中的一种糖蛋白，在光感受器和 RPE 之间的维生素 A 转运中起转运载体作用，占可溶性蛋白质的 10% 左右；③其他蛋白，如视网膜钙结合蛋白、脂肪酸结合蛋白等。

二、色素上皮的生化与代谢

视网膜色素上皮层是由排列整齐的单层六角形柱状色素上皮细胞组成。视网膜代谢物质进入和离开视网膜都要经色素上皮运输，如葡萄糖、维生素 A、牛磺酸、胆碱等，其中一些分子被色素上皮活性溶酶体系统降解，相当部分保存下来可重新使用。

色素上皮含有大量椭圆形的、内有黑色素蛋白的黑色素颗粒。颗粒主要位于色素上皮微绒毛突的顶部，此微绒毛突交错并与光感受器外节形成套鞘，黑色素颗粒对吸收弥散光线具有重要作用。黑色素是由酪氨酸合成，酪氨酸最先通过含铜的酪氨酸酶转化成多巴（DOPA），若酪氨酸酶缺乏可导致白化病。随后 DOPA 转变为一系列吲哚和醌体中间物，形成黑色素。黑色素颗粒是由黑色素与蛋白质复合而成。

葡萄糖是色素上皮细胞能量代谢和转化成蛋白质的主要碳原。葡萄糖在色素上皮内不能转变成糖原。脂类和磷脂大约占色素上皮湿重的 3%，而磷脂酰胆碱和磷脂酰乙醇胺构成总磷脂量的 80% 以上。棕榈酸、硬脂酸等饱和脂肪酸用于酯化视黄醛和色素上皮线粒体的能量代谢；色素上皮中维生素 E 有助于防止脂肪酸氧化，氧化的脂肪酸不能为色素上皮再代谢，可增加脂溶素积聚。当维生素 E 缺乏时，就见到色素上皮的脂溶素增加。色素上皮内的水解酶有 10 多种，如溶酶体、酸性脂酶、酸性磷酸酶等；色素上皮中负责清除自由基的酶有谷胱甘肽过氧化物酶、过氧化氢酶和超氧化物歧化酶。色素上皮细胞含有特别丰富

笔记

的过氧化物微体，说明色素上皮在清除高氧、大量自由基和脂质氧化物非常活跃。

色素上皮直接参与维生素 A 代谢。维生素 A 通过三个途径到达色素上皮：血循环、消化光感受器外节物质和光感受器漂白视色素。由于维生素 A 的醛和醇形式是膜溶解化合物，可能在色素上皮存在一系列转运蛋白介导的维生素 A 与邻近外节的维生素 A 的交换。另外色素上皮利用脂肪酸酯化视黄醛并进行贮存。由于维生素 A 作为酯的形式来贮存，过量维生素 A 对色素上皮有轻微的毒性作用。

三、光感受器的生化与代谢

（一）光感受器膜蛋白

光感受器外节主要由膜盘构成。视杆细胞外段含有大量视紫红质；视紫红质的分子量大约为 36kDa，每个分子含 2 个寡糖链，即 N- 乙酰葡糖胺和甘露糖，通过蛋白质的 N 端天冬酰胺残基与蛋白质分子连接，视紫红质的生色团是 11- 顺 - 视黄醛（维生素 A 醛），它经希夫基（schiff base）与蛋白质的一个赖氨酸残基的 ε- 氨基相连。视紫红质是跨膜蛋白，其 N 端暴露于盘内空间，而 C 端则在盘间（胞浆）空间。视紫红质的排列具有捕获入射光子的最大可能性。

（二）光感受器细胞膜的脂类

视杆和视锥细胞膜的基本结构都是磷脂双脂层，在人视网膜视杆细胞外段，脂质占重量的 50%，大多数脂质为磷脂。感光细胞外段磷脂膜流动性强，使视紫红质在这一流动面上可能更易捕获光子。

（三）光感受器外段的更新

在成熟的视网膜中，视杆细胞和视锥细胞不能进行有丝分裂。为保证视杆和视锥细胞的长期存活和结构完整，需通过变换方式，持续更新，新的胞膜在内、外段连接处形成，而老的胞膜在视杆细胞和视锥细胞末端顶部脱去，由色素上皮吞噬。

（四）视色素动力学与维生素 A 代谢

视色素是感受光的最基本的物质。视色素是由生色团和视蛋白两部分组成。不同种类的视细胞可能含有不同种类的生色团和视蛋白。生色团是视色素的重要辅基，结构较简单。已知的生色团有视黄醛 1 和视黄醛 2 两种。视黄醛 1 是维生素 A_1 的醛型，而视黄醛 2 则为维生素 A_2 的醛型。当它们与不同视细胞的视蛋白结合，可构成不同类型的视色素。目前已认识的视色素有视紫红质、视紫质、视紫蓝质和视蓝质。

维生素 A 是视色素生色团的前体。人类维生素 A 主要来源于动物组织中的维生素 A 和植物中的 β- 胡萝卜素。β- 胡萝卜素在肠黏膜内 β- 胡萝卜素加氧酶作用下，氧化分解成 2 个视黄醇，并与软脂酸化合成酯，经淋巴入血并转运至肝。在肝内与视黄醇结合蛋白（retinal binding protein，RBP）结合后形成视黄醇 -RBP，再与血浆前蛋白结合，运转到靶器官。维生素 A 贮存于组织中，当人或动物食物中缺乏维生素 A，贮存于肝脏或血液中的维生素 A 被消耗尽时就会出现夜盲症状。维生素 A 要与视蛋白结合形成视色素，必须先在酶的作用下氧化成为视黄醛。视黄醛有多种异构体，参与视紫红质与视蛋白结合的只有 11- 顺 - 视黄醛，即当视黄醛在某种特有的扭曲状态（即顺型）中才能陷入视蛋白中，与视蛋白结合。在光子作用下，11- 顺 - 视黄醛变成全反 - 视黄醛，则不能再与视蛋白结合。视黄醛 2 的生化反应过程与视黄醛 1 相同，只是在化学结构上略有不同。

视色素分子吸收 1 个光量子后发生变化，首先在生色团，继之在视蛋白部分。这种变化最终导致视黄醛生色团和视蛋白分离。这个过程为漂白，使视色素分子失去颜色。如蛙的视紫红质在经过光照后，500nm 处吸收峰消失，被 380nm 峰值取代，这是游离视黄醛的吸收峰。当视黄醛转换为维生素 A 后，则视黄醛吸收峰失去，为维生素 A 的 308nm 的吸收峰取代。

笔记

在完整视网膜可以观察到视紫红质的变换循环。视紫红质吸收光量子后变成前光视紫红质和光视紫红质。在常温下，1ms 内转为间视紫红质 1（metarho-dopsin 1），继之在几分之一毫秒内迅速衰变为半衰期可达几分钟的间视紫红质 2（metarho-dopsin 2），间视紫红质 2可直接分解为全反视黄醛和视蛋白，但至少有一部分转换为第三中间产物——对视紫红质（pararhodopsin），它寿命较长。与视蛋白分离的视黄醛，可在酶作用下转换成维生素 A 储存起来，也可异构化变为 11- 顺 - 视黄醛，自发地再与视蛋白结合成视紫红质。在强光连续作用下，大部分分离的视黄醛还原为维生素 A，并储存在色素上皮中；在暗适应时，又用于视色素的复生。

四、视觉信号产生、调控与传递

（一）视觉信号的产生

光引起视紫红质的变化，激发光感受器兴奋，通过光 - 电能转换，引起神经冲动，产生视觉信号。视紫红质通过环鸟苷酸（cGMP）控制质膜通透性，使细胞产生兴奋。在黑暗时，cGMP 使外段膜保持开放，使 Na^+ 和 Ca^{2+} 在暗时进入细胞；光照时，磷酸二酯酶（PDE）为转导蛋白所激活，导致 cGMP 裂解为一种非活性物质（GMP），cGMP 水平降低，从而引起外段膜上的 cGMP 激活通道关闭，细胞超极化，产生视觉信号。

（二）视觉信号的调控

光线触发视网膜上光感受细胞，细胞产生对光的电反应（超极化），产生的信号通过视觉通路，最后投射到大脑皮层，形成视觉信息。在视觉信号传递过程中，视网膜神经元内或其间有很多电和化学传递，对视网膜内的视信息进行加工处理。

偶联电刺激对神经递质分泌加工的机制称"刺激 - 分泌偶联"。突触前神经元的膜电位通过动作电位或极电位的逆转变为去极化，引起细胞内 Ca^{2+} 增加，导致膜关闭。细胞内的传递成分的储存装置称突触泡，它释放递质，然后递质作用在后触突细胞的受体位置。化学传递的最后一步是从突触间隙和下步刺激系统的再建中去掉递质，一般通过下列 3 种方法：①位于后突触神经元特殊传递系统对具有活性递质的摄入；②位于突触间隙的酶对递质的分解；③在突触间隙神经递质的单纯弥散。在脑的其他部位，已确定有两种神经活动性物质在化学突触的终末被释放，即神经递质和神经调质。神经递质很快作用于突触后细胞，直接改变一对或几种离子的通透性，使这些细胞去极化或超极化；而神经调质以激活细胞内酶系统和通过生化机制影响突触后细胞功能，既不直接影响膜电位，也不影响膜通透性。目前已有至少 15 种物质列为视网膜神经递质或神经调质。如 L- 谷氨酸，γ- 氨基丁酸（GABA）、甘氨酸和乙酰胆碱，在视网膜中起经典神经递质作用；而多巴胺似乎起神经调质的作用。

（三）视觉信号的传递

视网膜神经元具有中枢和周围神经系统神经元的两种特性。首先是沿着神经细胞膜表面产生和传导生物电信号，其次是用化学信息兴奋和（或）抑制相关神经元；因此，它具有电和化学两类不同的传递机制。通常电传递是起始于对化学刺激的反应，形成的动作电位沿着细胞膜扩展。化学传递经电刺激触发，可引起化学成分如神经递质，从突触前膜释放，进入被称为突触间隙的细胞外腔，神经递质弥散到靶细胞或突触后细胞，从而兴奋或抑制被刺激的神经细胞。

（王宁利）

二维码 5-1
扫一扫，测一测

笔记

参 考 文 献

1. 崔浩，王宁利，徐国兴. 眼科学. 第 3 版. 北京：北京大学医学出版社，2013.
2. 赵堪兴，杨培增. 眼科学. 第 8 版. 北京：人民卫生出版社，2013.

第 六 章

眼的病原生物

本章学习要点

● 掌握：感染性眼病的概念；眼科常见的病原生物的种类及所致感染性眼病的具体表现。
● 熟悉：细菌、真菌及病毒所致眼科疾病的原理及诊断。
● 了解：衣原体、螺旋体、棘阿米巴属及鼠弓形体所致的常见眼病；常见病原生物的消毒与灭菌方法。

关键词 病原生物 细菌 真菌 病毒 感染性眼病

第一节 概 述

眼的病原生物学是研究与眼科有关的病原生物的生物学性状、致病性与免疫性及其特异性的诊断和防治原则等的学科。早在二十世纪五十年代，我国微生物学家汤飞凡等在世界上首次分离出沙眼衣原体，为病原生物学的发展做出了重要的贡献。随着细胞生物学、分子生物学和分子免疫学等学科的发展，眼科病原生物学的发展极为迅速，尤其是基因重组与工程技术的应用使得人类对眼科常见的病原生物结构与功能的认识从分子水平已深入到基因水平，从而显著提高感染性眼病的防治效果，进一步降低病原生物致盲的发生率。

一、眼科常见的病原生物

可引起人类全身疾病的大多数病原生物也可引起眼病。眼部常见的病原生物包括细菌、病毒、衣原体、真菌等微生物以及棘阿米巴、鼠弓形体等寄生虫。有些病原生物在一般情况下不引起疾病但在异常条件下才可引起疾病，称为条件致病性病原生物或称机会致病性病原生物。造成异常条件的因素有病原生物寄居部位的改变、菌群失调以及宿主机体免疫状态低下、先天或后天免疫缺陷，老年人有免疫功能衰退也易受条件致病性病原生物的侵袭。此外，糖尿病病人因肾衰竭、酸中毒和血供不足等因素也容易发生条件致病性病原生物感染。眼科常见的条件致病性病原生物有铜绿假单胞菌、大肠埃希菌、凝固酶阴性葡萄球菌、甲型溶血性链球菌、单纯疱疹病毒、巨细胞病毒、真菌、白念珠菌、新型隐球菌等。近年来，由于抗菌药物的广泛应用，医院中敏感细菌被清除，而抗药的致病株和天然抗药的条件致病株得以繁殖。而大多数病人的防御功能低下，因此，在医源性感染中条件致病性病原生物占有重要地位。

笔记

二、感染性眼病

由病原生物感染所致的眼病称之为感染性眼病，是目前国内外最常见的眼病之一，感染性眼内炎是其中常见的一类，是主要的致盲性眼病之一。其他致盲性眼病还包括感染性葡萄膜炎、眼内炎、沙眼等。

由于抗生素等药物的广泛应用，致眼病的病原生物种类和致病力等多方面都有了很大的变化，革兰氏阳性球菌感染率呈下降趋势，而真菌感染则出现上升趋势。目前革兰氏阳性球菌感染仍以表皮葡萄球菌居于首位，革兰氏阴性杆菌感染则以铜绿假单胞菌为首，而真菌感染目前以曲霉菌、镰刀菌感染为主。埃及嗜血杆菌、肺炎链球菌、梅毒螺旋体等所致眼病有所减少，而耐药性金黄色葡萄球菌、凝固酶阴性的白色葡萄球菌、铜绿假单胞菌、厌氧菌等耐药菌株或条件致病菌所致感染性眼病增多。抗生素和皮质类固醇的广泛应用，除引起耐药菌的菌种变化外，病毒感染的病例也日渐增多。还有过去十分罕见的棘阿米巴原虫所致的角膜炎显著增多（主要发生于角膜接触镜配戴者）。感染性眼病作为眼科的常见病和多发病，应加强对其的研究和防治。

第二节　细　　菌

一、正常菌群与菌群失调

人体皮肤表面和与外界相通的腔道黏膜上存在着不同种类和数量的微生物，当人体免疫功能正常时，这些微生物对宿主无害，是人体的正常微生物群，被称为正常菌群（normal flora）。正常菌群与宿主间的生态平衡在某些情况下可被打破而引起疾病，原来不致病的正常菌群就成了条件致病菌。正常人眼睑、睑缘处常有表皮葡萄球菌、类白喉杆菌等寄生。正常结膜囊可见少数表皮葡萄球菌、甲型链球菌等条件致病菌和金黄色葡萄球菌、肺炎链球菌等致病菌。在应用抗生素治疗感染性疾病的过程中，宿主某部位寄居细菌的种群发生改变或各种群的数量比例发生大幅度变化从而导致疾病，称为菌群失调（dysbacteriosis），由此产生的一系列临床表现，称为菌群失调症。因此，眼局部应用抗生素或激素可导致双重感染，即用抗菌药物治疗某种原感染性疾病的过程中，又感染了另一种或多种病原体，表现为两种或者两种以上病原体混合感染。

二、细菌入侵眼组织的途径

（一）外源性

1. 空气的污染　日常生活中空气中的细菌直接接触眼部组织尤其是外眼皮肤、睑缘及眼表组织等。

2. 眼用药物及溶液的污染　如结膜囊、前房冲洗液被细菌污染、滴眼液、麻醉剂、器械浸泡消毒液、隐形眼镜清洗液等被细菌污染后均可将细菌带入眼组织。

3. 眼科器械及用具的污染　眼科检查器械（如眼压计、房角镜等）及眼科治疗用具（如角膜接触镜、注射针等）被细菌污染后可将细菌直接带入眼组织。特别是角膜接触镜污染是导致细菌性角膜溃疡的主要原因之一。

4. 组织的污染　角膜移植片可带有肺炎链球菌、铜绿假单胞菌等细菌，因此应对角膜移植片进行微生物检测监控，以减少感染性眼病的发生。

5. 外伤　带菌的铁屑、注射针尖、子弹等随眼部伤口进入眼组织内，眼睑、结膜囊内的细菌随致伤物经创口进入眼内。

笔记

6. 术中污染　各种手术器械、植入物（如人工晶状体、义眼台等）等的细菌污染。此外，结膜囊内的细菌在手术中可进入眼内。

（二）内源性感染

主要指来自于眼内正常菌群及少数曾感染过而潜伏下来的细菌又重新感染，从而引起感染性眼病。

（三）局部蔓延

由邻近眼部的组织、器官（如鼻窦、颅内、面部）蔓延扩散至眼部组织尤其是眼眶组织导致眼眶蜂窝织炎。

三、宿主的免疫

致病菌能否侵入人体以及侵入后能否致病，取决于细菌的毒力、足够的数量、合适的部位，此外，还与机体的防御有关系。眼表组织上皮（包括角膜上皮和结膜上皮）具有屏障功能，阻止细菌侵入，眼睑运动、泪液冲洗等机械因素阻碍细菌附着。泪液中有溶菌酶、乳铁蛋白、补体、黏蛋白等非特异抗菌物质。眼组织内分布的免疫细胞可通过免疫反应消灭侵入的细菌。

四、眼科常见的致病菌

（一）革兰氏阳性球菌

1. 葡萄球菌属（staphylococcus）　是微球菌科家族的一员。葡萄球菌属又分为血浆凝固酶阳性球菌和凝固酶阴性球菌。血浆凝固酶阳性葡萄球菌为金黄色葡萄球菌，凝固酶阴性葡萄球菌主要有表皮葡萄球菌等。葡萄球菌呈球形或椭圆形。菌体直径为 $0.8 \sim 1.2 \mu m$。常以葡萄串状排列，但有时亦可见散在，成双或呈短链状存在。无鞭毛，无芽孢，体外培养一般不形成荚膜，但体内菌株荚膜的形成较为常见。

（1）金黄色葡萄球菌（staphylococcus aureus）：可见于正常结膜囊。金黄色葡萄球菌可产生血浆凝固酶，它是含有枸橼酸钠或肝素抗凝剂的人或兔血浆发生凝固的酶类物质，血浆凝固酶阳性的葡萄球菌均为金黄色葡萄球菌，故凝固酶试验是鉴定金黄色葡萄球菌的重要标志。金黄色葡萄球菌是眼部感染最常见的细菌之一，它所引起的感染性眼病有眼睑炎症、睑缘炎、麦粒肿（睑腺炎）、睑板腺炎、泪小管炎、结膜炎、角膜炎、眼内炎以及眼眶蜂窝织炎等。

（2）表皮葡萄球菌（staphylococcus epidermidis）：血浆凝固酶试验阴性，致病性较弱。表皮葡萄球菌为正常眼睑和结膜的常住菌，曾被认为是一种条件致病菌，但近来临床和实验室工作证明，表皮葡萄球菌是眼部重要的致病菌，而且耐药性比金黄色葡萄球菌更强。现已成为睑缘炎、内眼手术后眼内炎、眼外伤、眼内异物以及戴用角膜接触镜后所致角膜溃疡等眼病的常见致病菌。

2. 链球菌属（streptococcus）　是链球菌科家族的一员。这一种属的眼部致病菌包括甲型溶血性链球菌（α-hemolytic streptococcus）、乙型溶血性链球菌（β-hemolytic streptococcus）、丙型链球菌（γ-streptococcus）和肺炎链球菌（streptococcus pneumoniae）。链球菌呈球形或椭圆形，菌体直径 $0.6 \sim 1.0 \mu m$，呈链状排列，长短不一。链球菌无芽孢，无鞭毛，培养早期可形成透明质酸的荚膜，随着培养时间的延长，细菌自身产生的透明质酸酶而使荚膜消失，细胞壁外有菌毛样结构，含特异的 M 蛋白，与致病性有关。大多为兼性厌氧。

按链球菌细胞壁中多糖抗原不同，可分为 A、B、C 等 20 个群。其中 A 群链球菌也称化脓性链球菌（streptococcus pyogenes），是人类细菌感染常见的病原菌之一，有较强的侵袭力，并产生多种外毒素和胞外酶。致病物质中，具有与生物膜高度亲和力的 LTA 和 FBP

笔记

等黏附素,是该菌能定居于机体皮肤和呼吸道黏膜等表面的主要侵袭因素;链球菌溶血素(streptolysin)有溶解红细胞、破坏白细胞和血小板的作用;链球菌致热外毒素(streptococcal pyrogenic exotoxin,SPE)能增加血脑屏障对内毒素和细菌的通透性,直接作用于下丘脑而引起发热反应等;透明质酸酶能分解细胞间质的透明质酸,使病菌易在组织中扩散;链激酶可溶解血块或阻止血浆凝固,有利于病菌在组织中扩散;链道酶能降解脓液中 DNA,使脓液稀薄,促进病菌扩散。A 群链球菌所致眼病有眼睑炎症、急性泪囊炎、结膜炎、角膜溃疡、眼内炎、眶蜂窝织炎和变态反应性眼病。

(二)革兰氏阴性球菌

1. 奈瑟菌属(neisseria)

(1)淋球菌(gonococcus):人类淋病的病原菌,人类为淋球菌的唯一宿主。菌体呈肾形或卵圆形,直径 0.6~0.8μm。无芽孢,无鞭毛,有荚膜和菌毛,专性需氧,对理化因素抵抗力弱,干燥易死亡,对乙醇、硝酸银敏感。淋球菌通过菌毛黏附到柱状上皮细胞表面,在局部形成小菌落或被吞入细胞增殖。淋球菌释放的内毒素,引起组织细胞受损;淋球菌产生的 IgA1 蛋白酶,能破坏黏膜表面存在的特异性 IgA1 抗体,使淋球菌能黏附至黏膜表面。淋球菌主要通过性接触传播。淋球菌可引起新生儿或成人超急性化脓性结膜炎、化脓性角膜溃疡及眼内炎等。淋病产妇分娩时新生儿通过产道时被污染,可致新生儿淋菌性眼炎。眼分泌物涂片或结膜刮片检查可见多形核白细胞和淋球菌。

(2)脑膜炎球菌(meningococcus):抗力弱,对寒冷、日光、干燥及常用消毒剂均很敏感。内毒素是脑膜炎球菌最重要的致病物,它可引起发热及小血管和毛细血管内皮细胞损伤。该菌主要寄居于人类鼻咽部,经空气飞沫传播。流行性脑膜炎菌血症期,细菌经血行播散至眼内引起转移性眼内炎。

2. 卡他布兰汉菌属(branhamella catarrhalis)　为上呼吸道正常菌群,也见于正常结膜囊。菌体呈肾形,直径 0.6~1μm,单或成对排列。普通培养基上能生长,菌落小,灰白色颗粒状,坚硬干燥。该菌一般不致眼病,一定条件下偶致结膜炎、角膜炎、眼内炎。

(三)革兰氏阴性杆菌

1. 假单胞菌属铜绿假单胞菌(pseudomonas aeruginosa)　是致眼感染最严重且常见的革兰氏阴性杆菌之一。为人皮肤、肠道和呼吸道的正常菌群,偶见于正常结膜囊。铜绿假单胞菌能产生多种致病物质以增加其侵袭性和致病性。外毒素 A 能破坏角膜上皮细胞、基质细胞、内皮细胞,感染早期即致角膜水肿混浊;细菌细胞壁上脂多糖为内毒素,细菌细胞壁崩解后释放出内毒素,导致热原反应、血管通透性增加,通过替代途径激活补体系统导致急性炎症;溶蛋白聚糖酶分解角膜基质中的非胶原成分蛋白聚糖,使胶原纤维分散,基质液化。该菌对外界环境如紫外线、干燥等抵抗力强。

铜绿假单胞菌是医源性感染、医院内交叉感染的重要病原菌,是对眼部具有严重危害性的条件致病菌,在细菌性角膜溃疡、眼内感染中居首位。铜绿假单胞菌可以产生蛋白溶解酶,加之溃疡本身可以产生胶原酶,故该菌可以迅速使角膜组织溶解和坏死,以致早期造成角膜穿孔。铜绿假单胞菌所致眼病有角膜脓肿、环形角膜溃疡、眼内炎、全眼球炎、眶蜂窝织炎、泪囊炎、转移性眼内炎、新生儿结膜炎等。与配戴软角膜接触镜有关的细菌性角膜溃疡中 2/3 为铜绿假单胞菌感染。

铜绿假单胞菌能在一般抗生素、磺胺滴眼液中存活,易污染眼科检查治疗用的荧光素、生理盐水、蒸馏水、器械浸泡液、表面麻醉药、扩瞳剂、缩瞳剂等多种眼用药物。角膜异物伤、眼外伤、内眼手术等情况引起眼黏膜上皮屏障受损时,滴用被该菌污染的药物或手术野、器械消毒不慎感染该菌则导致急性发病,严重可致盲。铜绿假单胞菌容易污染接触镜用系列物品,有黏液蛋白包被的镜片更利于细菌附着。疑有污染的眼用药品(包括荧光素

笔记

液、表面麻醉剂、滴眼剂等），接触镜配戴者使用的系列物品（镜片、镜盒等）培养出该菌对临床诊断有一定意义。

2. 嗜血杆菌属

（1）埃及嗜血杆菌（haemophilus aegyptius）：又名科卫杆菌（Koch-Weeks bacillus）。大小一般为 1.0～1.5μm×0.3～0.4μm。菌体呈球杆状、长杆状，单独、成对排列或团块状簇集。巧克力色血平板上菌落呈针尖大小，无色透明或半透明露滴状，不溶血。细菌通过眼分泌物、污染物品接触传播，有高度传染性。易在儿童中引起流行性结膜炎，常与沙眼衣原体混合感染。

（2）流感嗜血杆菌（haemophilus influenzae）：大小为 1.0～1.5μm×0.3～0.4μm，菌体呈球杆状、长杆状。有荚膜的黏液型（M 型）菌株毒力较强，荚膜多糖、内毒素等在致病过程中起重要作用。该菌在眼部可致急性卡他性结膜炎、急性泪囊炎、儿童眼眶脓肿。

3. 莫 - 阿菌属 莫 - 阿双杆菌（Morax-Axenfeld diplobacillus）菌体较大，2～3μm×1μm，两端相连，成对排列。无鞭毛，偶见荚膜。专性需氧，需要在含血、血清或鸡蛋培养基上生长。该菌在正常呼吸道黏膜寄居，正常结膜囊内也可发现，一般寄生在睑缘，尤其是眦部睑缘。该菌可浸渍眦部皮肤形成非化脓性糜烂，导致眦部睑缘炎，此种情况在缺乏维生素 B_2 时更为显著。该菌还可引起慢性滤泡性结膜炎、角膜炎、角膜溃疡、角膜脓肿和眼内炎。细菌对锌离子敏感，常用 0.5% 硫酸锌来治疗。

4. 肠杆菌科

（1）埃希菌属：大肠埃希菌（Escherichia coli）是人类和动物肠道内的正常菌群，偶见于结膜囊。0.2～0.7μm×1～3μm，单个存在。菌体周围有鞭毛。兼性厌氧。在普通琼脂 37℃ 条件下培养 24 小时后，形成直径 2～3mm 的圆形突起的灰白色菌落。一般不致眼病，在一定条件下偶致新生儿结膜炎、假膜性结膜炎、角膜溃疡等眼病。

（2）沙雷菌属：黏质沙雷菌（serratia marcesens）又名灵杆菌，广布于自然。0.7～1μm×0.7μm，大小不等，无规则排列，有鞭毛。兼性厌氧，普通培养基上生长。该菌为条件致病菌，可污染医疗器械而造成医源性感染，常污染软角膜接触镜用系列物品。可致匐行性角膜溃疡、环形角膜脓疡、内眼手术后眼内炎、转移性眼内炎、全眼球炎、早产儿化脓性结膜炎、泪道感染等。近年该菌亦成为与配戴接触镜有关的细菌性角膜感染中仅次于铜绿假单胞菌的重要病原菌。

5. 类杆菌属脆弱类杆菌（bacteroides fragilis） 是寄居肠道、口腔、上呼吸道等处的正常菌群，可见于正常的结膜囊。菌体两端圆而浓染，中间常有不着色部分。多数有荚膜，无鞭毛，无芽孢。专性厌氧。在血平板上菌落呈灰白色，光滑，半透明，不溶血。可致眼内炎、眶蜂窝组织炎、泪囊炎、泪小管炎和角膜炎。

（四）革兰氏阳性杆菌

1. 棒状杆菌属 白喉棒状杆菌（corynebacterium diphtheriae）为白喉病原菌。菌体细长微弯，一端或两端膨大呈棒状。亚甲基蓝染色时菌体着染不均，两端见异染颗粒。细菌能产生极强的外毒素，致局部黏膜上皮细胞坏死，血管充血扩张，白细胞、纤维素渗出形成灰白色膜状渗出。白喉毒素可致眼外肌麻痹、调节麻痹。

2. 梭状芽孢杆菌属

（1）破伤风杆菌（clostridium tetani）：存在于人和动物肠道，广布于泥土上层。菌体细长，2～5μm×0.3～0.5μm，有周鞭毛，无荚膜。芽孢呈正圆形，直径大于菌体，位于菌体顶端，使细菌呈鼓槌状，为该菌典型特征。专性厌氧。眼睑、眼眶、眼球深部的创伤、刺伤污染泥土，或污染异物有破伤风杆菌，或合并需氧菌混合感染时，厌氧环境下破伤风杆菌繁殖则致病。清创，开放伤口，注射抗毒素可紧急预防。

笔记

（2）产气荚膜杆菌（clostridium perfringens）：存在于土壤、腐败物中，大小 4～8μm×1μm，单或成对排列。无鞭毛。在感染组织内形成荚膜。菌体次极端或中央部有卵圆形芽孢，宽度不大于菌体。厌氧但少量氧环境中仍可生长。该菌产生强烈外毒素与透明质酸酶、胶原酶、卵磷脂酶、DNA 酶等能分解破坏多种细胞的细胞膜。眼球穿通伤、眼内异物伤、眶内异物伤在感染该菌或混合感染时急剧发生气性坏疽性眼内炎、全眼球炎、眶蜂窝织炎。

（3）肉毒杆菌（clostridium botulinum）：存在于土壤。菌体 4～6μm，有周鞭毛，无荚膜。芽孢呈卵圆形，直径大于菌体，位于次极端，使细菌呈汤匙状或网球拍状。专性厌氧。该菌可产生剧烈的神经外毒素——肉毒毒素。误食含肉毒毒素的食物后可能出现复视、斜视、眼睑下垂、眼肌麻痹、瞳孔散大等症状和体征。用肉毒杆菌毒素 A 治疗特发性眼睑痉挛、麻痹性斜视有良好疗效。

第三节　真　菌

真菌（fungus）是一类有细胞壁，无叶绿素，以寄生或腐生方式生存，少数为单细胞，多数为多细胞，能进行无性或有性繁殖的一类真核细胞型微生物。空气中腐生真菌孢子可污染结膜囊，结膜囊真菌阳性率为 2%～25%。正常情况下不致感染性眼病，但一定条件下，如外伤、长期应用抗生素而菌群失调或应用激素或免疫抑制剂而免疫低下时，真菌可侵入眼组织致病。腐生真菌为致病菌，是引起感染性眼病常见的真菌。植物性、动物性角膜外伤、穿通性眼外伤、内眼手术后可发生真菌感染。近年来，因角膜接触镜及其清洗保存液真菌污染而引起的真菌性角膜炎病人数量有所增加。因此，在角膜接触镜配戴保存过程中，避免真菌引起眼部组织感染，应引起眼视光工作者及病人足够的重视。另外，真菌也可能是引起某些眼表过敏的原因。

一、真菌概述

（一）真菌的致病性与免疫性

真菌感染的发生取决于真菌毒力和宿主防御因素之间的相互作用。真菌毒力因素包括黏附力、侵袭力、形态改变、毒素和水解酶等；宿主防御因素包括解剖屏障和免疫防御机制。真菌侵入眼组织并在局部增殖，其抗原成分常导致超敏炎症反应而形成溃疡、脓疡。

（二）真菌的微生物学诊断

1. 病灶区刮片，前房、玻璃体吸取液涂片　甲醇固定后进行 Gram、Giemsa、Grocott Gomori 六甲烯四胺硝酸银染色或直接用氢氧化钾湿片法、乳酚棉兰染色、蓝墨水染色后用光学显微镜检查真菌。吖啶橙染色后荧光显微镜检查常可快速诊断。

2. 病灶区取材分离培养真菌　常用试管斜面培养，依菌落生长速度、外观形态及显微镜下真菌形态鉴定其种属。载玻片培养（小培养）的方法可在镜下观察其菌丝、分枝情况、顶囊、孢子头、孢子等特征，更有利于鉴定。不同真菌菌种感染所致角膜炎的临床表现差异很大，这与不同菌种的菌丝在角膜内有不同的生长方式及机体免疫状况有关。镰刀菌属的菌丝在角膜内主要呈水平生长，曲霉菌属和念珠菌属的菌丝在角膜内主要呈垂直生长，菌丝可以穿透后弹力层进入眼内，并发真菌性眼内炎。

3. 组织切片　PAS 或 Grocott Gomori 六甲烯四胺硝酸银染色镜检。

二、眼科常见的真菌

（一）丝状真菌

1. 曲霉菌属（aspergillus）　为最常见的腐生真菌，孢子在空气中播散，可存留于呼吸道、

笔记

皮肤、黏膜上。一般不致病，但条件致病。生长迅速，培养 2～6 天即出现白色绒状菌落。致眼病的常见曲霉菌有烟曲霉、黄曲霉、黑曲霉等。曲霉菌所致眼病有角膜溃疡、巩膜溃疡、眼外伤或手术后眼内炎、全眼球炎。偶致结膜炎、泪小管炎。免疫低下者曲霉菌可致播散性葡萄膜炎、眼内炎。

2. 镰刀菌属（fusarium）　土壤、水、有机物中常见的腐生菌，常致水稻、蔬菜、水果病害，可见于皮肤、呼吸道。镰刀菌产生蛋白酶、胶原酶，常致角膜脓疡，也可致眼内炎。致眼病的常见镰刀菌为茄病镰刀菌、串珠镰刀菌和禾谷镰刀菌等。行眼内容剜除术或眼球摘除术的重症病人中，多见镰刀菌属感染。

（二）类酵母型真菌、酵母型真菌

1. 白念珠菌（candida albicans）　可寄生在正常人体口腔、上呼吸道、胃肠道黏膜。菌细胞呈卵圆形，2～3μm×4～6μm。革兰氏染色阳性，深紫色，簇集排列。一般胚基上生长为白色或乳酪色圆形菌落，表面光滑湿润，微隆起。该菌为重要条件致病菌，机体免疫低下或菌群失调时，菌细胞形成链状假菌丝深入组织内引起念珠菌病，组织内芽生细胞及假菌丝常同时存在。眼及其附属器皆可感染该菌，表现为眼睑念珠菌病、湿疹性睑缘炎、假膜性结膜炎或球结膜鹅口疮、角膜溃疡、术后眼内炎即脉络膜视网膜炎等。

2. 新型隐球菌（cryptococcus neoformans）　土壤中存在。圆或卵圆形酵母样芽生细胞，2～5μm。革兰氏染色阳性，墨汁染色时可在菌细胞周围见到相当于菌体 2 倍宽的多糖荚膜。该菌对中枢神经系统有亲和性，可播散至中枢神经系统致脑膜炎。继发感染累及的眼部表现有斜视、上睑下垂、视盘水肿、视神经视网膜炎、转移性眼内炎、玻璃体视网膜炎、脉络膜视网膜炎等。

第四节　病　　毒

病毒（virus）属非细胞型微生物，在自然界分布广泛，可在人、动物、植物、昆虫、真菌和细菌中寄居并引起感染。病毒与人类疾病的关系极为密切，人类的传染病约 75% 是由病毒引起的。病毒可侵犯眼睑、结膜、角膜、葡萄膜、视网膜、视神经，也可感染中枢神经系统、末梢神经、感觉神经后累及眼部。

一、病毒的传播途径

病毒主要通过皮肤和黏膜（呼吸道、消化道或泌尿生殖道）传播，即水平传播（horizontal transmission）；也可通过胎盘、产道传播，即垂直传播（vertical infection）。病毒可在侵入部位引起局部感染，也可通过淋巴、血流、神经到达机体的其他部位引起全身感染。另外，全身性病毒感染常累及眼部。

二、病毒感染的类型

机体感染病毒后，可表现出不同的临床类型。依据有无症状，可分为显性感染（病毒感染后出现明显临床症状）、隐性感染（病毒感染后无临床症状）。依病毒在机体内感染过程、滞留的时间及出现临床症状的长短，病毒感染又分为急性感染和持续性感染。持续性感染是病毒感染的重要类型，大致分为：慢性感染、潜伏性感染和慢发病毒感染。潜伏性感染是眼科某些病毒常见的病毒感染类型，它是指经急性或隐性感染后，病毒基因组潜伏在特定组织或细胞内，但并不能产生有感染性的病毒体，此时用常规方法不能分离出病毒，在某些条件下病毒可被激活而急性发作，并可检测出病毒的存在。慢发病毒感染为慢性发展进行性加重的病毒感染，较为少见但后果严重。

笔记

三、眼科常见的病毒

（一）脱氧核糖核酸病毒

1. 疱疹病毒科病毒　疱疹病毒是一群中等大小、有包膜的 DNA 病毒。眼科常见的有单纯疱疹病毒、水痘 - 带状疱疹病毒、巨细胞病毒和 EB 病毒等。疱疹病毒的特点有：①病毒体球形，直径 120～200nm，球形核心为线状 DNA 双螺旋。核心外有蛋白质衣壳，由 162 个空心壳粒组成立体对称 20 面体，核心与衣壳合称核衣壳，其外有脂蛋白双层外膜；②病毒在敏感细胞的核内复制组装，形成核内包涵体；③病毒感染宿主细胞后可表现为显性感染、潜伏性感染和整合作用；④病毒在感染细胞核内复制组装，成熟时以出芽方式通过宿主细胞核膜获外膜，经胞浆排出到细胞外。按病毒的生物学特性及核酸 DNA 限制性内切酶的切割位点不同，疱疹病毒科病毒分为 α、β、γ 三个亚科。α 亚科以单纯疱疹病毒、水痘 - 带状疱疹病毒为代表，感染宿主范围广，复制周期短，有较高的致细胞病变的作用，常在感觉神经节内潜伏；β 亚科以巨细胞病毒为代表，感染宿主范围窄，复制周期长，致细胞病变作用弱，常在唾液腺和其他组织内潜伏；γ 亚科以 EB 病毒为代表，感染宿主范围窄，复制速度与致细胞病变不同，常侵犯淋巴细胞、淋巴母细胞致隐性感染，潜伏于淋巴组织，与肿瘤有密切关系。

（1）单纯疱疹病毒（herpes simplex virus, HSV）：具有典型的疱疹病毒的形态和结构。其基因组由两个互相连接的长片段（L）和短片段（S）双股线状 DNA 组成。HSV 有两种血清型，即 HSV-1 和 HSV-2。大多数眼部感染都是由 HSV-1 型所引起，HSV-2 型的感染部位主要是生殖器，偶尔也引起眼部感染。

眼、面部原发感染时，病毒沿三叉神经进入轴突，通过轴浆逆向流动到三叉神经节或经交感神经到上颈神经节，此时神经节匀浆可分离出病毒。机体体液抗体出现后神经节内病毒则进入潜伏状态，病毒 DNA 整合到神经元细胞的 DNA 内或呈环状，以亚病毒形式长期潜伏，普通培养不能分离出病毒。各种理化因素可诱发潜伏病毒活化，被激活的潜伏病毒沿轴浆到达该神经支配的相应部位，活跃复制，临床复发。潜伏感染是疱疹复发的主要根源，感冒、发热、日晒、外伤、过劳、精神紧张、使用激素等常为单纯疱疹复发的诱因。

HSV 常侵犯皮肤、黏膜、脑、感觉神经等，引起多种眼病如眼睑、睑缘单纯疱疹、急性滤泡性结膜炎、角膜结膜炎、星状、树枝状、地图状角膜炎、盘状角膜炎、基质角膜炎、角膜色素炎、虹膜睫状体炎、视网膜脉络膜炎等。其中单纯疱疹性角膜炎多次复发恶化，严重者可失明。HSV 可以从三叉神经节沿轴浆流到达角膜，或从角膜基质细胞直接活化形成复发感染。目前的基础研究证明，角膜潜伏感染的理论是正确的。现代研究证明，角膜基质细胞胚胎起源于神经嵴，具有神经嵴源性，在一定条件下可以转化为神经前体细胞，角膜基质细胞的异质性决定了它也可以形成潜伏感染的特征。不同病毒株对角膜致病性不同，含糖蛋白量多，抗原性强的毒株常致角膜基质坏死性炎症，而缺乏胸苷激酶的毒株致病力低。

实验室诊断：①病毒分离：采集标本，将标本接种于人羊膜、人胚肾或兔肾细胞等易感细胞进行分离病毒；②快速诊断：HSV 感染的早期诊断对及时治疗有很大意义，特别是对疱疹性角膜炎病人尤为重要。用电镜直接检查水疱液及组织标本中的 HSV 病毒颗粒，有典型的疱疹病毒形态；用免疫荧光技术、免疫酶技术等检查疱疹病损基底部细胞；用核酸杂交或 PCR 方法检测标本中 HSV、DNA 进行诊断；③血清学试验：对原发感染有诊断意义。感染后 5 日 IgM 抗体首先出现，表明近期感染。10 日开始出现 IgG 抗体。取血清作补体结合试验、中和试验、酶联免疫吸附试验检测抗单纯疱疹病毒抗体滴度升高 4 倍以上有诊断意义。

（2）水痘 - 带状疱疹病毒（varicella-zoster virus, VZV）：病毒感染后，因机体免疫状态不同，临床表现水痘或带状疱疹两种疾病。病毒的形态、结构与其他疱疹病毒相似，但核酸基因组缺少重复区，DNA 含量较少，只有一个血清型，和单纯疱疹病毒血清学反应有一些交义。

笔记

病毒可通过上呼吸道分泌物、飞沫传播，传染性强。原发感染后，病毒潜伏于脊神经后根神经节、脑神经的感觉神经节内，可终生携带病毒。发病高峰年龄常在 60～90 岁，一般无易感因素。但以下因素可能是诱因：HIV 感染、手术外伤、长期应用免疫抑制剂等。眼部带状疱疹为潜伏在三叉神经半月神经节或三叉神经眼支的水痘 - 带状疱疹病毒活化后导致三叉神经眼支的急性感染，主要沿额神经、泪神经、鼻睫状神经支达该神经支配的皮肤、眼及其附属器。病变可表现为单侧额、眼睑、睑缘带状疱疹、急性卡他性、滤泡性结膜炎、虹膜睫状体炎、继发性青光眼、视神经炎、眼内、外肌麻痹、神经营养性角膜炎等。另外，带状疱疹病毒还通过眶上神经和滑车神经累及神经分布的组织。因此，带状疱疹病毒感染并发症是多样的，可包括眼睑瘢痕收缩、上睑下垂，以及从结膜到视网膜和球后视神经的炎症。

（3）巨细胞病毒（cytomegalovirus，CMV）：巨细胞病毒形态、结构与单纯疱疹病毒相似。巨细胞病毒对宿主或组织培养细胞有严格的种特异性，人巨细胞病毒只能在人成纤维细胞内增殖。该病毒感染人群普遍，绝大多数为隐性、持续性感染。原发感染后病毒潜伏在分泌腺、淋巴细胞、肾小管细胞等处，通过密切接触、输血、器官移植等水平传播。围产期感染该病毒可致新生儿巨细胞包涵体病。眼部表现为巨细胞病毒性视网膜炎、视网膜脱离、葡萄膜炎、角膜内皮炎。先天性巨细胞病毒感染者眼部可表现为小眼球、无眼球、角膜混浊、白内障、视神经乳头发育不全或缺损、视神经萎缩、葡萄膜炎、虹膜周边前粘连、视网膜脉络膜炎。

（4）EB 病毒（Epstein-Barr virus，EBV）：EB 病毒是最先从 Burkitt 淋巴瘤中分出的 DNA 病毒。其形态、结构、复制等与其他疱疹病毒相似，但有嗜淋巴细胞特性，一般细胞培养病毒不生长。EB 病毒所致的眼病有急性滤泡性结膜炎、上巩膜炎、虹膜睫状体炎、泪腺炎、视神经炎、脉络膜视网膜炎等。

2. 腺病毒（adenovirus）　腺病毒核心为线状双链 DNA，外壳有 252 个壳粒组成 20 个等边三角形的立体对称 20 面体，无外膜。电子显微镜下病毒呈晶格状排列。用核酸杂交法检测腺病毒有 47 个血清型。病毒对温度耐受范围较广，4℃ 可存活数周，室温中存活 1 周以上，56℃ 下 5 分钟灭活。对理化因素抵抗力较强，紫外线照射 30 分钟灭活。

病毒传染性强，通过飞沫、眼分泌物、污染的水、物接触传播，可致急性显性感染或亚临床感染，常在易感人群中造成暴发流行或全年散发病例。腺病毒性角结膜炎主要表现为两大类型，即流行性角结膜炎和咽结膜热。流行性角结膜炎是由腺病毒 8、19、29 和 37 型腺病毒引起的一种强传染性的接触性传染病，症状表现为急性结膜炎后伴随角膜炎。咽结膜热是由腺病毒 3、7、14 型引起的一种表现为急性滤泡性结膜炎伴有上呼吸道感染和发热的病毒性结膜炎。腺病毒常通过被病毒污染的医务人员的手、医疗器械，特别是眼压计、前房角镜、诊疗物品如手电筒、滴眼液等在医务人员和眼病病人间交叉感染，甚至造成流行。

3. 人乳头状瘤病毒（human papillomavirus）　属乳头状瘤多瘤空泡病毒科，是小 DNA 病毒。衣壳为立体对称 20 面体，有 72 个壳粒，无外膜。人乳头瘤病毒仅感染人类，在皮肤、黏膜上皮一定分化程度的角蛋白细胞内繁殖，在基底层细胞内潜伏。按酶谱 DNA 序列分析，有很多个分型，常见的为 1～4 型。通过直接接触可引起慢性感染，因此，皮肤、黏膜损伤是造成感染的重要因素。病毒可致眼睑疣、睑缘疣、结膜、角膜缘乳头瘤，常伴有慢性卡他性结膜炎、点状角膜上皮剥脱。

（二）核糖核酸病毒

1. 肠道病毒 70 型（enterovirus type 70）**和柯萨基病毒 A24**（Coxsackievirus A24）　肠道病毒 70 型和柯萨基病毒 A24 同为 1969 年以来世界性暴发流行新型急性出血性结膜炎的病原体。属微小核糖核酸病毒科。病毒呈球形，直径 22～36nm。基因组为单链 RNA，外壳由 60 个亚单位组成对称 20 面体。无外膜。两种病毒均可致急性出血性结膜炎，以潜伏期短、

笔记

发病急、暴发流行为特点。病毒的传染性极强，人群各年龄组普遍易感，以青壮年发病率最高，多于夏秋季流行。病毒通过泪液、眼分泌物传播。接触污染是主要传播方式。通过被病毒污染的物品、水和手，或通过医务人员传播，在家庭、学校、工作单位、游泳池等公共场所扩大蔓延，很快引起社会大范围流行。流行后人群血清中和抗体增高，相当时间内有一定免疫力。

2. 腮腺炎病毒（mumps virus）　腮腺炎病毒属副黏液病毒科，为 RNA 病毒。病毒体球形，直径 100~200nm。基因组为单链 RNA，核蛋白核心含 S 抗原，核壳呈螺旋形对称结构。通过唾液、飞沫传播。病毒播散到眼及其附属器时可表现为泪腺炎、滤泡性结膜炎、盘状角膜炎。偶致虹膜炎、巩膜炎、一过性眼压异常。脑炎使第Ⅲ、Ⅳ、Ⅵ脑神经受累时则出现眼内、外肌麻痹，瞳孔反应异常，注视麻痹等体征。少数神经炎后可继发视神经萎缩。

3. 麻疹病毒（measles virus）　麻疹病毒属副黏液病毒科，为单链 RNA 病毒。球形，直径 120~250nm。核壳螺旋形对称盘绕，外为含脂类的外膜，表面有放射状排列的小突起。病毒只有一个血清型。人为其唯一的自然宿主，通过呼吸道飞沫传播或经泪液、结膜分泌物传播，经结膜进入局部上皮细胞，有高度的传染性。麻疹前驱期、皮疹早期常表现为卡他性结膜炎、上皮性结膜角膜炎。

4. 风疹病毒（rubella virus）　风疹病毒属披膜病毒科，为单链 RNA 病毒。球形或椭圆形，直径 50~70nm。核壳呈立体对称 20 面体，外为脂蛋白外膜。人为风疹病毒的重要宿主，通过呼吸道传播，尿液、泪液、咽、结膜分泌物也可分离出病毒。该病毒有很大的致畸作用，可抑制受染细胞的有丝分裂，致染色体断裂，影响细胞增殖。妊娠妇女感染风疹时，在病毒血症期病毒可通过血胎屏障感染发育中的胚胎，导致器官发育障碍称先天性风疹综合征（congenital rubella syndrome）。特征性眼部病变为先天性白内障和视网膜病变，其他如小眼球、小角膜、先天性角膜混浊、角膜水肿、虹膜发育不良、慢性虹膜睫状体炎、葡萄膜炎、先天性青光眼、牛眼、重度屈光不正、弱视、眼球震颤、眼球运动异常、斜视、皮质盲、视神经萎缩等。

5. 人类免疫缺陷病毒（human immunodeficiency virus，HIV）　HIV 是人类获得性免疫缺陷综合征（acquired immunodeficiency syndrome，AIDS）的病因。病毒为单链 RNA 病毒，呈圆或椭圆形，直径 80~110nm。基因组为单链 RNA。HIV 对热敏感，对干燥敏感。75% 乙醇、过氧化氢等均可灭活病毒。有两个血清型，即 HIV-1 和 HIV-2，两型核酸同源性为 40%。HIV 通过性接触、静脉注射、输血等方式传播。

病毒感染眼部表现视网膜棉绒斑，视网膜、球结膜微血管异常，缺血性黄斑病变，注视麻痹，眼内、外肌麻痹，视乳头水肿，视神经炎，视神经萎缩等。HIV 感染并伴有眼部条件致病微生物感染有巨细胞病毒性视网膜炎、弓形虫视网膜脉络膜炎、眼带状疱疹、重症单纯疱疹性角膜炎、白色念珠菌性脉络膜视网膜炎、新型隐球菌性脉络膜视网膜炎、鸟形分枝杆菌性脉络膜视网膜炎等。AIDS 病人的眼部恶性肿瘤多为卡氏肉瘤、眼窝淋巴瘤。

6. SARS 病毒　是一种新型的冠状病毒，变异性极强。该病毒可通过眼结膜进入人体，隐形眼镜和普通的框架眼镜对其不具有防护作用。

第五节　其他眼科常见的病原生物

一、衣原体

衣原体（chlamydiae）为专性细胞内寄生，介于细菌和病毒之间。特点为：①兼有 DNA、RNA 两种类型核酸；②有独特的发育周期，类似细菌二分裂繁殖，在受感染细胞胞浆内形

笔记

成包涵体;③有黏肽组成的细胞壁,含胞壁酸;④有核蛋白体及酶系统,但缺乏代谢能量,必须在真核细胞内依靠细胞代谢中间产物寄生繁殖;⑤革兰氏染色阴性,大小为 0.2~0.5μm;⑥对多种抗生素敏感。其主要的传播途径有眼 - 眼、眼 - 手 - 眼、性接触传播等。衣原体所致的疾病主要有沙眼、包涵体结膜炎、泌尿生殖道感染、性病淋巴肉芽肿等。其中,沙眼是由沙眼生物型 A、B、Ba 和 C 血清型引起的一种慢性传染性结膜角膜炎。包涵体性结膜炎是 D~K 型沙眼衣原体引起的一种通过性接触或产道传播的急性或亚急性滤泡性结膜炎。机体的天然免疫力在抗衣原体免疫中具有一定作用,而衣原体感染机体后可诱发产生特异性的体液免疫和细胞免疫,但保护性都不强,维持时间也短,故常造成衣原体的持续感染、反复感染和隐性感染。

二、螺旋体

螺旋体是细长柔软的螺旋状或波状单细胞微生物。细胞壁薄,细胞壁与圆柱状菌体细胞之间有轴丝,轴丝屈曲收缩,螺旋体能自由运动。通过二分裂繁殖。体外黏多糖层可保护螺旋体抵抗吞噬。螺旋体对皮肤、胎盘、脐带、主动脉等黏多糖含量较高的组织更有亲和性。对理化因素抵抗力弱,对干燥、热、冷均敏感,但在潮湿状态下其感染性能保持 12~24 小时。螺旋体不易着色,镀银染色呈棕黑色。能引起眼病的螺旋体有梅毒螺旋体等。

(一)梅毒螺旋体(treponema pallidum)

梅毒螺旋体是性病梅毒的病原体。菌体纤细,两端尖直,大小为 5~20μm×0.09~0.18μm。有 8~14 个规则而呈锐角弯曲的螺旋,旋距 1μm。自然情况下,梅毒螺旋体仅感染人类,通过性接触传播或经胎盘感染胎儿。获得性或先天性梅毒皆可表现多种眼病,如基质性角膜炎、虹膜炎、巩膜炎、玻璃体炎、睫状体或脉络膜梅毒瘤、视神经视网膜炎等。神经梅毒常表现 Argyll Robertson 瞳孔。

(二)伯氏包柔螺旋体(Spirocheta Borrelia burgdorferi)

菌体细长,大小 5~20μm×0.2~0.5μm。有 3~8 个浅而不规则形波状螺旋,有 4~8 根内在性轴鞭毛,运动活跃。革兰氏染色阴性,Giemsa 染色为紫红色,镀银染色着染。

病原学诊断为:①皮疹或黏膜病灶处取材,暗视野光学显微镜下检查螺旋体,房水、玻璃体取材,荧光抗体染色后荧光显微镜检查;②血清学试验为最常用的实验室诊断方法,非螺旋体抗原试验(如玻片微量絮状试验 VDRL)用于筛查,螺旋体抗原试验如荧光密螺旋体抗体吸收试验(FTA-ABS)、梅毒螺旋体血凝试验(TPHA)、梅毒螺旋体制动试验(TPI)、梅毒螺旋体补体结合试验(TPCFT)等检查特异性抗体,用于最后确诊。梅毒螺旋体对青霉素、头孢菌素等药物敏感。

三、棘阿米巴属

棘阿米巴(acanthamoeba)为可致病的自由生活阿米巴原虫,是一种寄生虫,在自然界中普遍存在。生活史有滋养体和包囊两个阶段。适宜环境下滋养体呈形状不定的长椭圆形,大小为 10~45μm,无鞭毛,以伪足缓慢移动,表面伸出多数棘状突起。滋养体以细菌为食物,为需氧代谢,繁殖方式为二分裂繁殖。环境不适宜时则脱水变小,分泌生成厚的囊壁,形成圆形或卵圆形包囊。包囊的抵抗力强,20℃干燥情况下可存活 1 年,适宜环境下再恢复滋养体形态。棘阿米巴对一般抗菌药物、氯化物、化学消毒剂、H_2O_2 等均不敏感。包囊可被空气尘土或蝇类携带传播。

致病性阿米巴为条件致病,在患慢性病、免疫低下、合并细菌感染时易侵入人体,摄取人体内物质作为营养而致病。角膜轻微外伤后接触污染棘阿米巴的池水、泉水、海水、自来水或污物后,阿米巴即可通过上皮缺损处侵入致病。软角膜接触镜用系列物品容易污染革

笔记

兰氏阴性杆菌和棘阿米巴,特别是生理盐水启封后长期使用时尤甚。近年来,各种类型的角膜接触镜普遍应用,在某种程度上拓宽了棘阿米巴的感染途径,提高了感染率。

病原学检查常用病灶刮片,染色方法包括 Giemsa、PAS、HE 染色等,光学显微镜检查滋养体、包囊。培养棘阿米巴用非营养琼脂(Page 培基),表面覆以活的或加热已灭活的大肠埃希菌菌液。接种标本后湿房密封培养 2～5 天,随后镜检原虫滋养体、包囊。必要时浅层角膜切除或环钻活检。接触镜用物品的棘阿米巴培养常可辅助诊断。此外,活体共聚焦显微镜检查是一种无创且有效的检测方法,有助于早期诊断,尤其是对角膜刮片、细胞学分析和原虫培养呈阴性的病例可进行反复检查。将分子生物学方法应用于棘阿米巴感染的诊断,使病原体的早期、快速、精确检出成为可能。

四、鼠弓形体

鼠弓形体(toxoplasma gondii)属球虫目原虫,是人兽共患的寄生虫。急性感染 2～3 周后,随着宿主体液、细胞免疫的出现,速殖子形成圆形或卵圆形包囊。包囊直径 10～60μm,弹性囊壁内含多数较小的缓殖子,多见于骨骼肌、脑、视网膜及其他组织细胞内。

正常人对弓形体有较强自然免疫力,多为隐性感染,不表现症状,当免疫缺陷、免疫低下时表现为急性、慢性或复发性弓形虫病。全身发病多表现为皮疹、脑脊髓炎、淋巴结炎等。眼弓形虫病为弓形虫进入视网膜血流,寄居毛细血管内皮,再侵入视网膜引起视网膜脉络膜炎、视网膜动脉周围炎,或致葡萄膜炎、玻璃体炎、渗出性视网膜脱离、继发性青光眼、视神经萎缩等。孕妇妊娠期间感染弓形虫,虫血症期虫体可经胎盘可感染胎儿。先天弓形虫病可表现为脑脊髓炎、精神运动障碍、脑钙化灶、脑积水、视网膜脉络膜炎、小眼球、眼球震颤、虹膜睫状体炎、视神经炎、斜视、眼球萎缩等。

急性感染期取脑脊液、血液、房水、视网膜下液涂片染色后显微镜检查滋养体、假包囊。可用荧光抗体染色法检查虫体,或用标本接种小鼠分离弓形虫。血清学试验包括间接血球凝集试验、间接荧光抗体试验、微量乳胶凝集试验、酶联免疫吸附试验、补体结合试验等。

第六节　消毒与灭菌

微生物极易受外界条件的影响。若环境适宜,生长繁殖极为迅速;若环境变化剧烈,微生物的生长则会因代谢障碍受到抑制,甚至死亡。根据此特性,可采用多种物理、化学或生物学的方法来抑制或杀灭环境中的病原生物,以切断传播途径,从而控制污染、感染或消灭传染病。另外,眼科手术室等为防止微生物的污染或医院内获得性感染(hospital acquired infection),也需杀灭物品或器械上的微生物。以下术语常用于表示物理或化学方法对微生物的杀灭程度。

消毒(disinfection)指用化学、物理、生物的方法杀灭或者消除环境中的病原生物。消毒所用的试剂称为消毒剂(disinfectant)。一般消毒剂在常用浓度下,只对细菌的繁殖体有效,对其芽孢则需提高消毒剂浓度及延长作用时间。

灭菌(sterilization)是杀灭物体上所有微生物的方法。灭菌比消毒要求高,包括杀灭细菌芽孢在内的全部病原生物和非病原生物。

抑菌(bacteriostasis)指抑制体内或体外细菌的生长繁殖。常用抑菌剂(bacteriostatic agent)为各种抗生素,可在体内抑制细菌的繁殖,或在体外用于抑菌试验以检测细菌对抗生素的敏感性。

防腐(antisepsis)指防止或抑制体外细菌生长繁殖的方法,细菌一般不死亡。同一种化学药品在高浓度时为消毒剂,低浓度时常为防腐剂。

二维码 6-1
视频　眼科手术器械消毒

二维码 6-2
视频　手术人员的术前准备——眼科手术的无菌操作(以白内障手术为例)

笔记

无菌（asepsis）意为不存在活的微生物。防止细菌进入人体或其他物品的操作技术，称为无菌操作。例如眼科手术时须防止细菌进入创口，微生物学实验中要注意防止污染和感染。

一、物理消毒灭菌法

消毒与灭菌的方法一般可分为物理学方法和化学方法两大类。用于消毒灭菌的物理因素有热力、紫外线、电离辐射、超声波、滤过、干燥及低温等。

（一）热力灭菌法

高温对细菌具有明显的致死作用，因此最常用于消毒与灭菌。多数无芽孢细菌经 55～60℃作用 30～60 分钟后死亡。湿热 80℃经 5～10 分钟可杀死绝大部分细菌繁殖体、真菌。细菌芽孢对高温有很强的抵抗力，例如炭疽芽孢杆菌的芽孢，耐受 5～10 分钟的煮沸，而肉毒梭菌的芽孢则需煮沸 3～5 小时才死亡。

热力灭菌法分干热灭菌和湿热灭菌两大类，相同温度下，后者效力较前者大。这是因为：①湿热中细菌菌体蛋白较易凝固；②湿热的穿透力比干热大；③湿热的蒸气有潜热存在，水由气态变为液态时释放的潜热，可迅速提高被灭菌物体的温度。

1. 干热灭菌法　干热的杀菌作用是通过脱水干燥和大分子变性而实现的。一般细菌繁殖体在干燥状态下，80～100℃经 1 小时即被杀死。芽孢则需经 160～170℃ 2 小时才死亡。焚烧、干烤、红外线等属于干热灭菌法。在紧急情况下，金属器械的灭菌可用火烧法，将金属器械置于搪瓷或金属盒中，倒入少量 95% 乙醇，点火直接燃烧 1～2 分钟可达到灭菌效果。但此法常使锐利器械变钝，又能使机械失去光泽，一般不宜应用。但可应用于销毁乙肝、破伤风、气性坏疽和铜绿假单胞菌感染等病人使用的一些物品。

2. 湿热灭菌法

（1）巴氏消毒法：用较低温度杀灭液体中的病原菌或特定微生物，而仍保持物品中所需的不耐热成分不被破坏的消毒方法。目前主要用于牛乳等的消毒，有两种方法：一是 62℃加热 30 分钟；另一为 71.7℃经 15～30 秒，今广泛采用后者。

（2）煮沸法：在一个大气压下，水的煮沸温度为 100℃，并持续 15～20 分钟，可杀灭一般细菌，而其芽孢常需煮沸 1～2 小时才被杀灭。此法常用于消毒食具、刀剪、注射器等。水中加 2% 碳酸钠，既可提高沸点达 105℃，促进芽孢的杀灭，又可防止金属器皿生锈。高原地区因气压降低，水的沸点降低，为了达到灭菌目的，海拔高度每增高 300m，灭菌时间应延长 2 分钟。

（3）高压蒸汽灭菌法：是一种最有效的灭菌方法。在 100kPa 压力下，温度 120℃时的饱和蒸汽可在 13 分钟内破坏所有植物性细菌和大多数抗药性干芽孢。在 104.0～137.3kPa、温度达 121～126℃并维持 30 分钟时，即能杀死包括具有顽强抵抗力的细菌芽孢在内的一切微生物，而目前广泛应用的脉动真空压力蒸汽灭菌器可使灭菌时间显著缩短。物品经高压灭菌后，包内无菌状态可保持两周。高压蒸汽灭菌法多用于能耐高温的物品，如金属器械、玻璃、搪瓷、敷料、橡胶制品及部分药品等的灭菌。

（二）辐射杀菌法

1. 紫外线　波长 240～300nm 的紫外线（包括日光中的紫外线）具有杀菌作用，其中以 265～266nm 的杀菌作用最强，这与 DNA 的吸收光谱范围一致。紫外线穿透力较弱，普通玻璃、纸张、尘埃、水蒸气等均能阻挡紫外线，故只能用于手术室、传染病房、无菌实验室的空气消毒，或用于不耐热物品的表面消毒。杀菌波长的紫外线对人体皮肤、眼睛有损伤作用，使用时应注意防护。

2. 电离辐射　包括高速电子、X 射线和 γ 射线等。在足够剂量时，对各种细菌均有致死作用。其机制在于产生游离基，破坏 DNA。电离辐射常用于大量一次性医用塑料制品的

笔记

消毒,亦可用于食品的消毒,且不破坏其营养成分。

3. 微波 是一种波长为 0.001～1m 的电磁波,可穿透玻璃、塑料薄膜与陶瓷等物质,但不能穿透金属表面。消毒中常用的两种微波为 2450MHz,多用于实验室用品、非金属器械、无菌病室的食品食具、药杯及其他用品的消毒。

（三）滤过除菌法

滤过除菌法使用物理阻留的方法将液体或空气中的细菌、真菌除去,以达到无菌目的,但不能除去病毒和支原体。所用器具是滤菌器,滤菌器有微细小孔,只允许液体或气体通过,大于孔径的细菌、真菌等颗粒则不能通过。滤过法主要用于一些不耐高温灭菌的血清、毒素、抗生素以及超净工作台与层流室空气等的除菌。滤菌器的除菌性能,与滤器材料的特性、滤孔大小、静电作用等因素有关。滤菌器的种类很多,目前常用的有薄膜滤菌器、素陶瓷滤菌器、石棉滤菌器(亦称 Seitz 滤菌器)、玻璃滤菌器等。

（四）超声波杀菌法

不被人耳感受的、高于 20kHz/s 的声波称为超声波。超声波可裂解多数细菌,尤其是革兰氏阴性菌更为敏感,但往往有残存活菌。目前超声波主要用于粉碎细胞,以提取细胞组分或制备抗原等。

（五）干燥及低温抑菌法

1. 干燥 有些细菌的繁殖体在空气中干燥会很快死亡,例如脑膜炎奈瑟菌、淋病奈瑟菌、梅毒螺旋体等。但有些细菌的繁殖体抗干燥能力较强,如溶血性链球菌在尘埃中存活25 天,结核分枝杆菌在干痰中数月不死。芽孢的抵抗力更强,如炭疽芽孢杆菌的芽孢耐干燥 20 余年。干燥法主要用于保存食物,浓盐或糖渍食品可使菌体内水分溢出,造成生理型干燥,使细菌的生命活动停止,因而可防止食物变质。

2. 低温 低温状态下细菌的新陈代谢减慢,而当温度回升至适宜范围时,又能恢复生长繁殖,故低温常用作保存细菌菌种。低温保存细菌时,温度必须迅速降低,否则可致细菌死亡。冷冻时加入甘油、血清等保护剂可使细菌存活数增多。冷冻保存的细菌在解冻时,对其亦有损伤作用,为避免解冻时对细菌的损伤,可在低温状态下真空抽去水分,此法称为冷冻真空干燥法(lyophilization)。该法是目前保存菌种的最好方法,一般可保存微生物数年至数十年。

二、化学消毒灭菌法

许多化学药物能影响微生物的化学组成、物理结构和生理活动,从而发挥防腐、消毒甚至灭菌的作用。消毒防腐剂对人体组织与病原生物无选择性,吸收后对人体有害,只能外用或用于环境的消毒。

（一）消毒剂的主要种类

根据消毒剂杀灭微生物作用的强弱分类。

（1）高效消毒剂:可以杀灭一切微生物,包括细菌芽孢。如戊二醛、甲醛、环氧乙烷、过氧乙酸等。适用于不能耐受热力灭菌,但要进入人体内部的物品,如内镜、塑料外科器材等的消毒。

（2）中效消毒剂:能杀灭除细菌芽孢以外的微生物,包括细菌的繁殖体、多数病毒和真菌。如乙醇、酚类、含氯消毒剂、碘伏等。

（3）低效消毒剂:能杀灭细菌繁殖体和亲脂性病毒,对真菌也有一定作用,但不能杀灭细菌芽孢、结核分枝杆菌和亲水性病毒。如苯扎溴铵、氯己定等。

（二）消毒剂的应用

化学气体灭菌法适用于不耐高温、湿热的医疗材料的灭菌,如电子仪器、光学仪器、内

笔记

镜及其专用器械、心导管、导尿管及其他橡胶制品等物品。目前主要采用环氧乙烷气体灭菌法、过氧化氢等离子体低温灭菌法和甲醛蒸汽灭菌法等。使用方法如下：

1. 环氧乙烷气体法 气体有效浓度为450～1200mg/L，灭菌室内温度为37～63℃，需持续1～6小时能达到灭菌要求。物品以专用纸袋密封后放入灭菌室，灭菌的有效期为半年。

2. 过氧化氢等离子体低温法 该方法的原理是在灭菌设备内激发产生辉光放电，以过氧化氢为介质，形成低温等离子体，发挥灭菌作用。过氧化氢作用浓度为>6mg/L，温度为45～65℃，时间为28～75分钟，灭菌前物品应充分干燥。

3. 低温甲醛蒸汽法 有效气体浓度为3～11mg/L，灭菌温度为50～80℃，灭菌时间为30～60分钟。

环氧乙烷和甲醛蒸汽法处理后残留气体的排放，不能采用自然挥发，而应用设备专用的系统排放。

4. 药液浸泡法 锐利手术器械、内镜等还可以采用化学药液浸泡达到消毒目的。目前临床上大多采用2%中性戊二醛作为浸泡液，30分钟达到消毒效果，灭菌时间为10小时，用于消毒的其他品种浸泡液包括10%甲醛、70%乙醇、1∶1000苯扎溴铵和1∶1000氯己定等。

此外，眼科手术多采用0.5%碘伏对病人的皮肤进行消毒。碘伏为碘表面活性剂聚乙烯吡酮的定型结合物。表面活性剂起载体与助溶剂作用。医用碘伏的浓度1%～10%不等，碘伏的含碘量为8.5%～12%，0.5%～1%碘伏的外消毒作用相当于2.5%的碘酒，可直接用在皮肤、黏膜和伤口上，对芽孢有杀菌作用，对真菌有抑制作用。

（张劲松）

二维码6-4
扫一扫,测一测

参 考 文 献

1. 赵堪兴,杨培增. 眼科学. 第8版. 北京:人民卫生出版社,2013.

2. 葛坚,王宁利. 眼科学. 第3版. 北京:人民卫生出版社,2015.

3. 郭晓奎. 病原生物学. 第2版. 北京:科学出版社,2012.

4. 李凡,徐志凯. 医学微生物学. 第8版. 北京:人民卫生出版社,2013.

5. 陈孝平,汪建平. 外科学. 第8版. 北京:人民卫生出版社,2013.

6. 谢立信. 临床角膜病学. 北京:人民卫生出版社,2014.

第 七 章

眼的临床病理学基础

本章学习要点

- 掌握：眼病理诊断描述。
- 熟悉：眼病理组织学特点。
- 了解：眼病理标准制作方法。

关键词 组织 病理 图像

二维码 7-1
视频 眼科
病理标本制
作流程

病理学是一门研究疾病发生机理的学科，其研究对象为疾病过程中，受累细胞、组织形态学及结构的异常。疾病和创伤造成的眼部的病理变化，一方面取决于损伤的程度，另一方面取决于眼组织对损伤的反应、修复能力及眼部受伤组织、细胞的生物学特性。眼组织对外来影响的反应和修复能力依赖于个体的机能状态，比如，正常人眼球受到钝挫伤时可能引起轻微的前房反应或房角后退，但是在有出血倾向的人可能引发眼球内出血。而同样力量的钝挫伤作用于角膜移植术后的眼球时，则可能引起角膜破裂。又如，黑色人种皮肤鳞状细胞癌的发生率比其他人种低，是由于他们皮肤中含有大量黑色素，可以阻挡紫外线对皮肤的过度损伤。

眼部病理学同病理学的其他分支一样，是依赖图像研究方法为依据的科学，但仅凭对标本图像的肉眼观察和组织学检查只能反映疾病发展的某一个特定瞬间。因此，眼科病理学家还必须清楚的了解临床病史及治疗方案，保持与临床医生良好沟通，在理解疾病过程的同时结合图像进行分析，才能得出正确的病理学诊断。病理学是协助临床医生对疾病进行诊断的金标准，同时病理学技术也是医学形态学研究的最基本方法之一。

第一节　眼科病理学基本概念

学习眼科病理学，首先要有较好的组织学基础，正确地认识正常的眼组织、细胞结构，并掌握几个常见的病理学基本概念。

一、细胞和组织反应

不同的病因，如物理化学因素、炎症及缺血梗死等作用于眼部组织和细胞，导致组织细胞不同程度的损伤和反应。组织、细胞为了维持其功能，恢复原有状态，从而暂时性地或不可复性地表现出形态与结构的异常。

1. 肥大（hypertrophy） 指细胞或组织为适应环境或功能需要而发生体积增大。

角膜内皮细胞损伤后，其相邻细胞通过增加体积，填补空缺面积，代偿其功能，维持角膜透明性。

笔记

2. 增生（hyperplasia） 指细胞的良性繁殖、通过增多数量而使组织器官增大。当诱发原因去除后，增生即停止。外伤后晶状体上皮细胞可出现增生。

3. 坏死（necrosis） 是细胞或组织发生的不可逆的损害，表现为细胞或组织结构的液化、凝固、干酪样变、纤维素样坏死或坏疽。

细菌性角膜溃疡常造成角膜上皮细胞坏死。

4. 凋亡（apoptosis） 是细胞的一种程序性死亡，是细胞死亡的一种特殊形式。强光引起的视网膜色素上皮细胞死亡为凋亡。

5. 萎缩（atrophy） 指已经正常发育形成的细胞或组织减小了体积或数量。例如眼球萎缩。

6. 再生（regeneration） 是指被破坏组织的重建，由具有分裂能力的细胞完成。例如角膜上皮层。

7. 化生（metaplasia） 指已分化的细胞或组织转化成为另一种性质相似的分化细胞或组织。

晶状体上皮细胞受损伤刺激后化生为成纤维细胞，分泌胶原形成前囊下型白内障。

二、衰老

眼球与全身的组织器官一样，受人体自然寿命和环境因素的影响，其细胞功能逐渐衰退，我们称仅由于上述原因引起的眼组织细胞形态及机能的改变为衰老。

机体的老化对眼球各层结构均有影响。如角膜后弹力层随着年龄的增长而增厚，近周边部变性形成角膜老年环，周边部还可出现疣状突起，称为 Hassall-Henle 疣。巩膜在位于水平直肌止端的前缘常可以出现钙化斑。晶状体随着年龄的增加而变厚，晶状体核由于尿素的积累而呈黄色，最终形成老年性白内障。睫状肌细胞随年龄增长而减少，睫状突变得短粗，血管减少而纤维基质成分增加。玻璃体内出现液化腔、与视网膜分离。Bruch 膜也可出现钙化和碎裂。视网膜周边出现囊样变性等。与全身老年变化一致的眼部衰老还包括如睫毛变白、眼睑皮肤松弛等。

第二节 病理学基础

一、炎症

炎症是一种最常见的病理过程，是机体在各种有害因子作用下诱发的以防御为主的保护性反应。炎症的基本病理变化是血管充盈、组织水肿、渗出和细胞浸润。临床表现为红、肿、热、痛及机能障碍。

参与炎症反应的主要成分包括细胞及体液系统，如血液所含有的多形核白细胞、嗜酸嗜碱粒细胞，淋巴细胞类，巨噬细胞等；体液系统成分如补体系统，各类激肽及细胞因子等。

（一）炎症的诱因

1. 非感染性炎症 理化损伤、外伤、接触过敏源等引起眼部组织细胞反应。

2. 眼内或体内其他疾病引起眼部炎 如免疫系统疾病引起的炎症、晶状体皮质过敏性炎症、眼内肿瘤等引起的眼部组织细胞反应。

3. 感染性炎症 致病微生物对眼组织细胞侵袭引起的眼部组织细胞反应。

（二）炎症的阶段

1. 急性炎症 红、肿、热、痛及功能障碍肥大细胞释放组胺及浆细胞等释放细胞因子；同时小动脉痉挛、后扩张，白细胞贴壁，随着毛细血管通透性增加、血管内容渗出到周围组

笔记

织，免疫系统同时被激活。此时参与炎症的主要成分有：

（1）多型核粒细胞（polymorphonuclear，PMNs）：占循环（血管内）白细胞总数的50%～70%，是急性炎症中最常见细胞，依靠其吞噬功能及酶消化功能清除致病源物质。

（2）嗜酸性粒细胞（eosinophils）、嗜碱性粒细胞（basophils）和肥大细胞（mast cells）：有时会出现在急性炎症病灶内，尤其是当有寄生虫感染或过敏性炎症时，嗜酸细胞数量明显增加。肥大细胞释放组胺及细胞因子如前述。

（3）渗出物质：最先伴随的是浆液性渗出，部分蛋白物质自扩张的毛细血管渗出，继之为纤维素性渗出。当致病原强烈，组织细胞反应旺盛，并伴有较多量细胞坏死、溶解时，可能出现脓性渗出。

2. 亚急性炎症 症状及体征均没有急性炎症明显，炎症过程缓慢，主要参与的细胞除多型核白细胞外，加入了单核细胞（monocytes，MNs），单核细胞被视为继PMNs之后，炎症反应的二线细胞成分，它可以转化为巨噬细胞和组织细胞。PMNs和MNs共同作用，分泌溶菌酶，也造成组织细胞的破坏。当这些反应仍不能控制局面和帮助组织恢复时，常会在局部形成肉芽肿。

肉芽组织是主要由白细胞、增生的血管和成纤维细胞组成的团块。

3. 慢性炎症 又分为非肉芽肿性和肉芽肿性炎症。

（1）非肉芽肿性炎症：主要参与炎症的细胞成分有淋巴细胞和浆细胞。

（2）肉芽肿性炎症：由淋巴细胞和浆细胞参与的增殖性炎症，病灶中还包括有上皮样细胞（源于骨髓造血干细胞的单核-巨细胞家族）、炎性巨细胞（朗格汉斯细胞、异物巨细胞、Touton巨细胞等）。典型的肉芽肿性炎症如结核性肉芽肿等。

（三）眼部炎症的转归

眼部组织修复更多地取决于炎症的特性和程度，及组织的修复能力、可分化细胞的贮备，而不是引起炎症的原因。

1. 痊愈 病灶内水肿、渗出及细胞浸润消失，被破坏组织正常修复。

2. 瘢痕形成 如角膜组织的炎症性破坏可导致角膜变薄、透明度丧失形成白斑。如果角膜穿孔处被虹膜组织堵塞，则形成粘连性白斑。

3. 机化膜形成 如瞳孔可以由于炎性膜的覆盖形成瞳孔膜闭，晶状体外伤、皮质吸收后囊膜混浊。

4. 变性 如长期眼内炎症引起角膜前弹力层的钙化致角膜带状变性。

5. 萎缩 组织修复不良，如虹膜炎、青光眼急性发作后虹膜萎缩，视神经炎症后的视神经萎缩。

6. 神经胶质化 视网膜损伤后视网膜神经元被神经胶质细胞修复替代，功能丧失。

7. 窦道形成 如角膜穿孔后上皮组织长入使角膜穿孔不愈，前房不能形成，感染加重。

8. 组织坏死 组织细胞坏死、溶解，失去正常形态及结构，如脓肿形成，干酪样坏死等。

二、眼部细胞、组织修复

组织修复是一个复杂的生理过程，目的是恢复器官或组织的解剖和功能的完整性。以无菌性创伤为例，其引起的组织创伤反应包括：早期伤口部位的急性炎症反应，组织活性因子参与活化血小板及纤维蛋白原，使伤口邻近血管内血栓形成而止血，嗜中性粒细胞和液体进入细胞外间隙，随之伤口收缩，损伤组织碎屑被移去，肉芽组织（增殖的成纤维细胞、肌成纤维细胞及新生毛细血管）和新的血管形成，成纤维细胞开始产生胶原形成瘢痕。

创伤的愈合过程包括再生和修复。再生是细胞通过有丝分裂等形式扩增替代缺失的细胞，如角膜上皮细胞。参与修复的还有部分"稳定细胞"，这类细胞只有在被激活的情况下

笔记

才能进入细胞分裂周期，包括间充质干细胞、组织细胞和成纤维细胞，它们可以扩增并产生胶原等细胞外基质。修复是肉芽组织成熟为纤维化瘢痕的组织重建。

某些细胞由于其具有高度特异性，又不能进行有丝分裂，且到目前为止，人们也未能找到其干细胞的激动因子，如视网膜神经元和横纹肌细胞，故这些细胞损伤后只能由瘢痕组织替代。

创伤的大小、对邻近组织的损伤、污染等因素均会影响愈合。当创口边缘的组织紧密对合，只有少量的组织缺失（如手术伤口）则炎症反应轻微，纤维结缔组织形成的瘢痕是很小的。创伤组织越是复位至原来的解剖部位，其愈合越完全，功能恢复也越完善。如果创口的边缘不齐，组织缺损较大，瘢痕组织则需要缓慢地填充组织缺损造成的空间，功能恢复较差。

（一）眼组织的几种特殊修复方式

1. 角膜　角膜上皮细胞是有分裂能力的，浅表角膜缺损区可由增生的上皮细胞完全修复。当角膜受到全层的贯通创伤时，房水进入角膜基质，基质肿胀协助闭合伤口。上皮细胞继而活跃再生，修复角膜表面，封闭伤口，完成角膜的屏障功能；角膜基质的成纤维细胞被激活形成瘢痕，使基质层韧性增加；内皮细胞不能再生，但通过细胞肥大，扩大自体面积，移行填充内皮缺失部位，并分泌生成新的后弹力层，角膜伤口从而得到完全的修复。

2. 巩膜　巩膜主要由胶原组成，内部血管极少，少有成纤维细胞并偶有色素细胞。其特点是韧性大，弹性略差。当受到全层创伤如玻璃体切除手术时，自身细胞、组织反应轻微，通常需要巩膜表面的纤维血管组织或巩膜内侧的葡萄膜组织发生反应，细胞等成分进入巩膜的创口，提供参与修复的细胞与血管等最终形成巩膜瘢痕。

3. 虹膜　正常情况下虹膜、睫状体和脉络膜的基质和黑色素细胞不能再生，虹膜的创口不发生愈合反应。创伤发生后，虹膜组织会以萎缩或膜形成的形式进行修复。

4. 晶状体　晶状体前囊膜的细小裂缝可由邻近的晶状体上皮细胞增生、封闭。当炎症引发虹膜后粘连时，粘连部晶状体上皮在缺氧或低氧的情况下出现纤维化生，在囊膜下形成纤维斑。

5. 视网膜　视网膜神经元不能再生。当视网膜的神经感觉层和色素上皮层被破坏时，如炎症、外伤、手术、激光光凝治疗等情况下，视网膜神经元将由神经胶质细胞取代，形成萎缩区，称为视网膜胶质化。当 Bruch 膜受损，脉络膜成纤维细胞和新生血管可能会参与最终瘢痕的形成，并穿透 Bruch 膜进入视网膜下，形成脉络膜新生血管（choroidal neovascularization，CNV）。萎缩区近旁的视网膜色素上皮细胞常会出现反应性的增生。

（二）内眼手术创伤的非正常修复

1. 角膜全层切口的过紧缝合可以造成深部基质的坏死，从而影响伤口愈合。切口对位不良可以导致上皮细胞或纤维结缔组织向下长入伤口，甚至进入前房，造成虹膜周边前粘连。植入的上皮细胞可以在虹膜表面增殖形成植入性囊肿。如果玻璃体嵌入伤口，可以成为感染因素进入眼内的通道（外源性眼内炎），玻璃体的收缩牵拉还可引起黄斑囊样水肿，严重者发生视网膜脱离（Irrvin-Gass 综合征）。白内障囊外摘除手术后，残留的晶状体纤维经过变性或增殖，常在赤道部形成 Soemmerring 环，或在后囊表面形成 Elschnig 珍珠小体。

2. 青光眼滤过手术的目的则是希望做一个愈合不良的滤过性创口，如果因表层巩膜组织长入创口、形成瘢痕，发生正常的伤口愈合而关闭滤道，滤过手术便因此而失败，故抑制创口愈合是提高滤过性抗青光眼手术成功率的方法之一。抑制局部组织细胞炎症的药物或化学物质，控制手术区域的炎症反应，造成局部的窦道形成。

3. 穿透性角膜移植术后可出现植片混浊，通常没有明显的炎症细胞浸润，但角膜植片后表面有纤维组织形成，内皮细胞大量丧失，角膜基质高度水肿。当出现对供体植片的同种排斥反应时，角膜水肿并有明显的炎症细胞浸润和角膜周围血管侵入。

笔记

三、眼部创伤（非手术性创伤）

眼外伤可由机械力、物理力（如热力）、化学制剂、放射线等多种因素引发。眼部机械性外伤分为钝性伤及锐性伤两大类，包括单纯挫伤/眼球破裂伤，锐性伤根据损伤的程度等又分为穿透性/非穿透性外伤及伴有/不伴有眼球内异物。

眼钝挫伤指钝性外力直接或间接作用于眼部组织，如下骨壁及其他较硬组织产生的反作用力造成。

（一）损伤的程度

可以引起眼眶部皮肤、软组织损伤如组织水肿，小血管的破裂可导致眼睑组织淤血，甚至眼球破裂等。

（二）眼前节

眼前节组织，尤其是前房角最容易受钝性损伤。临床表现为前房角后退、小梁受损、虹膜根部离断、睫状体脱离等。伤及前房角和睫状体可致眼压升高，引起继发性青光眼，也可由于睫状体功能受损、房水分泌减少或睫状体脱离出现低眼压。外伤引起虹膜血管扩张和通透性的增加，可出现前房内浮游物，甚至前房积血。前房大量的变性血细胞可阻塞小梁网，诱发青光眼，并可能造成角膜血染。晶状体悬韧带断裂引起晶状体部分或完全脱位，完全脱位的晶状体可进入前房或玻璃体而引发一系列病变。

（三）眼后节

玻璃体亦可通过悬韧带破裂的区域进入前房。外力作用下玻璃体（如在锯齿缘处的附着部位即玻璃体基底部位）牵拉视网膜，使之发生裂孔，进而发生视网膜脱离。创伤造成的视网膜血管的破裂还可引起玻璃体积血、视网膜出血。眼的钝挫伤可造成视网膜震荡，表现为视网膜水肿。由于外力作用方向，水肿可发生在视网膜任何部位，但常见于后极部，临床上称这种视网膜水肿为 Berlin 水肿。

（四）眼球壁

巩膜较为坚固，但巩膜于角巩膜缘附近、眼外直肌附着处的后方以及视神经穿过筛板的部位结构较薄，在挫伤时容易发生破裂。伴有巩膜破裂的眼球挫伤，往往比较严重，常伴有多层眼内组织的损伤。如果在修复阶段眼球的内容物得以还纳、良好复位，同时眼内压力得以正常维持，眼球可能保存一定的结构和（或）功能。随着时间的迁移，外伤眼由于炎症，常伴有缓慢进展的功能失代偿，最终仍有可能出现眼球萎缩（atrophy of eyeball）；当外伤伴有大量眼内组织丧失和破坏时，眼球结构消失，眼球萎缩，病理学则称其为眼球痨（phthisis bulbi）。

（五）眼内异物

引起眼球穿通性损伤的物体，可作为异物存留于眼中。异物对眼球的损伤程度决定于物体的大小和成分、造成创伤时的速度、物体进入眼球的部位以及最后停留的部位。常见的异物种类包括植物、玻璃和金属。玻璃和一些惰性金属如铂、银、金等引起的眼内炎症反应比较微弱，通常对眼球的损害仅限于创伤本身，并可能形成包裹、异物肉芽肿等。铁和铜可造成严重的非感染性的化脓性眼内炎，并发生特异部位的锈质沉着症。铁质倾向于沉积在眼内的上皮细胞中，如晶状体上皮、睫状体上皮和虹膜等。铜的特点是如沉着于角膜上皮基底层，形成角膜周边部的 Kayser-Fleischer 环、向日葵样白内障以及视网膜变性。植物类异物可引起严重的肉芽肿性异物性炎症反应，并常携带有病原体带进眼内，引起眼球的感染性炎症。

（六）酸碱性

在化学损伤中，决定损伤程度和预后的一个主要因素是致伤物的酸碱性。酸性溶液可

笔记

凝固组织细胞的蛋白质,导致眼球接触化学物的部位出现组织凝固性坏死,从而避免或减轻了酸性化学物质向深部组织渗透。而碱性溶液使蛋白质变性同时溶解细胞膜,在致使组织坏死的同时,无法产生有效的组织屏障,化学物质得以逐渐溶解组织并扩散至深层,造成更广泛的组织坏死。眼部的碱烧伤常引起严重的并发症,常见的有眼表组织坏死、融解、严重炎症反应、睑球粘连、睑内翻、眼睑闭合不全、角膜干细胞缺乏、干眼、角膜溃疡等。

(七)眼辐射性损伤

眼辐射性损伤严重程度主要与射线的波长相关。红外线可被晶状体吸收,导致晶状体囊膜真性剥脱。紫外线可被上皮结构吸收,引起角膜上皮剥离,如电光性眼炎。电离辐射可以通过直接损伤有再生能力的细胞或间接损伤血管而造成组织损伤,导致严重的眼表疾病、白内障和视网膜缺血或坏死。

第三节 先天性异常

先天性异常是指在出生时组织、器官的非正常状态。可由于母体妊娠期疾患(如风疹、弓形体虫、巨细胞病毒和梅毒的宫内感染),物理、化学毒素作用,或母体代谢异常(如患糖尿病等所致胚胎发育异常),或由于胎儿染色体异常所致。发生先天性眼部疾患的类型,与致病因素出现时胚胎发育所处的阶段有关。例如母体妊娠期风疹病毒感染,孕早期常导致先天性白内障;而在妊娠最初三个月以后,晶状体囊膜已形成,此时的风疹病毒血症主要引起先天性青光眼。

先天性眼部异常可单独累及眼的某一部分,也可作为全眼球或全身先天性异常的一部分。如先天性小眼球,可伴发永存原始玻璃体增生症(persistent hyperplastic primary vitreous, PHPV)或其他全身疾病(如先天性风疹综合征)。因染色体异常造成的先天性眼部缺陷多为其他全身先天性疾病的一部分。如 21 三体综合征(Down's syndrome, DS)患儿表现为特殊面容并有智力障碍,同时,患儿常伴有内眦赘皮和圆锥角膜。13 三体综合征(Patau's syndrome, PS)患儿常有白内障,葡萄膜缺损和 PHPV。

一、胚胎发育缺陷

胚胎发育的不同阶段均可发生异常。

(一)眼球缺陷

1. 眼部某一结构完全没有形成称为未发育(aplasia)。如眼球未发育即为无眼球(anophthalmos),是由于视泡完全没有形成或形成后早期萎缩所致。临床上应与隐眼畸形相鉴别,后者是眼睑发育不良伴有小眼球。

2. 眼部结构发育不充分则称为发育不全(hypoplasia)。如临床上诊断无虹膜(aniridia)的病人大多数情况下在房角镜和组织学检查中都可以见到睫状体前部有短小的虹膜组织,实际应为虹膜发育不全。发育不全的虹膜组织可覆盖于小梁网,导致房角阻塞或伴有房角发育不全。这类病人亦常伴有其他眼部发育异常,如眼震、弱视、白内障、青光眼、黄斑发育不良等,还可伴有某些全身性疾病,如肾脏 Wilms 瘤。

3. 独眼畸形(cyclopia)或并眼畸形(synophthalmia)是由于胚胎期眼部结构的异常融合所致。可以是由于前脑和中线中胚层结构发育异常而没有分成左右两部分,患儿通常不能存活。

(二)组织缺损(coloboma)

是由于胚眼结构融合不良形成。典型的缺损位于鼻下方胚裂所在处,可累及虹膜、睫状体、视网膜和脉络膜各层。虹膜在缺损区通常无任何组织存在,或偶见有中胚叶组织横

笔记

跨缺损区形成桥型虹膜缺损。睫状体缺损多见于 13 三体综合征病人，缺损区常有血管或间质组织填充，有时还可伴有相应部位晶状体悬韧带的缺如和缺损区两侧的睫状突增生。脉络膜缺损的范围大小不一，缺损区无脉络膜组织，且常伴有 RPE 发育不良和视网膜胶质细胞增生，缺损区边缘的 RPE 细胞增生。缺损区巩膜变薄甚至成囊状。

（三）组织残留

是由于胚眼结构在发育过程中没有正常退化。如原始玻璃体从晶状体后延伸到视神经乳头表面形成 Cloquet 管，穿行于此管中的玻璃体血管在出生前应当萎缩和消失。这一退化过程从玻璃体中间部分开始，其前段残留可在晶状体的后面形成 Mittendorf 点；而后段残留则在视神经乳头鼻侧形成 Bergmeister 乳头。部分 PHPV 患儿，初级玻璃体不仅没有退化还伴有晶状体后的增生，表现为"白瞳征"，患儿常伴有先天性小眼球、白内障、前房角发育异常及继发性青光眼。

二、几种常见的眼部先天异常

（一）母斑病

母斑病（phakomatoses）是指一组散在分布于神经系统、皮肤、眼部的错构瘤。

错构瘤（harmatoma）是指某部位正常存在的组织内有异常组织的增殖形成的病灶。神经纤维正常在眼睑内存在，因而眼睑的神经纤维瘤即为一种错构瘤。临床上应与错构瘤鉴别的是迷芽瘤（choristoma）。迷芽瘤是指在某部位正常状况下不含有的组织成分增生所构成的病灶。如正常时，皮肤样组织不应出现在角膜缘，角膜缘的皮样瘤则属于迷芽瘤。

母斑病包括以下几种先天异常：①眼 - 神经 - 皮肤血管瘤病：（Sturge-Weber's syndrome）是一种皮肤多发性血管瘤，侵犯三叉神经分布区，通常为单侧。病人除有脉络膜血管瘤，还可并发脑血管瘤。巩膜浅层血管异常也可引起巩膜上静脉压增高，导致继发性青光眼。②神经纤维瘤病（neurofibromatosis）：又称 von Recklinghausen 病，是母斑病中最常见的一种，为常染色体显性遗传病。错构瘤来源于神经外胚层，由周围神经成分增生形成。诊断依据主要包括皮肤咖啡牛奶斑、腋窝色素斑、皮肤神经纤维瘤，以及阳性家族史等。眼部所有组织均可受累，虹膜错构瘤最常见，为双侧性、半球形白色或棕黄色境界清楚的胶样结节隆起于虹膜面，并随年龄逐渐增长。外眼常见丛状神经纤维瘤，好发于上睑及眶部。③结节性硬化（tuberous sclerosis）：其眼部表现以视网膜和视神经的星形胶质细胞瘤为主。④视网膜血管瘤病，又称 von Hippel 病，当有中枢神经系统累及时称为 von Hippel-Lindau 病。病人表现为视网膜或中枢神经系统的毛细血管母细胞瘤，并可伴发肾细胞癌或嗜铬细胞瘤。

（二）先天性前段缺陷综合征

胚眼前部结构的异常发育有被称为"先天性前段缺陷综合征"，或"中胚层发育障碍"，并以不同的人名命名。由于眼前段的多种结构来自于神经嵴细胞，这些综合征可能是由于神经嵴细胞的异常迁移和分化形成。常见有：

1. 角膜后胚生环（posterior embryotoxon）　是指房角 Schwalbe 线特别明显突起并前移。

2. Axenfeld 异常　如果角膜胚生环伴有大小和数目不等的虹膜梳状韧带粘连至 Schwalbe 线上，则称为 Axenfeld 异常。当同时出现青光眼，称为 Axenfeld 综合征。

3. Rieger 异常　上述前房角异常情况基础上，伴有严重的虹膜基质发育不全，如同时出现虹膜基质缺失，瞳孔异位，骨骼和牙齿的异常，则称为 Rieger 综合征。

4. Peter 异常　单侧或双侧的中央角膜混浊伴后弹力层及内皮细胞的缺损，有时可见相应部位的虹膜基质或晶状体与角膜后表面相粘连。这是由于神经嵴和外胚层的缺陷导致晶状体泡与表皮外胚层分离障碍所致。

笔记

第四节　眼 睑 疾 病

　　眼睑包含四层组织,皮肤、眼轮匝肌、睑板和睑结膜。睑缘处的睑板腺开口整齐排列,外观成一灰色线条,称为灰线。临床上以灰线为界,将眼睑分为两个层次(前层和后层)。眼睑前层包括皮肤和眼轮匝肌,后层由睑板和其表面紧密附着的睑结膜形成。灰线作为临床上手术区分眼睑前层和后层平面的重要标志。

　　眼睑皮肤由角化复层鳞状上皮覆盖于疏松结缔组织的真皮形成。眼睑肌肉层的主要成分为眼轮匝肌。位于睑板上方的提上睑肌在眼睑部仅为胶原性肌腱膜,提上睑肌的真正肌肉部分位于眼眶内。受交感神经支配的平滑肌 -Müller 肌位于提上睑肌的后面。睑板层为一包含皮脂腺(Meibomian 腺)的致密纤维性结缔组织,其后面覆以睑结膜。睑结膜由一层非角化的假复层柱状上皮构成,散在分布有可分泌黏蛋白的杯状细胞,杯状细胞于穹隆部分布最多。眼睑包含许多其他特定的皮肤附属器和腺体,其中包括只有外分泌功能的汗腺,顶浆分泌的 Moll 汗腺,位于睫毛和其基底部的 Zeis 皮脂腺,以及 Krause 和 Wolfring 副泪腺。

一、常见的眼睑部炎症

　　1. 睑板腺囊肿　亦有称霰粒肿(chalazion)几乎是临床最常见的一种眼睑部炎症。因 Meibomian 腺或 Zeis 腺腺口阻塞,造成所分泌的皮脂性物质聚积,并作为异物刺激,继发睑板无菌性异物肉芽肿性的炎症反应,并可能累及相应皮肤、结膜组织。典型的睑板腺囊肿的病理为睑板部脂性肉芽肿。在 HE 染色的病理切片上,因脂质溶解,肉芽肿内相应于组织脂质的部位仅留有圆形空间,周围可出现异物巨细胞及其他炎性细胞浸润(彩图 7-1,见彩图页)。

　　2. 睑腺炎　又称麦粒肿(hordeolum)是局限性的急性化脓性炎症。外睑腺炎是由于浅表的皮脂腺或汗腺的细菌性感染形成,常位于睫毛根部。内睑腺炎则是位于睑板内部的 Meibomian 腺感染形成的脓肿。病理表现包括脓腔为炎性细胞和坏死组织的聚集,周围组织水肿伴有小血管扩张,炎症细胞如多形核白细胞等浸润。

　　当致病菌毒力较强,如细菌,尤其溶血性链球菌感染时,脓肿可在皮下组织中扩散,即形成蜂窝织炎(cellulitis)。病理变化为组织高度水肿、充血、多形核白细胞聚集以及脓肿形成。丹毒(erysipelas):当感染病原菌为 A 族溶血性链球菌,临床表现为边界清楚的红色结节状病变时,称为丹毒。

　　3. 传染性软疣(molluscumcontagiosum)　是由痘病毒引起的感染。多发生于少年,临床上病灶表现为近睑缘部灰白色、干燥的中心有脐凹的结节。病灶的毒性碎片释放入泪液可引起慢性滤泡性结膜炎。病理上表现为表皮棘层明显增厚呈火山口样,表面细胞的胞浆中有嗜酸或嗜碱染色的病毒包涵体,并不断破裂释放病毒包涵体。

二、眼睑代谢性病变

(一)淀粉样变性(amyloidosis)

　　淀粉样变性是指一组能用刚果红染色的异构性物质的沉积。淀粉样变性时,异构性物质可沉积在眼睑的结膜和皮肤两个部位。结膜的淀粉样变性多属于眼睑局部病变,而当皮肤出现淀粉样变性时则提示为一种全身代谢性疾病。皮肤淀粉样变性的病灶围绕静脉血管出现,淀粉样蛋白沉积导致血管硬化,小血管破裂。临床上表现为灶性自发性皮内出血(紫癜)。

(二)黄色瘤(xanthelasma)

　　临床表现为质地柔软的黄色斑块,表面略隆起、形态欠规则。通常位于双睑内侧皮肤,有对称性,缓慢向外侧扩展。大多数病人为中年女性,可伴有高血压、高脂血症。病理特点为在表皮层下可见含有脂质的巨噬细胞的积聚,通常围绕在小静脉周围。

三、眼睑占位性病变

(一)眼睑囊肿

囊肿指上皮被覆成囊壁,中间充斥液化物质的腔性占位性肿物。组织学上根据其囊壁结构的不同进行分类。单纯以角化的复层鳞状上皮为壁的囊肿称为表皮样囊肿;以含有皮肤附属器(如毛囊和皮脂腺)的角化的复层鳞状上皮为壁,则称为皮样囊肿;以汗腺分泌导管的上皮为壁的囊肿称为导管性囊肿或汗腺性囊肿。表皮样囊肿和皮样囊肿因上皮内含有角蛋白,在裂隙灯下不能透过光线。相比之下,腺管囊肿上皮无角化,囊内仅包含有水样分泌物,故可以很好地透过光线。

1. 表皮样囊肿(epidermal inclusion cyst)　为一种植入性囊肿,多是由于外伤所致的表皮细胞进入皮下增殖、连接成一封闭的囊腔造成。上皮面向囊腔,具有一定增殖活性,上皮成熟后同样产生角质,由于脱落上皮及代谢物只能向囊腔内排放,使囊内充满角质和细胞碎屑,并逐渐堆积,使得囊肿逐渐扩大。如受外力或继发炎症等使囊肿破裂,油脂性的角质进入周围软组织,可引起眼睑异物肉芽肿性炎症反应。

2. 皮样囊肿(dermoid cyst)　通常是一种先天性的囊肿,可出现在眼睑或眼眶内。它们以含有附属器如毛囊和皮脂腺的皮肤为囊壁。表皮亦有角化,故皮样囊肿的囊内容物除角质外,还含有脱落的睫毛和皮脂等的混合物。

3. 汗腺囊肿(hidrocystoma)　好发于睑缘或外眦部,临床上表现为单个半透明结节。组织学上见囊壁衬以两层分泌细胞,病理上根据囊壁的分泌细胞类型分为顶泌性或外泌性汗腺囊肿。

(二)常见眼睑皮肤肿瘤

1. 良性肿瘤

(1)脂溢性角化病(seborrheic keratosis):又称基底细胞乳头状瘤(basal cell papilloma)。临床上表现为皮肤单个隆起,外观呈乳头状,裂隙灯下观察乳头状表面可呈现许多树皮状裂隙,顶端欠平。表皮局灶性增厚呈油腻状外观,在病理上显示为表皮基底层细胞的局灶性增厚,角化过度和乳头瘤样增殖。棘细胞肥厚、细胞内可含色素颗粒。

(2)鳞状细胞乳头状瘤(squamous cell papilloma):外观为分叶状,较基底细胞乳头状瘤外观更加粗糙。组织学表现为以棘细胞层围绕纤维血管结缔组织的核心增殖,增生的表皮形成皱折,细胞角化过度较为显著。

(3)角化棘皮瘤(keratoacantoma):有一渐进性临床病程,病变发展可长达数周或数月。病灶为杯状,中心有一火山口样结构,其中充满灰白色或暗色角质。随着时间推移,病灶可完全退化而留下一小瘢痕。

2. 恶性肿瘤　紫外线目前被认为是诱发鳞状细胞和基底细胞癌的最重要的致癌因素。紫外线造成皮肤损伤,在组织学上表现为皮肤切片 HE 染色后的颜色变化。正常 HE 染色情况下,胶原显示为红色,日光或射线对皮肤的损伤使得浅层皮肤的胶原染成蓝色。因为变化的胶原类似于弹性组织,故这种损伤的胶原用弹性组织染色法染色可着色,但却不能被弹性蛋白酶消化。这种组织学变化被命名为弹性组织化(elastosis)。日光性或光化性弹性组织化可伴发表皮萎缩,这种病理现象可出现在所有紫外线诱发的新生物中。

(1)光化性角化病(actinic keratosis):被认为是皮肤鳞状细胞癌的癌前病变。但如果不予治疗,也不一定会进展为鳞状细胞癌。病理表现可有角化障碍,正常情况下,角化仅发生在表皮的表面,角质在表皮内部发生称为角化障碍(dyskeratosis)、角化过度(hyperkeratosis)

笔记

在组织学上代表角质层厚度的增加、日光性弹性组织化以及病灶基底的炎症等不同变化。相应地，临床表现为白色、有鳞屑、易剥脱的表面，可有轻度隆起和发红。

（2）皮肤鳞状细胞癌（squamous carcinoma）：临床上并不常见。表现为皮肤菌样生长的团块，表面角质呈痂壳样外观。组织学检查显示肿瘤细胞向皮下侵入，呈小叶状、舌状和同心圆状排列的多形性，核圆或椭圆形，富含嗜酸性胞浆，有丝分裂像易见，细胞团中可见角化珠。

（3）基底细胞癌（basal cell carcinoma）：是眼睑最常见的恶性肿瘤，通常好发下睑。皮肤长时间暴露于日光下可能是本病的一个重要的致病因素。恶性度不高，一般呈灶性生长。病理切片上可见增殖的表皮基底细胞形成巢带状。在侵入生长的肿瘤巢边缘处，细胞呈特征性的栅栏状排列。在肿瘤细胞团和周围的纤维基间有一空白带。有时肿瘤细胞倾向于弥散地侵入真皮层，细胞束分支形同章鱼的触足，造成临床上难以辨别肿瘤的边界（彩图 7-2，见彩图页）。

（三）眼睑皮肤色素性肿瘤

1. 色素痣（nevus）　有先天性和获得性两种。大部分色素痣是获得性的，多数出现于儿童晚期、青少年期或青年早期。

组织学上痣细胞巢出现在表皮和真皮的交界处称为交界痣（junctional nevus），此时表现在皮肤表面的病变通常是扁平的。随着时间的推移，部分痣细胞可移行进入真皮层，称为复合痣（compound nevus），此时病变可隆起于皮肤。痣细胞完全位于真皮层内时，称为皮内痣（intradermal nevus）。通常，皮内痣发生于睑缘，为圆顶形肉色病灶，偶尔有毛发从顶端突出。但在临床上如仅凭外观，可能很难与乳头状瘤或基底细胞癌鉴别。分裂痣（divided nevus）是一种先天性眼睑皮肤色素痣，其临床特征性的表现为睑裂穿过痣体，将其分为上、下两部分。

2. 黑色素瘤（melanoma）　可出现于眼睑皮肤，分为结节型、表面播散型和雀斑型恶性黑色素瘤。眼睑上以结节型黑色素瘤最为常见，如果一个黑色素性病灶的颜色有变化，并且有增大和出血，则应引起临床上对其恶变的怀疑。眼睑的许多非黑色素细胞性病变，如脂溢性角化病、光化性角化病和基底细胞癌等，可能会因良性黑色素细胞聚集而有继发性色素改变，临床上应与黑色素瘤相鉴别。

四、常见眼睑皮肤附属器肿物

眼睑所有类型的皮脂腺肿瘤均多见于老年病人，年轻病人中偶可见到，以恶性为多。由于其本质是皮脂性分泌物，无论良性或恶性的皮脂腺病灶均可呈现黄色外观。

（一）皮脂腺癌（sebaceous carcinoma）

起源于 Meibomian 腺，眼睑的皮脂腺癌又被称为睑板腺癌。其外观在临床上类似霰粒肿或慢性睑腺炎。临床上对常规治疗无效、复发性霰粒肿或单侧慢性睑腺炎患者应切除组织并进行活检，必要时应取全层眼睑，以判断肿瘤位于睑板或是 Zeis 腺。这种病理检查对高龄病人尤其必要。皮脂腺癌可表现为中心有坏死的巢状，或为实心的、乳头样的外形。在皮脂腺癌中见到的泡沫样胞浆，有别于基底细胞癌或鳞状细胞癌，脂质染色阳性可证实诊断。个别的肿瘤细胞可出现在上皮内，类似于乳房的 Paget 病。由于肿瘤为多中心的，阴性的切除边缘并不能保证肿瘤已被完整切除。皮脂腺癌倾向于局部侵犯，也可向区域淋巴结扩散，其预后取决于其位置、大小、分化程度和浸润。相应的结膜组织中可发现有肿瘤细胞的浸润，也可仅有慢性结膜炎的表现（彩图 7-3，见彩图页）。

（二）泪腺恶性混合瘤（malignant mixed dacryo-tumor）

肿瘤起源于具有分化潜力的泪腺上皮细胞，多为良性泪腺混合瘤中的恶变灶，可见核异型的上皮细胞岛，管腔不规则。因泪腺大部位于眶内，肿瘤体积小时不易被发现。发生癌变的腺体可能只是一部分，谓之多型性腺癌；部分为腺样囊性癌、腺癌。其中腺癌的恶性度高。

（三）黏液上皮癌（mucoepidermoid carcinoma）

起源于泪腺导管，上、下睑均可受累。当肿瘤内黏液细胞为主要成分，伴有少量导管上皮细胞，组织学形态更类似于腺癌者恶性度较高。当肿瘤内以上皮细胞为主要成分，形态学上接近鳞癌者，恶性度低。

第五节　结 膜 疾 病

一、结膜炎症

许多因素（如微生物、过敏原及物理、化学性烟雾等）均可刺激结膜发生炎症反应。结膜炎的基本病理组织学表现是局部组织的变性、渗出和增生。

在炎症的急性期，结膜表现充血和渗出，按渗出物形状不同分为浆液性、黏液性、脓性及纤维素性等。

伪膜是纤维素性渗出物与其他分泌物在结膜表面凝结成一层乳白色的膜状物，松散地黏附于结膜表面，容易剥离。真膜是当致病菌毒力强，如白喉杆菌，感染时结膜上皮出现变性、坏死，与渗出物混杂并紧密黏附结膜固有层组织形成的膜状物，剥离此膜时，结膜有小出血面并形成溃疡。

在炎症慢性期或急性结膜炎的修复期，常有结膜上皮细胞和纤维结缔组织反应性增生，形成乳头和滤泡。

乳头是由于血管周围炎症细胞浸润及间质纤维增生所致，在乳头的中央为一血管束。滤泡是由结膜上皮下淋巴细胞聚集而成，中央无血管，有的可出现淋巴细胞生发中心。

下面介绍几种具有病理特征的结膜炎症：

（一）包涵体性结膜炎（inclusion conjunctivitis）

是由衣原体感染引起的炎症。衣原体寄居于结膜上皮细胞内。衣原体对结膜组织的损伤主要是通过衣原体在增殖中释放的抗原物质引起结膜组织超敏反应所致。病变早期结膜表层上皮细胞变性脱落，基质层新生血管形成，纤维组织增生，炎症细胞浸润，形成乳头。浸润的淋巴细胞聚集形成滤泡。病变发展到后期，结膜发生瘢痕，杯状细胞过分丢失造成泪液成分异常。

（二）巨大乳头性结膜炎（giant papillary conjunctivitis）和春季结膜炎（spring catarrh）

以睑结膜表面形成的巨大乳头为特征，病人多有长期配戴隐形眼镜或暴露于空气中过敏原的病史。结膜呈特征性的乳头增生，同时在病变区内有大量嗜酸性粒细胞浸润，并伴有其他炎症细胞，包括淋巴细胞、浆细胞及肥大细胞。

（三）类天疱疮病（ocular cicatricial pemphigoid）

早期侵犯眼部结膜引发结膜炎症，以后病人通常还伴有其他黏膜部位的病变。类天疱疮的病损表现为一种上皮下的大泡，用免疫荧光技术可以发现有抗体或免疫复合物沿上皮细胞基底膜沉积。上皮下的大泡破裂后，局部组织由浸润的炎症细胞和纤维血管组织替代，这一过程进展最终形成结膜瘢痕并可致睑球粘连，睑内翻、倒睫和角膜瘢痕。需要与此相鉴别的是皮肤天疱疮病（pemphigus），该病是由于针对棘细胞表面抗原产生抗体形成的间接病损，病理表现为皮肤表皮内大泡，大泡愈合后通常不形成瘢痕，该病也很少累及结膜。

二、结膜变性

结膜变性是由于全身性或眼局部性疾病造成结膜的物质代谢障碍，异常代谢物或外来物质在结膜内沉积，导致结膜上皮及基质异常。

笔记

（一）几种常见的结膜变性疾病

1. 睑裂斑（pinguecula）　是一种近三角形黄灰色结膜病灶，通常位于鼻侧角膜缘外，病灶底朝向角膜。有时，可见于角膜双侧球结膜。该病在成年人中更为常见，可能与长期暴露于阳光相关。病灶处结膜上皮发生变性萎缩及角化不全。角化不全（parakeratosis）指角质层的增厚和角质层内仍有细胞核的滞留，颗粒细胞层变薄或缺失。角化过度表现为基质胶原的嗜碱性变性（弹性组织化或光化性变性）（彩图 7-4，见彩图页）。有相似组织学表现并侵犯到角膜上的病变为翼状胬肉（pterygium）。

2. 淀粉样变性（amyloidosis）　是最常见的一种原发性结膜病变。表现为结膜的结节性或弥漫性增厚。病理学显示为结膜基质内无细胞的均匀嗜酸性物质沉积。这种物质用刚果红染色呈橘红色，当用偏振光滤片观察时，呈现为绿色（见眼睑皮肤淀粉样变性）。

（二）干眼（dry eye）

干眼是由于泪液量及成分异常或泪液缺如造成的一类眼表疾病。可由于多种局部或全身疾病影响了泪腺、副泪腺、杯细胞或眼睑的其他腺体造成，如 Sjögren 氏综合征、眼类天疱疮病、沙眼、维生素 A 缺乏、化学烧伤及多形性红斑等。泪液的异常致使结膜发生干燥现象。组织学上，结膜上皮细胞鳞状化生，表层局部角化，杯状细胞密度减少，上皮下慢性炎性细胞浸润，最终结膜瘢痕形成。

三、结膜肿瘤

结膜是肿瘤及肿瘤样病变的多发部位。

（一）良性肿瘤

1. 上皮包裹性囊肿（epithelial inclusion cyst）　为继发性，常由于外伤、手术或炎症导致。囊肿位于结膜下，半透明外观。囊肿由异位在基质内的上皮包绕成中空的腔构成，囊腔内含有上皮杯状细胞分泌的黏液。当囊肿位于穹隆部时，体积可较大。

2. 结膜皮样瘤（dermoid）　是一种好发于颞侧角膜缘的迷芽瘤。肿瘤呈白色结节状，由复层并且常是角化的鳞状上皮覆盖，上皮下为致密胶原结缔组织，含有皮肤附属器如皮脂腺、汗腺和毛囊，偶尔可出现软骨。

3. 皮样脂肪瘤（dermolipoma）　是一种迷芽瘤，因瘤体含有脂肪组织呈黄色外观。双侧角膜缘的皮样瘤和皮样脂肪瘤可以是 Goldenhar（眼耳脊柱发育障碍）综合征的眼部表现。

4. 鳞状细胞乳头状瘤（squamous cell papilloma）　是一种良性的外生性肿瘤，可无蒂（扁平的）或有蒂。在儿童和青年中，这一肿瘤多见于下穹隆部，也可见于角膜缘，偶见于睑结膜。多发性、双侧性病变较为常见，几乎不出现结膜炎症反应。成年人发生于角膜缘的单侧性乳头状瘤、或发生于球结膜任何部位的乳头状瘤，必须进行病理检查并与恶性病变进行区别。组织学上，病变呈分叶外观，其中央以纤维血管束为核心，覆盖于表面的结膜上皮无角化，棘细胞增生明显。

（二）非良性肿瘤

1. 原位癌（carcinoma in situ）　最常发生于睑裂间球结膜，尤其在角膜缘处的灰白色病灶。临床上观察，病灶由一层白色的鳞屑覆盖。组织学特点包括结膜上皮层增厚、细胞可失去极性，并失去上皮细胞特点。在细胞基底层可见有丝分裂象。通常在非典型细胞和正常细胞间存在明显的分界线。结膜上皮细胞的基底膜完好，非典型细胞没有浸润到上皮下的基质中。

2. 鳞状细胞癌（squamous cell carcinoma）　非典型细胞穿透基底膜进入结膜基质中。临床上，在角膜缘周围、球结膜的睑裂区生长的肿瘤可无蒂状或呈乳头状生长。组织学上癌细胞呈巢状或团块状生长，病灶内可见角化珠。病变可向穹隆部及眼睑皮肤侵犯，但较少向眶内及眼内侵犯，发生转移的最常见部位是耳前和下颌下淋巴结。

笔记

四、结膜色素性病变

1. 先天性眼部黑变病（congenital ocular melanosis） 多半累及单眼，由于过多的色素出现在葡萄膜、巩膜组织而使结膜呈瓦灰色或蓝色，但结膜上皮内无色素。

2. 太田（Ota）痣（眼 - 皮肤黑色素细胞沉着症） 由眼部黑变病和面部皮肤色素沉着组成，色素沉着于结膜的固有层，多见于有色人种。

3. 结膜痣（nevus） 多发于儿童的球结膜，临床上表现为结膜表面色素性隆起。组织学上与皮肤痣类似，交界痣指痣细胞位于上皮层和固有层的界面之间，极为罕见；皮内痣为痣细胞全部于固有层中，与上皮细胞失去关联。复合痣具有交界性和皮内痣的双重性。偶尔，复合痣或皮内痣可形成囊肿。在极少情况下，痣可位于睑结膜。

4. 原发性获得性黑变病（primary acquired melanosis） 好发于中年人，表现为结膜表面边界不规则色素沉着区，病变区外观干燥，缓慢增大或可表现为长期静止。组织学表现为上皮内色素增加而非黑色素细胞增生。当黑色素细胞增生且具有非典型增生的特点时，病变有发展为结膜黑色素瘤的危险性，应手术全部切除。对病灶较大，难于切除时，可采取冷冻治疗。病人须接受密切的随访。

5. 结膜恶性黑色素瘤（malignant melanoma of conjunctiva） 是一种原发于结膜的恶性度高的色素性肿瘤，也可能由色素痣等结膜色素性病变恶变而来。临床表现为生长迅速，表面欠平整。瘤细胞根据形态分为上皮细胞型、梭型细胞型和混合型。因结膜内富含淋巴组织，这一肿瘤的转移首先发生于耳旁和下颌下淋巴结，并不像其他恶性黑色素瘤首先经血行播散。结膜恶性黑色素瘤病人的预后取决于肿瘤的细胞类型和发现时肿瘤的入侵程度，如果在上皮内出现黑色素细胞的 Paget 病样生长，或者肿瘤厚度超过 0.76mm，则预后较差（彩图 7-5，见彩图页）。

第六节 角 膜 疾 病

正常的角膜有五层结构：上皮细胞层、前弹力层（Bowman 层）、基质层、后弹力层（Descemet 膜）和内皮细胞，没有血管。角膜上皮细胞为非角化的复层鳞状上皮，坐落于 PAS 染色阳性的基底膜上。细胞之间以桥粒相连，细胞与基底膜之间则以半桥粒连接。前弹力层由无细胞的胶原纤维组成，不能再生，损伤后发生变性。角膜基质层由角膜纤维细胞分泌的胶原纤维以非常精确的方向排列而成。胶原纤维的粗细和纤维之间的精确空间决定了角膜的透明性，任何干扰这种空间结构的因素将导致角膜混浊。后弹力层是由内皮细胞在胚胎期开始分泌形成的基底膜，随年龄增长不断增厚。角膜内皮细胞起源于神经嵴，无半桥粒结构。角膜内皮细胞维持屏障功能和生物泵功能的相对平衡保持角膜的透明性。内皮细胞出生后不能再生，数量随年龄增长而减少。

一、角膜炎症

物理、化学性损伤，致病微生物等均可引起角膜炎症。角膜炎症的病理过程主要包括：角膜上皮细胞和基质层不同程度的水肿，炎症细胞浸润形成角膜局灶性灰白色混浊，伴有角膜缘血管充血。当致病因素较强时，可伴发不同程度的虹膜炎，严重的炎症可导致大量角膜基质细胞坏死，甚至前房积脓。角膜溃疡形成并向后发展可达后弹力层。由于后弹力层富有弹性不易穿破，受眼压的影响可在溃疡基底向前隆起称为后弹力层膨出，最终穿破可形成角膜穿孔。角膜穿孔使房水流出，眼内压降低，虹膜可能随房水涌向穿孔处阻塞穿孔并参与角膜修复，形成粘连性角膜白斑。如角膜穿孔不闭合，角膜上皮植入形成窦道，致病菌进入眼内可能导致眼内炎。现将临床上常见的几种角膜炎症按病理分型简述如下。

（一）角膜上皮炎症

流行性角结膜炎（epidermicKeratoconjunctivitis，EKC）发生于角膜上皮或上皮下的点状的病灶。

（二）角膜基质炎（interstitial keratitis）

是一种中、深层角膜基质的非溃疡性炎症，导致新生血管长入和瘢痕形成。

1. 梅毒 是引起间质性角膜炎的最常见原因。典型的病理表现是角膜基质广泛水肿和大量慢性炎症细胞浸润，深部基质中出现新生血管；炎症消退后，基质瘢痕化，而血管退化成为仅由内皮细胞组成的空管组织永存下来。

2. 单纯疱疹性角膜炎（herpes simplex keratitis） 可以表现为自限性的上皮性炎症，角膜表面的界限清晰的树枝状或地图状损害病灶。在长期或复发性病例中，炎症可随之侵犯基质层并缓慢进展成为盘状角膜基质炎。当有全层的基质被累及时，可见到大量多形核白细胞、淋巴细胞和浆细胞浸润，血管长入，后弹力层出现典型的炎性肉芽肿性病变。组织学上可在后弹力层附近见到多核巨细胞，电镜检查可发现病毒颗粒的存在。

3. 棘阿米巴性角膜炎 常发生于配戴角膜接触镜者或在自然水域游泳者。临床表现可与单纯疱疹病毒引起的盘状基质性角膜炎相似，也可引起溃疡和虹膜炎，甚至角膜穿孔。临床诊断可通过角膜刮片检查，或用刮取物作血琼脂培养基接种培养。在组织切片和上皮刮片中包囊和滋养体的辨认对临床诊断很有意义，特异性的单克隆抗体、植物血凝素检查等可进一步提高本病的确诊率。

4. 真菌性角膜炎 通常为植物性角膜外伤或使用皮质类固醇激素药物以后的并发症。角膜接触镜消毒、清洁及保存液污染亦可引起该病。最常见的致病真菌有曲霉菌、念珠菌和镰刀菌。与细菌不同的是真菌易于穿透角膜，透过后弹力层进入前房。组织学上，早期角膜基质有脓疡形成，周围基质内有卫星状浸润坏死灶，在坏死灶内很少见到完整的真菌，但在周围基质内却有大量菌丝。许多真菌在组织切片上用特殊的染色容易观察到，比如GMS 染色、PAS 染色等。

（三）角膜内皮炎（corneal endothelitis）

可能由病毒引起，如在腮腺炎发病后，可以单独表现为内皮炎症，角膜见轻度基质层水肿，散在的尘状 KP，伴或不伴虹膜炎症，多不依赖实验病理诊断。

（四）角膜溃疡（corneal ulcer）

角膜组织严重的炎症，或因致病因素强烈、长时间作用，角膜组织表现为炎症病灶中央局部进行性的组织坏死和缺失。根据病因，局部可伴有不同种类的炎症性细胞浸润（彩图 7-6，见彩图页）。

二、角膜变性

角膜变性（corneal degeneration）继发于炎症、外伤、代谢的退化性改变等因素，发生在原本正常的组织，是非遗传性的，可为单侧或双侧。

（一）老年环（arcus senilis）

临床上灰白色混浊首先开始于下方，最终在透明角膜周边部形成一个完整的环，在混浊环与角膜缘之间有一个狭窄的相对透明区。使用特殊的脂肪染色，可见非结晶的胆固醇和磷脂混合物以两个倒三角形分布，两基底部分别位于前、后弹力层（先出现），顶点与顶点在基质层中部相对。

（二）Salzmann 结节状角膜变性（Salzmann nodular degeneration）

为非特异性增殖性改变，可见于早期角膜炎、沙眼或反复发作的角结膜炎。临床表现为

笔记

周边部角膜上皮下的灰白色或灰黄色的结节状增厚。组织病理学上,前弹力层有断裂和局部缺失,上皮细胞下有纺锤形的胶原斑块深入前弹力层,局部还可伴有血管纤维组织的出现。

（三）带状角膜变性(band keratopathy)

病因为任何慢性局灶性角膜疾病,眼部长期的慢性炎症或全身高血钙状态。病变位于睑裂暴露部偏下方,自鼻颞两侧向中央发展融合成带状。组织学特点为上皮细胞基底膜、前弹力层和浅部基质层内有嗜碱性的颗粒状钙质沉着。

（四）圆锥角膜(keratoconus)

为进行性、非炎症性双眼角膜中部或旁中央部变薄及非对称性的角膜锥状突出,产生不规则近视散光及视力减退(彩图 7-7,见彩图页)。多自青春期发现,有家族遗传倾向。可伴有全身疾病,如 Down 综合征、Marfan 综合征等。早期的病理学变化是上皮细胞基底膜和前弹力层的断裂,伴有中央基质层变薄和瘢痕形成。病变晚期可见后弹力层的自发破裂并导致角膜基质层和上皮细胞层严重水肿,视力急剧下降,临床上称之为急性圆锥角膜。

三、角膜营养不良

角膜营养不良(corneal dystrophies)为原发性、多数遗传性、双侧性角膜疾病。通常双侧角膜病变对称出现。根据病变累及的角膜层次进行分类,或同时按照首发于角膜、伴发于全身其他疾病进行分类。这里仅讨论常见的几种营养不良。

（一）发生于上皮层的营养不良

地图 - 点 - 指纹样上皮营养不良(map-dot-fingerprint dystrophy；dot, fingerprint and geographic patterns)是临床上最常见的一种角膜营养不良,为常染色体显性遗传,不伴有其他全身异常。病人临床表现为反复发生的角膜上皮糜烂,裂隙灯下可见角膜小圆点状、线状、地图状和指纹状混浊,但不伴炎症、溃疡、瘢痕及新生血管形成。病理学特征为上皮层内含有异常基底膜样物质。

（二）发生于基质层的营养不良

1. 颗粒状营养不良(granular corneal dystrophy,GCD)　*TGF-β* 基因突变引起,常染色体显性遗传。至少可以分为 3 个表现型。在角膜中央前层基质有界限分明的灰白色颗粒状混浊,混浊点之间的角膜保持透明。病理学上为嗜酸性的玻璃样物质以丛状沉积于基质,用 Masson 胶原染色表现为鲜红色。

2. 斑块状营养不良(macular dystrophy)　为常染色体隐性遗传,组织学特点是角膜浅层基质中出现不规则、边界不清的灰白色斑点状混浊,病灶间角膜实质层亦模糊。逐渐累及整个角膜,直达角膜缘。病变晚期角膜全层混浊。病理学表现为最初黏多糖在角膜基质层空隙内、角膜上皮细胞和内皮细胞内随机性沉积,角膜上皮层欠平整、前弹性层断裂,内皮细胞坏死。病灶的特征性染色为 Alcian 蓝和胶质铁染色后呈醒目的蓝色。

3. 格子状营养不良(lattice dystrophy)　常染色体显性遗传病,累及中央部角膜,呈现为格子状、条状或网状混浊。以后发生复发性上皮糜烂。组织病理学表现为上皮下至浅层基质内有大量淀粉样物质沉积,呈均质团块状、纺锤状或条状,刚果红染色阳性。

（三）发生于内皮层的营养不良

1. Fuchs 营养不良(Fuchs dystrophy)　为可变的遗传类型,多见于老年女性。这是一种原发性内皮细胞营养不良,临床表现为角膜内皮细胞数量逐渐减少,后弹力层呈疣状外观(guttata),角膜失代偿后出现角膜基质水肿。组织学上的特点是后弹力层增厚、内皮细胞减少、疣状物的出现以及角膜基质层和上皮层水肿。

2. 后部多形性营养不良(posterior polymorphous dystrophy)　为常染色体显性遗传病。通常早期无症状,病情保持相对稳定或缓慢进展。正常的角膜内皮细胞为单层,但在后部

笔记

多形性营养不良组织病理表现中内皮细胞可为多层,并且表现上皮细胞的某些特性,比如具有桥粒和张力丝。在有些病人,这种异常内皮细胞向后移行,覆盖在小梁网和前部虹膜基质上,可发展成虹膜周边前粘连而导致继发性青光眼。

(四)色素性改变

角膜色素沉着可为内源性或外源性,色素可来自血液、重金属或黑色素的分解产物,多数与局部眼病有关,有些则是全身疾病在角膜上的表现。

1. 黑色素　角膜上皮基底细胞层可见色素沉着,多数在角膜周边部,有时虹膜前粘连等造成色素在角膜后表面的黏附。

2. 角膜血染(corneal blood staining)　并发于伴有眼压非常高(通常持续 48 小时)的前房积血。当内皮细胞有破坏时,血染也可发生于正常或低眼压状态。角膜的混浊是由于血红蛋白和其他红细胞的分解产物沉积于角膜基质纤维间和角膜细胞内所致,在 HE 染色的组织切片上病灶表现为点、棒状橘黄色颗粒。在病程后期血红蛋白降解为含铁血黄素后,铁染色呈阳性。

3. 铁线　当角膜表面不规则时,泪液贮积造成铁质在角膜上皮细胞内沉着而形成铁线。Fleischer 环为圆锥角膜的一个体征,临床裂隙灯下见围绕角膜中央的棕黄色线环。铁质沉积在角膜上皮基底膜附近。Hudson-Stahli 线常见于老年人,为睑裂中下部水平向棕黄色线。Stocker 线是发生在翼状胬肉进行缘前端的垂直线。Ferry 线是抗青光眼滤过术后发生在滤泡附近的色素线。

4. Kayser-Fleischer 环(K-F 环)　角膜的铜色素沉着,是肝豆状核变性(Wilson 病)的一个特征性体征,铜盐慢性沉积在角膜周边部后弹力层形成黄绿色环。

第七节　葡萄膜疾病

葡萄膜组织发生于神经外胚叶和神经嵴来源的中胚叶或中外胚叶细胞,从前向后分为虹膜、睫状体和脉络膜三部分。虹膜组织从前向后分为前界膜层、基质层、前层色素上皮层(含瞳孔开大肌)以及后层色素上皮层(完全由色素上皮细胞组成)。睫状体位于虹膜和脉络膜之间,分睫状体冠部和扁平部。从巩膜面向内,睫状体分为 6 层:睫状体上腔、睫状肌层、血管层、外基底膜层、睫状体上皮层和内基底膜层。脉络膜始于睫状体扁平部后方,向后终止于视神经乳头周围。视网膜色素上皮细胞和视网膜外层组织的营养主要来源于脉络膜的血液供应。从巩膜向内,脉络膜分为脉络膜上腔、基质层、毛细血管层和 Bruch 膜外层。

一、先天疾病、发育缺陷和营养不良

(一)瞳孔残膜(persistent papillary membrane)

临床常见的异常,大多不影响视力,无需处理。表现为跨越瞳孔区的有色素或无色素的细丝或细网。是为胚胎期晶状体前血管网萎缩不全。

(二)虹膜和前睫状体囊肿(cysts of the iris and anterior ciliary body)

虹膜基质的囊肿,起因可能为虹膜基质细胞和非色素神经上皮细胞。病理学上囊由复层上皮包绕,囊内为透明液体。

(三)虹膜角膜内皮综合征(iridocorneal endothelial syndrome,ICE)

ICE 包括特发性虹膜萎缩、Chandler 综合征和虹膜痣(Cogan-Reese)综合征三种不同的临床表现。其共同特征为角膜内皮细胞异常增殖、后弹力层膜样物质覆盖前房角引起继发性青光眼。三种病变均有不同程度的虹膜萎缩、瞳孔变形或异位。病人通常为青年或中年女性,单侧发病。

笔记

（四）虹膜劈裂（iridoschisis）

70 岁以上的老年人中有时可见到，多发生于下方虹膜。虹膜基质被劈裂为前、后两叶，前叶漂浮于前房中。约有 50% 的病例发生周边前粘连而形成继发性青光眼。

（五）脉络膜营养不良性疾病

脉络膜营养不良性疾病包括一系列累及不同部位脉络膜血管的退行性病变，脉络膜血管萎缩病变范围可为局灶性或弥漫性。局灶性脉络膜血管萎缩灶边界分明，可仅累及黄斑或围绕视神经乳头周围区域，亦可累及整个后极部。病理学表现为脉络膜毛细血管层或全部血管层萎缩消失、RPE 萎缩、视网膜外层感光细胞变性消失，但 Bruch 膜仍完整。弥漫性脉络膜血管萎缩包括脑回样脉络膜营养不良（gyrate atrophy of the choroid）和无脉络膜症（choroideremia），病变累及范围广泛，病灶互相融合，视网膜和脉络膜均有渐进性的萎缩。

二、血管性病变

（一）虹膜红变（rubeosisiridis）

虹膜红变是指虹膜新生血管化（iris neovascularization），临床表现为虹膜呈红色外观，尤其在少色素的虹膜，这一色觉上的变化更为明显，故名虹膜红变。虹膜新生血管的形成多继发于其他眼部或全身性疾病，如视网膜中央静脉阻塞、严重的葡萄膜炎症、外伤、糖尿病性视网膜病变等。新生血管来源于睫状体或虹膜基质血管，通常始自瞳孔缘或虹膜根部并伸展于虹膜前表面。新生血管组织中的成肌纤维成分收缩，可引起虹膜瞳孔缘向前翻转形成色素上皮外翻（ectropion uveae）。新生血管膜覆盖于前房角结构，阻塞房水流出通路并可形成虹膜周边前粘连，导致新生血管性青光眼。继发性青光眼和前房积血是虹膜红变的两大主要并发症。

（二）脉络膜新生血管（choroidal new vessels，CNV）

脉络膜新生血管发生的原因主要是脉络膜毛细血管供血不足。该病可为特发性，也可继发于炎症、外伤、肿瘤等眼内疾病。当 Bruch 膜断裂，起源于脉络膜毛细血管的新生血管可穿过 Bruch 膜进入视网膜色素上皮（RPE）下方。由于新生血管的内皮细胞缺少紧密连接，血管内的液体渗漏到 RPE 下，引起 RPE 脱离。新生血管容易破裂出血，血液积聚在 RPE 下或视网膜下，机化后形成瘢痕，可引起视网膜变性甚至明显视力损害。

（三）葡萄膜水肿或脱离

临床上常见于葡萄膜血管中的液体向血管外渗漏积聚在睫状体或脉络膜上腔的病理学改变。特发性葡萄膜渗漏综合征（uveal effusion syndrome）多见于中年男性，双眼发病，伴有视网膜浆液性脱离而无葡萄膜炎症表现，有观点认为是由于巩膜增厚和涡静脉异常所致。睫状体或脉络膜脱离还可见于炎症、外伤、肿瘤及其他有血管异常的全身性疾病。

三、系统性疾病

许多全身疾病，可以使葡萄膜受累产生病变。临床上比较常见如糖尿病、血管性疾病、淀粉样变性、血液系统疾病、朗格汉斯肉芽肿等。

四、葡萄膜炎症

按炎症分类，葡萄膜炎分为非肉芽肿性炎症和肉芽肿性炎症两类。按炎症部位葡萄膜炎划分成前、中部、后部和全葡萄膜炎。

（一）非肉芽肿性炎症

1. 化脓性炎症　诱因包括致病微生物直接感染、临近组织炎症蔓延、经血行内源性转

笔记

移，或继发于恶性肿瘤等。一般临床呈急性发病，病程进展快，眼局部刺激症状明显，尤其是前部炎症（虹膜、睫状体）。表现为球结膜混合性充血，角膜全层水肿，虹膜结构模糊，前房积脓等。组织病理学示葡萄膜组织水肿，纤维素样渗出、多形核白细胞及其他炎症细胞浸润和组织坏死灶。严重的化脓性炎症可引起角膜脓肿、穿孔、晶状体脓肿、玻璃体脓肿、化脓性眼内炎。炎症恢复期，组织水肿、吸收、渗出、机化。

2. 非化脓性炎症　临床上较为多见，主要由内源性因素引发或病因不明，部分与自身免疫性疾病相关如 Reiter 综合征、关节强直性脊柱炎（ankylosing spondylitis）等，偶由毒力较弱的病原微生物引起。临床病程分为急性、亚急性及慢性。表现为眼部充血，角膜后尘状沉着物，前房浮游物 - 细胞性 / 蛋白性 / 纤维素性渗出。病理组织学特点为受累组织内弥漫性、灶性慢性炎症细胞浸润，浸润的炎症细胞以淋巴、单核细胞为主。临床上 Fuchs 异色性虹膜睫状体炎、中间部葡萄膜炎等属此类炎症。

（二）肉芽肿性炎症

葡萄膜肉芽肿性炎症的病理特点与其他组织肉芽肿性炎症相同，表现为在炎症局部慢性炎症细胞浸润的基础上，有聚集性的上皮细胞增殖灶或可见有巨噬细胞。

但葡萄膜炎病理过程复杂，不同病因的炎症又各有特点。如交感性眼炎的病灶中可见 Dalén-Fuchs 结节（RPE 下方由类上皮细胞和巨噬细胞组成的小病灶），由结核分枝杆菌引起的葡萄膜炎病灶中常出现干酪样结节等。临床上比较有代表性的肉芽肿性葡萄膜炎有交感性眼炎（sympathetic ophthalmia）、晶状体皮质过敏性眼内炎（phacoanaphylactic endophthalmitis）、结节病性葡萄膜炎（sarcoidosis uveitis）、Vogt- 小柳原田综合征（Vogt-Koyanagi-Harada's syndrome）和某些特殊致病菌感染（如结核分枝杆菌、麻风杆菌、梅毒螺旋体等）。

五、葡萄膜肿瘤

葡萄膜的肿瘤有多种组织来源，主要可分为黑色素细胞性（见本章第十三节　眼内肿瘤）和非黑色素细胞性肿瘤。非黑色素性葡萄膜肿瘤的发生率明显低于黑色素性肿瘤的发生率，但是此类肿瘤的组织学类型比较复杂，非色素上皮细胞性、血管性、肌源性、神经性、淋巴组织细胞性、骨性肿瘤以及转移性肿瘤均可发生于葡萄膜。其组织学各有特征，但临床上常需和葡萄膜黑色素性肿瘤相鉴别。

下面介绍几种临床常见的非黑色素性葡萄膜肿瘤。

（一）脉络膜骨瘤（choroidal osteoma）

一种良性肿瘤，女性好发，大约 25% 为双眼发病。临床可见眼底黄白色不规则的病灶，隆起；病灶处有脱色素改变，并可见网状小血管、视网膜下液、新生血管及出血。病理学特点为脉络膜病灶中除上述表现外，可见骨髓样组织及成熟骨组织，其与周围脉络膜组织分界清楚。

（二）转移瘤

白血病、恶性淋巴瘤及其他实质性恶性肿瘤均可能转移到葡萄膜，因葡萄膜是眼部血行最为丰富的组织。比较常见的有白血病、淋巴瘤等，转移灶更多的位于脉络膜，呈现多发、灶性病变。组织学完全表现为原发肿瘤的特点。在成人的实体肿瘤中，最常见的转移癌如在男性为肺癌、女性为乳癌。

第八节　晶状体疾病

晶状体位于虹膜和玻璃体之间，以悬韧带与睫状体相连，是眼内的一种屈光介质，依靠本身的弹性，通过睫状肌的收缩、扩张对晶状体悬韧带的牵拉被动的改变曲率，参与眼的屈

笔记

光调解过程。晶状体本身无血管、神经，通过房水和玻璃体获取营养、排除代谢产物。晶状体任何部分的透明度降低使光通过受阻即称为白内障。

一、晶状体病理特点

（一）晶状体变性

临床可发现多种形式的晶状体皮质异常，如点状、楔状、辐轮状混浊和裂隙形成、板层分离等，其病理学变化基本相似，主要为晶状体皮质变性。晶状体纤维水肿，嗜酸性降低。当纤维变性进展到发生液化改变时，可见晶状体纤维间裂隙形成，其间或有嗜酸性小球（Morgagnian 球）的沉积；最终，全部晶状体皮质液化，引起核的下沉和囊膜皱缩（Morgagnian 白内障）。

（二）晶状体皮质过敏性炎症

变性的晶状体蛋白溢出，在前房水涂片中可见前房内以巨噬细胞为主要成分的炎症反应，以及 PAS 染色阳性的不定型物质。晶状体游离皮质及炎性物阻塞房角，引起眼压升高，称为晶状体溶解性青光眼。这一炎症反应需与晶状体抗原性眼内炎相区别，后者为正常晶状体蛋白通过破损的晶状体囊暴露，而引起的肉芽肿性炎症反应，临床上称其为晶状体皮质过敏性炎症。

（三）核硬化

由于晶状体纤维终生维持续不断的产生，导致成年晶状体核受到机械性压力的应力，使得晶状体核随着年龄的增加变得愈发坚硬；代谢不畅使尿素积累核则呈黄色。组织学特征为晶状体核差别不大、均匀的失去了细胞层次结构的嗜酸性外观。

二、白内障

白内障（cataract）是临床最常见的晶状体疾病。最常用的分类方法是根据发病年龄、晶状体混浊的部位、混浊的程度、裂隙灯下的表现和发展速度进行简单的描述（彩图 7-8，见彩图页）。白内障也可根据病因分类，包括先天性或遗传性、代谢性、药物性、外伤性、放射性等。最常见的老年性白内障形成的相关因素可能包括氧化、紫外线照射、饮食等。

各种类型的白内障组织学变化，表现都相似。包括的组织学改变有：晶状体囊变薄、上皮与囊分离真性剥脱综合征；囊表面色素沉着；晶状体上皮坏死（辐射）；晶状体纤维变性。

（一）老年性白内障（senile cataract）

病理组织学特点为晶状体纤维细胞变性。

（二）先天性白内障（congenital cataract）

多由胎儿风疹感染引起。白内障具有特征性组织学表现。正常位于外层赤道部晶状体纤维的细胞核，出现在晶状体核部细胞中，并且这些细胞核有固缩和破裂。同时晶状体纤维显示不同程度的变形。文献记载，在患儿晶状体中发现有存活的病毒，并可能是造成白内障摘除术后严重的炎症反应的原因。

（三）假性剥脱综合征（pseudoexfoliation syndrome, PEX）

可能与遗传有关，多发生于 60～80 岁年龄组，50% 为双眼发病；8% 病人伴发青光眼。裂隙灯下可见白色鳞屑样物质沉着于晶状体囊、晶状体悬韧带、睫状体上皮、虹膜色素上皮和小梁网。在角膜 Schwalbe 线上，通常可以看到色素沉着线。晶状体前囊变薄，外 1/3 可见白霜样成片沉着物；虹膜内肌细胞萎缩、变性。

（四）后发性白内障（posterior capsular opacity, PCO）

笔记

残余晶状体上皮细胞的异常增殖，细胞变性成 Elschnig 珍珠或膀胱细胞、纤维细胞样。临床上目前最常见的引起 PCO 的原因是白内障囊外摘除手术。

第九节　玻璃体视网膜疾病

一、玻璃体

正常成年人的玻璃体为由胶原纤维、透明质酸为主体的胶样物质。是纤细、脆弱的结缔组织。

玻璃体的病理改变比较单纯，主要为浓缩及液化。但玻璃体作为眼内主要的填充物，其与视网膜等结构间的关系变化所引发的病变是眼科医生关注的重点。

临床常见的玻璃体疾病：

（一）永存原始玻璃体增生症（ persistent hyperplastic primary vitreous, PHPV ）

组织病理表现为与视盘相连的不规则 PAS 阳性染色的膜样组织、其中可以包含发育不良的血管结构，后极视网膜皱褶、与脱离的视网膜相连。

（二）玻璃体炎症（ vitreous inflammation ）

玻璃体炎症细胞等炎症介质进入，引起玻璃体的混浊，继而出现玻璃体液化变性，成纤维细胞参与的炎症可以使玻璃体内出现纤维增殖。临床使用玻璃体涂片检查，可根据玻璃体中细胞成分帮助诊断。

（三）玻璃体混浊（ vitreous opacities ）

玻璃体混浊的原因比较多，部分可能无需做临床干预。比较多见的如：

1. 玻璃体血管残留。

2. 糖尿病视网膜病变的玻璃体腔内纤维机化组织长入。

3. 炎症　真菌感染引起的玻璃体内小脓肿团呈雪球样混浊，细菌感染引起的玻璃体积脓，寄生虫引起的玻璃体内包裹假囊肿。

4. 积血　玻璃体内大量血细胞。

5. 肿瘤　肿瘤内生性，隆起于玻璃体腔内，并可能破溃，使血细胞、肿瘤细胞等进入玻璃体腔。

6. 玻璃体脱离　玻璃体变性液化，液化周围玻璃体皮质增厚围绕液化部分玻璃体成液化腔。液化的玻璃体自视网膜表面剥离，液化腔与正常玻璃体间折光性不同。

玻璃体与视网膜组织关系密切，许多疾病同时累及这两部分。在同一种疾病中往往相互影响。

二、视网膜

视网膜分为两大部分：视网膜色素上皮（retinal pigment epithelium, RPE）和视网膜神经层（neurosensory retina）。

视网膜色素上皮起源于视杯外层，由单层六角形细胞构成，细胞顶部有微绒毛，细胞基底有基底膜，细胞间靠紧密连接复合体相连。视网膜色素上皮在维持外层血 - 视网膜屏障和光感受器外节的正常代谢等方面起着重要的作用。Müller 细胞的细胞结构支持着整个系统。在中心凹处只有光感受器细胞，没有神经节细胞及其他有核的细胞。

视网膜中央血管系统供应神经纤维层、神经节细胞层、内丛状层以及内核层的内三分之一。脉络膜血管供应内核层的外三分之二、外丛状层、外核层、光感受器和视网膜色素上皮层。由于视网膜血供的分工，缺血性脉络膜血管病变和视网膜血管的缺血性病变产生不同的组织学表现。

笔记

（一）视网膜血管性疾病

1. 基本病理变化

（1）水肿和渗出：是由于血管壁受到破坏，引起血浆渗漏到视网膜的丛状层中。水肿趋向于积聚在丛状层中，组织学上呈透明的囊样间隙。脂质和一些蛋白质的堆积呈黄色外观，临床上称为硬性渗出，在组织学上为嗜酸性和 PAS 阳性物质。

（2）出血：视网膜出血的临床表现依赖于出血部位的解剖学特点。内界膜下出血为舟状；神经纤维层出血呈火焰状；视网膜深层出血呈斑点状；亚急性细菌性心内膜炎的带有白中心的出血称为 Roth 斑（白心由细菌和中性粒细胞组成）。

（3）微动脉瘤（microaneurysm）：为毛细血管呈梭形或囊状膨出，用 PAS 染色后更容易观察。它们常见位于内核层，可伴有出血和渗出，常见于糖尿病视网膜病变和静脉阻塞的组织学检查中。

（4）棉绒斑（cotton-wool spot）：是视网膜神经纤维层的微小梗死灶，常继发于视网膜前小动脉阻塞。病理学上，肿胀的神经纤维轴索潴留液内常含有线粒体，是由于轴索内轴浆传输受阻所造成。临床上 4～6 周后，棉绒斑消失，但光学显微镜下遗留局部区域萎缩。棉绒斑多见于高血压性视网膜病变、糖尿病性视网膜病变、胶原血管性疾病和艾滋病。

（5）视网膜新生血管（retinal neovascularization）：特征性地发生于视网膜缺氧和（或）代谢产物积聚的区域。视网膜前的新生血管沿着后玻璃膜生长，玻璃体后脱离可引起这些脆弱血管撕裂，并引发玻璃体积血。新生血管常见于糖尿病性视网膜病变、早产儿视网膜病变和视网膜中央静脉阻塞等。血管组织结构排列紊乱，管腔粗细不均，内皮细胞间距增大，多数不能查到周细胞。

2. 视网膜动脉及静脉阻塞

（1）视网膜中央动脉阻塞（central retinal artery occlusion，CRAO）：是由于在筛板平面的血栓形成或位于视网膜动脉分支处的栓子阻塞所致，可并发于动脉硬化症或来自其他部位的栓子。视网膜缺血、水肿并失去透明性。由于后极部的神经纤维和神经节细胞层最厚，后极部水肿最明显。但由于神经纤维和神经节细胞层在黄斑部很丰富，而中心凹处缺如，因而透过中心凹可看到正常的脉络膜的颜色，表现为樱桃红点。视网膜肿胀消退后，遗留的组织学表现为视网膜内层组织萎缩，很少出现瘢痕或新生血管。

（2）视网膜中央静脉阻塞（central retinal vein occlusion，CRVO）：有非缺血型和缺血型两种形式，都是由于在筛板巩膜水平的中央静脉内的血栓形成所致。视网膜中央静脉阻塞的特点是广泛的视网膜水肿、渗出和出血，缺血型者可以看到显著的静脉扩张和数量不等的棉绒斑。后者在症状出现后 3 个月以时，前段新生血管的发生率较高，约 20%～60%，可引起新生血管性青光眼，视力预后较差。其病理学特点是显著的视网膜水肿，局部视网膜坏死，神经细胞轴突肿胀呈球灶状，嗜酸性染色。视网膜下、视网膜内和视网膜前出血。晚期出现含铁血黄素沉着、视网膜细胞坏死，引起结构紊乱、神经胶质增生以及视网膜纤维血管化前膜的出现等。

（3）视网膜分支动/静脉阻塞（BRAO/BRVO）：病理变化无特殊，为视网膜局部（半侧或象限性）病变。

3. 糖尿病性视网膜病变（diabetic retinopathy）　糖尿病视网膜病变是发达国家最常见的血管性致盲性疾病之一，在 20～64 岁人群中占首位。糖尿病对视网膜的影响为损害视网膜血管的自动调节，改变视网膜的血流，破坏血 - 视网膜屏障，组织缺氧的新生血管生成等。病理学上，视网膜血管的基底膜增厚，周细胞数量与内皮细胞数量的比例相对减少。最终，多处局部微循环阻塞，灌注不良，导致视网膜缺血。视网膜缺血刺激形成视网膜新生血管。

按照病变严重程度，可将糖尿病视网膜病变分为以下三种类型。

笔记

（1）背景期糖尿病性视网膜病变：特点是毛细血管扩张的微动脉瘤、视网膜点状层间出血、视网膜组织水肿和视网膜组织间灶性无定型嗜酸性物质堆积。其中黄斑囊样水肿是导致视力下降的主要因素。

（2）增殖前期糖尿病性视网膜病变：组织学特点是广泛的毛细血管闭锁及视网膜神经组织灶性坏死、静脉管壁阶段性扩张以及浅层视网膜层间积血。

（3）增殖期糖尿病性视网膜病变：特点是新生血管和膜样纤维增殖组织的出现，玻璃体、视网膜后增殖膜组织的主要成分有神经胶质细胞色素上皮细胞和纤维样细胞。由于新生血管有出血倾向，且组织纤维细胞内存在肌动蛋白，细胞收缩导致对其他组织的牵拉。因此在纤维血管增殖的眼中常形成部分的玻璃体后脱离、玻璃体积血、牵拉性视网膜脱离、视网膜下增殖膜等。虹膜新生血管化所致的继发性闭角型青光眼以及眼球萎缩或许是增殖性糖尿病性视网膜病变的最终结果。

（二）视网膜脱离

视网膜脱离（retinal detachment）在临床上分为原发性和继发性两大类，视网膜脱离的定义为神经视网膜层与视网膜色素上皮层的分离（彩图 7-9，见彩图页）。

病理学基础：

1. 玻璃体基质纤维与内界膜之间的连接比外层视网膜与视网膜色素上皮细胞之间的连接更紧密。

2. 靠近内界膜附近的玻璃体或视网膜改变可引起玻璃体视网膜粘连。如果在粘连周围区域发生玻璃体从视网膜上脱离，则这些粘连的收缩可导致该部视网膜的撕裂。

3. 视网膜玻璃体的变性导致玻璃体液化，液体通过由玻璃体收缩在视网膜变性处所拉开的裂孔而积聚于视网膜下（孔源性脱离）。

玻璃体脱离在视网膜撕裂的病因学上起重要作用。玻璃体随着年龄而液化，液化的中心玻璃体突破后界膜的裂洞进入玻璃体后间隙，后部玻璃体从视网膜上迅速脱离。当玻璃体撕裂、游离并向前塌陷时，玻璃体黏附于视网膜处可造成视网膜的撕裂。

引起继发性视网膜脱离的疾病较复杂，视网膜脉络膜炎症、肿瘤、外伤、血管病变等易引起渗出性视网膜脱离，玻璃体视网膜前膜形成的某些疾病易引起牵拉性视网膜脱离。

视网膜脱离组织学检查的特点是视网膜下液体常为浆液性，表现为均匀的嗜酸性物质。视网膜裂口处全层视网膜缺失，显微镜下可通过其圆形边界来识别。脱离时间较长的视网膜脱离表现为光感受器消失、视网膜结构紊乱、神经胶质增生、囊性变以及视网膜前膜。全视网膜脱离通常呈漏斗状，仅在锯齿缘和视盘部相附着。

神经视网膜层也可与视网膜色素上皮层分离而没有破裂。实性肿瘤如脉络膜黑色素瘤以及 Coats 病中的大量视网膜下渗出等可造成此种脱离，临床上归属于继发性视网膜脱离范畴。

（三）视网膜变性

1. 视网膜色素变性（retinitis pigmentosa，RP）　是一类视功能进行性损害的遗传性视网膜疾病，可以不同方式遗传，也可散在发生，或可继发于局部或全身性疾病。临床上见视盘蜡黄，小动脉变细，赤道部色素上皮呈骨细胞样增生。组织学特点为光感受器细胞丧失，视网膜色素上皮增生并移行进入视网膜围绕视网膜血管生长。后期，出现血管壁增厚呈玻璃样变，视神经可显示弥漫的或扇形的萎缩和神经胶质增生。

2. 年龄相关性黄斑变性（age-related macular degeneration，AMD）　是近年来发病率增高的致盲性疾病。随着年龄的增长，Bruch 膜增厚、钙化，形成玻璃膜疣。新生血管可从脉络膜长入视网膜色素上皮细胞下间隙。这些血管可漏出液体或出血，视网膜色素上皮下或视网膜下可见浆液及血细胞，晚期，视网膜神经层萎缩，视网膜胶质化。

笔记

第十节　视神经疾病

视神经是指视路中从视神经乳头到视交叉的一段,是由视神经节细胞所发出的轴索,在视神经乳头处汇集,经过巩膜筛板从眼球穿出变成有髓鞘神经所形成。视神经全长约35～55mm,分为眼内段、眶内段、管内段及颅内段四部分。其任何部位的病变,均可表现为视力减退及视野改变等不同程度的视功能损害,最终可引起视神经萎缩。

在组织学上,视神经相当于中枢神经白质的外延部分,其表面覆盖着三层鞘膜,包括与巩膜相融合的硬脑膜、小房状的蛛网膜层和血管性的软脑膜。

视神经的不同部分的血供来源各有不同。穿过软脑膜的眼动脉供应眶内和眼内段。大体上讲,视神经周边的纤维由软脑膜血管供血,而中轴部纤维由视网膜中央动脉供血,后者直接穿过蛛网膜下间隙进入神经。

一、视神经的轴浆运输

视神经轴索由视网膜节细胞的轴突组成,始自节细胞层,途径视神经乳头、视交叉,走行了较长的路线后到达外侧膝状体。在这一过程中,轴突中的胞浆通过轴浆运输这一方式与节细胞体相联系,任何对视神经轴浆运输的干扰都会造成视神经病理性的改变。

(一)视神经纤维梗死(nerve fiber layer infarct)

后极部视网膜中或视神经乳头筛板前区细胞内线粒体和其他轴浆成分积聚,轴突肿胀。在 HE 染色中,线粒体呈嗜酸性。肿胀的轴突加上积聚的线粒体在显微镜下呈暗红色球形,形状仿佛细胞一样,形成"细胞样小体"。这些"细胞样小体"聚集在一起,就形成了临床上描述的"棉絮斑"。

(二)视神经乳头水肿(papilloedema)

是指继发于颅内高压所导致的视盘的肿胀。实际上视神经乳头水肿时并未观察到液体在视神经乳头细胞外的积聚,而是由于筛板部位轴浆流受阻,伴有轴索内线粒体和其他细胞器的积聚,造成筛板前轴索的肿胀。视盘的肿胀导致外层视网膜向侧向移位,有时可伴发局部视网膜下渗出。这些变化的结果造成临床上所见到的视盘边界模糊。多种原因可以引起视神经乳头水肿,其病理生理学机制包括相对或绝对的静脉压增高,比如急性青光眼、眼眶和脑肿瘤、低眼压、高血压或中央静脉血栓形成(彩图7-10,见彩图页)。

二、视神经炎症

引起视神经炎(optic neuritis)的病因有多种,如感染性、中毒性、脱髓鞘性疾病等。按Wilbrand 提出的病理分类,分为视神经外膜炎、轴性视神经炎、及横贯性视神经炎;临床常以患病的部位分类,分为视神经视网膜炎、球后视神经炎等。

视神经炎共同的病理组织学表现有:病灶区非特异性充血,水肿,炎性细胞浸润;特异性病变为星形胶质细胞增殖,视神经萎缩。

三、视神经萎缩

(一)视神经萎缩(atrophy of the optic nerve)

视神经萎缩是由外侧膝状体以前的视神经纤维、神经节细胞及其轴索因疾病或外伤所致的退行改变。临床观察见视乳头颜色变为苍白并出现浅凹陷,伴神经传导功能障碍;组织学上见轴索变性伴有髓鞘和少树突神经胶质细胞的丢失,虽然有星形细胞的增殖,视神经仍有皱缩的表现。增厚的软脑膜带则是结缔组织增殖的后果。在组织学上,可以见到视

笔记

神经束变细,硬脑膜下间隙增宽(彩图 7-11,见彩图页)。

(二)海绵状视神经萎缩

海绵样变性(cavernous degeneration)的显微镜下特点是位于筛板后的含有黏多糖物质的巨大囊样间隙,囊内的物质被认为是穿透内界膜进入视神经头部实质的玻璃体。这些变化多发于急性眼内压升高的青光眼病人中,也可发生于前部缺血性视神经病变。

四、视神经肿瘤

(一)黑色素细胞瘤(melanocytoma)

为一种良性的、深色素性肿瘤。通常位于视盘旁,可突入玻璃体,并扩展至颞下方视网膜,向后可至筛板。脱色素切片可见紧密排列的丰满的细胞,具有均匀而丰富的胞浆,核小而规则、染色质少。

(二)神经胶质瘤(glioma)

可发生于视路的任一部分,常伴发于神经纤维瘤病。多见于 10 岁前儿童,属于低度恶性肿瘤,但发生在成人时恶性度较高。视神经胶质瘤起源于视神经内部,病理学上可见视神经增粗,被紧张的完整硬膜覆盖。增殖的肿瘤细胞是纺锤形或毛发样的,有时可见深色嗜酸性膨大的星形细胞突,称为 Rosenthal 纤维。肿瘤内部同时可有微囊变性和钙化。

(三)脑膜瘤(meningioma)

起源于蛛网膜细胞,属于良性肿瘤,一般生长缓慢,多见于中年女性,发生于儿童的脑膜瘤恶性度较高。肿瘤可挤压视神经造成视神经萎缩,也可穿过脑膜侵入眼外肌肉。显微镜下,肿瘤通常是具有丰满细胞的脑膜上皮细胞形成巢状或漩涡状排列,有时可见钙化的沙粒小体。

第十一节　青　光　眼

青光眼(glaucoma)是由于眼球内压力异常引起的特征性的视野损害、特征性的视神经乳头大小及形状改变为临床表现的一组症状。青光眼常与眼压升高相伴,但并不绝对。低眼压性青光眼病人的视野损害和视神经乳头改变与高眼压性的完全相同。通常认为青光眼的视野和视神经乳头损害与以下因素相关:①视神经局部血液循环障碍;②巩膜筛板对视神经轴突的机械性压迫;③机械性和血管性因素的联合作用。

青光眼可以单独发病或由眼部其他疾病引起,也可以是全身或眼部疾病的一部分。

一、先天性青光眼

先天性青光眼通常为常染色体隐性遗传,亦可由感染因素所致,如孕期风疹病毒感染。对先天性青光眼的发病机理有多种理论,包括前房角内被均质样膜(Barkan 膜)占据,Schlemm 管发育不全,房角发育不全,房角组织残留,睫状肌异常等。先天性青光眼患儿还可同时伴有眼部其他结构及全身某些相应胚层的发育异常,包括虹膜发育不全、Peter 异常、永存原始玻璃体增生症等。

先天性青光眼造成的眼组织病理损害包括:①眼球扩张,以角膜和前部巩膜变薄、扩张为主,从而前房变深;②角膜和眼球的显著扩张导致后弹力层破裂,形成 Habb 纹,病变多位于角膜下半部,呈水平方向或与角膜缘平行;③病程晚期,虹膜根部和小梁网纤维化,Schlemm 管消失。持续的高眼压状态可致睫状体、脉络膜、视网膜萎缩以及视神经乳头凹陷和视神经萎缩。婴幼儿青光眼形成视神经乳头病理性凹陷比成年人出现早而迅速,但眼压控制后视神经乳头凹陷常能缩小,是治疗有效的良好指征。

笔记

二、原发性青光眼的几种病理现象

1. 青光眼斑组织病理学变化为角膜水肿和晶状体上皮的点片状坏死。

2. 虹膜阶段性萎缩 虹膜基质变薄、色素上皮和括约肌萎缩。

3. 房角关闭 虹膜表层与小梁网长期接触将形成真正的粘连,小梁网逐渐变性发生纤维化,Schlemm 管变窄,最终闭塞。

4. 小梁网硬化 组织学观察发现,小梁由增厚的内皮细胞包绕的胶原核心所组成,小梁网内的间隙狭窄,Schlemm 管塌陷,小梁间隙中的酸性黏多糖含量增加。

5. 睫状环阻滞 可能同时出现的病变包括晶状体纤维变性,晶状体内液化灶使晶状体体积膨大、睫状体水肿,房水内炎性细胞浸润。

三、青光眼造成的眼组织损害

(一)角膜

角膜基质细胞水肿,细胞间隙增大。上皮细胞与前弹性层间出现灶性分离,青光眼急性发作可以引起角膜基质和上皮的水肿,形成角膜大泡。角膜大泡的破裂可以导致角膜溃疡。角膜发生慢性和长期水肿时,如上述病变维持时间较长,上皮细胞和内皮细胞萎缩,纤维性及纤维血管性结缔组织可沿上皮和前弹力层之间长入,形成瘢痕翳(pannus)或血管翳。角膜缘及相邻巩膜组织萎缩变薄,形成葡萄肿。后弹力层变薄,内皮细胞坏死,数量减少。

(二)前房角

小梁网纤维化,虹膜周边前粘连造成房角关闭,有时可见虹膜表面渗出、膜样增殖覆于房角结构而形成假房角。

(三)虹膜和瞳孔

虹膜色素脱失,色素可沉着于角膜内皮细胞表面和小梁网中。虹膜基质萎缩,括约肌和色素上皮细胞萎缩。表现为虹膜阶段性萎缩、变薄,虹膜红变(rubeosisiridis),可以引起色素上皮外翻(见于新生血管性青光眼)。在晚期青光眼,睫状突的纤维血管组织呈纤维化和玻璃样变,睫状突有不同程度的萎缩。晶状体可有青光眼斑或白内障(尤其在抗青光眼手术后)。

(四)神经视网膜

可见视网膜内层组织变性,尤以神经纤维层和节细胞层为主,可有胶质增生,内、外丛状层有水肿或空泡形成,视锥、视杆细胞层局部消失或空泡样变,色素上皮层可有脱色素或局部增生。视神经可表现为萎缩、胶质增生,生理凹陷扩大、加深。视神经萎缩在组织学上表现为视神经鞘膜(硬脑膜)下间隙增宽,有时可见透明质酸性物质沉积,称 Schnabel 视神经萎缩。

第十二节 眼眶疾病

眼眶由七块骨参与构成,其内侧壁和下壁较为薄弱,易于受到相邻病变的侵蚀。当外力作用在眼眶部位时,易于出现骨折;外侧及上方骨壁较厚实。眼眶呈梨形,尖部位于后方。眼球位于眼眶的最前部。眶内组织包括泪腺、肌肉、肌腱、筋膜、血管、神经、交感神经节和滑车软骨等,并充填以脂肪。炎症、增生和肿瘤可造成眶内容积的增加,而导致眼球突出和(或)水平或垂直方向的偏斜,眼球偏斜的程度和方向有助于对眶内疾患的诊断和定位。

一、炎症

由于眼眶内组织结构复杂,引起眼眶炎症的原因有很多。临床常见的眶内炎症如下。

笔记

（一）眶蜂窝织炎（cellulitis）

眶蜂窝织炎为眶内软组织炎症，可由于细菌、真菌或寄生虫感染所致，以细菌感染最为常见。由于眶内组织较疏松，感染易于扩散。感染多来源于眼眶邻近的鼻窦，亦可来自眼睑。筛窦是儿童病人最常见的伴发感染部位。感染严重者可引起眶脓肿的形成。病理组织学变化可见结膜水肿，眶组织水肿，血管充盈，血管内见多量白细胞贴壁。组织中见炎症细胞浸润，细胞的种类依据致病微生物或其他病因而不同。有时可以在眶组织内查到致病微生物。

（二）Graves 眼病

目前，多数被命名为甲状腺相关眼病（TAO），与甲状腺功能失调有关，引起单侧或双侧眼睑后退、眼球突出。眼外肌的组织间质受到单核细胞、淋巴细胞、浆细胞、肥大细胞和成纤维细胞的浸润，伴有纤维化和黏多糖物质的沉积。最常累及的肌肉为下直肌和内直肌。由于眼外肌肉的体积增加，在眶尖部压迫视神经，可造成视盘水肿。

（三）特发性眼眶炎症（idiopathic orbital inflammation）

特发性眼眶炎症又称眼眶假瘤（orbital pseudotumor），是指占位性的炎性疾病，临床征象类似于眶内占位性病变。可侵犯儿童和成人。眶内炎症反应可为弥散性或局限于眼眶组织的某一部位。当累及眼外肌时称为眼眶肌炎，肌腱亦有受累；当位于泪腺时称为硬化性泪腺炎。临床上病人表现为发病突然，常诉疼痛。组织病理学所见取决于炎症发展的不同阶段。早期的高度特异性反应包括组织水肿和增殖组织内多形性炎症，浸润细胞包括淋巴细胞（T 细胞为主）、浆细胞、嗜酸性粒细胞，可有淋巴滤泡形成及血管炎的表现。随着炎症的进展，逐渐纤维化，炎性细胞被胶原束广泛分开，最终被胶原成分完全代替，形成"硬化性假瘤"。

二、眶内肿瘤

眼眶肿瘤分为原发性、继发于邻近结构和转移性三大类。原发性肿瘤的发病率较低，其中以血管瘤和淋巴瘤最为多见。继发于邻近鼻窦的肿瘤要比原发肿瘤更为常见。

眼眶肿瘤有明显的年龄性，如成年人发生的肿瘤（如泪腺上皮来源的肿瘤）很少见于儿童，眶骨的病变（如嗜酸性肉芽肿）多见于儿童，而眶横纹肌肉瘤仅见于儿童。相同的肿瘤，在成人或儿童身上常表现为截然不同的生物学特性，比如成年人的视神经鞘膜瘤多进展缓慢，而儿童期发病则进展迅速。转移癌以乳腺和肺部肿瘤为主，临近结构肿瘤多为鼻旁窦侵犯而来的癌症。眼眶先天性肿瘤常为皮样囊肿和先天性畸胎瘤，继发性肿瘤多为转移的神经母细胞瘤和 Ewing 肉瘤。

以下介绍几种常见的眼眶肿瘤。

（一）海绵状血管瘤（cavernous hemangioma）

为成年人中常见的眶内血管性肿瘤，眼球突出为首发症状。组织病理学见肿瘤有纤维膜包绕，不侵犯眼外肌等。肿瘤内部为大小不等的薄壁血管腔组成，腔内充斥血细胞。

（二）横纹肌肉瘤（rhabdomyosarcoma）

横纹肌肉瘤是儿童最常见的原发性恶性眼眶肿瘤，肿瘤并非来自成熟眼外肌，而是起源于眼眶间质组织。肿瘤组织柔软，有向肌肉组织分化的能力。早期可侵犯近旁的鼻窦。临床上常表现为突然和迅速进展的突眼，眼睑微红，但没有蜂窝织炎的局部和全身发热。团块多发于内侧、下方或后部象限。三种组织学类型为胚胎性、腺泡性和多形性，眶横纹肌肉瘤以胚胎性和腺泡性多见，免疫组化标记肌细胞相关蛋白有助于诊断。

（三）神经纤维瘤（neurofibroma）

孤立的神经纤维瘤为最常见的神经源性肿瘤，多见于成年人。这是一种生长缓慢的错

笔记

构瘤,包含有神经内成纤维细胞、Schwann 细胞和轴突。神经纤维瘤可有分明的边界,但不一定有完整的包囊。显微镜下,纺锤状细胞呈带状或弦样排列于含有轴索的黏液样组织和胶原的间质中。丛状型神经纤维瘤常见于儿童,病人多伴有神经纤维瘤病。

（四）神经鞘瘤（neurilemoma）

神经鞘瘤即施万细胞瘤（Schwannoma）。肿瘤起源于 Schwann 细胞,它生长缓慢,有囊包裹,可单独发生或伴发于神经纤维瘤病,通常为良性。黄色的肿瘤内可显示出血坏死区。显微镜下,有两种组织学类型:① A 型中纺锤细胞排列成交织的栏栅状,并有 Verocay 小体或细胞聚集,类似于感觉小体;② B 型由含有黏液样基质的星状细胞松散组成,血管常较为显著或有较厚的壁。

三、泪腺肿瘤

泪腺位于眼眶颞上象限的前部,由提上睑肌的腱膜将泪腺分为上、下两叶。泪腺肿物中有 50% 为炎性或淋巴性病变,另 50% 则为上皮来源的肿瘤。

泪腺肿瘤种类多,仅举例如下。

（一）良性混合瘤（benign mixed tumor）

良性混合瘤又称多形性腺瘤（pleomorphic adenoma）,为最常见的泪腺上皮性肿瘤。多见于成年男性,通常病程缓慢,病人没有疼痛。肿瘤缓慢而扩张性的生长可压迫泪腺窝骨壁形成陷凹,并刺激骨膜产生一层较薄的新骨皮质。邻近正常眼眶组织被压缩,而形成肿瘤的包膜。组织学表现为肿瘤呈小叶性,可突破包膜。肿瘤的小叶内容物为泪腺上皮和基质成分的混合。上皮可形成巢或由两层细胞为界的腺管样结构,位于黏液样的基质中。肿瘤也可含有异源性组织成分,包括软骨和成骨。尽管良性混合瘤是一种良性新生物,但易复发,难以手术摘除根治。复发性的良性混合瘤持续时间较长可引发恶性混合瘤、腺癌、腺样囊性癌等病变。

（二）腺样囊性癌（adenoid cystic carcinoma）

可原发自泪腺或源于良性混合瘤。与良性混合瘤不同的是,腺样囊性癌无包膜,进展迅速,可侵蚀邻近的骨质,并侵犯神经,因而病人常有疼痛。肿瘤肉眼观呈灰白色,坚实而呈结节状。组织学上可见一些变异型,包括筛状型（瑞士干酪样）、管状型、实体型、粉刺型和硬化型。

第十三节　眼内肿瘤

大多数眼内肿瘤可依据组织来源,将其划分为三种类型:神经母细胞性、黑色素细胞性和转移性肿瘤。

一、神经母细胞性肿瘤

（一）视网膜母细胞瘤（retinoblastoma）

起源于视网膜的有核层的神经母细胞,是婴幼儿病人中最常见的眼内恶性肿瘤。其发生率无明显种族或性别的差别,但有遗传型和非遗传型之分。遗传型约占 1/3,发病年龄较小,常累及双眼,并为多灶性。非遗传型约占 2/3,发病年龄较迟,多为单眼、单灶,无阳性家族史,染色体检查无异常。临床上视网膜母细胞瘤患儿常以白瞳征为首发体征,继而出现继发性青光眼等。偶有早发现者表现为眼底灰白色肿物。肿瘤部位无正常视网膜结构。

视网膜母细胞瘤是第一个被发现的人类与抑癌基因失活有关联的恶性肿瘤。造成肿瘤发生的基因位于 13 号染色体的长臂（13q14）上,称为 Rb 基因。正常情况下该基因抑制肿

笔记

瘤的发生。13q14 的缺失使细胞丧失了一个正常的等位基因，一旦视网膜细胞中另一个正常等位基因再发生一次突变，细胞就可能发生恶变形成肿瘤。如果第一次突变发生在父母的生殖细胞，则由此发育形成的个体所有细胞均带有此突变，因而是遗传的；如果第一次突变发生于体细胞则不能遗传。

组织学上，视网膜母细胞瘤由具有圆形、椭圆形或梭形核的未分化细胞组成，核深染，有丝分裂通常较为活跃。当肿瘤生长进入玻璃体和视网膜下间隙时，因供血不足，瘤组织可产生坏死的特征性表现：缺血性坏死区开始于距滋养血管约 100～130μm 处，在坏死区内常有钙化，沿血管生长的存活细胞呈袖套样。排列极为有序的 Flexner-Wintersteiner 菊花团是视网膜母细胞瘤的组织学特征性。菊花团的特点为单层柱状细胞，围绕中央空腔排列，核位于周边部。如果肿瘤细胞分化程度较高，则会出现另一种花饰样结构，称为小花结（fleurette）。小花结代表着分化的光感受器，是由视杆细胞和视锥细胞的内节组成的曲线状细胞簇。其他较少见的不具有视网膜分化的空腔内充满嗜酸性的胞浆的菊花团（如 Homer-Wright 菊花团），亦可出现在其他神经母细胞性肿瘤中，如小脑的神经母细胞瘤和髓母细胞瘤。在典型的视网膜母细胞瘤中，未分化的肿瘤细胞数量会大大超过小花结和 Flexner-Wintersteiner 菊花团（彩图 7-12，见彩图页）。

临床上肿瘤可生长入玻璃体腔内（内生型）、视网膜下腔（外生型）或同时向视网膜两侧生长（混合生长型），也可弥漫性地分布于整个视网膜（弥漫性生长型）。瘤细胞可脱落，进入玻璃体腔或种植到远处的视网膜上，也可进入前房形成假性积脓。视网膜母细胞瘤可并发虹膜新生血管化和视网膜脱离。肿瘤从眼部扩散的最常见路径是沿视神经扩散。视神经的直接浸润可导致肿瘤扩散入脑，但扩散入软脑膜的细胞也可进入蛛网膜下腔，并在整个中枢神经系统内种植。广泛的葡萄膜侵犯增加了血源性播种的危险性。当肿瘤累及眼前段长入结膜固有层中时，可看见局部淋巴结的扩散。偶尔，肿瘤也可以出现部分或完全的退变。

（二）髓上皮瘤（视网膜胚瘤）

髓上皮瘤是一种起源于原始髓样上皮的先天性神经上皮性肿瘤，通常发生于睫状体，但在视网膜和视神经中也有发现。瘤体主要由索条状或巢状排列的、低分化的神经上皮细胞和原纤维样基质组成。有些瘤细胞可形成囊样结构，囊腔内含有黏液样物质，富含透明质酸。在髓上皮瘤中也可见到 Homer-Wright 菊花团。

二、黑色素细胞肿瘤

（一）良性肿瘤

1. 葡萄膜黑色素痣（nevus）　来源于葡萄膜的黑色素细胞，而不是色素上皮细胞。黑色素细胞的胚胎来源为神经嵴细胞，形成肿物时即为痣或黑色素瘤。而葡萄膜色素上皮细胞来源于原始视泡，反应性增生较为多见，其腺性肿瘤则极为罕见。正常的葡萄膜黑色素细胞为树突状，有梭形细胞核和细长的胞浆突起。痣细胞亦为梭形，细胞核缺少核仁。梭形 A 型瘤细胞呈长梭形，胞核内染色质均匀、无核仁，细胞中央沿长轴方向有一线状核膜皱折。梭形 B 型瘤细胞则体积稍大，呈椭圆形，核染色质粗，可见界限清楚的深染核仁。

2. 虹膜痣（iris nevus）　常见于蓝眼人群，且多位于下方虹膜，可引起瞳孔变形。临床有时难以鉴别虹膜痣和虹膜黑色素瘤，后者通常呈进行性的生长并累及前房角。

3. 虹膜黑色素瘤　类似于痣，极少出现转移。

4. 脉络膜痣　扁平、较小，有时可伴玻璃膜疣或少量视网膜下液。组织学上完全由染色质均匀的 A 型梭形细胞组成，没有巩膜浸润或眼外侵犯。

（二）恶性肿瘤

葡萄膜恶性黑色素瘤（uveal malignant melanoma）是发生于葡萄膜的恶性肿瘤，可原发

笔记

或起自原已存在的痣或先天性眼部黑变病。其预后取决于很多因素，包括肿瘤大小、生长部位、生长方式、细胞类型、有丝分裂象的多少、是否有眼外侵犯、以及肿瘤细胞外基质的构型。总体说来，随着瘤细胞中上皮样细胞成分的增加，肿瘤转移的可能性增大，预后也愈差；肿瘤所在部位愈靠前，预后也愈差。肿瘤呈浸润性占位生长，破坏临近眼组织，大多数情况下，环形和弥漫性生长的肿瘤比呈蘑菇样生长的预后要差。肿瘤生长区域可出现局灶性的视网膜变性、视网膜脱离，RPE可聚集起脂褐质在肿瘤表面形成橘黄色的斑点。肿瘤坏死可诱发不同程度的炎症。直接侵犯前房的肿瘤或肿瘤坏死伴有色素释放可引起继发性青光眼。较大的肿瘤也可推动晶状体虹膜隔前移，形成瞳孔阻滞。葡萄膜黑色素瘤主要通过血行转移，最常见的转移部位是肝脏。

组织病理学特点：肿瘤由肿瘤细胞和少量细胞间质组成，血供充分。可分为5型：①梭形细胞型，临床比较常见的类型，根据细胞体积、核的大小又有梭形A和梭形B细胞型之分，瘤细胞呈索条状、束状排列，恶性度较低；②混合细胞型，由不同比例的梭型细胞和上皮样瘤细胞组成，上皮样细胞所占比例越大，肿瘤的恶性度越高；③上皮样瘤细胞型，肿瘤内绝大多数（4/5以上）为上皮样瘤细胞，临床上以弥漫性生长为主要表现，恶性度高，发生转移早；④坏死型，肿瘤体内发现有大量的坏死细胞；⑤气球状细胞型，肿瘤细胞呈气球状，很少见（彩图7-13，见彩图页）。

三、转移性肿瘤

在成年人中，眼部的转移性肿瘤（metastatic tumor）比原发性恶性肿瘤更为常见，其发生率在内眼肿瘤中位列第一。任何眼部结构均可受累，但脉络膜因血运丰富，是最常见的转移部位。有时转移性肿瘤可为病人的首发症状。眼内转移瘤虽然在组织学上表现为原发性肿瘤的形态，但通常分化更低，形态学上有时难以鉴别其来源。对转移性肿瘤和其原发性肿瘤组织起源进行诊断时多采用特殊的组织化学和免疫组织化学染色。女性转移性肿瘤中最常见的原发肿瘤是乳腺癌，男性为肺癌。肿瘤一旦出现眼部转移病人预后通常极差。

白血病累及眼部也较为常见，其侵犯部位通常也在脉络膜。淋巴瘤与白血病相比，较少累及眼球。

（王　薇）

二维码7-2
扫一扫，测一测

参 考 文 献

1. Juan Rosai. 外科病理学. 回允中，译. 北京：北京大学医学出版社，2006.

2. 赵桂秋，孙为荣. 眼科病理学. 北京：人民卫生出版社，2011.

3. Mckee PH，Calon J，Granter SR. Pathology of the skin with the correlation. 3rd ed. Edinburgh: Elsevier Mosby，2005.

4. Yanoff M，Joseph W Sassani. Ocular Pathology. 6th ed. Edinburgh: Elsevier Mosby，2009.

第 八 章

眼的免疫学

本章学习要点

- 掌握：眼免疫系统的特殊性；眼的免疫病理分型和机制；角膜移植的免疫应答。
- 熟悉：眼的天然免疫和获得性免疫系统。
- 了解：眼的免疫赦免和免疫偏离。

关键词 免疫学 天然免疫 获得性免疫 免疫赦免 免疫偏离 自身免疫 移植免疫

免疫学（immunology）是研究宿主防御机制的科学。不同的器官和组织有不同的免疫微环境，在免疫应答的诱导、表达和调节过程中有不同的表现。研究局部器官和组织防御机制的科学称作区域免疫学（regional immunology）。眼组织不仅能发生普通的免疫应答，而且由于其处于特殊的微环境，具有独特的区域免疫学特征。由于免疫介导的眼科疾病是造成视力下降的主要原因，因此，对眼免疫学（ocular immunology）的研究显得非常重要。本章将在简要介绍免疫学基本原理的基础上，系统介绍眼局部免疫的重要特征，并讨论免疫相关性眼病和角膜移植的免疫学机制。

第一节 眼的免疫系统及其特殊性

同其他组织和器官一样，眼也具有完整且独特的免疫系统（彩图8-1，见彩图页）。

首先是上皮层及其紧密连接提供的结构性屏障，以及上皮层附近由生物化学分子（如乳铁蛋白，转铁蛋白和抗菌肽等）和酶系统（包括补体系统）提供的抵御微生物的化学屏障。一旦外来病原体突破上皮层，附近的各种初始免疫细胞（主要包括巨噬细胞、粒细胞和自然杀伤细胞）会触发迅速的非特异性的炎症反应。如果上述两个防御屏障机制不能阻止病原体的进一步入侵，将会触发获得性免疫应答。

一、眼的免疫系统

根据免疫学的基本原理，眼的免疫系统也可分为天然或初始免疫（natural or innate immunity）和获得性或适应性免疫（acquired or adaptive immunity）两种免疫应答形式。天然免疫是与生俱来且自然存在的，针对外来刺激可以迅速作出应答。根据参与应答的模式不同又将其分为两部分：①被动性天然免疫（passive innate immunity）属于眼局部免疫系统的第一道防线，其实质是局部严密的组织结构屏障和局部产生的具有抗微生物特性的化学分子屏障，这一防线只是被动地阻止外来微生物的入侵；②主动性天然免疫（active innate immunity）属于眼局部免疫系统的第二道防线，该防线针对外来的致病原将主动地通过触发炎症反应过

笔记

程来吞噬或去除，主要由发挥不同效应功能的初始免疫细胞（如嗜中性粒细胞、巨噬细胞、树突状细胞和自然杀伤细胞等）和分子（如补体系统的成员分子、细胞因子和炎症介质等）所组成。这两种天然免疫的共同特点是不具有特异性和记忆性。

当眼组织遭受外来抗原第二次或连续多次刺激时会触发高强度的获得性免疫应答。其主要的效应机制有三种：①细胞毒性 T 淋巴细胞（cytotoxic T lymphocyte, CTLs）反应旨在去除存在于细胞内的抗原，如病毒感染或携带抗原进入细胞内的病原体；②免疫球蛋白（immunoglobulin, Ig）的中和效应通过抗体与抗原的特异性结合以去除存在于细胞外的抗原；③辅助性 T 细胞（T helper cells, Th）反应，Th 反应通过提供不同形式的细胞因子活化其他免疫细胞，旨在辅助和协调上述两种反应，并通过释放细胞因子来放大或下调局部的炎症反应；④调节性 T 细胞（regulatory T cells, Treg）反应旨在抑制其他淋巴细胞的活性，以限制免疫应答所造成的病理性损害。获得性免疫的特点是具有特异性和记忆性。因此，获得性免疫应答构成了眼防御的第三道防线。

但值得注意的是，天然免疫和获得性免疫并不是截然分离的两个系统，两个系统相互平行但又相互交织。获得性免疫应答需要天然免疫系统的参与和实施，而天然免疫应答也因获得性免疫应答的参与而得到进一步的放大。

二、眼免疫系统的特殊性

眼组织的结构和功能不同于其他组织和器官。以皮肤为例，严重的皮肤炎症可导致瘢痕形成，并通过再生修复过程恢复正常生活所需要的结构和功能。但眼视轴上的任何组织发生炎症反应，都可能造成严重的视觉功能障碍。为了保护正常的视觉功能，在进化过程中眼组织形成了一系列独特的免疫应答机制。

包括人类在内，有视觉功能的生物体的生存及生存质量在很大程度上依赖于视觉系统。但是，视觉系统针对内源性或外源性的应激因素将面对两个问题：一方面，眼需要来自免疫系统的保护，以避免发生外源性病原体的感染及其破坏性损伤；另一方面，又要避免发生因免疫性炎症反应所带来的非特异性组织损害。因此，来自生物进化的压力迫使视觉系统与免疫系统之间要达成某种形式的契合或妥协。这种契合或妥协在眼内组织（前房、后房、玻璃体腔、视网膜下腔以及内衬的细胞和组织）、角膜和结膜表现为不同模式的免疫应答。针对抗原刺激，眼内组织和角膜表现为免疫赦免（immune privilege）。免疫赦免是指身体某些部位针对抗原刺激不能触发免疫性炎症反应的耐受状态。目前认为造成这种赦免状态的机制主要有三个：①相对的组织隔离状态，在眼内存在结构严密的血 - 房水屏障和血 - 视网膜屏障，这些屏障大大限制了有关免疫细胞和免疫分子的进出；角膜的无血管和无淋巴管状态限制了免疫细胞和分子在角膜的进出；②具有不同其他组织的免疫抑制性微环境，含有独特的可溶性免疫抑制性细胞因子和膜性免疫调节分子；③眼内针对抗原刺激表现为免疫偏离（immune deviation），并产生抗原特异性调节性 T 细胞。而对于眼表的结膜组织，则表现为针对抗原刺激趋向激发 Th2 型反应和以 IgA（非补体结合性致炎性抗体）为主的体液免疫应答（第三节详细讨论）。所有上述因素的综合作用是，免疫系统既向眼组织提供免疫保护作用，又将其免疫性炎症反应降低到避免发生过度破坏性损伤的合理程度。

第二节　眼的天然免疫

眼的天然免疫包括眼的被动性天然免疫和眼的主动性天然免疫两部分。

一、眼的被动性天然免疫

引起眼部感染的微生物遍布存在于周围的环境。在体表结构的表面，如结膜、皮肤和

笔记

鼻咽腔，也存在许多致病微生物。但是，在生理状态下这些致病菌并不造成眼的感染。这首先主要依赖于眼局部由多因素组成的有效的被动性天然免疫防御机制。首先，通过瞬目动作可有效地物理性清除位于眼表面微生物。第二个重要的因素是位于眼表的泪膜（tear film）。在泪膜的水液层中含有许多抗微生物成分，这些抗微生物成分和周围组织中的某些化学成分（如补体系统的分子）形成化学屏障进一步阻止微生物的入侵。与此同时，泪膜中紧密结合角膜上皮层的膜相关黏蛋白层（membrane-associated mucin）可阻止病原体与角膜上皮的黏附，从而阻止细菌的入侵。当病原体突破泪膜的化学屏障后就会遇到由角膜上皮细胞紧密连接构成的结构屏障。有关眼组织的结构屏障已在解剖、组织学和生理学章节以及本章第四节（眼的免疫组织学）做了详细的介绍。这里重点介绍存在于泪液的抑制微生物生存的蛋白和化学物质，主要成分如下。

（一）溶菌酶（lysozyme）

占泪液蛋白总量的 20%~40%。主要通过下面两种途径杀伤细菌：①结合细菌，并在其细胞壁筑成孔道；②通过酶活性溶解细菌的细胞壁。遭到上述损伤的微生物由于难以维持稳定的内环境就会发生裂解。

（二）分泌型磷脂酶 A2（secreted phospholipase A2，PLA2）

PLA2 也是泪液中主要的抗微生物活性的蛋白成分，主要通过水解细菌细胞膜的磷脂成分杀伤革兰氏阳性菌。也可通过与破坏革兰氏阴性脂多糖层的其他抗菌成分的合作杀伤革兰氏阴性菌。

（三）杀菌肽（cathelicidin，LL37）

杀菌肽是一种小的阳离子多肽。对革兰氏阳性菌、革兰氏阴性菌以及某些病毒都具有潜在的杀伤作用。主要通过破坏微生物胞膜发挥抗微生物作用。

（四）防御素（defensin）

防御素是一种小分子（15~20 残基），富含半胱氨酸的阳离子蛋白质，属于抗微生物肽的一类。具有广谱的抗微生物活性，包括革兰氏阳性菌、革兰氏阴性菌、真菌和病毒。除其抗微生物活性之外，它还发挥着其他重要的生物功能，包括趋化免疫细胞，促进上皮细胞增殖和细胞因子分泌以及刺激肥大细胞释放组胺等。角膜上皮细胞基础性表达 β- 防御素，针对外伤、感染或炎症刺激，角膜上皮表达 β- 防御素增加。β- 防御素具有更有效和更广谱的抗微生物活性。泪膜中也含有 α- 防御素，可能来自于泪膜中的中性粒细胞。

（五）乳铁蛋白（lactoferrin）

乳铁蛋白主要通过结合并去除泪膜中微生物所需的铁元素来抑制微生物的代谢和生长。其他的功能还有抑制生物膜（biofilm）的形成，抑制细菌与宿主细胞的黏附，抑制微生物的细胞内入侵，放大感染细胞内的凋亡信号，增强嗜中性粒细胞杀伤微生物的功效等。

（六）分泌型 IgA（secretory IgA，sIgA）

sIgA 是泪膜中主要的免疫球蛋白，其主要的效应机制是中和作用。sIgA 一方面可通过与微生物表面的抗原结合阻止其与眼表细胞的黏附，而非直接杀伤或抑制其生长；另一方面，可结合来自环境的抗原物质使其被机械性网罗和清除。sIgA 主要来自于位于泪腺和结膜相关淋巴组织内的浆细胞。

（七）其他

泪膜也含有 C 型外源性凝集素的胶原凝集素家族成员，即表面活性蛋白（surfactant protein）A 和 D。这类蛋白可来源于泪腺、结膜和角膜上皮细胞。其主要的功能是结合多种微生物表面的糖类物质。另外，也可结合吞噬细胞表面的受体，以促进其吞噬功能。

综上所述，眼表被抗微生物多肽和其他限制微生物生长的环境所保护。当发生炎症时，这些成分的浓度会迅速升高。另外，当上皮遭受损伤时也具有产生抗微生物多肽的功能。

笔记

二、眼的主动性天然免疫

当病原体或外来物质突破上述组织屏障和化学屏障的第一道天然免疫防线后，就会遇到第二道防线，即眼的主动性天然免疫。主动性天然免疫主要由下述成分组成：①模式识别受体；②初始淋巴样细胞；③吞噬细胞（包括巨噬细胞、单核细胞、树突状细胞和粒细胞）；④肥大细胞；⑤补体系统；⑥细胞因子网络。主动性天然免疫的活化将触发炎症反应，其目的是阻止微生物或外来物质的进一步侵入。

（一）模式识别受体

天然免疫系统具有区分病原体和自身蛋白的能力。这是因为在人体内存在许多可溶性受体和细胞表面受体，可识别微生物高度保守的病原体相关分子。这些受体被统称为模式识别受体（pattern recognition receptors，PRRs）。根据其结构的不同可分为许多种类（彩图 8-2，见彩图页）。在眼组织主要表达下列两类受体。

1. Toll 样受体（Toll-like receptors，TLRs）　共有 11 种不同的分子。某些类型 TLRs（如 TLR1，2，3，4，5，6）表达于细胞表面以识别位于细胞膜外的病原体，如脂磷壁酸（lipoteichoic acid，LTA）、细菌脂多糖（lipopolysaccharide，LPS）和肽聚糖（peptidoglycan，PGN）。某些类型（TLR3，7，9）则存在于胞内体（endosome）以识别位于细胞内的病原体，如病毒的 DNA、双链 RNA（double-stranded RNA，dsRNA）和单链 RNA（single-stranded RNA，ssRNA）。

2. 核苷酸结合寡聚域样受体（nucleotide binding oligomerization domain（NOD）-like receptors，NLRs）　这类分子则仅表达于胞浆内，可检测到宿主细胞内的微生物分子。

不同的 PRRs 识别来自微生物的不同类型的病原体相关分子模式（pathogen-associated molecule patterns，PAMPs）。PAMPs 是伴随某些类群病原体的保守性分子，如 LPS、LTA、PGN 和病毒的核酸（ssRNA、dsRNA 和 DNA）等。这些分子有两个共有的特点：①一般只表达于微生物，但不表达于哺乳类细胞；②这些分子对于微生物的存活至关重要。

当模式识别受体识别其配体 PAMPs 后，就会触发细胞内一系列的信号传导，最终使核转录因子 NF-κB 和干扰素调节因子 -3（interferon regulatory factor-3，IRF-3）等发生活化，并促进炎症细胞因子、趋化因子、α 和 β 干扰素的释放以及促进白细胞迁徙的黏附分子的表达，最终诱发局部的炎症反应。

（二）固有淋巴样细胞

固有淋巴样细胞（innate lymphoid cells，ILCs）是一群与骨髓来源、发育相关，且具有淋巴细胞样形态的细胞群体，其功能类似于 T 淋巴细胞，但既不表达 T 细胞抗原受体（包括 αβ 或 γδ 受体），又不表达 B 细胞抗原受体。ILCs 为对抗病原微生物提供了早期的防御，并影响后来的获得性免疫应答。

ILCs 又进一步分为以下两种细胞。

1. 具有细胞毒性的自然杀伤（natural killers，NKs）**细胞**　NK 细胞是血液和淋巴组织中一种细胞质内具有大颗粒的免疫细胞。当 NK 遇到自身主要组织相容性复合体（major histo-compatibility complex，MHC）Ⅰ类分子表达缺陷的靶细胞（病毒感染的细胞、肿瘤细胞或自身的应激细胞）时就会活化，并分泌炎症因子 IFNγ。与 CTLs 相似，NK 细胞对靶细胞具有细胞毒杀伤作用。但与 CTLs 不同的是，NK 细胞对靶细胞的杀伤不具有特异性。

2. 非细胞毒性群体　该细胞群体根据表型和对转录因子的需求不同又进一步分为 ILC1s、ILC2s 和 ILC3s 三种类型，并通过产生不同的细胞因子发挥不同的功能：①ILC1s 主要产生 IFNγ，功能类似于 Th1，主要抵御病毒和胞内菌的感染；②ILC2s 产生白细胞介素（interleukin，IL）-4、IL-5 和 IL-13，功能类似于 Th2，主要维持黏膜屏障的完整性和抵御寄生虫的感染；③ILC3s 产生 IL-17、IL-22 和淋巴毒素，其功能类似于 Th17，主要抵御胞外菌和真菌感染。

笔记

（三）吞噬细胞

一旦致病微生物突破上皮层屏障，将会进入宿主组织发生复制。在多数情况下，这些微生物会迅速被局部的吞噬细胞所识别。负责吞噬功能的白细胞主要有四种：巨噬细胞、单核细胞、颗粒细胞和树突状细胞。这些细胞的一个共同特征是表达 PRRs。

巨噬细胞（macrophage）是正常组织中主要的吞噬细胞群体。目前认为有两种不同起源的巨噬细胞：①胚胎起源的巨噬细胞：这些细胞来自胚胎发育期间胎肝、卵黄囊和背侧主动脉附近的主动脉 - 性腺 - 中性肾（aorta-gonad-mesonephros，AGM）胚胎区域，进入组织后通过自我更新进入稳定状态。②来自血液循环中单核细胞分化的巨噬细胞。这两种巨噬细胞群体在组织中的相对比例和作用还不清楚。

单核细胞（monocytes，MNs）是存在血液中的白细胞。在人类，循环中 90% 的单核细胞是表达 PRR 共受体 CD14 的"经典"的单核细胞。当外周组织发生炎症或感染时，这些单核细胞可离开血液进入损伤的组织，主要产生炎性因子或分化为巨噬细胞发挥吞噬作用。另外 10% 的单核细胞为"巡逻单核细胞"。这群细胞只沿着血管内皮层滚动，不发生向组织外迁移，其功能旨在维持血管内皮层的完整性。

第三类吞噬细胞家族是颗粒细胞（granulocytes）。其特征是在细胞质中存在颗粒。包括嗜中性粒细胞、嗜酸性粒细胞和嗜碱性粒细胞。嗜中性粒细胞（neutrophils）是最具吞噬活性的细胞，也称为多形核白细胞（polymorphonuclear neutrophilic leukocytes，PMNs），成熟于骨髓，在免疫应答时数量迅速增加，并迁移到炎症部位，通过吞噬作用和储存在细胞质内的降解酶以及其他抗微生物物质来消灭病原微生物。

当发生感染时，嗜中性粒细胞可快速启动炎症反应并直接杀伤入侵的微生物。但这群细胞寿命短，在血液中富有，不存在于正常组织。嗜酸性粒细胞（eosinophils）是一种特殊类型的粒细胞，通过趋化因子和 IL-4 募集到炎症部位并被 IL-5 活化，主要负责杀伤寄生虫，并参与过敏反应所造成的组织损伤过程。嗜碱性粒细胞（basophils）是一种表达高亲和性 Fcε 受体的循环性粒细胞，含有与肥大细胞相似含量的颗粒。

免疫系统中的第四类吞噬细胞是位于淋巴器官和外周组织中的未成熟的树突状细胞（dendritic cells，DCs）。目前树突状细胞分为两种类型：传统（或经典）型树突状细胞（conventional（or classical）dendritic cells，cDCs）和浆细胞样树突状细胞（plasmacytoid dendritic cells，pDCs）。两种细胞都起源于骨髓，然后通过血液循环迁移到全身和外周淋巴器官。树突状细胞可吞噬和破碎微生物。但是与巨噬细胞和嗜中性粒细胞不同，树突状细胞并非第一线的防御细胞，也不具有大规模直接杀灭微生物的能力。cDCs 的主要作用是处理摄取的微生物并产生抗原肽，然后在淋巴结将抗原提呈给 T 细胞并诱导获得性免疫应答。因此，cDCs 被认为是天然性和获得性免疫应答之间的桥梁。pDCs 的主要功能是产生 I 型干扰素发挥抗病毒作用。

（四）γδT 细胞和 NKT 细胞

γδT 细胞和 NKT 细胞与 ILCs 一样属于连接天然免疫和获得性免疫的白细胞。其主要的特点有：①可识别广泛特异性的配体；②针对创伤或感染可迅速反应。这两种细胞属于天然免疫的前哨细胞，也表达 PRRs。γδT 细胞主要位于皮肤和黏膜的上皮层（包括结膜的上皮层）。大部分的上皮细胞间淋巴细胞（intraepithelial lymphocyte，IEL）属于 γδT 细胞。γδT 细胞仅结合和识别有限的抗原，细胞活化后可分泌多种细胞因子以发挥免疫调节作用。NKT 细胞是既有 αβT 细胞特征，又有 NK 细胞某些特征的细胞群体。与 γδT 细胞相似，NKT 细胞也仅识别非常有限的抗原，主要通过分泌炎症和抗炎症细胞因子以调节免疫应答的某些过程。

笔记

（五）肥大细胞

肥大细胞（mast cells，MCs）的祖细胞来自于骨髓。通过血液循环迁移到外周组织后受局部微环境的影响而发育成熟。根据部位、对胸腺的依赖和所含蛋白酶的不同，可分为位于黏膜上皮层的、发育依赖胸腺的黏膜型肥大细胞（mucosal mast cells，MMCs）和位于血管周围的、发育不依赖胸腺的结缔组织型肥大细胞（connective tissue MCs，CTMCs）。肥大细胞表面表达 IgE 的高亲和性受体 FcεRI。因此，肥大细胞可通过该受体被 IgE 所包被。当外来抗原结合 IgE 时可触发肥大细胞的活化。活化的肥大细胞将释放血管活性胺、细胞因子（如肿瘤坏死因子和趋化因子）和脂质介质，导致局部发生炎症反应，以破坏寄生虫和触发过敏反应。肥大细胞存在于结膜、角膜缘（彩图 8-3，见彩图页）和脉络膜组织中，大部分属于 CTMCs。当结膜发生变应性疾病时，结膜中的 MMCs 数量增加。

（六）补体系统

与上述 PRRs 一样，补体系统（complement system）也是眼天然免疫系统的重要防线之一。该系统是一组由 30 种以上存在于血清和细胞表面的蛋白分子所组成。以高度精确的方式调节体液免疫和炎症反应的许多环节。在生理状态下，某些补体成分存在于泪膜和角膜周边，主要来自于血流的弥散。在局部发生炎症或感染时，补体成分向角膜的弥散过程会显著增加。这些补体成分在局部的沉积可造成组织损害和炎症反应过程的放大和持续。另外，在眼组织也存在某些负性补体调节蛋白（complement regulatory proteins，CRPs），在限制过度的炎症反应过程中可能发挥着重要的调节作用。

（七）细胞因子网络

炎症反应和免疫系统的许多功能都是通过细胞因子（cytokine）介导的。根据对炎症的影响，一般将细胞因子分为炎症因子和抗炎因子。前者主要有：IL-1、TNF、IL-6、IL-2、IL-3、IL-8、IFN-γ 和 IL-4。后者主要有：TGF-β、IL-4、IFN-γ 和 IL-10。根据所发挥功能的不同又将其分为：①介导和调节天然免疫的细胞因子（如 IL-1、IL-12、TNF 和 IFN-γ 等）：其中值得关注的是 IL-1 及其家族。几乎所有的有核细胞，包括眼组织细胞，都具有产生 IL-1 的能力，IL-1 在触发大部分炎症反应的过程中起着中心性作用，该家族的成员还有 IL-18、IL-33、IL-35 和 IL-39；②介导和调节获得性免疫的细胞因子：如 IL-2、IL-4、IL-5 和 IFN-γ；③刺激造血功能的细胞因子。细胞因子大多在胞浆产生后即被分泌，然后通过特异性受体与分泌细胞自身、周围细胞、通过淋巴系统或血液运输到远处的细胞结合后发挥生理效应。许多细胞因子的交互作用构成细胞因子网络，其特征为多效性和交叠性。有些细胞因子根据所处微环境的不同表现出促进或抑制两种相反的调节效应。

趋化因子（chemokines）是引导白细胞发生定向迁移的一组细胞因子。主要的功能可分为：①负责循环性白细胞从血管内向血管外部位感染或损伤部位的募集过程；②参与淋巴器官的发育，并调节淋巴细胞和其他白细胞在外周淋巴组织不同区域的移动；③ DCs 从感染部位向引流区淋巴结的迁徙。根据其氨基端（N 端）半胱氨酸（cysteine，C）的排列方式不同，可分为 CXC、CC、C 和 CX3C 四个亚族：CXC（两个半胱氨酸之间被一个氨基酸分隔）、CC（在氨基末端附近具有两个相邻的半胱氨酸）、C（与所有其他趋化因子不同，它只有两个半胱氨酸，一个位于 N- 末端，另一个位于下游）和 CX_3C（两个半胱氨酸之间有三个氨基酸）。每一家族都具有其特殊的功能，影响不同的细胞。

除免疫细胞外，局部组织细胞也具有分泌细胞因子的能力。局部分泌的细胞因子对于局部炎症反应的发生和发展具有非常重要的影响。一般而言，局部感染和外伤可造成炎症细胞浸润，这些炎症细胞可刺激局部细胞产生细胞因子和趋化因子，从而进一步招募更多的炎症细胞以放大局部炎症反应。

笔记

（八）炎症反应

当白细胞吞噬和消化微生物或外来物质后，就会产生某些化学信号或细胞因子。这些分子就会招募来自血液的白细胞和某些分子到感染或创伤部位，以去除外来物质或坏死的自身组织，并最终恢复正常的生理状态。所产生的一系列反应被称为炎症反应（inflammation）。

炎症反应的主要改变有：①感染或创伤部位周围较大血管的外周平滑肌发生收缩，从而减缓通过感染或创伤部位毛细血管床的血流速度，以增加白细胞与血管壁的黏附；②小血管壁的内皮细胞发生收缩，血管壁内皮细胞之间的空间加大，从而造成血管渗透性增加；③毛细血管内皮细胞的黏附分子发生活化，从而使白细胞变扁平并通过内皮细胞之间的空隙，并沿着由感染或创伤部位产生的趋化分子的梯度迁移到感染或创伤部位，以吞噬外来的物质和坏死细胞。

白细胞在与血管内皮黏附和迁移过程中涉及一系列复杂的过程。主要分为：锚定（tethering）、滚动（rolling）、活化（activation）和捕捉（arrest）四个过程。每个过程涉及位于白细胞和血管内皮细胞上不同的黏附分子及其相应配体之间的交互作用。

第三节　眼的获得性免疫

一、获得性免疫应答的基本原理

与天然免疫不同，获得性免疫则是针对外来抗原刺激所触发的高度特异性的识别和效应机制，具有记忆性。完成该过程的主要免疫细胞是淋巴细胞。淋巴细胞又分为负责细胞免疫的 T 细胞和负责体液免疫的 B 细胞两个部分。获得性免疫应答大致可分为三个过程：①抗原提呈；②淋巴细胞致敏和活化；③免疫应答的效应机制。

（一）抗原提呈和淋巴细胞活化

在皮肤和其他器官内都有骨髓来源的抗原提呈细胞（antigen presenting cells，APCs），主要包括巨噬细胞、DCs 和 B 细胞。这些细胞不但具有俘获组织中抗原的能力，而且还具有通过淋巴管向局部引流区淋巴结迁徙的能力。在局部淋巴结内，这些 APCs 将其俘获的抗原分别提呈给 T 淋巴细胞和 B 淋巴细胞。然而，对于两种不同类型的淋巴细胞，APCs 存在着不同的提呈规则。对于 B 细胞，APCs 仅需提呈细胞表面的原始抗原分子。对于 T 细胞，抗原则必须在 APCs 内发生部分降解，然后将其降解的多肽片段装载于 MHC 基因编码的特殊分子上。这些特殊的分子分别称为 MHC Ⅰ类分子和Ⅱ类分子，分别结合不同来源的蛋白分子的多肽分子。Ⅰ类分子结合在胞浆内降解的多肽，而Ⅱ类分子结合在内吞泡和吞噬泡内降解的多肽。

当 APCs 从外周组织向淋巴结迁徙过程中会上调其表面分子（如 CD80、CD86、ICAM-1、LFA-3 和 CD40）的表达并分泌某些细胞因子（如 IL-12 和 IL-1β）。这些分子可作为促使淋巴细胞活化的协同刺激分子，释放协同刺激信号。当抗原特异性 T 细胞和 B 细胞分别通过 T 细胞抗原受体（T cell receptor，TCR）和 B 细胞抗原受体（B cell receptor，BCR）识别由 APCs 表面提呈的抗原分子（第一信号）和协同刺激信号（第二信号）后，将会启动将抗原信号转换为免疫应答效应机制的过程。

（二）淋巴细胞的效应机制

当抗原特异性淋巴细胞接受抗原刺激发生致敏和活化后，将主要触发下述三种效应机制：

1. CD4⁺Th 细胞亚群的分化　根据周围微环境和细胞因子的不同，以及受不同转录因子的控制，初始的 Th 细胞将主要分化为 Th1、Th2、Th17 和 Treg 四种亚群的效应细胞：① Th1 亚群：主要促进针对细胞内病原体的保护免疫，通过分泌 IFN-γ，诱导巨噬细胞的活化，最后

笔记

将微生物去除；② Th2 亚群：促进体液免疫应答以及针对细胞外寄生虫的宿主防御，但也通过分泌 IL-10 和 IL-12 发挥免疫抑制性调节作用；③ Th17 亚群：促进了针对细胞外微生物（细菌和真菌）的保护性免疫（特别是在黏膜表面），通过产生 IL-17A 和 IL-17F 募集嗜中性粒细胞诱导炎症反应，并通过产生 IL-22 刺激上皮产生抗微生物多肽，以加强上皮的屏障功能，另外还能促进自身免疫和炎症性疾病的发生；④ Treg 亚群：通过接触或非接触依赖的机制发挥免疫抑制作用和促进免疫耐受的形成。上述效应细胞将通过发挥不同的作用最终去除外来或内在危害因素，并通过某些调节机制恢复到正常的生理状态。

2. CD8$^+$T 细胞毒反应 CD8$^+$T 细胞识别与 MHC Ⅰ类分子关联的抗原肽。一旦发生抗原依赖性的活化，CD8$^+$T 细胞将发挥对靶细胞的裂解功能。该型细胞可以杀伤感染和向肿瘤转化的细胞。因此，可以保护宿主免受病毒的感染和癌症的发生。其杀伤机制是通过向靶细胞释放穿孔素（perforin）和颗粒酶（granzyme）介导的，最终导致靶细胞的凋亡。

3. B 细胞介导的体液免疫 B 细胞在 Th 细胞参与下发生活化产生抗原特异性 Ig。Ig 的主要功能有：①中和抗原并促使吞噬细胞吞噬之；②通过抗原交联的凝集效应；③活化补体系统的经典途径；④抗体依赖细胞介导的细胞毒效应（antibody-dependent cell-mediated cytotoxicity，ADCC）；⑤调理作用，炎症细胞脱颗粒等。有时，根据抗体是否具有结合补体触发补体活化及是否导致炎症反应，可将其分为补体结合性（complement-fixing）和非补体结合性（non-complement-fixing）抗体两类。

二、眼的获得性免疫：眼免疫赦免

虽然有关眼免疫赦免的概念已被普遍接受，但是有关其机制的许多环节还不十分清楚。目前认为眼的免疫赦免是局部特殊微环境和全身免疫机制之间构成的一种复杂且动态的免疫调节机制。这主要体现在下述三个连续性的层面。

（一）眼内组织与免疫系统之间的结构屏障

在生理状态下，大分子和炎症细胞不能进入玻璃体腔和前房。这与眼内组织结构存在着调节良好的血管网络和组织屏障有关。一般将该屏障称为血 - 眼屏障（blood-ocular barrier，BOB）。血 - 眼屏障分为血 - 房水屏障（blood-aqueous barrier，BAB）和血 - 视网膜屏障（blood-retinal barrier，BRB）两种。血管内皮细胞和上皮细胞所形成的紧密连接是血 - 眼屏障的组织学基础。BAB 主要是由睫状上皮和虹膜上皮组成的屏障。BRB 又由内屏障和外屏障两部分组成。内屏障位于视网膜，主要由视网膜毛细血管内皮的紧密连接、基底膜和周细胞（pericyte）所组成。该屏障限制了大分子的渗漏。外屏障由脉络膜毛细血管网和视网膜色素上皮所构成。由视网膜色素上皮所形成的紧密连接可限制大分子向视网膜下腔和神经视网膜内渗漏。另外，眼内组织缺乏淋巴管引流。

上述两种屏障和缺乏淋巴引流的独特结构大大限制了免疫细胞和免疫分子（如炎症因子和趋化因子）在眼内外之间的流动。但是这种屏障并不是绝对的。研究表明，眼内组织的自身抗原（如视网膜自身抗原）不仅可以释放到外周血，而且还可引流到颈部的淋巴结。许多原因（如感染和外伤）所造成的炎症反应，可导致 BOB 的破坏。炎症状态可上调黏附分子的表达，使得炎症细胞和大分子渗入前房、玻璃体和视网膜下腔。进入眼内的炎症细胞可进一步产生细胞因子和趋化因子，以招募更多的炎症细胞并放大局部炎症反应。

（二）眼的免疫抑制微环境

如果上述结构屏障遭到炎症或物理性创伤的破坏，进入眼内的免疫细胞将会受到眼内独特的免疫抑制微环境的控制。眼内的免疫抑制微环境主要由下述可溶性免疫抑制分子和膜性免疫抑制分子所构成。

1. 可溶性免疫抑制因子 眼前房的免疫抑制微环境与房水富含某些特殊的免疫抑制分

笔记

子密切相关。这些成分不但可以抑制天然免疫应答，而且还可抑制获得性免疫应答。其中大部分的免疫抑制活性来自转化生长因子 -β（transforming growth factor-β，TGF-β）。该分子是房水的正常成分，具有强烈的免疫抑制活性，主要针对 T 细胞和巨噬细胞活化的某些环节。除 TGF-β 之外，房水还含有下述具有免疫调节功能的免疫抑制性分子：① α- 黑色素细胞刺激激素（α-melanocyte-stimulating hormone，α-MSH）；②血管活性肠肽（vasoactive intestinal peptide，VIP）；③钙调素基因相关多肽（calcitonin gene-related peptide，CGRP）；④生长激素抑制素（somatostatin，SOM）；⑤吲哚胺双加氧酶（indoleamine dioxygenase，IDO）。这些成分可以在天然免疫和获得性免疫的不同环节发挥抑制作用。但是这些成分并不能抑制免疫应答的所有环节。

2. 膜性免疫抑制分子　除上述可溶性免疫抑制性细胞因子外，眼组织也表达抑制天然免疫和获得性免疫应答的膜性分子。第一种分子是 Fas 配体（Fas ligand，FasL），该分子表达于角膜和整个眼内组织细胞。当因炎症或微生物感染而表达 Fas 的活化 T 细胞或其他炎性白细胞进入眼组织时，就会与表达 FasL 的眼组织细胞相遇，从而诱导这些入侵的炎症白细胞发生凋亡（apoptosis）。研究表明，这一分子在眼组织抵御免疫性攻击和组织移植后抑制免疫排斥过程中起着关键性的作用。第二种分子是 B7 家族膜蛋白成员之一程序性细胞死亡配体 -1（programmed cell death ligand-1，PD-L1），与之结合的分子是 PD-1。PD-1 可表达于包括 T 细胞在内的许多细胞中。当眼组织细胞的 PD-L1 与 T 细胞上的 PD-1 结合后可抑制 T 细胞的增殖、细胞因子的产生以及诱导其发生凋亡。第三种分子是肿瘤坏死因子相关的凋亡诱导配体（tumor necrosis factor-related apoptosis-inducing ligand，TRAIL）。该分子与 FasL 相似，属于肿瘤坏死因子家族成员，与免疫赦免的诱导有关。

（三）前房相关的免疫偏离

即使上述两种因素都遭到破坏，眼内组织还存在另外一种全身性的免疫调节机制来限制局部炎症的发生，即前房相关免疫偏离（anterior chamber associated immune deviation，ACAID）。

1. 眼的免疫偏离是一种主动性免疫应答　最初，将外源性组织或细胞（如肿瘤细胞）植入动物的眼前房，发现可以长期被接受而不被免疫系统所排斥。当时推测其原因是局部的血管屏障将免疫系统与眼内组织发生隔离。这种免疫系统对外来异源性组织的被动性无视现象称为免疫赦免。但后来证实这种外来抗原诱导了一种不同于经典的免疫应答形式，其原因是：①接种于眼内的抗原可以逃逸到眼外并被免疫系统所接受，在淋巴器官（如脾脏）可以检测到抗原特异性的淋巴细胞；②注射于眼内的抗原诱导了抗原特异性和系统性免疫应答。目前发现，这种特异性免疫应答的主要的特征有：①抑制抗原特异性 Th1 型反应，表现为迟发型超敏反应（delayed-type hypersensitivity，DTH）和补体结合性抗体反应的抑制；②保留了非触发炎症反应的免疫应答形式，如非补体结合性抗体的产生和 CTLs 反应（针对病毒感染而言）。因此，1977 年 Streilein 等将这种与前房相关的偏离模式的全身性免疫应答命名为 ACAID。

2. 眼的免疫偏离的诱导需要多个器官系统的参与　ACAID 的诱导机制非常复杂。目前发现主要涉及下面四个器官。①眼球：当外来或自身抗原进入眼内后，被局部的巨噬细胞所吞噬；②胸腺（thymus）：在眼内吞噬抗原的巨噬细胞通过小梁网进入血液，然后部分细胞迁徙到胸腺，在胸腺内诱导了一种 NKT 细胞，该细胞通过血流再迁徙到脾脏，另外一部分来自眼的巨噬细胞不经过胸腺直接进入脾脏；③脾脏（spleen）：来自眼的巨噬细胞进入脾脏后在补体成分存在下与 NKT、B 细胞和 CD4[+]T 细胞发生交互作用，最终诱导产生了一种 CD4[+] 传入性的调节 T 细胞和 CD8[+] 的传出性调节性 T 细胞，CD4[+] 调节性 T 细胞的主要功能是抑制免疫应答的诱导，而 CD8[+] 的调节性 T 细胞属于 ACAID 终末效应细胞，抑制免疫

笔记

效应性细胞,这些调节性 T 细胞最终抑制抗原特异性的局部和全身性 Th1 和 Th2 型反应;
④交感神经(sympathetic nerve):上述三种器官都具有密集的交感神经支配。当化学性去除
交感神经活动后,其 ACAID 诱导失败(彩图 8-4,见彩图页)。

　　总之,眼的免疫赦免是眼多种解剖和生理特征的综合性效应。眼内组织因血 - 眼屏障
和缺乏淋巴管引流限制了炎症细胞和免疫细胞进入眼内组织。另外,一旦进入眼内组织,
这些免疫细胞将进入一个抗炎症和免疫抑制的微环境。内衬眼内组织的内皮细胞表达某些
免疫调节性的膜性分子,这些分子可诱导活化的 T 细胞的凋亡。当将外来抗原人为地接种
于眼内空间(前房、玻璃体腔和视网膜下腔)、角膜移植、或内源性自身抗原自发性释放入眼
内空间时,将通过一种动态的免疫调节过程诱导上述的偏离式的免疫应答。这种免疫应答
的本质是诱导产生了阻止某些免疫应答过程的抑制性的调节性 T 细胞。

(四)眼的免疫赦免与临床眼科疾病的相关性

　　眼的免疫赦免具有两面性。有利的方面包括:①避免发生自身免疫性疾病,眼部含有
大量的由眼组织特异性基因表达的蛋白,这些蛋白具有显著的免疫原性。然而大多数个体
在遭受眼外伤后并没有发生自身免疫性疾病,这可能与眼的免疫赦免密切相关;②避免发
生单纯疱疹病毒性角膜基质炎:疱疹性角膜基质炎是一种免疫介导性疾病,而非单纯的病
毒感染(见Ⅳ型超敏反应的讨论),病毒特异性 T 细胞(特别是介导 DTH 的 T 细胞)是其主
要的介导细胞,病毒感染后所诱导的 ACAID 可抑制病毒特异性 DTH,从而避免了因非特异
性炎症反应对角膜造成的免疫病理性损害(在眼的免疫病理学一节详细介绍);③延长了同
种异体角膜移植的存活时间(见下面的角膜移植免疫排斥反应一节)。

　　眼的免疫赦免现象对眼甚至全身的免疫应答也能产生某些有害的影响。主要的危害
有:①眼内肿瘤无限制性生长,肿瘤抗原可以诱导 ACAID,选择性肿瘤抗原特异性细胞免
疫的缺陷将消除患肿瘤个体对肿瘤细胞的排斥能力;②病毒的持续性感染,在眼部受到疱
疹病毒感染时可引起急性视网膜坏死,研究证实急性视网膜坏死与疱疹病毒编码抗原诱导
了 ACAID 有关,病毒特异性 DTH 反应(从组织中清除疱疹病毒的重要机制之一)的缺陷将
促使病毒通过脑组织扩散至对侧眼,从而导致脑炎和对侧视网膜坏死的发生。因此,由于
眼球与免疫系统之间的妥协,某些保护机制将被消除,致使眼球对某些病原体的反应能力
下降。由于免疫清除效力下降,这类病原体将会在眼部繁殖而最终导致失明。

三、眼的获得性免疫:眼表的黏膜免疫

　　眼获得性免疫应答的另外一个重要环节是眼表的黏膜免疫。同其他部位一样,眼表的
黏膜免疫也分为两个部分,即天然免疫(见第二节"眼的天然免疫"和第四节"眼免疫的组织
学"的结膜和角膜的部分)和获得性免疫。下面主要介绍眼黏膜相关的获得性免疫系统。

(一)眼相关的淋巴组织

　　在黏膜上皮内及上皮下存在有由淋巴细胞构成的黏膜相关淋巴组织(mucosa-associated
lymphoid tissue,MALT)。研究发现,在眼组织表面也分布有黏膜相关组织,称作眼相关淋
巴组织(eye-associated lymphoid tissue,EALT)。眼相关淋巴组织由下述三个部分组成:泪
腺相关淋巴组织(lacrimal gland associated lymphoid tissue)、结膜相关淋巴组织(conjunctiva-
associated lymphoid tissue,CALT)和泪液引流系统相关淋巴组织(lacrimal drainage associated
lymphoid tissue,LDALT)(彩图 8-5,见彩图页)。

(二)眼相关淋巴组织的结构

　　根据其形态和功能的不同一般将 MALT 分为以下两部分。

　　1. 规则排列的淋巴样组织(结膜滤泡)　属于黏膜免疫应答的诱导部位。一般将存在于
结膜上的孤立且有组织化的淋巴样组织称为淋巴滤泡。由于结膜基质层空间结构所限,这些

笔记

滤泡多呈扁平状，由淋巴细胞群体聚集而成。淋巴细胞群体主要由 CD20$^+$ 的 B 细胞和 CD3$^+$ 的 T 细胞所组成。滤泡上面的上皮细胞层多为扁平细胞，缺少杯状细胞且不表达分泌片 (secretory component, SC)（一种表达于黏膜上皮细胞内用于二聚 IgA 转运和分泌的多肽分子）。在这些细胞中存在着一种形成上皮细胞间袋状结构的 M 细胞 (membraneous/microfold cells)。M 细胞的主要功能是俘获结膜囊中存在的抗原，并将其转运给袋状结构中的淋巴细胞。人结膜淋巴滤泡的数量相对较少。与其他部位的黏膜相似，其数量在青春期达到高峰，之后随着年龄的增长而减少。

2. 弥散分布的淋巴样组织 属于黏膜免疫应答的效应部位。黏膜免疫的效应细胞是由弥散分布的淋巴组织所组成。这些淋巴组织散在分布于结膜上皮基底层、结膜基质层以及泪腺小管之间的疏松结缔组织中。该淋巴组织的主要免疫细胞包括 T 淋巴细胞和浆细胞。T 淋巴细胞又分为 CD4$^+$ 和 CD8$^+$ 两群细胞。CD8$^+$ 细胞可能有助于形成免疫抑制微环境。浆细胞产生 IgA。在上皮细胞内转运分子 SC 的帮助下转运至上皮层表面。因此，泪腺和结膜是产生 IgA 的主要部位。

（三）共同黏膜免疫系统

另外应该注意的是，在 EALT 与其他 MALT 之间是相通的。在任何 MALT 发生的致敏淋巴细胞都可通过归巢机制迁移到局部淋巴结，然后进入血液，最后迁徙并分布到所有的黏膜系统，包括泪腺和结膜。同样，在结膜滤泡中获得抗原特异性的淋巴细胞也可迁徙到其他部位的黏膜，使其获得相应同样的免疫保护。这种机制保证了单一部位接受抗原刺激后所有黏膜相关的淋巴组织都可获得相应的防御能力。因此，将这些黏膜免疫系统称为共同黏膜免疫系统 (common mucosal immune system)。黏膜免疫的一种重要特征是诱导免疫耐受。例如，通过消化道处理的抗原是诱导耐受（简称口服免疫耐受），而非触发免疫性炎症反应。由于共同黏膜免疫系统的存在，在生理状态下结膜组织对多数外来抗原并不发生免疫性炎症。

（四）眼黏膜免疫的调节机制

研究表明，在人体黏膜部位存在一种特殊的微环境（富有 IL-4、TGF-β、VIP 和 α-MSH），在生理状态下具有抑制 Th1 型反应的调节性 T 细胞（Treg）的作用。在 Th2 型反应环境下，B 细胞则类别转换 (class switch) 为分泌 IgA 的浆细胞，从而造成眼黏膜免疫是以 IgA 介导的体液免疫为主。IgA 具有下述四个特征：① IgA 是泪液中含量最多的免疫球蛋白，可以迅速中和黏附在眼表的病原体或毒素；② IgA 的多糖部分可以结合许多微生物表达的分子，而不完全取决于抗原的特异性；③与 IgG 和 IgM 不同，IgA 结合抗原后并不能结合补体有效地触发造成破坏效应的炎症反应；④ IgA 对大多数蛋白酶具有高度的抵抗性。另外，诱导的 Th2 型反应和 Treg 细胞则释放 TGF-β 和 IL-10 等下调局部的炎症反应。因此，最终的结果是，眼相关黏膜免疫既为眼表提供了免疫保护作用，但又不诱发显著的炎症性破坏作用。当发生炎症时，眼表相关组织针对外来抗原的刺激则激发导致炎症反应的 Th1 和 Th17 型反应。

第四节 眼的免疫组织学

眼组织根据解剖位置和组织结构的不同分为两部分。①眼表（包括结膜和角膜）及其附属结构：如前所述，结膜覆盖的眼表面构成黏膜免疫系统的一部分；②眼内部分：眼内部分构成了一个相对独立的独特结构，其内部的细胞和分子以某些特殊的方式与身体的其他部位发生联系。例如，由于血 - 眼屏障的存在，血液成分跨越这一结构时将受到高度的调控和甄别；大部分房水通过小梁网离开眼球进入静脉循环。这些特征构成了眼内独特免疫应答的结构基础。

一、结膜

结膜在维持眼表免疫功能方面起着非常重要的作用。这与结膜下述的结构特点密切相关：①结膜富有血管和淋巴管；②结膜含有密集且不同类型的免疫活性细胞；③结膜上皮细胞具有微绒毛以吞噬病毒颗粒或异物；④结膜可以产生黏蛋白来稳定泪膜。结膜主要由上皮层和下面疏松的结膜基质层所组成。基质层含有大量骨髓来源的细胞。这些细胞构成了上面描述的 CALT。除淋巴管和毛细血管外，在结膜相关淋巴组织中存在特异化的血管 - 高内皮微静脉（high endothelial venules，HEVs）。HEVs 的主要功能是调节淋巴细胞的迁徙。结膜中丰富的血管和淋巴管可以加速其他免疫细胞的转运，参与免疫应答的传入弧和传出弧。球结膜的浅层和深层淋巴管丛将在睑连合处汇合，并在此处汇入眼睑淋巴管。两侧面的睑结膜淋巴管引流到耳前和腮腺淋巴结。引流中间睑结膜的淋巴管将引流入颌下淋巴结。

（一）结膜上皮层

结膜上皮层主要由结膜上皮细胞和杯状细胞所组成。这些细胞对于维持泪膜的质量和眼表的营养起着关键性的作用。另外还有足够数量的免疫活性细胞，如朗格汉斯细胞（Langerhans'cells，LCs）和上皮细胞间淋巴细胞。这些细胞在诱导局部免疫防御和免疫耐受过程中起着重要的作用。

1. LCs　在结膜上皮层具有丰富的 LCs 分布。这些细胞一般位于深层上皮细胞之间，具有许多树突状分支。当眼表发生炎症时，其密度迅速增加。在生理状态下，球结膜的 LCs 密度高于睑结膜。在 LCs 表面具有许多用于俘获和吞噬抗原的免疫亲和分子。LCs 基础性表达 MHC Ⅱ类抗原和 CD1a 抗原。另外，ATP 酶阳性和胞浆具有 Birbeck 颗粒。结膜上皮 LCs 的主要作用是俘获、吞噬和处理抗原，然后提呈给 T 淋巴细胞以触发去除外来抗原（包括变应原）的免疫应答。该型细胞是连接天然免疫和获得性免疫效应机制的关键性 APCs。

2 上皮细胞间淋巴细胞　同其他黏膜系统（如呼吸道和胃肠道）一样，结膜上皮层也含有上皮细胞间淋巴细胞（intraepithelial lymphocyte，IEL）。这些细胞主要位于基底细胞层。根据 T 细胞抗原受体（TCR）的类型不同，这些 IEL 又分为 TCRαβ 和 TCRγδ 两种类型。这些 T 淋巴细胞的共同特征是对抗原的识别非常有限，仅识别常见微生物的结构。这些 IEL 可通过分泌细胞因子、激活吞噬细胞和杀伤感染的细胞在结膜防御中发挥作用。

3. 结膜上皮细胞的免疫特性　结膜上皮细胞本身在眼表的免疫防御过程中也起着一定的作用。主要表现为两个方面。其一，表达某些介导免疫应答的表面分子。在发生炎症时，结膜上皮细胞可过度表达细胞间黏附分子 -1（intercellular adhesion molecule-1，ICAM-1）。IELs 可通过其表面的淋巴细胞功能抗原 -1（lymphocyte function antigen-1，LFA-1）与 ICAM-1 发生黏附来介导在结膜上皮层的迁移。ICAM-1 的表达非常迅速，在致敏个体接受过敏原刺激后 30 分钟内就可发生。结膜上皮细胞在炎症刺激状态下，如沙眼、干眼和其他慢性刺激，也可异常表达人类白细胞抗原（human leukocyte antigen，HLA）-DR 抗原。结膜上皮细胞也具有合成炎症因子和趋化因子的能力。这些分子可使局部炎症反应放大。另外，结膜上皮细胞也具有 H1 组胺受体，该受体的活化可导炎症因子的释放。

（二）结膜基质层

结膜基质层具有大量的免疫活性细胞，主要位于穹隆部，有时形成滤泡。主要的细胞类型有：淋巴细胞、浆细胞、肥大细胞和 DCs。在正常情况下，嗜中性粒细胞和巨噬细胞数量较少。DCs 可作为 APCs 刺激 MHC Ⅱ类抗原限制性抗原特异性的 T 淋巴细胞发生增殖。结膜基质层的 DCs 多见于鼻侧象限，可能与该部位处于泪液引流的汇集部位具有较高的抗原装载量有关。这种分布差异也可能在一定程度上解释了某些结膜病多发于鼻侧象限的原因，如翼状胬肉和睑裂斑。

笔记

在结膜基质层具有大量的肥大细胞。肥大细胞对非免疫性刺激（如揉眼）也特别敏感，肥大细胞脱颗粒可在数小时内导致嗜中性粒细胞的浸润，之后巨噬细胞数量增加。肥大细胞也可产生某些细胞因子以协调炎症反应的过程。

（三）泪腺和泪液引流系统

目前认为泪腺是人体分泌性免疫系统的一部分，也是泪膜中 IgA 的主要来源部位。泪腺属于管泡状腺体，由许多短分支的分泌性腺泡组成，腺泡之间由疏松结缔组织隔离。一般情况下，在腺泡内多见浆细胞和 CD8$^+$T 细胞，而少见 IELs 和 CD4$^+$T 细胞。浆细胞多为 IgA 阳性细胞。腺泡上皮具有产生转运 IgA 的分泌片的功能。最后，泪腺通过 10～12 个泪腺分泌管与结膜相连续。

二、角膜

角膜虽然与结膜一样和外界相接触，但是角膜具有与结膜明显不同的免疫防御机制。组织学上可将角膜分为周边角膜与中央角膜两部分，两者在某些方面存在着显著的差异。周边角膜与富有血管和淋巴管的结膜相衔接，从而为免疫应答的传入弧提供了通道。中央部分则处于相对的免疫无反应状态，从而避免触发破坏角膜透明性的炎症反应。角膜具有下述与免疫相关的特征。

（一）角膜的结构和生化特征

角膜上皮既具有产生高浓度膜结合性补体抑制剂和 2 型纤溶酶原活化剂的抑制剂的能力，又具有产生 α2- 巨球蛋白和 α1- 抗蛋白酶的能力。这些酶抑制性分子的存在大大降低了角膜细胞遭受损伤后发生组织破坏的风险。角膜还具有产生大量抗氧化剂的能力。因此，可以保护眼表面避免来自 PMNs 产生的活性氧所造成的损伤。

（二）分布在角膜的免疫细胞

过去认为正常角膜无免疫细胞。但自从使用角膜平铺片技术后，发现角膜基质层存在由巨噬细胞和树突状细胞（DCs）形成的细胞网络。在炎症状态下，这些免疫细胞发生活化并获得成熟细胞的表型，然后发挥抗原提呈和吞噬微生物或死亡的自体细胞的作用。

在角膜的上皮基底层存在有 LCs。同皮肤的 LCs 一样，这些细胞具有 Birbeck 颗粒、ATP 酶阳性和 MHC Ⅱ类分子阳性。但这些在角膜呈特殊的区域分布，主要分布于角膜周边部，具有典型的树状突起（彩图 8-6，见彩图页）。当角膜发生感染和移植排斥反应时，LCs 可从周边向中央迁移。LCs 是最有效的专职性 APCs，在触发局部的免疫应答过程中起着重要的作用。

（三）IL-1α 与 IL-1α 受体拮抗剂的平衡

角膜上皮细胞具有主动性和被动性地参与眼表保护的机制。首先，角膜上皮储存有细胞因子 IL-1α。当细胞膜受到感染或外伤刺激时，IL-1α 将被动释放以激活免疫防御系统。当 IL-1α 缓慢释放时可诱导新生血管化和角膜组织的破坏。另外，角膜上皮细胞还能分泌 IL-1α 受体拮抗剂（IL-1α receptor antagonist，IL-1ra）。这是一种 IL-1α 的自然拮抗剂，其作用是抑制白细胞在角膜内的迁移，改变细胞因子的产生模式，以及抑制角膜新生血管化。这一系统是平衡角膜炎症反应的重要机制之一。

三、巩膜

正常人类的巩膜组织没有淋巴细胞、巨噬细胞、树突状细胞和嗜中性粒细胞的存在。针对外来刺激，其炎症白细胞主要来自巩膜表层和脉络膜的血管。由于巩膜的胶原特性，许多系统性自身免疫性疾病（如胶原血管性疾病）常会累及巩膜。巩膜内含有免疫球蛋白、经典途径和旁路途径的补体成分。这些成分主要来自周围的血管渗漏。与前部巩膜相比，

笔记

后部巩膜含有较多的 IgG、IgA 和补体成分（C2、C3、C4、C5、C6 和 C7），这可能与后部巩膜临近富有血管供应的脉络膜有关。但是，补体经典途径识别单位 C1 在前巩膜的浓度要高于后巩膜，这可能可以解释为什么前巩膜炎比后巩膜炎常见。

四、虹膜、睫状体

虹膜和睫状体属于高度血管化和富有色素细胞的结缔组织。在正常虹膜、睫状体内具有大量的巨噬细胞和树突状细胞以及少量的肥大细胞，但很少有 T 细胞和 B 细胞存在。其中巨噬细胞的主要功能是吞噬黑色素细胞释放的黑色素蛋白颗粒，以避免这些颗粒进入前房阻碍光线的传输或阻滞房水的引流。当色素颗粒释放超过被巨噬细胞吞噬的速度时就会引起被称为色素播散综合征（pigment dispersion syndrome），色素在小梁网中沉积可导致房水流出受阻于小梁网，引起眼压升高。睫状上皮的无色素上皮层之间的紧密连接是形成血房水屏障的关键部分，该屏障可阻止大分子和循环性免疫细胞进入屈光间质。

五、脉络膜

脉络膜具有下述免疫特征：第一，血流量巨大且对大分子具有高度的渗透性，因此，全身的任何改变都有可能迅速改变脉络膜的生理状态。这种生理特征可使脉络膜具有网罗血液来源物质的特点，包括存在于循环系统的病原体，因此，许多真菌病最初常表现为脉络膜炎。第二，脉络膜具有作为免疫活性细胞储库的功能。在某些特殊情况下，可出现淋巴结样的组织结构，称为淋巴样组织增生（lymphoid hyperplasia）。第三，脉络膜属于结缔组织，含有一定数量的免疫细胞。主要包括位于血管周围的肥大细胞和形成网络状样分布的巨噬细胞和树突状细胞，浆细胞和淋巴细胞则少见。由肥大细胞释放的炎症介质可能有助于免疫活性细胞向眼内组织的迁徙，特别是淋巴细胞。实验研究表明，肥大细胞与某些葡萄膜炎动物模型的易感性有一定的关联性。脉络膜的巨噬细胞大多位于血管周围，其功能主要与脉络膜的免疫监视和免疫吞噬有关。

六、视网膜

视网膜中的小胶质细胞（microglia）是一种特殊的巨噬细胞，散在分布于视网膜的神经纤维层、内丛状层和外丛状层。在发育早期这些胶质细胞可能来自造血前期的卵黄囊前体细胞，但在成年期则可能由骨髓来源的单核细胞补充。小胶质细胞的突起具有高度的运动性，可通过连续的伸展、回缩和重塑过程监视周围的环境。视网膜小胶质细胞的主要功能有：①吞噬凋亡的细胞和碎屑；②在发育期间调节血管的形成；③维持正常的神经突触；④维持视网膜的免疫防御和免疫调节。小胶质细胞一旦探测到危险信号就会迅速上调炎症标志（如 CDⅡc 或 MHC Ⅱ类），并释放细胞因子和其他效应分子。在发生视网膜变性时，小胶质细胞从视网膜内层迁移到视网膜下空间，与视网膜色素上皮一起吞噬凋亡的细胞或受应激的光感受器细胞。

视网膜色素上皮层（retinal pigment epithelium，RPE）是位于神经视网膜和脉络膜之间的神经外胚层起源的单细胞层。RPE 不仅支持视网膜的功能，而且在视网膜的免疫应答过程中也起着重要的作用。人类 RPE 表达 TLR 包括 TLR1、7、9 和 10，补体成分和免疫球蛋白 Fc-γ 受体。受 IFN-γ 刺激后，RPE 的 MHC Ⅰ类和Ⅱ类分子表达显著升高。根据刺激的性质和微环境的不同，RPE 具有产生炎症因子（IL-6，IL-8，和 MCP-1）和免疫抑制因子（如 TGF-β）的双重能力。

虽然视网膜含有多种诱导葡萄膜视网膜炎的自身抗原，但是在正常生理状态下视网膜处于一种相对的免疫赦免状态，并不会触发自身免疫性疾病。目前认为其主要机制有：①组

笔记

织隔离，在视网膜中无淋巴管存在，免疫系统不能识别由视网膜表达的特异性自身抗原；②视网膜内缺乏行之有效的 APCs，视网膜虽然具有巨噬细胞和小胶质细胞，但这些细胞具有下调而非上调局部免疫应答的作用；③基础性表达 FasL，该分子形成一种分子屏障，以诱导入侵的 Fas⁺ 淋巴细胞和其他致炎性白细胞发生凋亡（详见本章第三节中的"免疫赦免"部分）；④在视网膜下腔注射抗原也可诱导类似 ACAID 的免疫偏离式应答。视网膜的上述免疫赦免特征对于视网膜移植、干细胞治疗和基因治疗的成功可能具有一定的益处。

第五节　眼的免疫病理机制

免疫应答是一把双刃剑。当反应过度或不适宜时，就会造成组织损伤。通常将这种过度的或不适宜的免疫应答称为"超敏反应（hypersensitivity）"根据发生机制和临床特点的不同将其分为四型。这四型反应都可发生于眼组织（表 8-1）。但应该强调是，在实际临床工作中这四型很少单一存在，常以某一型为主，兼存其他类型的炎症反应。例如春季角膜结膜炎、特应性角膜结膜炎和湿疹常同时存在 I 型和 IV 型机制。

表 8-1　与超敏反应相关的眼部疾病

类型	I 型超敏反应	II 型超敏反应	III 型超敏反应	IV 超敏反应
常用名	IgE 介导的超敏反应，速发型超敏反应，过敏，特应性反应	抗体介导的细胞毒反应（细胞溶解型超敏反应或细胞毒型超敏反应）	免疫复合物型超敏反应	迟发型超敏反应或细胞介导的超敏反应
免疫系统介质	IgE	IgG 或 IgM	IgG 或 IgM	效应性 T 细胞和巨噬细胞
出现症状的时间	<1～30 分钟	5～8 小时	4～6 小时	24～72 小时
机制	过敏原与肥大细胞和嗜碱性粒细胞预先结合的 IgE 发生交联，并诱导脱颗粒；通过释放的化学介质引起速发性和迟发性炎症反应	IgG 或 IgM 结合细胞表面抗原；通过吞噬和补体活化过程破坏靶细胞（又称 ADCC）	免疫复合物触发补体活化；吞噬细胞的免疫球蛋白 Fc 部分 c 末端的受体（FcR）参与下释放裂解性介质	效应性 T 细胞产生 γ 和其他细胞因子以促进巨噬细胞的活化
系统性疾病	花粉症、哮喘湿疹和食物过敏	溶血性贫血和 Goodpasture 综合征	Stevens-Johnson 综合征、类风湿性关节炎、系统性红斑狼疮、结节性多动脉炎、白塞综合征和复发性多软骨炎	移植排斥反应、结核、类肉瘤和 Wegener 肉芽肿
眼部疾病	特应性角结膜炎、急性变应性结膜炎、巨乳头结膜炎、伴随花粉症的结膜炎和湿疹	疱疹样皮炎，眼型瘢痕性天疱疮，寻常性天疱疮	Sjögren 综合征和葡萄球菌性边缘性角膜炎	同种异体角膜移植排斥反应、接触性皮炎 / 结膜炎、巨大乳头结膜炎、盘状疱疹性角膜炎、疱性角膜结膜炎、春季角膜结膜炎，基质型角膜炎，河盲病，结核，类肉瘤，Wegener 肉芽肿和葡萄膜炎

一、I型超敏反应

(一)基本机制

I型超敏反应又称为速发型超敏反应(immediate hypersensitivity)。其发生过程包括:①接触抗原;②活化淋巴细胞,诱导产生 IL-4 的 Th2 和 B 细胞;③产生抗原特异性的 IgE 抗体并结合于肥大细胞表面的 Fc 受体;④再次接触的该抗原可通过结合预先结合于肥大细胞表面的 IgE 发生交联而触发肥大细胞脱颗粒,释放炎症介质;⑤这些介质可募集炎症细胞产生后续的病理性反应,从而触发疾病的发生。

导致 I 型超敏反应的抗原(对于变应性反应易感个体称为变应原)普遍存在于环境中,如灰尘、花粉、毛皮垢屑、微生物和药物。在正常情况下,机体接触这些物质并不造成有害的炎症反应。发生变应性反应的个体多有遗传倾向,存在许多易感基因。在这些易感个体,针对抗原刺激趋向诱导产生 IL-4 的 Th2 反应,而正常人群对这些抗原无反应,也不产生有害的 T 细胞反应。反过来,由 Th2 产生的 IL-4、IL-5 和 IL-13 则趋向产生 IgE 的类别转换。IgE 通过 Fc 段与黏膜肥大细胞和嗜碱性粒细胞具有高度亲和力。从而使机体处于对该变应原的致敏状态。当这些致敏的个体再次遇到这些变应原时,变应原将结合位于肥大细胞和嗜碱性粒细胞表面的 IgE。与此同时,变应原也与位于该细胞表面附近的 IgE 结合发生交联,这样将导致肥大细胞膜的改变,使之脱颗粒,释放生物活性介质。

导致 I 型反应的主要介质有以下几种。

1. 生物胺 一类含有氨基的低分子量化合物,主要包括组胺和血清素。组胺通过结合靶细胞受体(如 H1、H2 和 H3)而起作用。组胺与血管内皮细胞结合导致内皮细胞收缩,内皮细胞间隙增加,血管通透性增加和血浆渗入到组织。组胺还刺激内皮细胞合成血管平滑肌细胞松弛剂(如前列环素和一氧化氮)引起血管舒张。组胺的这些作用导致速发型超敏反应的风团反应。

2. 颗粒酶和蛋白聚糖 颗粒酶是一组同源性的丝氨酸蛋白酶。中性丝氨酸蛋白酶包括类胰蛋白酶和糜蛋白酶,是肥大细胞分泌颗粒中最丰富的蛋白质成分,可造成组织损伤。蛋白聚糖包括肝素和硫酸软骨素,也是肥大细胞和嗜碱性粒细胞的主要成分。这些分子由多肽核心和携带强负电荷的多个无分支的糖胺聚糖侧链组成。在颗粒胞吐后,肝素和硫酸软骨素将以不同的速率从蛋白聚糖释放出来;蛋白聚糖可以以这种方式控制速发型超敏反应的速度。与胰蛋白酶或糜酶的释放速度相比,生物胺则更快地被解离。

3. 脂质介质 肥大细胞活化导致对血管、支气管平滑肌和白细胞具有多种作用的脂质介质的快速合成和释放。这些介质中最重要的是花生四烯酸,它通过环加氧酶或脂氧合酶途径代谢产生过敏反应的介质。其中一种介质——前列腺素 D2(prostaglandin D2,PGD2)可结合平滑肌细胞上的受体以扩张血管和收缩支气管,还能促进嗜中性粒细胞的趋化性,并在炎症部位募集。由脂氧合酶途径产生的花生四烯酸衍生的介质是白三烯(leukotrienes,LT)家族(包括 LTC4,LTD4,LTE4,LTF4,LTB4,LTG4 和 LTB5)。其中,LTC4、LTD4 和 LTE4 曾被称为过敏反应的慢反应物质(slow-reacting substance of anaphylaxis,SRS-A)。皮下注射白三烯可产生特征性的长时间的风团反应。由肥大细胞产生的第三种类型的脂质介质是血小板激活因子(platelet-activating factor,PAF),具有凝聚血小板、收缩支气管、收缩内皮细胞和松弛血管平滑肌等作用。

4. 细胞因子 肥大细胞也可通过产生许多细胞因子(如 TNF、IL-1、IL-4、IL-5、IL-6、IL-13、CCL3、CCL4 和各种集落刺激因子)参与变应性炎症。

I型超敏反应的临床病理表现因部位不同而不同。但主要可分为:①速发反应期(immediate reaction),主要表现为风团反应(wheal-and-flare reaction),发生在接触抗原后 5~10 分

笔记

钟，主要的病理改变为肥大细胞脱颗粒、血管扩张、血浆渗出和红细胞淤积，反应依赖 IgE 和肥大细胞；②晚期相反应期（late-phase reaction），速发反应相之后 2～4 小时候将出现晚期相反应，其主要的特征为炎症细胞（包括嗜中性粒细胞、嗜酸性粒细胞、嗜碱性粒细胞和 Th 细胞）的聚集。

（二）与Ⅰ型超敏反应相关的眼病

与Ⅰ型超敏反应有关的眼病主要有：

1. 季节性和常年性过敏性结膜炎　属于典型的Ⅰ型超敏反应。具有自限性，不留瘢痕，不威胁视力。主要的临床表现症状有：眼部搔痒、结膜水样分泌物、结膜充血和水肿。多伴有过敏性鼻炎。

2. 春季角结膜炎（vernal keratoconjunctivitis，VKC）　是一种原因不明的主要发生在儿童期的慢性超敏反应性疾病。受累的病人主要表现为：眼部瘙痒、流泪、畏光和黏性分泌物。VKC 的典型特征为双侧上睑结膜巨大乳头，有时可出现上皮型角膜炎，表现为粉尘状浑浊。破溃融合后可形成大的溃疡，呈"盾形"。该病具有自限性。过去认为 VKC 属于 IgE 介导的Ⅰ型超敏反应，但是大约 50% 的病人并没有特应性疾病的家族史，也无 IgE 致敏现象，这提示还存在其他的免疫学机制。

3. 特应性角膜结膜炎（atopic keratoconjunctivitis，AKC）　AKC 是一种主要发生于成年人的主要累及下眼睑的慢性结膜炎症。大多数病人有特应性疾病（如湿疹和哮喘）的家族史。当病变累及角膜时可致盲。常见的症状有：瘙痒、烧灼感和流泪。全年发病，有季节性恶化（夏季或秋季）。目前认为该病是一种复杂的因免疫调节失常而引起的免疫性疾病，在部分上可能起因于 IgE 介导的机制。一般认为，Ⅰ型和Ⅳ型超敏反应共同参与了该病的发生发展。

4. 巨乳头结膜炎（giant papillary conjunctivitis，GPC）　GPC 多与佩戴软接触镜或其他异物刺激（如缝线和佩戴的假体）有关。表现为黏性分泌物和结膜乳头增生。目前认为可能与来自接触镜的多聚物或沉积在接触镜上的防腐剂的刺激有关。该病可能涉及Ⅰ型和Ⅳ型超敏反应两种机制。

二、Ⅱ型超敏反应

（一）基本机制

Ⅱ型超敏反应是指抗体（主要是 IgG 或 IgM）直接与血细胞或组织（细胞）上的表面抗原或半抗原相互作用，在补体系统、巨噬细胞和 NK 细胞的参与下造成的细胞损伤反应。Ⅱ型超敏反应又称抗体依赖的细胞毒超敏反应（antibody dependent cytotoxic hypersensitivity）或称细胞毒型或溶细胞型超敏反应。在多数情况下，抗体属于自身抗体，偶尔可由与自身组织成分有交叉免疫应答的外源性抗原而产生。

（二）眼部Ⅱ型超敏反应的免疫病理学

目前还没有明确的证据表明哪一种眼病由Ⅱ型超敏反应所介导，眼型瘢痕性类天疱疮（ocular cicatricial pemphigoid，OCP）可能在部分上是由该机制所介导的。眼部瘢痕性天疱疮又分为两种类型：①特发型；②药物诱导型（如匹鲁卡品、肾上腺素、噻吗心胺和碘化磷）。两种类型病理生理机制相似。遗传倾向参与该疾病的发生。

OCP 是一种严重致盲性眼病，主要表现为结膜进行性纤维化和挛缩。最终可导致结膜穹窿和泪管消失、严重干眼、进行性血管形成和角膜混浊。病人体内存在针对上皮基底膜成分（包括 1 和 2 型大疱性类天疱疮抗原、5 型层粘连蛋白、6 型层粘连蛋白、7 型胶原和 β4 整合素亚基）的循环性自身抗体，在结膜基底膜区存在免疫球蛋白或补体成分 3（C3）的沉积。结膜活检显示存在 T 细胞、B 细胞、巨噬细胞、树突状细胞和 Th2 细胞。这些免疫细胞有可能通过产生细胞因子放大了局部的纤维化过程。免疫抑制疗法（氨苯砜、霉酚酸酯、甲氨蝶呤和环磷酰胺等）对于缓解和阻止病情发展具有一定的疗效。

三、Ⅲ型超敏反应

（一）基本机制

Ⅲ型超敏反应是由于抗体与可溶性抗原形成免疫复合物，并在一定条件下沉积于组织、激活补体而引起的，因此又称免疫复合物型超敏反应。循环抗原抗体复合物是免疫系统针对可溶性抗原进行的免疫应答，在正常情况下免疫复合物被吞噬细胞所吞噬而从循环中清除，不会对机体造成损伤作用。但在一定情况下，免疫复合物可沉积并诱导剧烈的炎症反应。免疫荧光结果显示最初抗原、抗体与补体沉积在血管壁，之后发生 PMNs 浸润及血管内血小板聚积。血小板聚集反应严重时可致血管阻塞和坏死，24～48 小时后，单核细胞取代嗜中性粒细胞，最后出现浆细胞。

（二）眼部Ⅲ型超敏反应

角膜的 Wessely 环（Wessely's ring）是典型的眼部Ⅲ型超敏反应。将抗原注射于角膜内后，循环性抗体将弥散性从血液进入角膜。当与注射的抗原相遇后即发生免疫复合物沉积。该反应将活化补体，趋化嗜中性粒细胞进入角膜，从而导致角膜基质层胶原的破坏。在眼前节发生的免疫复合物沉积而触发的疾病有：Stevens-Johnson 综合征、Sjögren 综合征（详见本章第 6 节的第三部分）、系统性红斑狼疮和 Mooren 溃疡。

四、Ⅳ型超敏反应

（一）基本机制

Ⅳ型超敏反应是由抗原特异性 T 细胞介导的免疫应答，与抗体和补体无关。其特点是：在抗原刺激下体内产生致敏性淋巴细胞，当再次遇到同一抗原时，致敏淋巴细胞活化，释放一系列淋巴因子，造成局部炎症反应，以清除入侵的抗原。受累组织水肿。主要的浸润细胞是 $CD4^+Th1$ 细胞，同时也伴有 $CD8^+T$ 细胞，然后是巨噬细胞。由于反应一般在 24～48 小时内发生，故称为迟发型超敏反应（DTH）。

（二）眼局部的 DTH

许多眼部疾病可能部分起因于 DTH 和其他类型反应的组合。单纯疱疹性基质型角膜炎（herpes simplex stromal keratitis）是一种典型的Ⅳ型超敏反应。目前认为该病有两种可能的发生机制：①诱导了针对病毒感染后病毒抗原的 $CD4^+Th$ 型反应，该群细胞可通过分泌Ⅰ型细胞因子（包括 IFN-γ、TNF-α、IL-2 和 IL-12）介导病毒抗原特异性的 DTH，由此造成的非特异性旁观者效应（炎症细胞浸润）引起基质型角膜炎；②角膜病毒感染后暴露了隐蔽的角膜自身抗原，从而触发了针对自身角膜抗原的自身免疫性反应性疾病。角膜移植排斥反应也属于Ⅳ型反应。有关角膜移植排斥反应的复杂过程将在本章第七节"角膜移植的免疫学"中进行详细讨论。

第六节　自身免疫性眼病

一、自身免疫耐受和自身免疫性疾病

（一）自身免疫耐受的机制

免疫系统的重要特征之一是能够区分自身抗原和外来抗原，即对自身抗原无反应而对外来抗原发生反应。这种现象称为自身免疫耐受（immunologic tolerance）。

笔记

就眼组织而言,自身耐受的形成和维持可能通过下述三个主要机制完成。

1. 中枢耐受　中枢耐受(central tolerance)是指在胚胎期及出生后 T 与 B 细胞发育的过程中,遇自身抗原所形成的耐受。在自身免疫调节因子(autoimmune regulator,AIRE)蛋白的控制下,外周组织的特异性抗原(包括视网膜自身抗原)局部表达于中枢淋巴器官(胸腺或骨髓)或通过血液释放到中枢淋巴器官。在中枢淋巴器官内,对自身抗原具有高亲和力的未成熟的 T 细胞通过凋亡而被去除。该过程被称为负选择(negative selection)或删除(deletion)。而对自身抗原具有低亲和性的 T 细胞则保留,将负责宿主的防御功能。二是通过正选择(positive selection)过程删除对自身抗原无亲和力的 T 细胞,而保留对自身抗原具有中等亲和力的 T 细胞而使其发生无反应性或无能化而成为自然调节 T 细胞(natural T regulatory cells,nTreg)以发挥抗原特异性免疫抑制功能。这群细胞的表型多为 $CD4^+$、$CD25^+$,表达转录因子 FoxP3。

2. 外周耐受　外周耐受(peripheral tolerance)是指成熟的 T 及 B 细胞,遇内源性或外源性抗原,不产生免疫应答,而表现为免疫耐受。但通过上述负性选择过程并不是 100% 有效,少量的自身反应性 T 细胞仍然会逃逸负性选择,而进入外周免疫系统。但是这些逃逸的细胞进入外周后则会处于耐受状态。其原因有两个:①完整的血 - 眼屏障,该屏障一方面造成了自身抗原的隔离,另一方面限制了自身反应性 T 细胞进入靶组织;②缺乏协同刺激信号,在非炎症状态下,自身反应 T 细胞即使遇到自身抗原,但因 APCs 缺乏协同刺激信号(第二种信号),使其并不能发生活化和扩增。

3. 免疫赦免　如前所述,当眼组织自身抗原释放到眼内后,会诱导一种偏离式的免疫应答——ACAID,所诱导的抗原特异性 Treg 则发挥抑制细胞介导的免疫应答的作用。因此,针对自身抗原触发的免疫应答可能存在两种不同的调节性 T 细胞,即通过上述中枢耐受形成的 nTreg 和自身抗原通过眼内释放诱导性调节性 T 淋巴细胞(inducible regulatory T cells,iTreg)。

(二)自身免疫性疾病的发生机制

当上述自身耐受机制遭到破坏时,免疫系统就会针对自身成分产生免疫应答,即产生自身免疫(autoimmunity)。当免疫系统对自身成分发生免疫应答而产生的疾病状态称为自身免疫性疾病(immunologic disease)。自身免疫疾病的发生是多种因素共同作用最终导致自身免疫耐受机制破坏的结果。

发生自身免疫性疾病一般需要下述四个条件:①中枢耐受机制受到破坏,即自身反应性细胞克隆逃逸中枢耐受并进入外周;②逃逸的自身反应性细胞克隆必须在外周遇到特异性的自身抗原;③用于调节自身反应性淋巴细胞的外周耐受机制消失;④自身反应性克隆必须造成临床组织损害。第一种情况很少见。后三者为其常见的原因。

二、边缘性角膜溃疡

涉及周边角膜和角巩缘的免疫性疾病主要有两种情况:不伴随系统性疾病的 Mooren 溃疡(Mooren's ulcer)和伴随系统性疾病(如类风湿性关节炎、Wegner 肉芽肿等)的周边溃疡性角膜炎(peripheral ulcerative keratitis,PUK)。

(一) Mooren 溃疡

Mooren 溃疡的主要特征是:剧烈的疼痛,无相关的系统性疾病,且病变不累及巩膜。可借此与 PUK 相鉴别。

关于 Mooren 溃疡的发病机制还不完全清楚。有证据表明,针对角膜自身抗原的自身免疫应答是其发病的主要机制。一般认为,某些感染或创伤可造成角膜自身抗原发生改变,刺激机体产生细胞和体液免疫应答。在此过程中,补体系统的活化可趋化中性粒细胞并使

笔记

之发生脱颗粒。脱颗粒所造成的胶原酶释放可造成角膜融解，以及角膜抗原的进一步改变和暴露。这一恶性循环可持续到整个角膜完全被破坏。早期的主要表现为角膜缘穿凿样溃疡，晚期可发生穿孔。

（二）周边溃疡性角膜炎（PUK）

关于 PUK 的发病机制也不十分清楚，一般认为该病属于系统性自身免疫疾病的局部表现。其过程如下：首先，针对自身抗原或某些微生物抗原的循环性免疫复合物沉积在角巩缘血管，造成免疫介导性血管炎，表现为血管壁损伤和炎症细胞和蛋白的渗出。之后，沉积的复合物激活补体系统的经典途径，产生系列的趋化分子，招募炎症细胞（特别是嗜中性粒细胞和巨噬细胞到周边角膜）。随后，这些吞噬细胞将释放胶原酶和其他蛋白酶，以破坏角膜基质层。最后，溃疡周围的结膜因富有血管和淋巴管可源源不断地提供各种炎症细胞和细胞因子，这在其发病过程中也起着关键性的作用。

三、Sjögren 综合征

Sjögren 综合征（Sjögren's syndrome）是一种常见的主要累及泪腺和唾液腺的系统性自身免疫性疾病。主要表现为泪液分泌缺乏，最终导致干燥性角结膜炎。Sjögren 综合征可分为：①原发性 Sjögren 综合征，不伴随其他结缔组织病（如类风湿性关节炎、系统性红斑狼疮和硬皮病），多与自身免疫应答异常有关；②继发性 Sjögren 综合征，伴随一种结缔组织病，病因不清，90% 为女性，多并发于眼部、呼吸道和口腔病毒感染之后。

Sjögren 综合征病人常具有针对各种组织的自身抗体（如抗 Ro 抗体和抗 La 抗体）。唾液腺活检显示：①以 CD4$^+$T 细胞和 B 细胞为主的炎症浸润；②黏附分子广泛表达。在泪腺和结膜上皮也可发生免疫病理性改变，包括：T 细胞浸润，结膜上皮异常表达 IL-6、HLA II 类抗原和 ICAM-1。研究表明，Th1 和 Th17 相关的细胞因子（IFN-γ 和 IL-17）与 Sjögren 综合征的炎症和腺体功能障碍相关。也有研究显示，IL-1 可抑制泪腺的分泌，IFN-γ 促进结膜鳞状化生和杯状细胞密度的下降。目前认为，该综合征是多因素参与的自身免疫应答过程，其中包括免疫遗传背景（与某些 HLA 型别存在密切的关联）、激素水平和环境因素（病毒感染等）。临床研究显示，免疫调节剂如 B 细胞抑制剂利妥昔单抗（rituximab）（鼠 / 人嵌合抗 CD20 抗体）对于改善病情具有一定的治疗效果。

四、Stevens-Johnson 综合征

Stevens-Johnson 综合征（Stevens-Johnson's syndrome）也是一种严重影响眼表生理功能的瘢痕性的自身免疫性疾病，多由药物和微生物感染（包括单纯疱疹病毒、爱泼斯坦 - 巴尔病毒、支原体和球虫病）所触发。发病因素多与人类免疫缺陷病毒感染或系统性红斑狼疮（systemic lupus erythematosus, SLE）造成的免疫缺陷有关。该综合征的免疫发病机制还不完全清楚，但在发病初期常表现为皮肤表皮和黏膜上皮层的大量细胞凋亡。这些细胞凋亡的爆发可能通过两种机制发生：①通过活化上皮的 FasL 触发 Fas-FasL 信号传导途径；②通过 CTLs 或 NK 细胞释放的穿孔素。在发生炎症反应和上皮细胞凋亡后，结膜迅速进入纤维化期，并最终导致结膜穹窿消失、睑缘内挛缩、角膜新生血管化和混浊。泪液分泌细胞的炎性破坏以及泪腺和睑板腺分泌导管的闭塞将最终导致严重的慢性干眼和眼表纤维化。

五、眼内炎症

眼内炎症（intraocular inflammation）是造成视力损害的主要眼科疾病之一。根据受累的解剖部位不同将其分为：①前葡萄膜炎（anterior uveitis），主要累及虹膜睫状体；②中间葡萄

笔记

膜炎（intermediate uveitis），累及睫状体平坦部、前部脉络膜和玻璃体基底部；③后葡萄膜炎（posterior uveitis），主要累及视网膜和脉络膜；④全葡萄膜炎（panuveitis），同时累及上述三个部位。根据发病的起因不同又将眼内炎症分为外源性和内源性两种。外源性眼内炎主要由微生物感染所造成，如细菌性眼内炎和巨细胞病毒性视网膜炎等（见"眼的病原微生物"章节）。内源性眼内炎症通常称为葡萄膜炎（uveitis），大部分内源性葡萄膜炎属于自身免疫性疾病。其证据有：①多与 HLA 的某些基因类型存在关联；②后葡萄膜炎在临床和病理特征上类似于使用视网膜自身抗原所诱导的实验性自身免疫性葡萄膜炎；③与正常对照人群相比，葡萄膜炎病人的外周血淋巴细胞针对视网膜自身抗原或其多肽片段的体外刺激表现扩增反应；④免疫抑制剂对于控制临床病情具有显著的治疗效果。

下面详细介绍有关自身免疫性葡萄膜炎的几个重要问题。

（一）葡萄膜炎自身抗原

视网膜含有许多组织特异性且具有致葡萄膜炎活性的自身抗原。使用这些抗原免疫动物可诱导实验动物发生眼部免疫性炎症。这些抗原也存在于松果体（视觉相关的器官）中，因此接受这些抗原免疫的动物同时也会发生松果体炎。目前发现的主要自身抗原有：①视网膜可溶性抗原（soluble antigen，S-Ag，简称 S 抗原），S 抗原存在于许多种系动物的光感受器细胞和松果体内，以微克剂量在远离眼球的部位免疫，可以诱导免疫介导性双侧眼内炎症反应；②光感受器间维生素 A 类结合蛋白（interphotoreceptor retinoid-binding protein，IRBP），IRPB 是脊椎动物视网膜光感受器间基质中的主要可溶性蛋白，属于糖蛋白，主要功能是转运在神经视网膜和视网膜色素上皮之间的维生素 A 类物质，具有强烈的致葡萄膜炎活性，IRBP 与 S 抗原相似，也存在于脊椎动物的松果体内，使用 IRBP 免疫的动物通常也同时诱发松果体炎；③恢复蛋白（recoverin），恢复蛋白是一种钙结合蛋白，主要定位于视网膜和松果体，诱导的疾病与 S 抗原相似；④黑色素蛋白（melanin），该蛋白主要存在于脉络膜、虹膜、睫状体和视网膜色素上皮内，不溶于水，免疫易感动物可诱导一种主要累及前后葡萄膜而非视网膜的炎症。

（二）葡萄膜炎动物模型

由于人体研究的客观限制以及相关的伦理问题，实验性葡萄膜炎动物模型是我们了解人类葡萄膜炎发病机制的主要工具。目前常用的模型主要有三种：①实验性自身免疫性葡萄膜炎（experimental autoimmune uveitis，EAU）；②实验性黑色素蛋白诱导性葡萄膜炎（experimental melanin-protein induced uveitis，EMIU）；③内毒素诱导性葡萄膜炎（endotoxin-induced uveitis，EIU）。

1. EAU 使用视网膜自身抗原主动免疫动物或过继转移来自视网膜自身抗原致敏动物的淋巴细胞可诱导实验动物发生 EAU。EAU 的临床和病理特征根据动物的种系、所使用的抗原、所使用抗原的剂量或过激转移细胞数量的不同而有所差异。这些因素也决定了 EAU 的发作时间和持续时间。在高度易感的 Lewis 大鼠，EAU 表现为持续时间很短的亚急性全葡萄膜炎，最终导致光感受器丧失和视网膜神经胶质增生。在不易感的大鼠、小鼠、豚鼠和灵长目则表现为中度和非亚急性炎症。在这些种系动物，最典型的病理改变是肉芽肿性炎症。这些不同的疾病状态类似于临床累及视网膜和脉络膜的多种疾病，如眼部类肉瘤、Vogt- 小柳原田综合征（Vogt-Koyanagi-Harada's syndrome，VKH）、交感性眼炎、Behçet 病和鸟枪弹样视网膜脉络膜病变。研究证实 CD4$^+$T（包括 Th1 型细胞和 Th17 型细胞）细胞在其发病过程中起着中心性的作用，其证据有：①T 细胞缺陷动物不能诱导发病，即使重复免疫动物；②使用靶向 T 细胞的药物，如环孢素，可有效地抑制疾病的发生和发展。

2. EMIU 使用来自牛的虹膜、睫状体、脉络膜和视网膜色素上皮等色素组织中的黑色素蛋白的不溶性抗原，可诱导易感动物 Lewis 大鼠发生眼内炎症。同 EAU 一样，该模型是

笔记

CD4$^+$T细胞介导的自身免疫性葡萄膜炎。但其靶抗原是脉络膜，而非视网膜。因此，眼部炎症主要限于虹膜、睫状体和脉络膜。EMIU 在大鼠和猴眼中主要表现为双侧复发性葡萄膜炎，巨噬细胞和 T 淋巴细胞是主要的浸润细胞。同 EAU 一样，EMIU 也经常观察到中性粒细胞和浆细胞。前房经常可观察到蛋白和纤维素性渗出。除某些病变严重者，视网膜色素上皮、视网膜和视神经很少受累。在多次复发的 EMIU 中可观察到虹膜和睫状体基质层的丧失，类似于人类非感染性复发性虹膜睫状体炎和脉络膜炎。

3. EIU　EIU 属于非自身免疫性葡萄膜炎模型，即将内毒素脂多糖（lipopolysaccharide，LPS）注射于远离眼球的部位（如足垫），将诱导一种相对短暂的眼前节炎症反应。主要表现为以中性粒细胞为主的炎症细胞浸润，细胞因子的释放和血浆蛋白分子向前房的渗漏。类似于人类的急性或亚急性虹膜睫状体炎。

（三）自身免疫性眼内炎的免疫学机制

早期对人类病人标本的免疫病理学研究为了解其病理过程、组织损伤和修复机制提供了一定的线索。目前认为其发生和发展过程如下。

1. 致病性 T 细胞活化　如前所述，由于针对视网膜抗原的外周耐受的不足，所以自身反应性 T 细胞会以非耐受状态持续存在于外周免疫系统。当视网膜抗原因外伤或微生物感染等使其意外暴露后有可能会活化这些非耐受的初始 T 细胞，从而诱导它们分化为成熟的效应性 T 细胞。这些 T 细胞将会通过产生致炎性细胞因子和趋化因子造成对组织的损伤。这一过程会被自然的内源性或外源性佐剂性协同危险信号所促成。但与此同时，在体内也会存在一种抵消这些危险信号的自然发生的抑制性调节性 T 细胞。在某些情况下，这些细胞会暂时性灭活上述危险信号。为了能诱导实验动物发病，常需要在使用佐剂的情况下接种视网膜抗原。佐剂含有热灭活的结核杆菌。在没有佐剂的情况下，常不能诱导疾病，甚至会诱导自身反应的效应性 T 细胞分化为非致病性或调节性表型 T 细胞。

2. 致病 T 细胞的两种表型　研究表明 Th1 和 Th17 T 细胞都可参与葡萄膜炎的发生和发展。但 Th1 和 Th17 通过产生不同模式的细胞因子和趋化因子来募集不同的炎性白细胞群。Th1 的特征性细胞因子是 IFN-γ，优先募集单核细胞；而 Th17 的特征性细胞因子是 Th17，优先募集嗜中性粒细胞。

3. 致病 T 细胞的迁徙和募集　在外周致敏的自身免疫性 T 细胞通过血液循环迁移到视网膜组织是非常随机的过程。利用示踪技术发现仅有非常少量的致病性 T 细胞可以进入正常健康个体的视网膜。但是一旦这些浸润细胞识别眼组织中的自身抗原就会通过产生细胞因子和趋化因子触发一个复杂的炎症过程，包括眼组织中血管内皮细胞的活化、血 - 房水屏障崩溃、炎性白细胞（包括嗜中性粒细胞、单核细胞和非特异性 T 细胞）浸润和活性氧产物增加。由这些成分奏响的"交响乐"将最终会造成组织的破坏。

4. iTreg 有助于炎症的消除　炎症反应最终导致组织的破坏和眼部自身抗原的释放。释放的自身抗原在眼内免疫抑制微环境下可触发眼特异性调节性机制 ACAID 以限制和终止疾病的进展。

（四）与视网膜自身免疫相关的临床眼病

1. 交感性眼炎　交感性眼炎（sympathetic ophthalmia）是单眼眼球穿通伤或手术外伤后所发生的一种双眼肉芽肿性葡萄膜炎。潜伏期可在 10 天到数十年不等。一般认为，针对视网膜抗原的自身免疫是其主要的发病机制。组织学表现为伴有肉芽肿反应的脉络膜淋巴细胞的浸润。免疫组织化学结果证实早期的主要浸润细胞是 CD4$^+$T 细胞，晚期是 CD8$^+$T 细胞。这些病人的淋巴细胞在体外对多种视网膜抗原呈阳性反应。据推测，其发病机制为穿通性眼外伤诱导发生了眼内淋巴管形成，从而使眼部抗原释放并提呈给免疫系统，最后触发了 CD4$^+$Th1 T 细胞的免疫应答。

笔记

2. 鸟枪弹样视网膜脉络膜病变 鸟枪弹样视网膜脉络膜病变(birdshot retinochoroidopathy)是一种非感染性后葡萄膜炎,与 HLA-A29 存在一定的关联性。其主要的临床特征是在视网膜色素上皮或脉络膜水平的赤道后部眼底出现奶油样的斑块。目前,有三种证据表明针对视网膜的自身免疫性应答在该病发病中的作用:① 92% 的病人对 S 抗原存在强烈的细胞免疫应答;②炎症反应主要局限于具有 S 抗原的视网膜部分;③与视网膜 S 抗原诱导的 EAU 之间存在许多相似性。

3. Behçet 病 Behçet 病(Behçet's disease)是一种慢性、复发性、多系统炎症性疾病,病因不清,与 HLA-B51 密切关联。其诊断标准有四个:复发性口腔溃疡、生殖器溃疡、皮肤损害和葡萄膜炎。眼部的特征性改变包括前房积脓和(或)严重阻塞性视网膜炎。严重的炎症反应常累及眼后节,视网膜血管常阻塞变细,视网膜最终发生萎缩。病情常反复发作,最终导致严重的视力损害。所有病人都伴有不同程度的免疫系统的异常。主要的组织学改变包括:①视网膜血管周围炎;② T 淋巴细胞、B 细胞和浆细胞浸润;③血管内皮黏附分子过度表达;④表层巩膜和某些脉络膜静脉(不包括视网膜)有免疫复合物沉淀。T 细胞异常在发病过程中可能起着重要的作用,其证据有:①视网膜血管周围的浸润细胞主要是 IL-2 受体阳性的 $CD4^+T$ 细胞;②外周血 CD4/CD8 比率下降,提示 T 细胞介导的抑制系统存在异常;③循环性 IFN-γ 和可溶性 IL-2 受体水平增高;④前房积脓中的细胞主要是淋巴细胞,而非嗜中性粒细胞;⑤对视网膜 S 抗原的细胞介导免疫呈阳性反应。

4. VKH VKH 是一种伴随无菌性脑膜炎和内耳炎症的眼内炎症性疾病。眼部主要表现为双侧肉芽肿性葡萄膜炎。其他的症状包括:头发和睫毛白化、脑膜刺激征、听音不适和耳鸣等。针对黑色素细胞的免疫病理机制可能起着重要的作用,其证据有:①与优势等位基因 HLA-DRB1*0405 密切关联,该类型限制性的 T 细胞系对酪氨酸酶(主要存在于黑色素细胞)的抗原决定簇具有反应性;② VHK 病人所有器官的黑色素细胞均受累,VHK 病人的淋巴细胞可黏附于黑色素细胞并发生攻击;③使用黑素细胞蛋白可诱导动物发生相似的病理过程。

六、眼眶的炎症

与眼眶有关的自身免疫性疾病主要有眼眶肌炎和 Graves 眼病两种。

1. 眼眶肌炎(orbital myositis) 又称眼外肌炎(extraocular myositis),是一种特殊形式的假瘤,主要表现为单一眼外肌的急性炎症性水肿,激素治疗非常有效,自身抗原可能来自于眼外肌的某种成分。

2. Graves 眼病(Graves' ophthalmopathy, GO) 又称甲状腺相关眼眶病变(thyroid-associated orbitopathy, TAO)。其发生机制还不完全清楚,目前认为其致病的自身抗原为表达于甲状腺细胞表面的促甲状腺激素受体(thyroid-stimulating hormone receptor, TSH-R),但该抗原也表达于眼眶的成纤维细胞和前脂肪细胞(pre-adipocyte)。因此,当自身反应性抗体与这些受体结合后会刺激甲状腺分泌过多的甲状腺激素,同时也可造成眼眶组织的病理改变。本病的主要病理改变包括:①眼外肌的纤维化;②细胞外基质和脂肪过度集聚于眶内空间;③炎性白细胞浸润。在临床上主要表现为突眼。当自身抗原与眼眶成纤维细胞发生结合后,会刺激成纤维细胞产生 T 细胞的趋化因子,因此,在眼眶组织内发现有大量 T 细胞的浸润,其免疫表型为分泌 IL-2 和 IFN-γ 的 Th1 细胞。Th1 细胞可产生大量的炎症因子并诱导黏附分子的表达,从而进一步放大局部的炎症反应。在活动期病人,眼眶内存在大量的亲水性糖胺聚糖(glycosaminoglycan)和免疫活性细胞浸润,特别是 T 淋巴细胞和巨噬细胞。这些成分使眼外肌、球后脂肪和结缔组织增厚。

笔记

第七节 角膜移植的免疫应答

角膜移植（corneal transplantation）是最常见和最成功的组织移植手术之一。其主要的手术适应证是：①圆锥角膜；②角膜营养不良；③角膜瘢痕；④角膜感染；⑤移植失败后的再移植；⑥大泡状角膜病变等。目前，最常见的手术形式有穿透性和板层角膜移植两种。前者是使用全层的角膜植片来替代病变的组织，后者是使用板层的角膜植片来替代病变组织。

角膜移植排斥反应是目前角膜移植失败的主要原因。根据排斥反应发生率的不同将其分为两种情况。第一种，无炎症或无明显血管化植床进行的移植（如前面三种适应证）即使在未实施组织配型和位使用免疫抑制剂的状态下，其成功率在两年内可高达90%。第二种，炎症和严重血管化植床进行的移植（如后三种适应证）则具有很高的排斥发生率，与其他血管化的组织或器官移植的排斥反应率相近。因此，针对上述两种情况给角膜移植免疫学的研究提出了两个方向：阐明低危角膜移植受体不易发生排斥的免疫赦免机制和高危角膜移植受体易发生排斥反应的触发机制。

一、角膜移植的免疫赦免

在无炎症或无血管化植床进行的角膜移植一般处于免疫赦免状态。目前认为其免疫赦免状态主要与下述三种状态有关。

（一）角膜的无血管无淋巴管状态

角膜无血管和淋巴管。角膜无淋巴管将阻断角膜局部的APCs通过淋巴管将移植抗原运输到引流区淋巴结（颈部淋巴结），以阻断对移植抗原的提呈。角膜无血管将阻止来自血液的免疫效应细胞和分子进入角膜植片。

（二）角膜组织的低免疫原性

主要包括下述两部分：①净抗原量少：与其他部位相比，角膜的细胞低表达MHC Ⅰ类和Ⅱ类抗原，特别是角膜内皮细胞；②角膜缺少骨髓来源的细胞：特别是LCs，它在其他组织中属于迁移性细胞，被称为"过客白细胞"，是导致移植排斥反应致敏的重要细胞。角膜组织缺乏这些细胞，从而延迟了使移植受体发生免疫致敏的时间。

（三）移植抗原诱导的免疫偏离状态

角膜移植片构成前房的前表面，来自移植片的内皮细胞可脱落释放于前房。前房途径接种的抗原可诱导一种抗原特异性的偏离式的免疫应答，即ACAID。其特征为迟发型超敏反应和补体固定性抗体反应的缺陷，这些受体针对供体抗原特异性迟发型超敏的反应无力对于维持移植片的长期存活可能起着关键性的作用。另外，房水含有大量的免疫抑制性调节性免疫分子，对免疫应答的数个环节都具有抑制作用。

二、角膜移植免疫排斥反应的发生机制

目前对角膜移植免疫排斥反应发生机制的了解仍然非常有限。根据来自啮齿类动物的研究结果，将其主要环节分为下述四个部分（彩图8-7，见彩图页）：

（一）局部免疫微环境的改变

角膜移植排斥反应主要发生于高危眼。事实证明，高危植床眼已经发生了赦免机制的消除。主要包括：①血管和淋巴管进入角膜；②大量的LCs向角膜中央迁移，从而加强了免疫监视能力；③炎症因子（如IL-1、TNF-α和IFN-γ等）和趋化因子（如MIP-1α、MIP-2和CCL5等）发生显著上调；④黏附分子和趋化因子表达增加，从而有效地将免疫细胞募集到植床；⑤ACAID诱导机制消失。

笔记

（二）抗原的吞噬和处理

APCs 对抗原的吞噬和处理是触发排斥反应的关键环节之一。APCs 包括数种细胞，如 LCs、DCs 和巨噬细胞等。在黏附分子的帮助下，这些细胞沿着细胞因子和趋化因子的梯度从角膜缘血管网进入植片并开始俘获抗原。这些 APCs 在吞噬抗原之前首先会经历一个成熟化的过程。成熟后的主要改变是表达 MHC Ⅱ类分子和其他协同刺激分子，这些分子是下一步向 T 细胞提呈抗原并使其发生致敏的必要条件。

（三）APCs 吞噬抗原后归巢至局部引流的淋巴结使 T 细胞发生致敏

局部引流区淋巴结是角膜移植后发生 T 细胞致敏的主要场所。预先摘除实验动物角膜局部引流区淋巴结可导致免疫系统对移植组织的耐受或无视，并无限延长移植物的存活时间。目前比较清楚的事实是，角膜的新生血管化多伴有角膜的新生淋巴管化。因此，识别移植抗原的 APCs 可沿着新生的淋巴管进入引流区的淋巴结。

（四）造成组织破坏的 T 细胞及其效应机制

角膜移植免疫排斥反应是 CD4⁺Th1 型介导的 DTH 及其伴随的非特异性旁观性炎症反应过程所完成。其主要的证据如下：①在 CD4 缺陷动物，其破坏过程受到显著抑制；②排斥反应期间组织内细胞因子表达模式呈 Th1 模式；③局部去除巨噬细胞（DTH 反应的主要浸润细胞）显著延长移植物的存活时间；④ CD8⁺T 淋巴细胞对于排斥反应发生并不是必需的，因为使用 CD8 缺陷动物或穿孔素缺陷动物（表现 CD8⁺T 细胞不发生致敏）并不影响发生排斥。不过，也有研究表明 DTH 可能并不是唯一的破坏机制，在 Th1 缺陷动物（INF-γ 基因敲除）仍然可以发生排斥反应。因此，推测还存在其他的旁路途径。但可以确定的是体液免疫和补体系统在角膜移植排斥过程中并不起重要的作用，原因是在 B 细胞缺陷和补体缺陷动物可以发生正常的排斥反应。

三、角膜移植免疫排斥反应的防治

减少免疫介导移植失败的主要策略是在移植前有效地降低或消除可能造成排斥反应的高危因素。主要的高危因素有第二次移植和炎症背景（如疱疹病毒性角膜炎和角膜化学烧伤后）。高危病人的角膜基质层多存在新生血管化和新生淋巴管化。新生血管化背景加速了免疫弧传出支传输，而新生淋巴管化背景则加速了免疫弧传入支的传输，这两个因素的存在大大加速了 APCs 和其他免疫活性细胞的出入，从而加速对移植抗原的识别和免疫活性细胞向移植片的迁徙及其破坏过程。因此，为了减少排斥反应的发生，眼前节的任何活动性炎症反应都应得到完全控制，才可实施移植手术。

局部和（或）全身使用糖皮质激素是目前预防和治疗角膜移植排斥反应的快速且有效的主要措施。当炎症反应得到有效控制后，其移植片透明度的恢复程度将主要取决于角膜内皮细胞受损伤的多寡。但是，对于高危病人仅使用糖皮质激素并不能足以防止免疫排斥反应的发生，常需要同时使用其他免疫抑制剂，如环孢菌素 A、他克莫司或雷帕霉素。

（李志杰）

二维码 8-1
扫一扫，测一测

参 考 文 献

1. 李志杰，彭广华，李辰. 眼免疫性疾病. 郑州：河南科技出版社，2001.

2. 李志杰，刘俊. 重视眼表居留免疫细胞群的复杂性. 中华实验眼科杂志，2015，33（10）：865-869.

3. John V Forrester, Andrew D Dick, Paul G Mcmenamin, et al. The Eye: Basic Sciences in Practice. 4th ed. New York: Elsevier, 2016.

4. Kenneth Murphy, Casey Weaver. Janeway's Immunobiology. 9th ed. New York: Garland Science, 2016.

5. J S Pepose, Gary N Holland, et al. Ocular Infection and Immunity. St. Louis: Mosby, 1996.

笔记

6. Amouzegar A，Chauhan SK，Dana R. Alloimmunity and Tolerance in Corneal Transplantation. Journal of Immunology，2016，196（10）：3983-3991.

7. Michael Zasloff. Defending the cornea with antibacterial fragments of keratin. J Clin Invest，2012，122（10）：3471-3473.

8. Detrick B，Hooks JJ. Immune regulation in the retina. Immunol Res，2010，47（1-3）：153-161.

9. Horai R，Silver PB，Chen J，et al. Breakdown of immune privilege and spontaneous autoimmunity in mice expressing a transgenic T cell receptor specific for a retinal autoantigen. J Autoimmun，2013，44：21-33.

10. Stern ME，Schaumburg CS，Dana R，et al. Autoimmunity at the ocular surface：pathogenesis and regulation. Mucosal Immunol，2010，3（5）：425-442.

笔记

眼的遗传学

第一节　遗传学基本知识

一、概述

遗传学是生物学一个重要分支，是研究生物遗传和变异的规律性的科学。据估计，90%的人类疾病或属于遗传病或受到遗传因素影响。有大约5%的新生儿直接受累于遗传性疾病，50%的儿童盲与遗传因素有关。目前已发现有4000多种人类疾病与遗传有关，其中10%～15%表现为眼部疾病。另有大致同等数量的遗传性疾病表现为包括眼部异常的多器官或多系统疾病。

眼科学的发展也为遗传学的发展作出了重要贡献。早在1798年，色盲就被描述为一种家族性疾病。1937年人们发现血友病与色觉缺陷有内在联系，第一次将系统疾病与眼部异常建立了连锁关系。1963年由于发现Duffy血缘群体的粉尘状核性白内障与1号染色体有关，第一次将人类疾病与染色体异常关联。1983年在对视网膜母细胞瘤的研究中，首次清楚地阐述了人类细胞株减数分裂中的基因重组过程。

遗传病、基因病是医学遗传学的两个相互联系而又有一定差异的重要概念。

遗传病（hereditary disease，HD）指生殖细胞或受精卵的遗传物质（DNA或染色体）异常导致的疾病，并且可以由上一代传递至下一代。

基因病（genetic disease，GD）为基因缺陷所导致的疾病。基因缺陷可为获得性或遗传性，例如，线粒体DNA大片段缺失相关的慢性进行性眼肌麻痹是基因病，但男性病人并不遗传到下一代，因而不是遗传病。

大多数遗传病在出生时就已显示出症状和体征，但也有不少在出生时就可确诊的先天性疾病并不是遗传病，而是胚胎发育过程中受某些环境因素影响所造成。如孕妇早期风疹病毒感染所致的先天性白内障就与遗传无关。因此，即便该异常与已知的基因缺陷的表型

二维码9-1
动画　有丝
分裂

笔记

145

相似(例如无虹膜症)或者具有双侧对称的特点(双眼组织缺失),也很难确定某一先天性异常是否因基因缺陷所致,因为某些非基因缺陷所致的疾病(例如风疹所致的白内障)也表现为双侧性。另一方面,并非所有的遗传病都是双侧对称的,例如,单眼视神经缺如可多代发生,这种情况可能是一种常染色体显性遗传病。

尽管很多遗传性疾病在出生时就有表现,但是由于基因表达与诸如环境等因素间有复杂的相互作用,这使得疾病的发病时间及其严重程度都可以发生改变。例如,结节状角膜营养不良常常要到青少年或中年时才表现出来。又如,糖尿病的易感性是由多基因决定的,由于个体间碳水化合物摄取水平或其他因素的差异,即使在同卵双生子之间,其发病时间也会大不相同。此外,尽管半乳糖血症的酶缺陷是可以遗传的,但是只要去除食物中的半乳糖,就可以避免发生系统性损害以及白内障形成。

遗传性或基因缺陷所导致的疾病可以只在一个家庭中的一个成员身上出现(例如视网膜色素变性),这一个体即是所谓的遗传病的单一发病者(simplex presentation of a genetic disease,SPGD)。

二、染色体和基因

(一)染色体

染色体位于细胞核内,是遗传的物质基础。染色体由脱氧核糖核酸(DNA),蛋白质和少量核糖核酸(RNA)构成。人类体细胞有23对同源染色体组成的46条染色体。

(二)基因

基因是遗传的基本单位,目前在23对染色体上发现了34 000~35 000个基因。基因在染色体上呈线性排列。

基因按其表达能力,分为显性基因(dominant gene,A)与隐性基因(recessive gene,a)两种。所谓隐性或显性是针对性状或表型的表达而言。不论该等位基因(allele)存在于纯合子(homozygote)还是杂合子(heterozygote)中,显性基因总是表达一定的表型,即显性基因只要以单拷贝的形式出现就可以表达。而隐性基因在有其等位基因存在时,其表达就被"掩蔽"了,只有当该基因座为纯合状态时,隐性基因才会表达出其控制的性状。

视网膜母细胞瘤可以以显性方式出现于一些家系中,然而在基因水平上,只有在同一个视网膜母细胞中出现两次独立的突变,使得两个等位基因都失活才会导致视网膜母细胞瘤。在家族性视网膜母细胞瘤中一个突变(基因的序列或者结构的改变称为突变)是遗传得来的(生殖细胞突变),而另一个突变是后天获得的(体细胞突变)。

不同种类核苷酸替换则形成点突变。发生于基因非编码区的突变可以没有临床意义。同样,突变可以改变一个蛋白质的结构,但这种改变并不一定影响蛋白质的功能。某些基因较其他基因更容易发生突变,无虹膜的致病基因突变率为$2.5 \times 10^{-6} \sim 5.0 \times 10^{-6}$/代,视网膜母细胞瘤的致病基因Rb的为$5.30 \times 10^{-6} \sim 12.0 \times 10^{-6}$/代。

更大的突变包括DNA片段的缺失、转换、插入或者重复。一些突变可导致后代死亡或者不育,另一些突变可能危害性较小或者可能有潜在的好处因而在后代中存留下来。突变可以因未知的原因而自发出现,也可有各种称为致突变剂的物理、化学或生物因素诱导产生,例如放射线、病毒以及一些化学物质。

突变可以发生于体细胞,不遗传给后代。人类体细胞突变难于发现,但是某些体细胞突变是一些肿瘤发生的原因,例如视网膜母细胞瘤。

(三)基因组、基因型、表现型

基因组(genome)是一个细胞或个体内所有遗传物质的总和,即所有的遗传信息。基因型(genotype)强调基因的组成以及相应于某一个基因座的生物学功能,例如个体血型。表

笔记

现型(phenotype)指所观察到的个体表现出来的所有物理、生理、生化或者分子水平上的性状,表现型由基因型决定,但是可以被环境因素所影响。完全由环境因素导致,但是与基因病表现极其相似甚至相同的临床表现称为拟表型(phenocopy)。例如,先天性风疹的色素性视网膜病变有时与遗传性视网膜色素上皮退变不易区分。同样,氯喹所致的角膜上皮改变与X连锁性营养不良性Fabry病的角膜改变也很相似。

三、遗传病的种类

遗传性疾病大致可分为染色体畸变疾病(chromosomal disorders,CD)、单基因遗传病(single gene disorders,SGD)、多基因和多因素遗传病(polygenic and multifactorial disorders,PGD)3大类。

染色体畸变病指染色体数量改变或结构异常所致,由此引起的疾病通常较为严重,除眼部病变外,还常伴有全身多器官畸形与病变,以综合征形式出现,如唐氏综合征、Turner综合征等。

单基因遗传病指由单一基因发生突变引起的遗传性疾病,其临床表现由该基因的功能所决定,例如白化病、视网膜色素变性等。

某些遗传病由多个基因异常引起,称多基因遗传病。一些疾病与遗传和环境等因素有关,称多因素遗传病。多基因和多因素遗传病为常见病和多发病,如近视、糖尿病等。这类疾病的病因和遗传方式比较复杂,不易与后天获得性疾病区分。

第二节　染色体畸变与眼病

一、概述

染色体畸变包括染色体数目以及结构的改变,这些畸变源自细胞分裂过程中控制染色体移动的机制被打断,或者染色体结构发生变化,导致染色体数目或基因位置改变。任何早期的染色体数目异常都会对组织器官的发生以及有机体的生命产生重要影响。染色体畸变引起的疾病通常都有眼部症状和明显的全身改变,包括身体和智力的发育障碍,多发性畸形等,常以综合征形式出现。

因此,未知原因的眼部畸形、视网膜母细胞瘤、无虹膜症等复杂的眼科疾病可考虑进行染色体分析。例如对患有视网膜母细胞瘤的婴儿作血液核型以及肿瘤细胞核型分析有很高的诊断价值,当这种肿瘤的发生是由于一种新的突变导致的时,对于肿瘤的确诊和发病机制研究尤其重要。由于单发性无虹膜常常与Wilms肿瘤及其他全身性畸形相关联,因此该病病人也应进行染色体分析。

(一)染色体异常的机制

染色体结构异常包括染色体的缺失(短臂缺失或长臂缺失),染色体的重复,环形染色体,等臂染色体,染色体易位、倒位等。

一些常见的染色体畸变综合征常常源自某一常染色体结构异常,表现为严重的视觉系统异常。染色体的结构异常包括以下几种类型。

1. 断裂　断裂是一个染色体节段断开而断裂的节段仍然存在,未丢失。通常见于正常生理情况下,但某些情况(例如X线照射,药物作用以及病毒感染)可以增加断裂的发生的概率。

2. 缺失　可以以两种形式出现:末端缺失和中间缺失。前者为染色体末端缺失,后者为染色体臂上有两个断裂点,两点之间的染色体物质丢失。若两末端都有缺失,而且两断

笔记

端能够连接在一起就形成了环形染色体。

3. 重复　两条同源染色体之间或两条姐妹染色单体之间遗传物质不均等互换，导致某条染色体上遗传物质增多。

4. 易位　一条染色体的一部分转移到另一条非同源染色体上。交互易位系指染色体之间发生遗传物质交换但没有增多或减少。插入性易位至少需要三条染色体断裂，染色体断裂片段插入非同源染色体。当染色体断裂点发生于着丝点形成两条染色体臂，而不是两条姐妹染色单体时，就形成了等臂染色体。

5. 嵌合体（mosaic）　如果一个体或者组织含有两种或多种细胞株，这些细胞株的染色体组成明显不同，这样的个体就称为嵌合体。嵌合体可以因有丝分裂不分离或者分裂后期停滞而产生，前者为复制染色体，不随细胞分裂而分离，后者染色体可以正常分离，但是复制染色体中有一条染色体不能迁移而丢失。

（二）染色体异常的病因学

1. 父母生育年龄增加与细胞分裂时同源染色体不分离有关。

2. 染色体不稳定　某些疾病的病人细胞中染色体断裂和重排的发生率明显增高，如共济失调性毛细血管扩张症和着色性干皮病病人发生恶性肿瘤的概率也较高，可能与染色体不稳定有关。

3. 环境因素　放射线、某些化学物质、病毒感染也与染色体断裂和重排有关。

二、常染色体的非整倍性

非整倍性指非配子细胞中染色体数目异常。细胞中通常含有 2 个同源染色体，出现 3 个同源染色体称为三倍体，单倍体则指任何一对同源染色体中只有一条染色体。每条常染色体都带有很多基因，缺少一条常染色体几乎都是致命的，而多了一条常染色体对胚胎的存活也是极大的威胁。

（一）13 三体综合征（Patau's syndrome, PS）

活产婴儿中出现 13 号染色体三体的频率大约是 1∶25 000。其中约 50% 的婴儿在生后一个月以内死亡，75% 在六个月以内死亡，只有不到 5% 的婴儿可以存活三年以上。大约 20% 的 13 三体综合征由不平衡易位引起。

13 三体综合征表型包括严重的中枢神经系统异常，其中最具特征性的是不同程度的前脑形成异常（前脑无裂畸形）、嗅觉系统畸形（无嗅脑）、小头畸形，80% 的患儿唇裂和腭裂，其他表现还有耳聋、多指（趾）畸形、严重的先天性心脏缺陷（包括室间隔、房间隔缺损、动脉导管未闭、右位心），多囊肾等。

眼部表现主要有：眼距过窄或过宽、眉毛缺如、内眦赘皮、独眼畸形、小眼球、角膜混浊、白内障、葡萄膜缺失、虹膜粘连、眼内异常结缔组织（包括软骨）、原始玻璃体增殖、视网膜退行性病变，视神经退变、萎缩或缺失。

（二）18 三体综合征（Edwards' Syndrome, ES）

18 三体是人类第二常见的染色体畸变综合征，在活产新生儿中发生率约 1∶8000，受精时该异常的发生率要高得多，但是 95% 会发生自发性流产。异常新生儿中 50% 于生后 4 个月死亡，90% 于 1 岁以前死亡，只有极少数可以活到 15 岁。女性发病率是男性的 3 倍。

18 三体的典型表现为出生体重低，生长缓慢，精神发育迟滞，头颅双顶径小而枕部突出，下颌过小，耳畸形，手指屈曲畸形，2 指和 3 指、4 指和 5 指并指畸形，指甲发育不良，皮纹浅，房间隔、室间隔缺损，腹股沟或脐疝，隐睾等。

最常见的眼部畸形有：明显的内眦赘皮、上睑下垂、睑裂狭小（异常狭小或斜行的睑裂）、眼距过宽或过窄、先天性青光眼、角膜混浊、视盘异常和虹膜、葡萄膜缺失。

笔记

（三）21 三体综合征（Down's syndrome, DS）

21 三体综合征是人类最常见的染色体畸变综合征，活婴总发病率为 1∶800，是第一个确定的人类染色体畸变病。

随着孕妇年龄增加，Down 综合征的发病率也明显增加，孕妇 20～24 岁时发病率为 1∶1400，到 44 岁时增至 1∶40，50 岁以上发病率高达 1∶11。

Down 综合征的临床表现如下：精神发育迟滞，体形矮小，肌张力低下，枕部扁平型短头畸形，第 5 指中指节骨发育不良，第 1、2 脚趾之间距离较宽，小耳畸形，先心病（包括室间隔缺损、房间隔缺损），偶可见十二指肠闭锁、气管食管瘘、牙齿发育不良和不育症。

眼科情况主要有近视、睑裂小、外眦上提、内眦赘皮、眼距过宽、白内障、圆锥角膜、斜视和眼球震颤。

三、性染色体的非整倍性

（一）特纳综合征（Turner's syndrome, TS）

在 55%～60% 的 Turner 综合征病人病人中，体细胞的一条 X 染色体完全缺失，形成 (45, X)单倍体，通常为父亲的 X 和 Y 染色体没有分离所致。所有 Turner 综合征病人都发育为女性，在活产女婴中的发病率为 1∶5000。病人表型通常包括身材矮小，第二性征不发育，蹼颈，颈发位置低，前臂外翻，出生时手足非凹陷性水肿、主动脉缩窄和卵巢发育不良。眼部异常表现为内眦赘皮、睑裂倾斜、上睑下垂、斜视、眼球震颤、蓝巩膜、角膜横径短、瞳孔异位、前部轴性胚胎性白内障、青光眼和色觉异常。

（二）克氏综合征（Klinefelter's syndrome, KS）

Klinefelter 综合征病人体细胞多了一条 X 染色体，即 (47, XXY)三倍体。表现为男性睾丸、性征不发育，而乳房发育，四肢细长。眼部主要表现为白内障、斜视、近视和睫毛过长。

四、特殊染色体异常

（一）13 号染色体长臂（13q14）缺失综合征

有 3%～7% 的视网膜母细胞瘤病人 13 号染色体长臂部分缺失。缺失片段越大，临床表型越严重，包括视网膜母细胞瘤、精神及生长发育迟滞、小头、手脚畸形以及性别不清。

视网膜母细胞瘤是严重的儿童恶性肿瘤之一，通常发现于 4 岁以前，该病多为双眼、多点发病。大约 10% 的遗传性视网膜母细胞瘤病人有家族史，其余 90% 病人为生殖细胞新突变所致。

肿瘤发生的第一步是 Rb 基因座的一个等位基因出现了突变，该突变遗传自亲代的生殖细胞或者是体细胞。携带这种突变的细胞在经历另一次突变事件就可发生遗传性视网膜母细胞瘤。而散发病例需要两次新突变事件。大约 50% 的致瘤性纯合突变（包括 13q14 在内的 13 号染色体片断丢失）发生于有丝分裂过程中，形成该基因座等位基因的隐性纯合性突变，导致肿瘤发生。因此，视网膜母细胞瘤代表了一类由基因调节缺陷，而非显性突变的致癌基因所致的恶性肿瘤。Rb 基因于 1986 年得到克隆和确认。

（二）11 号染色体短臂缺失综合征

11 号染色体短臂缺失综合征包括虹膜缺失、亚正常视力、先天性眼球震颤、斜视、角膜血管翳、白内障、晶状体异位、青光眼、视神经萎缩、黄斑退行性病变。致病基因源自眼发育必需的转录因子（PAX6）缺陷，定位于 11p13。

几乎所有的无虹膜都源自 PAX6 的突变。一种少见的常染色体隐性遗传病——Gillespie 综合征也有虹膜部分缺失、小脑共济失调、精神障碍以及先天性白内障。无虹膜也可偶尔并发 Wilms 肿瘤、泌尿生殖系统异常和精神发育迟滞，也即所谓的 WAGR 综合征。

笔记

眼科医生应当对首诊无虹膜病人的父母进行详尽的裂隙灯检查，因为常染色体显性遗传性无虹膜病变有不同的表现度。

PAX6 是一个眼发育所需转录因子，在 Peter 异常、常染色体显性遗传角膜炎以及显性黄斑中心凹退变也发现 PAX6 突变。

（三）5 号染色体短臂缺失

5 号染色体短臂缺失见于所谓猫叫综合征，其缺陷区域为 5p15。患儿有一种类似猫叫的哭声，且只在出生后的头几个月出现，为喉部发育不良所致。其他全身异常包括严重精神发育迟滞、小头畸形、外耳发育不良且位置较低、出生体重低、生长缓慢和先天性心脏病。眼部异常包括眼距过宽、眼裂下斜、内眦赘皮、近视、外斜、虹膜缺失和视神经萎缩。

第三节　单基因遗传眼病

已知大约 4500 种疾病由单个基因缺陷所致。这类疾病称为单基因疾病或孟德尔遗传病，其遗传方式通常有 3 种：常染色体显性、常染色体隐性和 X 连锁遗传。

一、常染色体显性遗传

如果一个常染色体等位基因在杂合子也可显示明确性状，即为显性性状。常染色体遗传病通常是由结构性非酶蛋白缺陷所导致，例如马方综合征为原纤维蛋白缺陷、Stickler 综合征中为胶原蛋白缺陷。此外，一些恶性肿瘤综合征也表现为显性遗传，如视网膜母细胞瘤。虽然视网膜母细胞瘤是以常染色体显性方式遗传，但是肿瘤本身是由于常染色体隐性肿瘤抑制基因的两个等位基因都丧失功能而发生。

人群中几乎所有显性遗传病的携带者都是杂合子。在显性遗传中，即使在杂合子，一般都有临床症状，即单一的突变等位基因就可以扰乱正常功能。两个杂合子的任何一个后代都有 25% 的可能成为纯合子（表 9-1）。由于杂合子有一个正常的等位基因，而纯合子两个等位基因都不正常，纯合子表现更为严重，如常染色体显性遗传原发性视网膜色素变性的纯合子表现更严重的视网膜退行性病变。

有时显性遗传并不出现临床症状。例如常染色体显性遗传视网膜色素变性的家族中，部分个体没有任何临床症状或形态和功能异常，但通过家系分析可以确定他们带有缺陷基因。这种情况称为不完全外显，会表现为隔代遗传。

至少三代连续遗传才是常染色体显性遗传的充分证据。通常，任意一个杂合子都有 1/2 的机会继承突变基因而表现性状。常染色体显性遗传病表达的变异度要比其他类型的遗传病明显。

部分眼病家系成员可以继承一个显性性状的基因而没有临床表现，但采用特殊的检测手段可能发现功能损害。如没有临床症状的 Best 卵黄样黄斑变性家系成员，通过电生理检查可发现异常眼电图，因而证实其携带有致病基因。

常染色体显性遗传病的表型存在变异，以及外显和表现度等特点。

变异是人类遗传病的内在特征，它反映具有相同突变等位基因的个体间，表型在数量和质量上的差异。即使在患有同一种遗传病家系的同质群体中，每一个病人的发病年龄、表现以及严重程度都不尽相同。例如 Steinert 肌强直性营养不良表现为运动肌强直、特征性白内障、性腺萎缩以及脱发，其严重程度依据发病年龄有很大的变异。即使在同一个家庭，白内障开始影响视力的年龄可以从 20～70 岁不等。

如果任何水平层次的检测都不能检出其表达效应，则该基因就属非外显。从统计学角度，外显率表明携带某一基因的个体中有该基因表型的个体所占的比例。在 100% 外显的常

笔记

染色体显性（其遗传特点见表 9-1）突变基因家系中，50% 的子代会继承该突变并有相应表型。

缺陷基因的存在并不意味所有潜在的表型都会表现出来。缺陷基因在不同个体之间的不同表现方式以及表达的严重程度称为表现度。例如在多发性神经纤维瘤患儿可能只有咖啡牛奶斑（café-au-lait spots），而其父母可能有虹膜结节、多发性神经纤维瘤、巨大丛状下肢神经纤维瘤以及前部视路神经胶质瘤等表现。

显性遗传疾病的临床表现出现的时间常存在年龄差异。以多发性神经纤维瘤病为例，患儿出生时可能只表现为咖啡牛奶斑，5～10 岁时开始出现逐渐增多增大的虹膜结节，青春期早期出现点状有蒂皮肤神经纤维瘤，青春期后的女性发生乳晕下的神经纤维瘤，青少年后期由于发生视路神经胶质瘤而出现视力损害。

单一突变基因可以影响多个系统或多种组织发生病变。突变基因产生多种异常表型的现象称为基因多效性（pleiotropy）。例如，Alport 综合征表现为晶体病变（前圆锥、球形晶体、白内障）、角膜幼年环、黄白色视网膜损害、神经性耳聋与遗传性血尿；而 Bardet-Biedl 综合征临床表现包括色素性视网膜病变、肥胖、生殖器发育不良、精神衰弱以及多指畸形。

相似或相同的表型实际上可能是由不同的基因型所导致的。遗传异质性（heterogenicity）指表型相似而致病基因根本不同的遗传病，即由非等位致病基因导致。基因座异质性（locus heterogeneity）指不同家系在不同的基因座发生不同的基因突变，但是所产生的表型相似。等位基因异质性（allelic heterogeneity）则指发生于同一个基因座的不同突变产生相同或相似的表型。当同一个基因座发生不同的突变，产生不同的表型时称为临床异质性（clinical heterogeneity）。

表型和遗传方式分析有助于准确地临床诊断以及遗传咨询。例如，白化病是一种典型异质性遗传病，部分病人酪氨酸酶阳性表达，而部分病人为阴性表达。遗传异质性也表现于原发性视网膜色素变性，本病表现为特征性视网膜色素病变及夜盲症状，虽然具有相似的临床症状，但在不同病人间遗传基础可以不同，这些遗传基础不同而临床症状相同的疾病代表了拟基因型。

表 9-1　完全外显的常染色体显性遗传疾病遗传一般规律

1. 遗传性状在多代出现（垂直传递）
2. 两性病人向两性子代遗传性状的可能性相等，因此可由男性向男性遗传
3. 男性和女性受影响的比例相等
4. 非患病者不向子代遗传异常性状
5. 散发病例（发生新突变）中，病人父亲的年龄通常较大
6. 性状影响生存和生殖的程度越严重，散发病例（新突变）的比例越大
7. 不同代间以及同一代的不同个体之间性状有不同的表现度
8. 病人向子代遗传该性状的平均概率为 50%

二、常染色体隐性遗传

只有当同一个基因座上两条同源染色体都存在突变基因（即突变基因的纯合子），或者两个不同的突变位于同一个基因座（即复合杂合子）时，常染色体隐性遗传病才表现出来。在同源染色体上一个等位基因缺失的情况下，另一个等位基因突变也可导致隐性遗传病发生。一个隐性性状可以在很多代人中隐藏下来，直到两个携带突变基因的两个杂合子婚配才会生育出患病个体。据估计所有人都遗传了 6～7 个隐性疾病的突变基因，对于这些基因来说他们是杂合子。

近亲婚配将增加子代继承隐性性状纯合基因型的概率，尤其相对少见的性状更是如此。

笔记

例如,同一个等位基因出现于一级表亲的概率为 1/8,在一级表亲婚配的子代中该基因以纯合状态出现的概率为 1/16,即子代出该隐性性状的概率为 1/16。一旦发现一个少见的隐性遗传病就应当积极寻找近亲婚配的根源,目前大约 1% 的婚配是近亲婚配。

在一个家系内隐性疾病的表现度基本一致,而在不同家庭之间同一遗传病的发病年龄、严重程度、进展速度可能有较大的变异。这些变异反映了不同家庭内部的组成差异或者是不同未知基因的修饰作用,导致不同的表型。

(一)酶缺陷疾病

常染色体隐性遗传病常常为酶缺陷所引起,例如尿黑酸尿症涉及尿黑酸氧化酶缺陷,该酶参与尿黑酸的代谢。大量不能分解的尿黑酸从尿液中排出后与碱接触或者暴露于空气、阳光时就变为黑色。黑尿可使尿布着色,患儿因此而被注意而就诊。尿黑酸在体内蓄积并沉积于软骨胶原以及其他结缔组织。耳、鼻组织的软骨以及胶原性的巩膜被染成黑色或者棕蓝色,这些表现称为组织褐变症。巩膜色素沉着于睑裂部,大致呈三角形,基底位于角膜缘。尿黑酸沉积于关节则可引起关节炎。部分酶缺陷所引起的先天性代谢异常可累及眼部(表 9-2)。

表 9-2 伴有眼部异常的酶缺陷疾病

疾病	缺陷的酶	眼部表现
Fabry 病	α- 半乳糖苷酶	环形角膜上皮改变、视网膜、结膜血管呈动脉瘤样扩张、走行弯曲
Krabbe 脑白质营养不良	脑苷脂 β- 半乳糖苷酶	黄斑樱桃红点、视神经萎缩
甘露糖苷贮积症	α- 甘露糖苷酶	晶状体混浊
异染性脑白质营养不良	芳基硫酸酯酶 A	视网膜退行性病变
Hurler IH	α-L- 艾杜糖醛酸苷酶	角膜混浊、视网膜色素变性
Sanfilippo Ⅲ	硫化乙酰肝素硫酸酯酶	视网膜色素退行性病变、视神经萎缩
Tay-Sachs 病	氨基己糖苷酯酶 A	黄斑樱桃红点、视神经萎缩
广泛性神经节苷脂病	β- 半乳糖苷酶	黄斑樱桃红点、视神经萎缩、角膜混浊
尿黑酸尿	尿黑酸氧化酶	黑巩膜
白化病	酪氨酸酶	黄斑中心凹退变、眼球震颤、虹膜透光
间歇性共济失调	丙酮酸双羧化酶	眼球震颤
Ehlers-Danlos 综合征	赖氨酰羟化酶	小角膜、视网膜脱离、晶状体异位、蓝巩膜
半乳糖激酶缺乏	半乳糖激酶	白内障
半乳糖血症	半乳糖 1 磷酸核苷转移酶	白内障
环形脉络膜视网膜萎缩	鸟氨酸氨基转移酶	脉络膜视网膜退行性病变、白内障、近视

(二)遗传携带者(genetic carrier)

突变基因的杂合子携带者可只表现出很轻微的基因缺陷,而且只有通过某些特殊实验室检测才能发现。与显性性状不同的是,多数生育隐性疾病患儿的夫妇都是表型正常的杂合子。理论上,携带有同一个常染色体隐性缺陷基因的杂合子夫妇所生的 4 个孩子中,通常 1 个是患病者,2 个为杂合子携带者,1 个表型和基因型都正常。因此,一对杂合子夫妇所生育的子代中临床表现正常与异常的比例为 1:3,且两性之间没有差别(表 9-3)。在有两个孩子的家庭,常染色体隐性疾病病人通常是这个家庭中的唯一病人。例如,40%~50% 的原发性视网膜色素变性病人没有阳性家族史。

一旦生育了一个隐性遗传病患儿,则再次生育患儿概率为 25%。这一点对于遗传咨询有特殊意义。隐性疾病病人的所有子代都是携带者,子代发病的可能性很小,除非他们表型正常的双亲都恰好是携带者。

笔记

表 9-3　常染色体隐性遗传病的特点

1. 杂合状态下的突变基因通常不引起临床症状
2. 继承了两个异常表型基因的个体（纯合子）表现异常
3. 典型性状只出现于同胞兄弟姐妹，而不出现于其亲代、子代或亲属中
4. 同胞兄弟姐妹中正常：异常 = 3：1
5. 两性患病的比例相等
6. 病人的父母可能在遗传上有关联（近亲婚配）
7. 病人的子代尽管表型异常，但是该基因的携带者（杂合子）

三、X 染色体连锁遗传

由位于性染色体上的基因决定的性状称为性连锁性状。在已经发现的 277 个 X 连锁基因座中，至少 50 个涉及眼或视觉系统疾病。

所有性连锁遗传病的规律可以在染色体基础上通过逻辑推导而得。女性有两条 X 染色体，各自进入一个卵细胞。男性有一条 X 染色体和一条 Y 染色体。父亲将其 X 染色体遗传给女儿，而将 Y 染色体遗传给儿子。由 Y 染色体上的基因决定的性状叫限雄性状，100% 由父亲遗传给儿子。目前已知的 Y 染色体上决定睾丸、牙齿、体形等性状的 20 个基因中尚未发现任何影响眼的基因，几乎所有性连锁的眼部性状或疾病都位于 X 染色体上。红绿色觉缺失是首先定位于性染色体上的人类性状之一。

一般 X 连锁遗传病女性病人的病情比男性轻。有时候 X 连锁遗传病的男性病人症状严重到足以让他们在进入生育年龄以前就死亡，致病基因因而不能继续遗传。如 Duchenne 肌营养不良的男性病人多在青少年中期即死亡。色素失调症也是这样一种致死性的遗传性疾病，该综合征包括牙齿畸形、先天性或继发性的白内障、增殖性视网膜病变和假神经胶质瘤以及牵拉性视网膜脱离。

X 连锁隐性以及显性遗传的突出特点是没有父亲向儿子遗传的现象。由于父亲的 X 染色体总是遗传给女儿，因此所有男性病人的女儿都将继承突变基因。

（一）X 连锁隐性遗传

男性由于只有 X 连锁基因中的一个基因而称为半合子，而不是纯合子或杂合子。由于没有正常基因抵消突变 X 连锁基因的效应，因此不管表型是隐性还是显性都会表现出来。女性可能是 X 连锁突变基因的纯合子或杂合子。如果 X 连锁性状的致病基因位于 X 染色体上，而且只有当 X 染色体上的正常基因缺失才会表达，因此这种性状是隐性的。男性半合子只有一条 X 染色体，更容易受影响，其所有表型正常的杂合子女儿都是携带者，而杂合子女性的儿子是患病半合子和正常个体的概率相等（表 9-4）。

表 9-4　X 连锁隐性遗传的特点

1. 通常只有男性发病
2. 男性病人将基因遗传给其女儿，不遗传给其儿子
3. 男性病人的所有女儿（即使表型正常）都是携带者
4. 一个家族中的患病男性或是同胞兄弟与女性携带者有血缘关系
5. 女性携带者将致病基因遗传给其儿子的概率为 50%，携带致病基因的儿子均发病
6. 遗传给女儿的平均概率为 50%，遗传有致病基因的女儿均为携带者

女性只有在有限的几种情况下才会成为 X 连锁的隐性遗传病病人：①该女性通过遗传而成为该突变基因的纯合子，如其父亲为病人，而母亲为杂合子；②其母亲为杂合子，而且她继承了父亲的一个新突变；③该女性有 Turner 综合征，只有一条 X 染色体，因而事实上

笔记

是半合子；④她的一条 X 染色体因重排或形成等臂染色体而部分缺失，事实上也是半合子；⑤其正常 X 染色体失活。

（二）X 连锁显性遗传

X 连锁的显性性状由 X 染色体上单一基因突变所致，因此杂合子女性和半合子男性都发病。女性 X 连锁显性遗传病的发病率是男性的两倍。男性病人的所有女儿都发病，而所有儿子都不发病，除非他们的母亲也是病人（表 9-5）。只有男性病人的子代可以提供鉴别 X 连锁显性遗传与常染色体显性遗传的信息。

表 9-5　X 连锁显性遗传病的特点

1. 两性都发病，但女性发病概率是男性的两倍
2. 男性病人将性状遗传给女儿，不遗传给儿子
3. 杂合子女性病人将性状遗传给两性子代的概率相等
4. 杂合子女性病人的病情比半合子男性病人轻

（三）母系遗传

当女性病人所有的子代都表达某遗传性状，所有的女儿都有将该性状遗传给下一代的特征时，这种遗传方式称为母系遗传。这种疾病在男性子代中停止向下遗传，不论他患病与否。这种形式的疾病高度提示为线粒体遗传病。

（四）X 染色体失活

理论上，只在一条 X 染色体上携带有某隐性遗传病致病基因的女性不会产生相应表型。然而，部分 X 连锁隐性遗传病的女性携带者却表现有眼部结构或功能异常。这种携带者的临床表现一般较轻，但有时候也非常严重，如 X 连锁的白化病、原发性视网膜色素变性、白内障以及无脉络膜症（脉络膜缺失症）、Lowe 综合征、Fabry 病、红绿色盲等（表 9-6）。

目前对 X 连锁隐性遗传病的女性携带者表达性状的现象解释为 X 染色体失活，即认为女性体细胞的两条 X 染色体只有一条具有活性，另一条 X 染色体在受精后 6～11 天失活。由于只有一条 X 染色体有功能，因此隐性致病基因在细胞水平上就是显性的。

表 9-6　X 连锁疾病携带者的眼部表现

疾病	眼部表现
X 连锁型视网膜色素变性	区域性的眼底色素改变，金箔样反光，ERG 振幅以及潜伏期异常
无脉络膜症	"蛾噬样（Moth-eaten）"眼底色素改变，表现为区域性色素缺失、斑驳样分布、近赤道部色素成条纹样堆积
眼白化病	中周边部视网膜色素呈巧克力色，黄斑色素斑驳样分布、虹膜透光
先天性静止性夜盲伴近视	ERG 震荡电位下降
红绿色盲	Nagel 色盲检查镜下见广泛或异位的异常色素斑块，红色色盲者对红光敏感性降低
Lowe 综合征	裂隙灯下见散点状晶状体混浊
Fabry 病	角膜上皮内指纹样或轮状改变

第四节　多基因和多因素遗传病

多基因遗传疾病是由多个相互作用的基因共同作用导致，每一个基因对于疾病的发生都起到微弱累加的非决定性作用。体形、面容、屈光不正、眼压、虹膜颜色和智力等性状在一个较宽的范围内以连续性变量的形式存在，没有确切异常和正常表型的分界线。普通疾病通常位于正常变异的基础之上，可能在某一阈值以上时该个体就被认为是患病个体。临

笔记

床检测指标,如血糖、眼压和内眦距离正常值等从某种意义上来说也是武断规定的。多基因疾病的患病风险与血缘关系有关(表9-7)。

多因素疾病的发生为遗传与环境因素共同作用。人类多因素遗传的例子包括智力、体形、血压、动脉粥样硬化、眼的屈光指数等多种情况。多基因遗传与多因素遗传并不是截然不同的,只是强调的侧重点不同。可以认为很多疾病按照遗传以及非遗传因素在其发病中的作用相对大小组成了一个连续的疾病谱。

眼科领域中已明确为多基因遗传的疾病有近视、部分开角型青光眼和部分类型斜视。

表9-7　多基因疾病的患病风险

1. 病人一级、二级、三级亲属的患病风险高于普通人群
2. 先证者一级亲属患病风险为3%～5%,二级亲属患病风险减半
3. 患病亲属越多再发风险越大,尤其是一级、二级患病亲属较多时
4. 若病人属于为较少发病的性别,则其亲属患病风险增加
5. 家系中有两个病人的同胞患病风险高于只有一个病人的家系

第五节　部分眼病的遗传方式

大约20%～30%的遗传性疾病可累及眼部,表现为眼病或包括眼部异常的多器官或多系统疾病(表9-8)。

表9-8　部分遗传性眼病的遗传方式

病名	遗传方式
先天性无眼球	SP、AR
先天性囊状眼球	SP
伴有眼部其他异常的先天性小眼球	
伴眼内组织缺损	SP, AR、AD
伴眼眶囊肿	SP
伴先天性白内障	SP、AD、AR、XR
伴无虹膜	SP、AD
伴角膜混浊	SP、AR
先天性单纯性小眼球	SP、AR、AD
隐眼	SP、AR
先天性虹膜缺损	SP、AD、AR
先天性视网膜脉络膜缺损	SP、AD、AR
先天性黄斑缺损散发	SP
单重睑	AD
内眦赘皮	AD
单纯性先天性上睑下垂	SP、AD、AR
先天性上睑下垂伴小睑裂	AD
上睑下垂伴眼外肌麻痹	AD、AR
先天性眼睑缺损	SP、AD、AR
双行睫或三行睫	AD
先天性无泪症	AD、AR
先天性泪小点、泪小管闭锁或缺失	AD
先天性鼻泪管闭锁	AD、MF
先天性泪囊瘘管	SP、AD、AR

注:散发(sporadic, SP);常染色体显性遗传(autosome dominant, AD);常染色体隐性遗传(autosome recessive, AR);性连锁显性遗传(sex-linked dominant, SD);性连锁隐性遗传(sex-linked recessive, SR);多因素遗传(multifactorial, MF)。

笔记

第六节 药物遗传学和免疫遗传学

一、药物反应与遗传

个体对药物的反应受到遗传因素的影响,同一种药物对不同个体可有不同的药效、抗药性、敏感性和中毒反应。

某些遗传变异的个体可表现出对药物的异常反应,如部分个体表现出敏感的激素升眼压反应。与正常人比较,开角性青光眼病人应用激素后更容易引起眼压升高,眼压升高的幅度也更大,提示开角性青光眼与激素升压反应高敏感个体可能有共同的遗传基础。

Down 综合征的患儿比正常儿童对药物更敏感。有的 Down 综合征患儿由于过于敏感而死于全身使用阿托品。Down 综合征患儿局部使用阿托品后其散瞳作用也大于正常人。对 Down 综合征斜视患儿,局部点用 0.125% 碘化乙磷硫胆碱数小时后也可见到药效过强现象。了解此类反应的差异则可合理地用药,减少副作用,降低药物毒性,提高其疗效,达到治疗目的。

二、免疫反应与遗传

机体的免疫反应,包括特异性和非特异性免疫反应,在不同程度上都受到遗传因素的影响。有些疾病易发生于特定 HLA 个体,如急性虹膜睫状体炎病人 HLA-B27 明显增高,而 HLA-B5 则与白塞(Behçet)病有关。

第七节 遗 传 咨 询

了解医学遗传学知识的医生可对病人就所患疾病提出的咨询作出建议。遗传咨询可以告知病人该类遗传病的知识,包括遗传诊断以及该病的眼部和全身表现,家族中该病的发病风险和再发风险。医生没有权利告诉病人是否可以生育孩子,而是应该尽力向病人提供有关的风险、负担以及可供选择的方法,从而使得病人能够在知情的基础上做出决定。

一、诊断

全面了解眼病理学、医学遗传学知识是准确诊断眼遗传性疾病的基础。对病人的咨询仅回答其有"先天性眼球震颤""色盲"或"黄斑变性"等情况是不够的,因为这些都只是体征而不是诊断。

二、家族史

家族史可以帮助医生缩小遗传模式选择范围,但是并不排除新发突变事件,隐性疾病散发,或个体染色体重排的情况。医生应该对病人及其同胞或其他家系成员进行检查,以便发现显性疾病的轻微表现或者 X 连锁疾病的特征性携带状态。根据语前聋、夜盲、视野缩窄等典型临床表现,确诊一个 Usher 综合征的年轻病人后,医生应对其患先天性耳聋但没有眼部疾病历史的同胞进行详细检查,该同胞很可能患有同一疾病。

三、咨询建议

某些遗传方式相同、临床表现相似的疾病可能是由不同等位基因,甚至非等位基因缺陷所导致,医生应注意区别。例如酪氨酸阳性与酪氨酸阴性的眼白化病,两者视力损害和

笔记

预后有很大差异。某些疾病临床表现相似，但遗传方式不同，因而对其他家庭成员的影响也不相同。弹性纤维假黄瘤是一种既可显性遗传也可隐性遗传的晚发性疾病，其严重并发症包括心血管疾病、中风以及胃肠出血。如果医生只对视网膜血管样条纹引起的视力损害提出咨询建议，而没有注意到该病的全身表现以及对其他家庭成员的威胁，其咨询建议并不完全。

医生解释疾病的基础在于对疾病准确的诊断以及确定疾病的遗传模式。必须注意，如果散发病例所患疾病有遗传现象，该病可能为隐性遗传，应该进一步调查父母有无近亲结婚或模糊亲缘关系，或者要考虑有无新的突变出现。体细胞突变也可能发生，如在节段性神经纤维瘤、单眼单灶性视网膜母细胞瘤。还要通过详尽的检查排除其他家庭成员不外显或表达轻微的可能。此外，感染或药物造成的染色体异常以及拟表型也可以导致散发病例出现。

有人可能愿意冒高风险而生育孩子，这样的决定必须建立在他们已经透彻了解了该病会带来的社会、家庭以及精神负担的基础上。尽管红色色盲女性病人与 X 连锁的视网膜或脉络膜色素变性女性病人在统计学上生育患病男孩的风险一样，但他们对于生育的态度却可能大相径庭。

如果父亲是显性疾病病人，或者夫妇双方都是生物学上可以检测的隐性疾病携带者，那么有其他供体的人工授精是实现家庭生育计划的一个有用选择。如果母亲是 X 连锁疾病的携带者或者是一个有常染色体突变的个体，那么这种方法显然是不可行的。咨询医生是信息的提供者而不是决策者，遗传咨询不应具有导向性。

第八节　遗传病的临床诊疗

目前大多数遗传病尚缺乏特效治疗，但是通过恰当的诊疗措施可使大多数病人获益，这些诊疗措施包括以下几个步骤。

一、诊断

由于目前遗传病诊断知识不如其他医学知识那么丰富，因此很多病人不能正确诊断，甚至出现误诊。一个有耳聋和视网膜色素病变的 Usher 综合征病人可能会误诊为风疹综合征。医生也可能会漏诊视网膜色素变性病人的其他全身异常。例如，对于视网膜色素变性合并先天性六指畸形的病人，如果病人婴儿时期就切除了畸形指医生往往不能正确诊断 Bardet-Biedl 综合征。

二、家系分析

记录全身疾病以及眼病的家族史是眼科诊疗中的一个重要组成部分。家族资料可以总结为一个家系谱，这是一种简便了然的记录方法。让医生注意到患病家系的病人称为先证者，而前来寻求咨询的人通常称为询问者。

家系成员健康史、眼病史都应记录在案。调查者应该详细询问其流产、死产以及已故家族成员的情况。如果忽略这些资料，出生前后的致死性疾病以及死亡的医学、遗传学原因也将被遗漏。有时死亡年龄会很有价值，可记录于相应符号旁。例如，在接诊一个没有家族史的晶状体异位患儿时，家族史中该患儿有一个亲属在四十岁时死于主动脉瘤切除术，这样的信息可提示马方综合征。再如，发现一个年轻病人双眼有多发性先天性视网膜色素上皮萎缩斑块时，进一步询问可能发现其父母之一 50 岁时死于转移性结肠腺癌，一个同胞 10 岁时死于脑肿瘤，根据完整的家系资料可考虑病人为 Carder 综合征。

笔记

调查者也应该了解病人同胞是半血缘同胞还是全血缘同胞。这一步骤不仅影响遗传类型的判断，而且有助于发现具有患病风险的个体。父母的情况应该尽量详细了解，但是也要注意对病人的隐私保密。若考虑诊断为少见的常染色体隐性遗传病，调查者应该了解病人亲代是否近亲结婚。

三、产前诊断

在特定的遗传背景下，采用羊膜腔穿刺或绒毛膜绒毛取样进行生化检查对疾病的产前诊断有一定意义。由于很多基因的表达具有组织特异性，因而生化检查技术只限于基因产物表达于羊水细胞的疾病。

四、解释

对疾病作出恰当的解释有助于消除病人的疑虑。几乎所有遗传病都会给病人的日常生活带来麻烦，从而造成病人的心理负担。做出解释时要注意到可能对病人生理或情绪上的影响，故应对病人表示充分理解、同情与关怀。

五、治疗

尽管对很多遗传病来说彻底治愈、逆转或纠正基因缺陷的方法尚待探索，但对于某些存在代谢性缺陷的情况可以通过五个基本步骤加以控制：①饮食控制；②螯合过量代谢物；③酶或基因产物替代；④维生素或辅因子治疗；⑤使用药物减少有害产物的累积。

某些累及眼部的先天性代谢缺陷可以通过饮食治疗得到有效的控制。例如，采用无半乳糖饮食可以逆转半乳糖血症病人的肝脾大、黄疸以及体重下降。早期限制苯丙氨酸摄入可以防止苯丙酮尿症病人精神发育迟滞。

酶缺陷或者转运蛋白缺陷可以导致代谢产物或金属离子蓄积，并对多种组织产生毒性作用。例如 Wilson 病血浆铜蓝蛋白水平低下，转运铜离子（Cu^{2+}）能力下降，导致游离铜离子（Cu^{2+}）在脑、肝以及角膜沉积。其临床症状可以用 Cu^{2+} 螯合剂 D- 青霉胺治疗而部分逆转。

维生素治疗对某些常染色体隐性遗传病有效。使用维生素 B_6 可以降低一部分同型胱氨酸尿症病人血浆中的同型胱氨酸浓度，并减轻症状。维生素 A 和 E 可以改善血 β- 脂蛋白缺乏症病人的神经损害，该治疗也可能减缓视网膜退变的发生和发展。

对于遗传病比较有前景的是基因治疗。理论上，将正常基因转移到有缺陷基因的细胞或组织中，即可能取代缺陷基因，使细胞或组织功能正常化。

六、后遗症和并发症的治疗

某些遗传病的后遗症和并发症，如 Rieger 综合征继发的青光眼、视网膜色素变性并发的白内障都可以经过治疗后保存或部分恢复视功能。

（陈晓明）

二维码 9-2
扫一扫，测一测

参 考 文 献

1. 丁显平，杨元，夏庆杰. 现代临床分子与细胞遗传学技术. 成都：四川大学出版社，2000.

2. 王培林. 遗传病学. 北京：人民卫生出版社，2000.

3. 胡诞宁. 眼科遗传学. 上海：上海科学技术出版社，1988.

笔记

第十章

眼部干细胞

本章学习要点

- 掌握：干细胞的生物学特性；干细胞的定义和分类；角膜上皮干细胞的生物学
  特性。
- 熟悉：角膜上皮干细胞微环境的组成；视网膜干细胞的生物学特性。
- 了解：眼表面及角膜疾病的干细胞治疗；视网膜疾病的干细胞治疗。

关键词 眼部组织干细胞 干细胞生物学特性 干细胞治疗

在成体有机体，所有组织的更新与再生最终都依赖于干细胞，眼球同样如此。早在1986年，人们就认识到了角膜上皮干细胞在维持角膜上皮完整性中的重要作用。现在，这些细胞已经应用于临床，以修复严重损伤的角膜表面。2000年还发现了视网膜干细胞的存在，这给许多目前难以治疗的视网膜疾病带来新的希望。然而，相对于人体其他组织的干细胞，如骨髓造血干细胞、间充质干细胞等而言，我们对眼部干细胞生物学的了解还很有限。例如眼部干细胞至今为止还没有发现明确的标志物，眼部干细胞增殖和分化的机制还不清楚，干细胞所处的微环境对干细胞的调节作用还不是非常清楚。

本章就干细胞的一般生物学特性，眼部组织干细胞的定位与特性，以及眼部疾病干细胞治疗的基础问题进行介绍。

第一节　干细胞的一般生物学特性

一、干细胞的定义

干细胞（stem cell，SC）是指一类具有自我复制能力和产生分化细胞能力的细胞。

二、干细胞的分类

（一）根据发生学来源分类

根据发生学来源，干细胞可以分为胚胎干细胞（embryonic stem cell，ESC）、诱导多能干细胞（induced pluripotent stem cell，iPSC）和成体干细胞（somatic stem cell）三大类。

1. 胚胎干细胞 胚胎干细胞是指有胚胎内细胞团或原始生殖细胞经体外抑制培养而筛选出的细胞，它们具有发育全能性，在理论上可以诱导分化为机体内所有种类的细胞。

2. 诱导多能干细胞 2006年Yamanaka的实验组首次报道小鼠成纤维细胞在体外培养条件下，通过基因转染方法被诱导为胚胎干细胞样细胞，他们将其命名为"诱导多能干细胞"。诱导多能干细胞与胚胎干细胞有着一致的外观，相似的基因表达谱及表型标记，也能够自

笔记

我更新，并且具有分化成为机体内全部细胞类型的潜能。

3. 成体干细胞 成体干细胞是指存在于一种已经分化组织中的未分化细胞，这种细胞能够自我更新，并且能够分化为组成该类型组织的细胞。目前已经发现成体干细胞存在于机体的各种组织器官中。

（二）根据分化潜能分类

根据不同的分化潜能，干细胞可以分为全能干细胞（totipotent stem cell）、多潜能干细胞（pluripotent stem cell）、多能干细胞（multipotent stem cell）、寡能干细胞（oligopotent stem cell）、单能干细胞（unipotent stem cell）。

1. 全能干细胞 全能干细胞具有自我更新和分化形成任何类型细胞的能力，有形成完整个体的分化潜能，如胚胎干细胞。受精卵分裂至16～32个细胞时期的胚胎期间产生的细胞均为全能干细胞。

2. 多潜能干细胞 多潜能干细胞可以分化为体内几乎所有细胞类型。多潜能干细胞具有产生多种类型细胞的能力，但不能发育成完整个体。如造血干细胞可分化出至少12种血细胞，骨髓间充质干细胞可以分化为多种中胚层组织的细胞以及神经外胚层的细胞。

3. 多能干细胞 多能干细胞可以产生其他类型的细胞，但其分化能力有限。如大脑中的多能干细胞可以分化为不同的神经细胞，间充质干细胞可以分化为骨、肌肉、软骨、脂肪等组织。

4. 寡能干细胞 寡能干细胞可以分化为少数几种细胞。如淋巴干细胞可以分化产生血液淋巴系的所有种类细胞，如T细胞、B细胞以及浆细胞，但是不能分化为其他血液细胞，如红细胞或血小板。

5. 单能干细胞 单能干细胞只能向单一方向分化，产生一种类型的细胞。大部分已分化组织中的成体干细胞即为单能干细胞，如肌肉中的成肌细胞，上皮组织基底层的干细胞。

（三）根据干细胞组织发生的部位分类

目前已经从许多组织或器官中分离出干细胞，如造血干细胞、神经干细胞、间充质干细胞、角膜上皮干细胞、视网膜干细胞等。

三、干细胞的生物学特性

干细胞具有以下生物学特性：①干细胞可以终生保持未分化或低分化状态，缺乏分化标记；②干细胞在机体内的数目和位置相对恒定；③干细胞具有自我复制能力；④干细胞具有克隆形成能力，即单个细胞能够产生更多的干细胞；⑤干细胞具有多向分化潜能，能分化为各种不同类型的组织细胞，在特定环境下，能被诱导分化成在发育上无关的细胞类型；⑥干细胞的分裂具有慢周期性，绝大多数干细胞处于G0期；⑦干细胞的分裂方式可以为对称性，即形成两个相同的干细胞，也可以为非对称性，其中一个子细胞保持亲代的特征，另外一个子细胞的增殖潜能逐渐减弱并最终分化为终末分化细胞。

第二节 眼部组织干细胞的生物学特性

一、角膜上皮干细胞

人类角膜上皮干细胞（corneal epithelial stem cell）在大体上位于角膜缘的Vogt栅栏结构处，故又称角膜缘干细胞（Corneal limbal stem cell）（图10-1）。一般认为，角膜上皮干细胞位于角膜缘上皮的基底层。该部分上皮含有较多色素，有利于保护干细胞免受紫外线的刺激。基底部细胞接近角膜缘血管网，保证了干细胞的营养供应。角膜缘特定的微环境对角膜上皮干细胞的增殖、分化和凋亡等细胞命运的决定起关键作用。

笔记

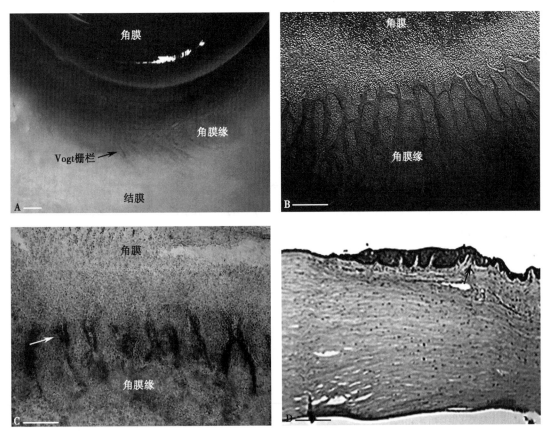

图 10-1　角膜缘的解剖及组织学结构

A. 大体解剖在显微镜下可见人角膜缘的 Vogt 栅栏结构；B. 角膜缘上皮经 DispaseⅡ酶解分离后可见角膜缘处上皮细胞非常致密，形成网状结构；C. 角膜缘上皮含有大量色素细胞（白色箭头所指）；D. 组织切片 HE 染色显示角膜缘上皮的波浪状结构

角膜上皮干细胞表现未分化细胞的特性，如细胞体积小，呈圆形，不表达分化的角膜上皮细胞特异性角蛋白 CK3 及 CK12。具有慢周期特性，同时有高度增殖的潜能。在体外培养时，角膜上皮干细胞可以形成上皮细胞的全克隆（holoclone）。角膜上皮干细胞在分裂时，除了进行自我更新外，还产生一个子细胞，后者也称为短暂扩充细胞（transient amplifying cell，TAC）。TAC 增殖数次后脱离基底膜，向上皮表层及角膜中央区移行，继续增殖数次后逐步分化为终末分化细胞（图 10-2）。

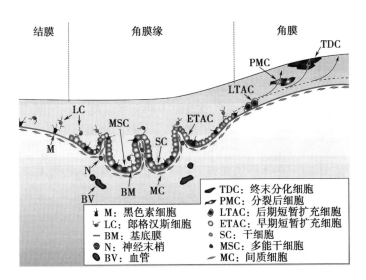

图 10-2　人角膜缘微环境模式图

不同分化状态的上皮细胞、黑色素细胞、朗格汉斯细胞、间质细胞以及基底膜、神经末梢、微血管等共同构成了角膜上皮干细胞的微环境

M：黑色素细胞　　LC：郎格汉斯细胞　　BM：基底膜　　N：神经末梢　　BV：血管

TDC：终末分化细胞　　PMC：分裂后细胞　　LTAC：后期短暂扩充细胞　　ETAC：早期短暂扩充细胞　　SC：干细胞　　MSC：多能干细胞　　MC：间质细胞

笔记

角膜上皮干细胞属于单能干细胞,在正常状态下其产生的后代细胞只分化为角膜上皮细胞表型。最近有研究发现,当眼表处于炎症、干燥等疾病状态下,或将角膜上皮置于胚胎期真皮组织上培养时,角膜上皮细胞可以分化为皮肤上皮表型,说明它也可能为寡能干细胞类。

二、角膜基质干细胞

角膜基质细胞在胚胎发育过程中来源于神经嵴。在成体组织中,角膜基质细胞处于静止的无分裂状态。当角膜基质组织损伤时,基质细胞可以激活、增殖,并分化为纤维母细胞表型,参与损伤修复。有研究发现在人和兔角膜基质里存在具有干细胞特性的基质细胞,角膜周边区较中央区多。这些细胞在体外培养时具有很强的增殖能力,可以形成角膜基质样组织,在特定培养条件下还可以分化为神经胶质细胞,说明这些细胞具有多向分化潜能。

三、角膜内皮干细胞

角膜内皮细胞在胚胎发育过程中也来源于神经嵴。目前普遍认为人类的角膜内皮细胞具有增殖潜力,但在成体体内停滞于细胞周期的 G1 期,损伤后不能再生,而是通过细胞变形、移行进行修复。有研究发现可以从人角膜内皮分离到干细胞,这些细胞位于靠近小梁网的角膜周边区,在体外培养时可以增殖并分化为角膜内皮细胞、间充质细胞以及神经细胞等多种表型。

四、结膜上皮干细胞

人体眼表面覆盖着两种类型的上皮组织,亦即角膜上皮和结膜上皮。结膜上皮包含两种不断更新的细胞:结膜上皮细胞以及杯状细胞。目前认为这两种细胞来源于同一种干细胞,即结膜上皮干细胞,但是结膜上皮干细胞的定位目前还有争议,有研究认为在穹隆部结膜,也有研究认为在球结膜,还有人认为在睑结膜与皮肤的交界处。关于结膜上皮干细胞如何分化为结膜上皮细胞和杯状细胞的机制,目前还不清楚。

五、视网膜干细胞

鱼类及两栖类等冷血脊椎动物的视网膜细胞可以不断更新,尤其在视网膜损伤时,视网膜内有增殖潜能的细胞可以快速增殖、分化以修复更新受损的细胞。在哺乳动物以及鸟类,神经视网膜以及视网膜色素上皮细胞在出生以后短期内即发育成熟,不再增殖。到现在为止,人类视网膜是否存在干细胞,以及存在的位置仍有争议。

(一)睫状体上皮来源的视网膜干细胞

睫状体上皮和视网膜在胚胎发育期间均由视杯内层发育而来。有研究发现在小鼠、大鼠、猪以及人类睫状体上皮含有干细胞特性的细胞,这些细胞在体外可以分裂、增殖并分化为视网膜特殊的细胞类型,如视杆细胞、双极细胞和 Müller 胶质细胞。但也有研究持否定观点,认为睫状体上皮并不含有视网膜干细胞,那些具有增殖能力的细胞可能是视网膜色素上皮的祖细胞。

(二)虹膜上皮来源的干细胞

虹膜上皮也由视杯发育而来(图 10-3)。在体外培养时,虹膜上皮可以表达神经元标志物,说明其具有多向分化潜能。最近的研究还发现虹膜上皮本身包含一些具有神经干细胞特性的细胞,它们可以分化为视网膜特异性的神经元。

(三)神经视网膜干细胞

1. 睫状边缘区干细胞　鱼类及两栖类动物的视网膜干细胞位于神经视网膜周边区与睫

笔记

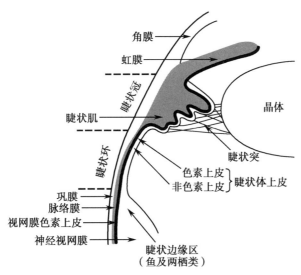

角膜
虹膜
睫状冠
睫状肌
睫状环
巩膜
脉络膜
视网膜色素上皮
神经视网膜
晶体
睫状突
色素上皮
非色素上皮 } 睫状体上皮
睫状边缘区
（鱼及两栖类）

图 10-3 睫状体及周边部视网膜结构示意图

状体上皮的交界处，称为睫状边缘区（ciliary marginal zone）。在人类没有明显的睫状体边缘区存在。最近的研究发现在人类周边部视网膜有部分细胞表达神经干细胞特异性的神经巢蛋白（nestin），这些细胞在体外培养中显示出自我更新、增殖和多向分化的潜能，从而推测人类神经视网膜可能同样存在干细胞。

2. Müller 胶质细胞 在哺乳动物中枢神经系统，人们发现胶质细胞可能发挥干细胞功能。在人类视网膜中，Müller 细胞是主要的胶质细胞。在视网膜发育过程中，Müller 细胞与视网膜神经元具有共同的祖细胞。有研究发现一部分 Müller 细胞具有神经干细胞特性，这种细胞从视网膜中分离出来以后，在体外培养时表现出无限增殖的能力，而且可以分化为视网膜神经元。

六、泪腺干细胞

泪腺组织包含腺管上皮、腺泡上皮和肌上皮三种上皮细胞。近年来的研究发现，泪腺组织具有很强的再生能力，泪腺的三种上皮组织均发现含有祖细胞特性的细胞，但这三种细胞是否由共同的干细胞分化而来，目前仍没有定论。泪腺干细胞的研究可以为组织工程泪腺的构建奠定重要的理论基础。

七、睑板腺干细胞

睑板腺包含腺管上皮和腺泡上皮两种上皮细胞。由于其全分泌腺体的特性，睑板腺需要有持续的腺上皮细胞更新补充。最近的研究发现，睑板腺组织含有两种单能干细胞，位于腺管与腺泡交界处，分别分化为腺泡上皮细胞和腺管上皮细胞。

第三节 眼部疾病的干细胞治疗

随着对干细胞认识的不断深入，以干细胞为基础的细胞治疗技术得以快速发展。目前，眼部疾病的干细胞治疗可以分为两种类型：①是采用眼部组织分离的干细胞进行疾病的治疗，如角膜上皮干细胞；②是采用非眼部来源的其他类型的干细胞，如胚胎干细胞、间充质干细胞、口腔黏膜上皮干细胞移植等。这两种治疗技术在临床研究中均有应用。例如美国正在开展使用人胚胎干细胞治疗眼底黄色斑点症（Stargardt's disease）的临床试验，英国也正在开展黄斑变性的干细胞治疗。

笔记

一、眼表及角膜疾病的干细胞治疗

（一）角膜上皮干细胞移植

眼表化学伤或热烧伤、瘢痕性类天疱疮、Stevens-Johnson 综合征等疾病常导致完全性角膜上皮干细胞缺乏，造成角膜上皮结膜化或眼表面鳞状上皮化生，角膜新生血管形成，严重影响病人视力。目前，角膜上皮干细胞移植已经用于治疗这一类以角膜上皮干细胞缺乏为特征的严重眼表面疾病，并且取得了良好的临床效果。

角膜上皮干细胞移植可以采用不同的手术方式。一种为自体或异体角膜缘组织移植，这种方式除了移植一定数量的上皮细胞，还包含了基质细胞等微环境成分。另外一种为体外培养的自体或异体角膜上皮干细胞移植，通常将分离后的角膜上皮干细胞置于羊膜组织、胶原膜等载体上进行扩增培养，形成复层上皮样组织后连同载体移植到受体角膜表面。

（二）间充质干细胞移植

间充质干细胞可来源于骨髓、脂肪、脐带等多种人体组织，具有多向分化潜能。现已发现间充质干细胞除了可以发挥组织修复作用外，还具有分泌细胞因子、调节免疫等功能。间充质干细胞移植已经用于自身免疫性疾病、脊髓损伤、神经变性等多种疾病的临床试验研究。

在大鼠和兔的实验研究中发现，间充质干细胞应用于眼表面具有抗炎症、抗新生血管等作用，可以用于治疗化学伤引起的眼表病变，促进角膜损伤愈合。还有研究发现，将间充质干细胞注射进入基质细胞变性的转基因鼠角膜基质中，这些间充质干细胞可以分化为角膜基质细胞并发挥正常基质细胞功能，修复角膜基质。

二、视网膜疾病的干细胞治疗

年龄相关性黄斑变性、视网膜色素变性等疾病可以导致光感受器细胞损伤或丢失，最终影响病人视力，是目前常见的致盲性视网膜疾病。这一类疾病的干细胞治疗是目前研究的热点。

（一）胚胎干细胞移植

许多研究试图采用胚胎干细胞或胎儿视网膜干细胞移植以补充光感受器细胞的损失，但是移植细胞与受体视网膜的整合、光感受器细胞的分化均很有限。而且向眼内移植低分化的胚胎干细胞有成瘤的报道。目前的研究倾向于在体外将胚胎干细胞诱导分化为视网膜干细胞或视网膜内特定的终末分化细胞类型，然后再进行移植。

（二）诱导多能干细胞移植

iPSC 细胞可以从病人的终末分化细胞（如皮肤的成纤维细胞或 B 淋巴细胞）转化而来，因此不存在细胞来源受限的问题，而且降低了移植后免疫排斥的风险。目前，鼠和人类的 iPSC 细胞可以分化为视网膜色素上皮细胞和光感受器细胞，这给未来基于 iPSC 细胞的视网膜疾病治疗奠定了基础。国内外已有团队开展 iPSC 来源的视网膜色素上皮细胞移植的临床研究。

（三）间充质干细胞移植

有研究发现间充质干细胞注入视网膜机械性损伤大、小鼠的玻璃体腔内，2 周后间充质干细胞可以整合到损伤的视网膜内，并分化为神经元样细胞，促进视网膜的修复。间充质干细胞移植后也可以整合到视网膜色素上皮层并表现出色素上皮细胞表型。还有研究发现间充质干细胞植入视网膜下间隙，可以分化为光感受器的相似结构，并具有信号转导能力。

间充质干细胞还是较为理想的基因治疗载体细胞，携带目的基因的间充质干细胞移植进入视网膜后可以表达特定的因子，如具有抗新生血管作用的因子色素上皮衍生因子（PEDF）

笔记

等。这种技术未来将有可能应用于糖尿病性视网膜病变、年龄相关性黄斑变性等疾病的治疗。

（四）成体神经干细胞移植

有研究将大鼠的海马干细胞移植于眼内，发现海马干细胞可以广泛整合到受体视网膜里，但是不能正常分化为视网膜细胞的不同类型。

（五）成体视网膜干细胞移植

小鼠成体视网膜干细胞移植进入患病的视网膜后可以分化为视网膜细胞类型，但如果移植进入健康视网膜则不能正常分化，说明损伤诱导的因子有助于视网膜干细胞的分化。也有研究对移植的视网膜干细胞进行基因修饰，以促进其向光感受器细胞方向分化。

（六）体内视网膜干细胞动员

体内视网膜干细胞由于局部微环境的限制以及缺少相关因子而处于静止状态。但是，如果给予碱性成纤维细胞生长因子和胰岛素刺激，静止的睫状体上皮细胞在体内也可以增殖。有研究报道，视网膜神经节细胞损伤可以触发成体小鼠睫状体干细胞的增殖以及向光感受器和双极细胞方向的分化。由此可见，体内视网膜干细胞的动员将有可能是视网膜疾病修复的新途径。

二维码 10-1
扫一扫，测一测

（李 炜）

参 考 文 献

1. Barbaro V，Testa A，Di Iorio E，et al. C/EBPδ regulates cell cycle and self-renewal of human limbal stem cells. J Cell Biol，2007，177（6）：1037-1049.

2. Das AV，Bhattacharya S，Zhao X，et al. The canonical Wnt pathway regulates retinal stem cells/progenitors in concert with Notch signaling. Dev Neurosci，2008，30（6）：389-409.

3. Figueira EC，Di Girolamo N，Coroneo MT，et al. The phenotype of limbal epithelial stem cells. Invest Ophthalmol Vis Sci，2007，48（1）：144-156.

4. Li W，Hayashida Y，Chen YT，et al. Niche regulation of corneal epithelial stem cells at the limbus. Cell research，2007，17（1）：26-36.

5. Li W，Hayashida Y，Chen YT，et al. Air exposure induced squamous metaplasia of human limbal epithelium. Invest Ophthalmol Vis Sci，2008，49（1）：154-162.

6. Mukhopadhyay M，Gorivodsky M，Shtrom S，et al. Dkk2 plays an essential role in the corneal fate of the ocular surface epithelium. Development，2006，133（11）：2149-2154.

7. Nakamura T，Ohtsuka T，Sekiyama E，et al. Hes1 regulates corneal development and the function of corneal epithelial stem/progenitor cells. Stem Cells，2008，26（5）：1265-1274.

笔记

第十一章

眼的药理与药物学

本章学习要点

● 掌握：眼用药物的眼内吸收和影响因素；影响药物对眼作用的因素；眼科常用药物的基本知识。

● 熟悉：眼科常用药物的种类和治疗适应证。

● 了解：药物对眼组织的作用及其机制。

关键词 眼科药物学 滴眼剂 作用机制 适应证

第一节 概 论

眼科药理学的主要任务在于论述药物对眼组织（包括病原体）的作用及其机制（称为眼科药效学，ocular pharmacodynamics），探讨药物在眼组织内吸收、分布、生物转化及排除等过程（称为眼科药物代谢动力学，ocular pharmacokinetics），研究药物治疗的眼科临床疗效和适应证（称为眼科治疗学，ocular therapeutics），了解全身或眼局部用药后可能引起的眼部及全身不良反应（称为眼科毒理学，ocular toxicology），以及研制适于眼部应用的各种制剂（称为眼科药剂学，ocular pharmaceutics）等。在阐明上述问题的基础上，以求达到指导临床合理用药的目的，使药物发挥最佳疗效，减少不良反应；同时也为寻找新药、发掘祖国医学遗产或老药新用提供线索和科学依据，为医药学的发展做出贡献。

一、眼科药物代谢动力学

药物必须在其作用部位达到一定的浓度才能发挥特有的药理作用，并产生相应的效应。药物在作用部位的浓度每时每刻都因药物的吸收、分布、代谢和排泄等影响而不断变化。药物代谢动力学（pharmacokinetics，PK）简称药代动力学，就是研究药物浓度在体内变化规律的一门学科。

眼内药代动力学是研究眼部各组织对药物的吸收、分布、代谢和排除等眼内过程的一般规律和动态变化过程。研究的目的在于指导新药设计、优选给药方案、改进药物剂型、延长作用时间、提高药物疗效或减少毒副作用等。

（一）眼用药物的眼内吸收和影响因素

眼用药物的吸收包括：局部用药的眼内吸收、局部用药的全身吸收和全身用药的眼内吸收。

1. 局部用药的眼内吸收 局部用药的眼内吸收分为两种：角膜吸收（又称角膜通透性）和非角膜（结膜 - 巩膜）吸收。滴入结膜囊内的药物，首先必须与泪液混合才能达到眼球表

笔记

166

面,之后向眼内转运。因此,泪液的分泌与排出,泪液的容量及分布对结膜囊内药物的吸收起着决定作用。

在结膜囊内已与泪液混合的药液,也只有一小部分转运入眼,大部分随泪液从泪小管排出或经眼睑及结膜血管吸收入血液系统。由此可知滴眼剂的生物利用度(bioavailability)很低(约1%~7%)。

(1)眼局部用药的生物利用度:眼局部用药的生物利用度系指眼局部用药后药物被吸收入眼的速率和程度。影响滴眼剂生物利用度的因素很多,主要有滴的大小、泪液中的蛋白质含量、两种滴眼剂点眼的间隔时间和黏性赋形剂等。新的眼用剂型常可增加眼局部用药的生物利用度。

(2)滴眼剂的角膜通透性:各种因素影响药物对角膜的通透过程,归纳为下述三方面:角膜的结构和性质、药物的结构和性质以及滴眼剂的配方。

(3)非角膜(结膜-巩膜)途径吸收入眼内:结膜囊内的药物,还可通过结膜-巩膜吸收进入眼内,它首先抵达虹膜-睫状体而获得较高的药物浓度。对某些大分子、水溶性药物尤为突出。

药物自非角膜(结膜-巩膜)途径吸收入眼,对研究眼局部用药的眼内通透性和开发新剂型有重要意义。原因如下:①以前通常将房水浓度视为眼内药物浓度高低的指标,现在看来对某些药物不一定恰当;②抗青光眼药物的靶组织是虹膜-睫状体。开发促进非角膜(结膜-巩膜)途径吸收入眼的眼用新剂型尤为重要(特别是局部碳酸酐酶抑制剂);③自后巩膜透入的药物尚可治疗视网膜-脉络膜疾病(如老年性黄斑病变、糖尿病性视网膜病变等)。

2. 眼局部用药的全身吸收 滴眼剂点眼后,只有不足10%药物进入眼组织。其余大部分则经结膜和鼻腔黏膜吸收入血液系统。Shell报告约80%滴眼剂经鼻腔黏膜吸收入血液系统,且不经首过效应(first pass effect)。因而认为滴眼剂的剂量应视作为静脉注射剂量。

滴眼剂点眼后导致全身不良反应问题已引起广泛关注。减少全身吸收的措施有:①滴眼后闭合眼睑并压迫泪点5分钟,减少因药物进入鼻腔所致的全身吸收,如阻塞泪点可使噻吗心安(噻吗洛尔)全身吸收量减少约60%;②局部用收缩血管类药物(肾上腺素、去氧肾上腺素等)能减少结膜和鼻黏膜血流量,从而减慢药物吸收,并降低血药峰浓度;③增加药液的黏稠度,可延长其与眼球的接触时间,并使药液到达鼻黏膜的速度减慢,从而提高药物眼部吸收量和减少全身吸收。

3. 结膜下注射的眼内通透性 结膜下注射的药物可以大量透入眼组织,有人认为结膜下注射的药物经注射针眼回流(或渗漏)入泪液,经角膜进入前房。但对多数药物来说进入眼内的主要途径是经巩膜扩散进入眼,可分两步:第一步注射药物在巩膜下浸润扩散;第二步从巩膜进入前房。其通路大约有下述几条:①横向扩散进入角膜实质层,由此通过内皮层进入前房;②通过房角小梁组织;③进入虹膜基质,并通过它的前表面进入前房;④进入睫状体基质,并进入新分泌的房水。

4. 全身用药后药物的眼内通透性 全身用药后(包括口服及注射用药)药物首先进入血液系统,随血液循环将药物带至眼部各组织。如结膜及其深层血管携带药物至眼球外侧;虹膜和睫状体是富含毛细血管的组织,药物浓度较高,并经扩散使药物进入房水;角巩膜缘毛细血管及存在于房水中的药物,促使药物进入角膜;脉络膜和视网膜的丰富毛细血管分布可使药物达到视网膜和玻璃体等。全身用药后药物的上述眼内通透性受多种因素的影响,如生物利用度、血浆蛋白结合率和血-眼屏障等。

(二)药物在眼内的分布

药物从给药部位通透进入眼内后,经扩散或随房水循环进入眼内各组织(如虹膜睫状体、晶状体、视网膜及脉络膜等),这一转运过程称为分布。药物在眼内的分布不仅与疗效

笔记

关系密切，而且也与药物在组织内的贮藏和不良反应等有关。药物能否以较高浓度分布至靶组织的药动学信息，是设计更有效治疗药物的重要指南。给药途径、组织血流量、生物膜屏障和色素细胞等多种因素可以影响药物的眼内分布。

（三）药物在眼内的排出

进入眼内的药物大部分随房水循环经巩膜静脉窦进入血流，存在于房水的药物还可通过虹膜根部和脉络膜上间隙经葡萄膜 - 巩膜途径排出，少数药物在睫状体、视网膜、脉络膜等组织经主动转运返回血液循环。正常房水排出的半衰期（即房水更新率，aqueous turnover）为 46.2 分钟（0.77 小时）。因此，如果一种药物在房水中的半衰期约为 0.77 小时，则可用房水更新率解释；若大于 0.77 小时，可能与组织结合而使半衰期延长；小于 0.77 小时，可能有药物被代谢或主动转运返回血液循环的参与。

（四）药物在眼组织内的代谢

药物在眼内的代谢需依赖酶的促进，存在于肝脏的"肝药酶"系统亦同样存在于包括眼组织在内的其他非肝组织。有研究表明实际上所有眼组织都具有一定活性的代谢酶，而以虹膜 - 睫状体、角膜和视网膜色素上皮细胞的酶活性更丰富。

绝大多数药物经过代谢后失去药理活性，而极性和水溶性增强，这些变化有利于最终将药物排出眼外及体外。例如毛果芸香碱滴眼后主要在眼前节灭活，水解后的代谢产物为毛果芸香酸。某些抗病毒药物主要在角膜上皮被代谢灭活，例如碘苷代谢为 2′- 脱氧尿苷和碘尿嘧啶。

利用药物在眼内迅速代谢的特点，设计研制了一些"软"药（"soft"drug），在充分发挥其药效后迅速代谢失效，降低不良反应的发生。例如短效"软"散瞳药，散瞳反应与阿托品、托吡卡胺类似，散瞳持续时间比阿托品大大缩短，同时全身不良反应亦减轻。"软"糖皮质激素——氯替泼诺既有高度的抗炎活性，又明显降低了糖皮质激素升高眼压的作用等。

某些药物本身无药理活性，只有在体内经代谢后才能变为有活性的物质，人们把这种化合物称之为"前药"（prodrug）。例如地匹福林本身无药理作用，但它有很高的脂溶性，滴眼后迅速透入角膜。角膜内存在一种水解酶，促使地匹福林迅速水解为肾上腺素，进入前房而发挥降眼压作用。前列腺素 F_2（PGF_2）可降低实验动物的眼内压，效果与常规抗青光眼药相当，在某些情况下治疗效果甚至更佳，但该药容易引发眼部炎症等不良反应。将 PGF_2 制成异丙酯或苄酯形式的前药，可增加药物对角膜的通透性，从而降低药物浓度，大大减轻眼部的不良反应。异丙酯、苄酯这两种前药滴眼后，被角膜上皮的酯酶水解，在内皮一侧转变成 PGF_2，发挥治疗作用。由此开发出一类新的 PGF_2 前药衍生物（例如拉坦前列素、曲伏前列素、乌诺前列酮等），用于青光眼的治疗。

二、影响药物对眼作用的因素

多种因素均可影响药物对眼的作用，因此临床医生在用药前必须对这些因素认真加以考虑，以便采取适当措施，使药物治疗获得预期效果。

（一）给药途径

1. 全身用药 全身给药后药物首先进入血液系统，随血液循环到达眼部各组织。血流量丰富的组织药物浓度必然高，如结膜、虹膜 - 睫状体、视网膜、脉络膜及眶内软组织等。因此，这些眼组织的病变正是全身给药的最好适应证。闭角性青光眼急性发作、急性眶蜂窝组织炎等急性病例必须迅速静脉滴注高渗脱水剂或有效抗菌药物，以便及时控制症状。使用高渗脱水剂控制眼内压、使用免疫抑制剂治疗严重的眼自身免疫性疾病（例如鸟枪弹样视网膜脉络膜病变、Behçet 病等）时必须全身用药方能发挥最大治疗功效，局部给药通常无效或疗效甚微。

笔记

2. 眼局部用药

（1）适应证：大多数眼科疾病可以用眼局部给药治疗。滴眼剂或眼膏点眼大多用于眼浅表病变如结膜和角膜等疾患，有些则可治疗青光眼等；结膜下注射可治疗角膜基质炎、前葡萄膜炎等深层病变；球后注射用于治疗眼后段及视神经疾病，如视网膜中央血管栓塞、视神经炎、视网膜 - 脉络膜炎等；眼内注射（包括前房或玻璃体内注射）更可治疗各种严重眼内炎、增殖性玻璃体视网膜病变（PVR）、巨细胞病毒性（CMV）视网膜炎等疾患。

（2）用药途径

1）结膜囊内给药：是指将滴眼剂滴入（溶液）或涂入（眼膏、眼用凝胶）结膜囊内。滴眼时请病人头部稍后仰，给药者用一手轻轻向下牵开下睑，然后将药液缓慢滴入下穹隆部，注意不要使药瓶口接触眼睑或睫毛，然后轻提上睑使药液在结膜囊内充分弥散。最后嘱病人轻轻闭合眼睑3～5分钟，并以干棉球拭去流出结膜囊的药液。

滴眼剂点眼是眼科最常用的方法，它简易、方便，不仅外眼疾病，且许多内眼疾患也可用此法（如治疗青光眼药等）。但滴眼剂作用时间短，易流失，生物利用度低。眼膏和许多缓释、控释局部用药新剂型均属此类给药方法，可程度不同地克服普通滴眼剂的缺点。

2）眼周注射：①结膜下注射：为使药物能在房水、前葡萄膜、晶状体及玻璃体的前部获得较高的浓度，可将药物注射于球或睑结膜下，主要系通过巩膜直接透入眼前节段。角膜透性弱的药物宜作结膜下注射以获得较高的眼内浓度，刺激性较强或对局部细胞毒性较高的药物，不宜用此法；②球筋膜下注射：球筋膜除在近角膜缘1～2mm处与巩膜密切结合外，其他部分与巩膜表面分开，中间有潜在的巩膜上间隙，药物可注射于这一间隙内。由于药物紧贴于眼球，更易吸收入眼，从而获得更高的眼内浓度；③球后注射：为使药物能更多地达到眼后节段及视神经，可采用球后注射方式。如对视网膜动、静脉栓塞，视神经炎，脉络膜炎等眼底疾患，都可采用球后注射法给药。许多内眼手术为麻痹睫状神经节也可采用球后注射法进行麻醉。

3）眼内注射：眼内注射指将药物直接注入眼内（前房或玻璃体），用于治疗眼内感染及某些眼底病变（如黄斑水肿、湿性年龄相关性黄斑变性等）。但眼内注射风险较大，需谨慎操作，全程在无菌条件下进行，注射后应严密观察，以避免和减少相关风险的发生。

（二）联合用药与药物相互作用

联合用药的目的在于获得较大的疗效，减少单一药物的用量，减少不良反应等。联合用药的理想结果是药物原有作用的增强或相加，这是人们所期望的。但不恰当的联合用药，往往由于药物之间的相互作用而使预期的疗效降低，甚至出现意外的毒性反应。

药物相互作用是指对药物吸收、分布、代谢、排泄及作用机制的干扰，从而影响药物的效应或产生毒性，是必须注意的问题。眼科临床亦不乏此类例证。例如大剂量服用氯散疾治疗高血压病人，由于该药不良反应已造成电解质平衡失调，若再给予大量乙酰唑胺治疗其青光眼，可使电解质平衡失调更为加剧；此外，若不了解病人曾服用大量抗组胺类药物治疗过敏症或用吩噻嗪类药物作安定剂，又在眼科手术前常规给予强烈镇静药，则两类镇静药的作用几乎可将病人致死；又例如，服用单胺氧化酶抑制剂苯环丙胺治疗精神抑郁症的病人，当同时用10% 去氧肾上腺素溶液多滴点眼，散瞳检查眼底时，病人常可发展为急性高血压危象等。

（三）病人生理因素

1. 年龄问题　年龄对药物作用的影响主要表现在婴幼儿和老年人方面。与一般成人相比，药物代谢或排泄功能在婴幼儿尚未发育完善，而在老年人则有所衰退。

滴眼剂点眼应注意在婴幼儿和老年人的全身吸收问题：儿童的眼内分布容积，初生婴儿约为成人的1/2，至3岁时已与成人接近。但从儿童体表面积计算，初生婴儿约是成人的

笔记

1/10,3 岁儿童约为成人的 1/3,滴眼剂点眼的剂量以体表面积换算更合理;局部滴眼后全身吸收的主要部位在鼻腔黏膜,在泪液排出过程中,存在一种生理性阻滞功能,泪液从结膜囊转运至鼻腔的时间约为 2～10 分钟。老年人的正常生理性阻滞功能消失,使泪液的转运时间大大缩短(约 0.5～1 分钟),故老年病人更易引起药物的全身吸收,导致中毒的危险。

2. 性别问题 男女的生理机能不同,对某些选择性作用于性器官的药物(例如性激素等)反应不同。此外,妇女具有月经、妊娠、哺乳期等生理特点,因而女性对某些药物反应与男性不同。对孕妇及哺乳期妇女如必须使用滴眼剂点眼时,则应采用最小有效量和尽可能短的疗程,并在滴眼后立刻压迫泪囊以减少全身吸收。

3. 昼夜节律问题 生物的多种生理活性常表现昼夜节律,如体温、糖皮质激素分泌及尿钾排泄等,在 24 小时内有规律性波动。眼的生理过程如眼内压、房水流动和泪液 pH 等也呈昼夜节律性变化,从而影响滴眼剂点眼后的眼和全身吸收。

4. 营养状态 营养不良的病人不仅体重较轻,且对药物作用较敏感,对药物毒性反应的耐受性也较差。可能与血浆蛋白结合药物少、肝药酶活性低和脂肪组织储药量少等有关。

(四)病理状态

疾病本身可影响机体对药物的敏感性。肝功能严重不足时,在肝解毒的药物作用将加强和延长,而需在肝活化的药物作用减弱;肾功能不全时则药物排泄减慢,半衰期延长;神经功能抑制时则能耐受较大剂量兴奋药,反之,神经功能兴奋时能耐受抑制药;在抗菌治疗过程中,任何减弱机体抵抗力的因素都会降低疗效;此外,病人遗传因素和药物引起的疾病状态,均可严重影响药物对机体的作用。因此应详细询问病人病史(包括眼病和全身病史)。

眼局部用药时亦应注意病人眼部和全身的病理状态。如前房角狭窄或闭角性青光眼病人禁用散瞳剂作诊断检查。眼创伤史病人慎用眼插入剂,包括含药胶原盾和毛果芸香碱长效药囊等。晶状体摘除病人禁用肾上腺素和地匹福林滴眼治疗青光眼,因无晶状体病人易引发黄斑囊样水肿。高血压、动脉硬化以及其他心血管疾病病人若用去氧肾上腺素或肾上腺素高浓度、高频次滴眼,则易诱发心血管病发作。充血性心力衰竭、窦性心动过缓和Ⅱ度传导阻滞病人禁用或慎用 β 受体阻断药滴眼。慢性阻塞性肺疾病病人,用 β 受体阻断药滴眼,易诱发哮喘发作或呼吸困难。Graves 病病人用去氧肾上腺素或肾上腺素滴眼,可致高血压或其他心血管病等不良反应。糖尿病病人药物解毒和排泄功能减退,因此药物作用延长。甘油或糖皮质激素全身应用可使血糖升高,因此禁用于糖尿病病人等。

(五)合理用药

合理用药是指在临床应用药物治疗疾病时,根据病人的具体情况正确选择药物种类、剂型、剂量、给药途径和药物配伍,达到治愈疾病、减少不良反应和减轻经济负担的目的。不合理用药和盲目滥用药物将给病人带来严重后果和经济损失。合理用药的基本原则是:①明确诊断;②严格掌握药物适应证和禁忌证;③根据药物特性选择剂型和给药途径;④根据病情确定用药剂量和疗程;⑤联合用药时应充分考虑药物之间的配伍和相互作用。

三、眼用药物剂型

药物只有在到达眼组织一定部位,并维持足够的时间,才能起到应有的治疗作用。影响药物抵达眼组织病变部位的因素很多,选择恰当的剂型是其中的重要因素之一。即眼用药物的剂型可以影响药物对眼作用的强度、速率以及不良反应的发生等。

(一)滴眼剂和眼膏

1. 滴眼剂 滴眼剂(包括洗眼液如生理盐水、2% 硼酸溶液等)配制时应注意下列问题。

(1)pH 的调整:正常泪液的 pH 在 7.2～7.4 之间(患眼病时有所改变)。所以在配制滴眼剂时,常加入缓冲物质以调节溶液 pH,使其与泪液大体相近,以减少刺激性。正常人眼可

笔记

耐受的 pH 范围为 5.0～9.0。

（2）渗透压的调节：凡和血浆或泪液具有相同渗透压的溶液称为等渗溶液，相当于 0.9% NaCl 溶液。眼用溶液的渗透压应尽量和泪液等渗。一般滴眼剂均要求调整其渗透压。正常眼能耐受相当于 0.8%～1.2% NaCl 溶液的渗透压。

（3）灭菌和防腐剂（或称抑菌剂）的选择：眼用溶液的灭菌，目的在于除去污染的微生物，特别是对于外伤或施行手术后的眼尤为重要。灭菌方法应根据药物的性质决定，一般采用加热灭菌、滤过除菌或无菌操作等。多剂量包装的滴眼剂大多在使用过程中易受细菌的污染，故加入防腐剂是非常必要的。但防腐剂存在眼表细胞毒性，近年来由防腐剂滥用引发的问题越来越受到关注，因此要求配方中防腐剂应维持在最小有效浓度，并加强了对防腐剂的质量控制，因而研究开发低毒高效或可降解的新型防腐剂是滴眼剂研制过程中的重要方向。

（4）抗氧化剂：为保持某些易氧化药物的稳定性，常在滴眼剂中加入适当抗氧化剂。

2. 眼膏　眼膏是指供眼用的灭菌软膏剂。眼膏适于配制对水不稳定的药物，如某些抗生素等。眼膏的另一特点是在结膜囊内滞留时间长，具有长效作用，并能减轻眼睑对眼球的摩擦。缺点是有油腻感，并模糊视力。因此，一般眼膏多用于睡眠时，滴眼剂多用于清醒状态下。

（二）眼用注射液

为使药物在眼内（前房、虹膜 - 睫状体、晶状体、玻璃体或视网膜 - 脉络膜）获得较高的浓度，达到治病目的。常采用眼周注射或眼内注射。

供眼周注射（包括球结膜下、筋膜囊下或球后注射等）的药液，应与小剂量静脉注射液的要求相同。但某些细胞毒性大、对局部组织刺激性高的药物，不宜用作眼周组织注射。

眼内注射液（包括前房注射、前房冲洗液、玻璃体内注射、玻璃体灌注液等）应具有更高、更严格的要求。除上述要求外，尚需注意下述几点：①用作眼内注射的药物均应测试药物对角膜内皮细胞及视网膜的最低毒性浓度，测出每一种药物的安全剂量，方能用作眼内注射；②除严格控制 pH（7.0～7.4）、渗透压（相当于 0.9% NaCl 溶液）外，还应考虑对角膜内皮细胞的营养等因素，故推荐用平衡盐溶液（BSS 液）配制眼内注射液；③眼内注射液不应含防腐剂、抗氧化剂等对眼内各组织有害的化学物质；④绝大多数眼内注射液要求完全澄明，不允许有微粒或异物等存在。

（三）新型眼部给药系统

1. 缓释药物制剂　在普通滴眼剂内加入黏性赋形剂，溶液黏滞度增加，延长药液在结膜囊内的滞留时间，从而延长作用时间，同时角膜通透性亦随之增强。常用的黏性赋形剂有：甲基纤维素（MC，0.5%～1%）、聚乙烯醇（PVA，1.4%）、羟丙基甲基纤维素（HPMC，1%）、聚维酮（PVP，1%）、透明质酸钠（HA，0.1%）等。

2. 膜控释药系统　膜控释药系统是将药物溶入（或掺入）高分子膜内，制成膜状缓释剂型，置入结膜囊内，借助泪液的作用缓慢释药，以提高疗效、延长作用时间、减少对眼和全身的不良反应。按释药速率可分为两大类。

（1）半定量释药系统：如亲水软镜、眼用药膜、胶原膜（盾）等。

（2）长效控释药囊（long-acting controlled release capsules）：其优点是连续恒定释放药物，无须频繁用药（7 天左右用药 1 次），适合儿童及老年病人，能较好地控制病情发展（特别是控制眼压的昼夜变化），减少眼和全身不良反应等。缺点有需向病人作详细交代和训练，容易脱出、丢失，影响疗效，有异物感，价格昂贵等。

3. 眼植入剂（ocular implant）　眼植入剂是一类将药物包裹或掺入至高分子聚合物中，并制成不同形状，然后植入眼组织（包括玻璃体、前房或结膜下）的新剂型，药物从这种制剂

笔记

中缓慢定量释放,起长效治疗的作用。目前已用于眼科研究并进入临床试验的眼用植入剂有两种类型:非蚀解型植入剂和生物蚀解型植入剂。

4. 透巩膜释药系统(transscleral drug delivery system) 许多眼后节疾患(例如老年性黄斑病变,糖尿病视网膜病变,以及葡萄膜炎、视网膜静脉阻塞、眼前节手术后等诱发的黄斑囊样水肿等)需要长期而足量的药物治疗,现有的各种给药途径(如全身给药、滴眼、眼内注射、眼内缓释装置等)均有诸多不尽如人意之处。巩膜有较大的表面积和高度的亲水性,能透过水溶性大分子药物(分子量 70~150kDa),同时巩膜内细胞少,且缺乏蛋白水解酶,使得一些大分子生物活性物质(如寡聚核苷酸,单克隆抗体等)能够透过巩膜抵达脉络膜、视网膜,因而侵袭性小的透巩膜释药装置应运而生,包括药物巩膜内注射装置、巩膜药物渗透泵、非蚀解和蚀解式巩膜外层植入剂等,为有效治疗眼后节疾患提供可行给药途径。

5. 胶体系统(colloidal system) 胶体系统包括眼用脂质体(liposomes)、微粒体(microparticles)、毫微粒体(纳米粒,nanoparticles)、亚微乳(submicron emulsion,SME)和微乳(microemulsion)等,均具有生物利用度高、增强疗效和延长作用时间的优点。

6. 聚合凝胶(polymeric gels)

(1)生物黏附亲水凝胶(bioadhesive hydrogels):是一类半固体型制剂。由于生物黏附聚合物与覆盖在生物黏膜(如角膜)表面的黏蛋白,形成较强的非共价键结合,因而能较长时间地滞留在黏膜表面,提高眼生物利用度,减少因全身吸收引起的毒副作用。

(2)即型凝胶(in situ gel-forming systems,也称原位形成凝胶):是指一类黏性液体,当暴露于机体生理状态(如眼表面)时可转变为一种半固体的胶态。它能精确给药,具缓释性,是一种更为合理的剂型。温度、pH 或电解质的改变均可引起此种胶凝作用(gelation)的相转变。

1)温度敏感性(temperature-sensitive)即型凝胶:此类制剂在周围温度≤25℃及时呈液体状态,当滴入结膜囊内后,在眼表温度(32~34℃)下即进行相转化,形成凝胶。

2)pH 活化性(pH-activated)即型凝胶:是由大量阴离子聚合物组成的一种毫微粒分散系统,在 pH 5 以下时以极低黏度的液体状态存在。当滴入结膜囊内与泪液接触后,由于 pH(7.2~7.4)升高,聚合物链的酸性基团被中和、吸水而膨胀,同时凝聚形成凝胶。

3)离子活化性(ion-activated)即型凝胶:某些多糖类衍生物的水溶液系低黏度液体,当其与泪液中大量存在的 Na^+、K^+、Ca^{2+} 等阳离子络合时可发生相转变,形成凝胶。

(四)滴眼剂污染的控制

国家药典已对多剂量滴眼剂在生产、运输和贮藏(有效期内)过程中保持无菌状态进行了严格界定,但在使用过程中常常由不同人员在不同环境中多次开启瓶盖,因使用不当或环境因素而容易引起污染。因此,多剂量滴眼剂污染的控制受到广泛关注。

1. 防腐剂与污染控制 所有多剂量滴眼剂,如果其自身没有足够的抗菌作用,必须加入防腐剂以杀灭滴眼剂在使用过程中沾染的微生物。阳离子表面活性剂苯扎氯胺(benzalkonium chloride,BAK)由于有杀菌力强、易溶于水、稳定性好、不易受保存温度影响等优点,而被广泛应用。但 BAK 对眼的毒性亦最大,无论体外细胞(如结膜、角膜、晶状体上皮细胞,小梁细胞等)毒性研究(包括存活率、形态学、超微结构、酶活性等观察),还是动物(如兔、大鼠)眼毒性研究(如泪膜稳定性、结膜和角膜等)和临床观察均证明了 BAK 的毒性,而引起高度重视。首先要加强对防腐剂的质量控制,在滴眼剂的质量标准中增加对防腐剂的检测(包括定性、定量测定),并在滴眼剂说明书上明确标注所用防腐剂的种类及浓度。同时加强研究开发毒性小、防腐性能好的新型防腐剂。

2. 无防腐剂抗菌滴眼剂与污染控制 多剂量滴眼剂的防腐功效是其综合能力的体现,如果主药有足够的抗菌作用也可不加防腐剂。如何评价这些具有抗菌作用的主药在滴眼剂

笔记

中的防腐能力,国家药典制订了"抑菌剂效力检查法",用以检验最终产品的抑菌效力。

3. 单剂量滴眼剂与污染控制　单剂量滴眼剂在启封前是无菌的,启封使用后即抛弃,既保持无菌又完全避免了防腐剂的毒性,是最安全的滴眼剂型。特别是对人工泪液、抗变态反应、抗青光眼、抗视力疲劳、抗白内障等药物等需长期使用的滴眼剂尤为适用。眼科手术室、门诊、急诊室等备用滴眼剂(如抗菌、抗炎、局麻、散瞳等)也宜用单剂量滴眼剂。

4. 多剂量滴眼剂的使用期限与污染控制　为保证病人用药安全,尽可能减少污染风险,中国国家处方集和中国医师协会眼科医师分会对多剂量滴眼剂在各种场合下的使用期限作了明确规定。

(1)病人在家庭中自用的多剂量滴眼剂,在首次开封后使用时间不应超过 4 周,除非另有说明。

(2)医院病房里使用的多剂量滴眼剂一般在开封 1 周后弃用。应给每位病人提供个人专用的滴眼剂。如果遇到需要特别关注的污染问题,应当为每只眼提供单独使用的滴眼剂。对于出院的病人应当提供新的滴眼剂。

(3)在医院门诊,以使用单剂量包装滴眼剂为好。如使用多剂量滴眼剂,应在每日工作结束时弃用。

(4)意外事件时和在急诊等感染高风险的地方,应尽量使用单剂量包装滴眼剂。如果使用多剂量滴眼剂,应当为该病人专用。

(5)诊断用染料(如荧光素钠等)应当尽量使用单剂量包装的制品。如果使用多剂量包装的滴眼剂,应当在每日工作结束时弃用。

(6)手术前使用的滴眼剂应在手术时弃用,并提供新的滴眼剂。如有可能,眼科手术时应使用单剂量包装滴眼剂。如使用多剂量滴眼剂,应为每位病人提供个人专用的滴眼剂,并在手术结束时弃用。

(7)施行内眼手术和其他进入前房的处置时所使用的制剂必须是等渗的,且不应含有防腐剂和抗氧化剂。用于内眼手术的液体应按特别的处方配制,不能用一般静脉输注的制剂。

5. 滴眼方法与污染控制　不正确的滴眼是导致滴眼剂污染的重要原因之一。滴药前要洗手,滴眼剂瓶口在使用时最容易接触眼部和外界空气,因此滴眼时瓶口应避免与眼部接触,用后应及时拧紧瓶盖。滴眼剂说明书和医嘱应明示上述注意事项。

第二节　影响瞳孔和调节功能的药物

虹膜有两种平滑肌:①瞳孔括约肌:受动眼神经的副交感神经(胆碱能神经)支配,其受体为 M- 胆碱受体,激动时瞳孔括约肌收缩,瞳孔缩小;②瞳孔开大肌:受交感神经(去甲肾上腺素能神经)支配,其受体为肾上腺素受体,激动时瞳孔开大肌向外周收缩,瞳孔扩大。M- 胆碱受体药物和某些肾上腺素受体药物均能影响瞳孔大小。

睫状肌受副交感神经支配,其受体为 M- 胆碱受体,作用于 M- 胆碱受体的药物均能影响眼的调节功能。

一、缩瞳药

本类药物局部滴眼后,可激动瞳孔括约肌的 M- 胆碱受体,引起瞳孔缩小,开放房角,房水得以通过小梁网及 Schlemm 管畅流出,降低眼压(用于闭角型青光眼)。还可以通过收缩睫状肌的纵行纤维,牵引巩膜嵴,使小梁网间隙开大,房水引流阻力减小,增加房水排出,降低眼压(用于开角型青光眼)。

缩瞳药还作用于睫状肌 M- 胆碱受体,引起睫状肌环行纤维收缩、悬韧带松弛、晶状体

笔记

变凸和屈光度增加。此时只适于视近物而难以看清远物,造成调节痉挛,从而改变调节性辐辏 / 调节(ACA)的比例,对于因远视引起的调节性内斜视有一定的治疗作用。

1. 毛果芸香碱(pilocarpine,又名匹罗卡品)　滴眼后引起眼压显著下降,对原发性开角性青光眼和闭角性青光眼均有明显疗效。滴眼剂浓度为 0.5%~4%;凝胶浓度为 4%。

2. 丁公藤碱(Erycibe alkaloid)　系旋花科丁公藤属植物丁公藤(erycibeobtusifolia benth)提取的生物碱。其缩瞳和降眼压作用与毛果芸香碱相似。滴眼剂浓度为 0.05%。

3. 卡巴胆碱(carbachol,又名氨甲酰胆碱)　卡巴胆碱是一种强力缩瞳剂,它的作用比毛果芸香碱大 200 倍,用药后 5 分钟内可获最大缩瞳作用,持续 24 小时。0.75% 的卡巴胆碱滴眼剂用于治疗开角性青光眼,0.01% 浓度的注射剂用于白内障摘除、人工晶状体植入等需要缩瞳的手术。

4. 毒扁豆碱(physostigmine)　也称依色林(eserine),作用较毛果芸香碱强而持久,但刺激性较大。滴眼剂或眼膏的常用浓度为 0.25%。

5. 乙硫磷(echothiophate iodide)　滴眼剂:0.03% 治疗青光眼,0.1% 治疗调节性内斜视。

二、散瞳药和睫状肌麻痹药

(一)M- 胆碱受体阻断药(M-cholinoceptor blocking drugs)

本类药物能阻断瞳孔括约肌的 M- 胆碱受体,一方面使瞳孔括约肌松弛,另一方面又使去甲肾上腺素能神经支配的瞳孔开大肌功能占优势,从而有较强的散瞳作用。同时本类药物阻断睫状肌的 M- 胆碱受体,睫状肌松弛而退向外缘,从而使悬韧带保持紧张,晶状体变为扁平,屈光度减低,而不能将近距离的物体清晰地成像于视网膜上,故看近物模糊不清,只适于看远物,这一作用称为调节麻痹。

1. 阿托品(atropine)　散瞳和调节麻痹作用强,维持时间久,1% 溶液滴眼散瞳作用持续 7~10 天,调节麻痹作用持续 7~12 天。

临床上用于治疗虹膜睫状体炎,检查屈光,矫正内隐斜,解除调节痉挛,治疗恶性青光眼等。

2. 后马托品(homatropine)　作用与阿托品类似,特点是散瞳和麻痹睫状肌的时间短(约为阿托品的 1/10),一般半日至 1 日即可恢复。有起效快而持续时间短的优点。用于散瞳验光,检查眼底及治疗虹膜睫状体炎。滴眼浓度为 1%~2%。

3. 环喷托酯(cyclopentolate)　有较强睫状肌麻痹和散瞳作用。其睫状肌麻痹作用优于后马托品,与阿托品相当,具有作用开始迅速、维持时间短而强度大的优点。用作儿童病人的散瞳验光、眼底检查。滴眼剂浓度为 0.5%~1%。

4. 托吡卡胺(托品酰胺)(tropicamide)　0.5% 或 1% 溶液滴眼于 25~30 分钟内产生最大散瞳作用,随后作用逐渐降低,于 6h 恢复至滴眼前水平。与后马托品、去氧肾上腺素等药物相比,托吡卡胺具有作用强和起效快的特点。睫状肌麻痹作用强于后马托品,作用维持时间则要短得多。用于散瞳检查,屈光检查等。

本品常和肾上腺素类受体激动药合用,以增强散瞳和睫状麻痹作用、减少用药浓度,如 0.1% 托吡卡胺与 1% 去氧肾上腺素或 1% 羟苯异丙胺合用;0.5% 托吡卡胺与 0.5% 去氧肾上腺素合用(复方托吡卡胺滴眼剂)等。

(二)肾上腺素受体激动药(adrenoceptor agonists)

去氧肾上腺素(phenylephrine)(neosynephrine,也称苯肾上腺素,新福林)系瞳孔开大肌肾上腺素 α_1 受体激动药。溶液滴眼所产生的散瞳作用开始迅速,维持时间短,无睫状肌麻痹作用。用于散瞳检查眼底,治疗缩瞳剂所致的虹膜囊肿和治疗上睑下垂等。滴眼剂常用 5%~10% 的溶液。

笔记

眼局部应用肾上腺素和地匹福林后也能激动瞳孔开大肌的肾上腺素 α_1 受体，引起散瞳作用，但无临床应用意义。

三、防治近视的药物

防治近视的药物是指能减轻、延缓近视（原发性单纯性近视）进行的药物。药物防治的可能性与近视的性质、调节（调节张力）和器质性改变（眼轴延长）在近视发生中所起作用相关。

对因调节紧张或调节痉挛而致远视力下降、近视力正常的青少年假性近视，药物治疗能治愈。对真性近视（眼轴延长）目前尚无药物能使已延长的眼轴缩短，药物治疗至多可延缓近视的进展。对既有器质性改变又有调节痉挛的真假混合性近视，药物治疗可减轻近视程度和延缓近视的进展。

目前临床所用药物主要是阻断睫状肌 M- 胆碱受体的调节麻痹药，其防治近视的机制是调节麻痹作用能缓解、消除视远物时的调节张力，而降低近视屈光度。

（一）阿托品

长期滴眼能消除调节痉挛，使假性近视消失、真假混合性近视的屈光度降低、延缓真性近视的进展。滴眼剂为 0.01%～0.5% 的溶液。

阿托品溶液滴眼有较大不良反应，发生率和程度与药物浓度、用药频率、持续时间相关。眼部不良反应有散瞳（浅前房、窄房角者慎用），畏光，视近困难，结膜炎等。有可能引起口干、皮肤发红、心率加快等全身不良反应，滴眼后立刻按压泪囊 2～3 分钟，可减少不良反应发生。

（二）其他防治近视药物

托吡卡胺、乙酰环戊苯、山莨菪碱、哌仑西平、夏天无等滴眼剂。

四、其他影响瞳孔和调节功能的药物

另外，有多类药物局部或全身用药后能影响瞳孔和调节功能。这些药物可诱发闭角性青光眼和暂时性近视等眼部不良反应，应予以密切关注。

（一）具有胆碱受体阻断作用的药物

本类药物全身应用后均有不同程度的胆碱受体阻断作用，阻断虹膜括约肌的 M- 胆碱受体，虹膜括约肌松弛而散瞳，有造成瞳孔阻滞诱发闭角性青光眼的风险。包括以下几类：

1. 异丙托溴胺（ipratropium bromide） 促使支气管平滑肌松弛扩张，制成喷雾剂治疗支气管哮喘。

2. 双环维林（dicyclomine）、**普鲁苯辛**（probanthine）等治疗消化道溃疡药。

3. 全身应用的抗组胺药（H_1 和 H_2 受体阻断药） 例如防治皮肤、黏膜过敏性疾病的异丙嗪（promethazine），氯苯那敏（chlortrimeton）；治疗消化道溃疡的雷尼替丁（ranitidine）和西咪替丁（cimetidine）。

4. 抗抑郁药

（1）三环类抗抑郁药（tricyclic antidepressants）：例如氯米帕明（clomipramine）、丙咪嗪（imipramine）、阿米替林（amitryptyline）等。

（2）选择性 5- 羟色胺再摄取抑制剂（selective serotonin reuptake inhibitors）：例如西酞普兰（citalopram）、艾司西酞普兰（escitalopram）、氟西汀（fluoxetine）、帕罗西汀（paroxetine）、舍曲林（sertraline）、氟伏沙明（fluvoxamine）等。

（3）5- 羟色胺去甲肾上腺素再摄取抑制剂（serotonin norepinephrine reuptake inhibitor）：例如文拉法辛（venlafaxine），度洛西汀（duloxetine）等。

笔记

选择性 5- 羟色胺再摄取抑制剂、5- 羟色胺去甲肾上腺素再摄取抑制剂两类药除有胆碱受体阻断作用外，还有激动肾上腺素受体所引起的散瞳作用。

（4）单胺氧化酶抑制剂（monoamine oxidase inhibitors）例如苯乙肼（phenelzine）、反苯环丙胺（tranylcypromine）等。

5. 抗精神病药 有三氟拉嗪（trifluoperazine）、奋乃静（perphenazine）、氟奋乃静（fluphe-nazine）等。

6. 抗帕金森病药 例如苯海索（benzhexol）、苯扎托品（benzatropine）等。

7. 肉毒杆菌毒素（botulinum toxin）。

（二）肾上腺素受体激动药

本类药物局部或全身应用后能激动瞳孔开大肌的肾上腺素受体，引起瞳孔扩大而有诱发闭角性青光眼的风险。该类药物有麻黄碱，萘甲唑啉等。

（三）磺胺类及其衍生物

本类药物化学结构中均含有磺酰胺基团，局部或全身应用后偶可引起睫状体脉络膜渗漏，睫状体水肿导致悬韧带松弛，晶状体厚度增加，造成急性、短暂近视；同时晶状体 - 虹膜隔前移，前房变浅，房角变窄甚至关闭，增加诱发闭角性青光眼的风险。常见的有：

1. 磺酰脲类抗糖尿病药（antidiabetic sulfonylureas） 格列吡嗪（glipizide）、格列本脲（glyburide）、格列美脲（glimepiride）等。

2. 抗癫痫药（antiepileptic） 托吡酯（topiramate）、唑尼沙胺（zonisamide）等。

3. 抗高血压药（antihypertensive） 氢氯噻嗪（hydrochlorothiazide）、氯噻酮（chlorthalidone）、三氨蝶呤（triamterene）、呋塞米（furosemide）、吲达帕胺（indapamide）等。

4. 抗菌药 磺胺嘧啶、磺胺甲异噁唑、柳氮磺胺吡啶（sulfasalazine）等。

5. 碳酸酐酶抑制剂 乙酰唑胺、醋甲唑胺、多佐胺、布林佐胺等。

6. 非甾体抗炎药 塞来昔布（celecoxib）、伐地昔布（valdecoxib）等。

7. HIV 抗逆转录病毒药（HIV antiretroviral） 安普那韦（amprenavir）等。

（四）其他引起睫状体脉络膜渗漏的药物

其他可能引起睫状体脉络膜渗漏，造成急性、短暂近视，诱发闭角性青光眼的药物有奥司他韦（oseltamivir），扎那米韦（zanamivir），甲芬那酸（mefenamic acid），阿立哌唑（aripiprazol）等。

（五）阿片类药物

阿片类镇痛药如吗啡（morphine）、喷他佐辛（pentazocine）、芬太尼（fentanyl）等能使瞳孔缩小，针尖样瞳孔是本类药物中毒的特殊表现。缩瞳机制是中脑盖前核部位的阿片受体被激活的结果。

第三节 降眼压药物

青光眼是一组以视神经凹陷性萎缩和视野缺损为共同特征的眼病，病理性眼压升高是其主要危险因素，也是目前唯一能有效控制的危险因素。眼压升高的病理机制是房水循环的平衡被破坏。无论哪种类型青光眼，其眼压升高或是房水外流受阻，或是房水生成增加所致。因此降眼压药物的基本机制也就是重建房水循环的平衡：促进房水外流（增加小梁网途径或葡萄膜、巩膜途径的房水引流）和减少房水生成。主要药物有以下几类。

一、肾上腺素能神经药物

（一）肾上腺素受体激动药

1. 阿可乐定（氨可乐定）（apraclonidine） 可乐定的衍生物，用于防治各型激光眼部成形

笔记

术后诱发的急性眼压升高和开角型青光眼,治疗白内障、全视网膜光凝及玻璃体和视网膜手术后的一过性眼压升高;预防开角型青光眼病人散瞳检查时因睫状肌麻痹产生的高眼压峰值;治疗上睑下垂。滴眼常用浓度为 0.25%～0.5% 的溶液。

2. 溴莫尼定(brimonidine)　具有降低眼内压及保护视神经的双重作用。用于防治各型激光眼部成形术后诱发的急性眼压升高,治疗开角型青光眼和高眼压症。滴眼剂为浓度 0.2% 的溶液。

3. 地匹福林(dipivefrin,DPE)　地匹福林本身并无生物活性,进入角膜基质后,被水解释放出肾上腺素而发挥生物效应,引起散瞳、降眼内压。用于治疗开角型青光眼和高眼压症。滴眼剂浓度为 0.1% 溶液。

(二)β肾上腺素受体阻断药

本类药物通过作用于睫状体抑制房水形成,降低眼内压,对房水流出无影响。阻断房水产生的作用部位在睫状体上皮和睫状体血管。但抑制房水形成的确切机制尚不明了。用于治疗各型青光眼和高眼压症。常用药物有:

1. 噻吗洛尔(噻吗心安,timolol)　滴眼剂为 0.25%～0.5% 溶液。

2. 倍他洛尔(倍他索洛尔,betaxolol)　滴眼剂为 0.25%～0.5% 溶液。

3. 左布诺洛尔(左旋丁萘酮洛尔,levobunolol)　滴眼剂为 0.25% 或 0.5% 溶液。

4. 卡替洛尔(喹诺酮心安,carteolol,alteolol)　滴眼剂为 1% 或 2% 溶液。

5. 美替洛尔(metipranolol)　滴眼剂为 0.1%、0.3%、0.6% 溶液。

本类药物溶液眼部滴眼有诱发或加重支气管哮喘、抑制心脏功能等不良反应。因此支气管哮喘及严重慢性阻塞性肺部疾病病人,窦性心动过缓、Ⅱ或Ⅲ度房室传导阻滞病人禁用。滴眼后闭合眼睑并压迫泪囊部 5 分钟以减少药物经鼻黏膜全身吸收为预防本类药物全身副作用的简便易行方法。

二、碳酸酐酶抑制剂

本类药物通过抑制位于睫状突的碳酸酐酶同工酶Ⅱ,减少房水生成,引起眼压下降。

(一)全身碳酸酐酶抑制剂(carbonic anhydrase inhibitors,CAIs)

1. 乙酰唑胺(醋氮酰胺,acetazolamide)　适用于治疗各种类型的青光眼,对各型青光眼急性发作时的短期控制是一种有效的辅助药物,严重虹膜周边前粘连及外流通道显著损害病例无效。

2. 醋甲唑胺(甲氮唑胺,methazolamide)　用于原发性开角型青光眼和闭角型青光眼,局部用抗青光眼药眼压控制不理想病人的辅助治疗。本品降眼压的同时对酸碱平衡影响较少,故对于患有严重阻塞性肺部疾患的病人优于乙酰唑胺。醋甲唑胺对尿枸橼酸分泌的影响较小,对于需口服 CAIs 治疗但又易引起肾结石形成的病人,推荐应用本品。

(二)眼局部碳酸酐酶抑制剂

1. 多佐胺(dorzolamide)　治疗各型青光眼,2% 多佐胺用于青光眼的初始治疗。亦可与 β 受体阻断药合用。

2. 布林佐胺(brinzolamide)　治疗开角型青光眼和高眼压症,滴眼用 1% 溶液。亦可与 β 受体阻断药合用。

三、前列腺素衍生物

前列腺素衍生物降眼压机制在于增加葡萄膜巩膜途径房水流出率,它可使睫状肌松弛,使肌束间隙加大。另一种重要作用是使睫状肌细胞外基质金属蛋白酶增加。这些金属酶可以降解细胞外基质,减少睫状肌纤维间透明质酸引起的引力,有利于房水经葡萄膜巩膜外

笔记

流。适用于开角型青光眼和高眼压症病人，对正常眼压性青光眼病人亦有效，尤其适于对其他降眼压药不能耐受或治疗无效的病人。

1. 拉坦前列素（latanoprost） 0.005% 拉坦前列素每日滴眼 1 次，傍晚滴用较早晨具有更好的降压效果。

2. 曲伏前列素（travoprost） 0.004% 曲伏前列素滴眼，每晚 1 次。

3. 贝马前列素（bimatoprost） 滴眼用 0.03% 溶液，每晚 1 次。

4. 泰氟前列素（tafluprost） 滴眼用 0.0015% 溶液，每晚 1 次。

5. 乌诺前列酮（unoprostone） 滴眼用 0.15% 溶液，每日 2 次。

四、高渗脱水药物

（一）全身高渗脱水药

静脉注射高渗脱水药后不易从毛细血管透入组织，故血浆渗透压迅速提高，致使组织间液向血浆转移，产生组织脱水。对眼组织，由于维持高度的血浆 - 房水渗透压差，促使房水向血管内转移。同时，玻璃体脱水、体积缩小。结果导致玻璃体内压、眼内压和眶内压同时降低，呈现强大的降压作用。

1. 甘露醇（mannitol） 适用于治疗各种类型青光眼，特别是急性闭角性青光眼、白内障与视网膜脱离等内眼手术前降眼压，以及内眼手术后前房形成迟缓或不全者。20% 水溶液在低温下易析出结晶，需以热水温热溶解后使用。本品有毒副作用小、溶液稳定、不参与体内代谢、作用效果不受眼部炎症影响等优点，因此是高渗脱水剂中首选药物。

2. 甘油（glycerine, glycerol） 适应证与甘露醇相同。急性青光眼伴有恶心、呕吐病例，口服用药困难，不宜用甘油口服。

甘油亦可作静脉注射，30% 甘油（溶于生理盐水）静注，可引起溶血和血红蛋白尿。甘油禁用于糖尿病病人。但甘油可与抗坏血酸钠或山梨醇合用，两者混合液同时静注可避免血红蛋白尿，并取得良好的降眼压效应。

3. 异山梨醇（isosorbide） 适应证与甘油相同。本品不参与体内代谢，糖尿病病人优于甘油。

（二）眼局部高渗脱水药

1. 氯化钠（sodium chloride, NaCl） 高渗氯化钠可用于治疗各种原因引起的角膜水肿，但上皮损伤的角膜水肿效果较差。

2. 甘油 用于治疗角膜水肿。常用浓度 50%～100% 溶液。

3. 葡萄糖（glucose） 30%～50% 葡萄糖溶液点眼可用于治疗角膜水肿，40% 的疗效约与 5% NaCl 相当。

第四节 抗感染药物

抗感染药物是指用于治疗病原微生物所致感染性疾病的药物。本类药物选择性作用于病原微生物，抑制和杀灭病原体，对人体几乎没有或很少有损害。眼科抗感染药物主要包括：抗菌药物（抗生素、氟喹诺酮类等合成抗菌药）、抗真菌药物、抗病毒药物和抗棘阿米巴药物。

一、抗生素

抗生素是从微生物（主要是真菌和链丝菌）培养液中提得的具有杀灭或抑制其他微生物作用的一类化合物及其半合成制品。眼科临床局部应用的抗生素主要有以下几类。

笔记

（一）氨基糖苷类

1. 新霉素（neomycin）　对多种革兰氏阳性和阴性菌、放线菌及螺旋体有抑制作用。对致病性大肠埃希菌、结核杆菌、假单胞杆菌和变形杆菌作用较强。金葡菌和链球菌易对本品产生耐药。治疗敏感菌引起的外眼感染和眼内感染。滴眼用 0.5% 溶液（或眼膏）。

2. 庆大霉素（gentamycin）　治疗铜绿假单胞菌、耐药性金葡菌及其他敏感菌所致的眼部感染。滴眼用浓度为 0.3%～1% 溶液或眼膏。

3. 阿米卡星（丁胺卡那霉素，amikacin）　具有广谱抗菌作用，主要对金葡菌、肠道杆菌类和铜绿假单胞菌有效。特别对庆大霉素产生耐药的大肠埃希菌、变形杆菌和铜绿假单胞菌等对本品仍敏感。治疗敏感菌株引起的外眼和眼内感染。滴眼用浓度为 0.5%。

4. 妥布霉素（tobramycin）　抗菌谱与庆大霉素近似，抗铜绿假单胞菌作用强，为庆大霉素的 2～4 倍，对庆大霉素耐药的铜绿假单胞菌本品仍敏感。对金葡菌的活性和庆大霉素相同。治疗革兰氏阴性杆菌特别是铜绿假单胞菌所致的眼感染性疾病。滴眼浓度为 0.3%～1.5%。

（二）大环内酯类

1. 红霉素（erythromycin）　抗菌谱与青霉素 G 相仿，对耐药性（耐青霉素和四环素）金葡菌有效。对沙眼衣原体也有抑制作用。缺点是细菌对红霉素的耐药性发展快。

红霉素用于治疗对青霉素过敏的病人，或耐药性金葡菌、溶血性链球菌引起的眼部感染性疾病及败血症，例如眼眶蜂窝组织炎或眼内感染等。常用浓度为 0.5% 的滴眼剂或眼膏。

2. 阿奇霉素（azithromycin）　抗菌谱比红霉素广，对革兰氏阴性菌的作用明显增强，对流感杆菌、淋球菌的抗菌活性达红霉素的 4 倍。对厌氧菌、支原体、衣原体、螺旋体等有较强作用。

单剂量口服（20mg/kg）或 1% 滴眼剂点眼治疗沙眼，滴眼治疗敏感细菌引起的眼部感染。

3. 克拉霉素（clarithromycin）　对革兰氏阳性菌、流感杆菌的抗菌活性较红霉素略强，对支原体、衣原体和厌氧菌的作用均强于红霉素。治疗沙眼及敏感细菌引起的眼部感染疾病。滴眼用 0.5% 溶液。

（三）多肽类

1. 多黏菌素 B（polymyxin B）**和多黏菌素 E**（黏菌素，polymyxin E，colistin）　两者抗菌谱基本相同，对几乎全部革兰氏阴性杆菌有高度抗菌活性，但变形杆菌不敏感。革兰氏阴性球菌和阳性菌等不敏感。本类是最有效的抗铜绿假单胞菌抗生素之一。细菌对本类药物不易产生耐药性。眼内透性甚弱。治疗铜绿假单胞菌性角膜溃疡和眼内感染。滴眼常用 0.1%～0.2% 溶液。

2. 万古霉素（vancomycin）**和去甲万古霉素**（demethylvancomycin，norvancomycin）　两者对革兰氏阳性菌具有强大的抗菌作用，特别是对耐药性金葡菌和肠球菌属非常敏感。可用于治疗敏感菌所引起的眼部感染性疾病。

（四）氯霉素（ chloramphenicol，chlormycetin ）

滴眼剂可治疗细菌性外眼感染及沙眼，眼周或眼内注射可治疗细菌性眼内感染。滴眼常用 0.25%～0.5% 溶液（或眼膏 1%）。

（五）利福平（ rifampicin ）

广谱抗生素，对许多革兰氏阳性和阴性细菌、沙眼衣原体和某些病毒均有较强的抑制作用。革兰氏阳性菌中以金葡菌、链球菌、肺炎链球菌等较敏感，革兰氏阴性菌则对结核分枝杆菌作用最强，与异烟肼相似，比链霉素强。另外对麻风杆菌亦有较强的作用。高浓度利福平能抑制腺病毒、牛痘病毒及天花病毒。对沙眼衣原体高度敏感。用于各种结核性疾患和耐药性金葡菌感染，沙眼以及某些病毒性眼病。滴眼用 0.1% 溶液。

二、合成抗菌药物

（一）喹诺酮类药物

本类药物的共同点：①具有独特的抗菌作用机制，能选择性地抑制细菌 DNA 螺旋酶（DNA gyrase），与其他类抗菌药之间无交叉耐药性；②抗菌谱广，抗菌活性强，对革兰氏阴性杆菌高度敏感，多数药物对金黄色葡萄球菌（包括耐药性金黄色葡萄球菌）及军团菌有较强的抗菌作用，某些药物对厌氧菌、衣原体、支原体及结核分枝杆菌也具有较强的抗菌活性；③口服吸收好，组织穿透力强，体内分布广，体液及组织内浓度高；④滴眼剂点眼或口服后眼内透性良好，多数能达有效治疗浓度。

眼科临床用于治疗敏感菌引起的外眼和眼内感染。

1. **诺氟沙星**（氟哌酸, norfloxacin） 滴眼用 0.3% 溶液（或眼膏）。

2. **氧氟沙星**（氟嗪酸, ofloxacin） 滴眼用 0.3% 溶液（或眼膏）。

3. **环丙沙星**（环丙氟哌酸, ciprofloxacin） 滴眼用 0.3% 溶液（或眼膏）。

4. **左氧氟沙星**（levofloxacin） 为氧氟沙星的左旋异构体，抗菌活性为氧氟沙星的 2 倍。滴眼用 0.3%～1.5% 溶液（或眼膏）。

5. **加替沙星**（gatifloxacin） 新一代氟喹诺酮类药物，抗菌谱更广、作用更强。既保留抗革兰氏阴性菌的高度活性，又明显增强了抗革兰氏阳性菌活性，并对厌氧菌、支原体、衣原体等有较强作用。滴眼用 0.3% 溶液（或眼膏）。

6. **莫西沙星**（moxifloxacin） 新一代氟喹诺酮类药物，抗菌谱更广，抗菌活性更强。除保留抗革兰氏阴性菌活性外，明显增强了抗革兰氏阳性菌、厌氧菌、支原体和衣原体的活性。滴眼用 0.5% 溶液（或眼膏）。

7. **倍西沙星**（besifloxacin） 具广谱抗菌作用，对革兰氏阳性和阴性菌均有强大抗菌活性。对某些耐药菌如 MRSA、MRSP、PRSP 和耐氨苄西林流感嗜血杆菌等仍有抗菌活性。同时，倍西沙星能显著抑制眼部致炎因子的表达，发挥局部免疫调节作用。0.6% 混悬液滴眼剂用于治疗各种细菌性外眼感染。

（二）磺胺类药物

磺胺类药物对大多数革兰氏阳性和阴性细菌多有抑制作用。其中以溶血性链球菌、肺炎链球菌、痢疾杆菌等较敏感；对葡萄球菌、大肠埃希菌、流感杆菌等有效；对沙眼衣原体、放线菌和原虫等也有抑制作用。细菌对本类药物易产生耐药性，尤其当用药剂量不足，用药不规则时更易产生，其中以葡萄球菌最易产生。各类磺胺药间有交叉耐药性。

1. **磺胺醋酰钠**（sodium sulfacetamide, SA） SA 局部应用治疗细菌性外眼感染，如睑缘炎、结膜炎、角膜炎和泪囊炎等，对沙眼亦有效。滴眼用 10%～30% 溶液。

2. **磺胺嘧啶**（sulfadiazine, SD） 抗菌活性是磺胺类中作用较强者。SD 点眼可用于治疗细菌性外眼感染如睑缘炎、结膜炎、角膜炎和泪囊炎等，对沙眼亦有效。滴眼剂浓度为 4%，眼膏为 5%。

3. **磺胺甲异噁唑**（sulfamethoxazole, SMZ, 新诺明） 抗菌作用较强，与增效剂（甲氧苄啶, TMP）联合应用时抗菌作用更有明显增强，临床应用范围也扩大，并可减少耐药菌株的出现。局部或全身应用治疗细菌性外眼感染，如睑缘炎、睑腺炎、结膜炎、角膜炎和泪囊炎等，对沙眼亦有效。滴眼用 4% 溶液。

（三）利奈唑胺（linezolid）

利奈唑胺是第一个用于临床的恶唑烷酮类（oxazolidinones）抗生素，在治疗耐药革兰氏阳性球菌感染方面比糖肽类、β- 内酰胺类抗生素更有效。对厌氧菌亦具抗菌活性。静脉注射或口服用于治疗敏感菌引起的眼内炎。

笔记

（四）甲硝唑（metronidazole）和替硝唑（tinidazole）

两者同属硝基咪唑类，均有广谱抗厌氧菌和抗原虫的作用，替硝唑的作用比甲硝唑强 8 倍。口服吸收迅速而完全，吸收后广泛分布在各组织和体液中。用于预防和治疗厌氧菌引起的眼部感染。滴眼浓度 0.2% 溶液。

三、抗真菌药物

（一）抗真菌抗生素

1. 两性霉素 B（amphotericin B） 广谱抗真菌药，敏感的真菌有荚膜组织胞浆菌、新型隐球菌、白色念珠菌、粗球孢子菌、曲霉属、镰刀菌属等。低浓度抑菌、高浓度杀菌。治疗真菌性眶蜂窝织炎、眼内炎、角膜溃疡及其他眼外真菌感染。滴眼用浓度为 0.1%～0.3% 溶液。

2. 那他霉素（匹马霉素，natamycin，pimaricin） 广谱抗真菌抗生素。浓度 1～25μg/ml 时，对曲孢子菌属、芽生菌属、念珠菌属、头孢子菌属、球孢子菌属、隐球菌属、表皮癣菌属、曲菌属、镰刀菌属、组织胞浆菌属、小孢子菌属、青霉属、孢子丝菌属和毛滴虫属等均有抑制作用。治疗真菌性外眼感染。滴眼用 5% 混悬液或 1% 眼膏。

3. 金褐霉素（aureofuscin） 对白念珠菌、烟曲霉、镰刀霉、弯孢霉、盘孢霉、青霉等多种真菌有抑制作用。局部应用治疗各种真菌性角膜溃疡及其他外眼真菌感染。滴眼用 0.1%～0.2% 溶液或眼膏。

（二）唑类抗真菌药

1. 酮康唑（ketoconazole，KCZ） 广谱抗真菌药，对念珠菌属、孢子菌属、球拟酵母菌属、隐球菌属等有明显活性，对曲霉菌、组织胞浆菌等亦敏感。治疗各种真菌性眼部感染。滴眼用 1%～2% 混悬液。

2. 氟康唑（fluconazole，FCZ） 具广谱抗真菌作用，对深部、浅部真菌病原菌均有效，尤其对念珠菌、隐球菌具有较高活性，对曲霉菌等作用较差。全身或局部给药治疗各种真菌性眼部感染。

3. 伊曲康唑（itraconazole，ICZ） 能强有力地抑制大多数致病性真菌如曲霉菌、念珠菌、隐球菌、粗球孢子菌、组织胞浆菌、类球孢子菌等。用于治疗眼部各种真菌感染。

4. 活力康唑（voriconazole，VCZ） 新型三唑类抗真菌药物，抗真菌活性 10～500 倍于氟康唑，抗真菌谱类似伊曲康唑，对一些条件致病菌如曲霉菌属、镰刀菌属、隐球菌属及念珠菌属（包括对氟康唑耐药的念珠菌）均有抗菌活性。用于治疗真菌性角膜炎和眼内炎。

5. 泊沙康唑（posaconazole，PCZ） 新型三唑类抗真菌药物，对念珠菌（包括对氟康唑耐药的白色念珠菌以及对唑类很少敏感的光滑念珠菌）、新型隐球菌、曲霉菌、接合菌、镰刀菌等多种真菌具有较好的抗真菌活性。用于治疗真菌性角膜炎和眼内炎。

（三）烯丙胺类抗真菌药

特比萘芬（terbinafine）是广谱抗真菌药，对皮肤真菌、皮炎芽白菌、曲霉菌、荚膜组织胞浆菌有灭菌作用，对皮肤真菌和曲霉菌的抗菌活性优于酮康唑和两性霉素 B。滴眼剂点眼对丝状真菌性角膜炎有一定疗效。

（四）棘白菌素类

新型抗真菌药，为葡聚糖合成酶抑制剂，作用于真菌细胞壁的葡聚糖合成酶，抑制真菌细胞壁的合成。哺乳类细胞无细胞壁，故该类药物对人体的毒性较低。主要有卡泊芬净（caspofungin）、米卡芬净（micafungin）等。

对曲霉菌、念珠菌属包括白念珠菌（其中有氟康唑、两性霉素 B 及氟胞嘧啶耐药株）、非白念珠菌属（如热带、光滑菌、近平滑、克柔、高里、乳酒、葡萄牙、解脂等念珠菌菌属）等均

笔记

有良好抗菌作用,对卡氏肺孢菌亦有作用。但对隐球菌属、镰刀菌属、毛孢子菌、皮肤癣菌、接合菌亚纲等真菌无作用。用于治疗敏感真菌性角膜炎和眼内炎。

四、抗病毒药物

(一)非选择性抗疱疹病毒药物

1. 碘苷(idoxuridine,IDU) 碘苷仅抑制 DNA 病毒,对单纯疱疹病毒(HSV)、牛痘病毒、水痘病毒等病毒具抑制作用。HSV 易产生抗碘苷毒株。用于治疗浅层单纯疱疹角膜炎、眼带状疱疹及牛痘病毒性眼病。滴眼用 0.1% 溶液或 3% 眼膏。

2. 阿糖胞苷(cytarabine,Ara-C) 阿糖胞苷主要抑制 DNA 病毒,对 RNA 病毒无作用。与碘苷之间无交叉抗药性。治疗 HSV、牛痘病毒、带状疱疹病毒引起的眼部感染性疾病。用浓度为 0.05%～0.1% 的溶液滴眼。

3. 安西他滨(环胞苷,ancitabine,cyclocytidine,CC) CC 主要抑制 DNA 病毒,作用强于 IDU。治疗各型单纯疱疹角膜炎和带状疱疹性眼病。滴眼用 0.05% 溶液或 0.1% 眼膏。

4. 阿糖腺苷(vidarabine,adenine arabiniside,Ara-A) 具广谱抗 DNA 病毒作用,能有效抗 HSV、水痘带状疱疹病毒(VZV)、巨细胞病毒(CMV)和牛痘病毒等,对腺病毒无效。用于各型单纯疱疹角膜炎、单纯疱疹虹膜炎和带状疱疹性眼病。滴眼用 1% 混悬液或 3.3% 眼膏。

5. 曲氟尿苷(三氟胸苷,trifluridine,F3T) 对 HSV、牛痘病毒和腺病毒等 DNA 病毒有强大的抑制作用,抗病毒作用比碘苷和阿糖胞苷强。1% 的 F3T 溶液对治疗浅层和深层单纯疱疹角膜炎有效。与碘苷、阿糖腺苷相比,F3T 具有疗程短、治愈率高的优点。

(二)选择性抗疱疹病毒药物

1. 阿昔洛韦(无环鸟苷,acyclovir,ACV) 选择性抑制 HSV、VZV,对腺病毒、牛痘病毒和 RNA 病毒无效。抗 HSV 作用强。HSV 对 ACV 易产生耐药性。治疗各型单纯疱疹角膜炎和带状疱疹性眼病。滴眼用 0.1% 溶液或 3% 眼膏。

2. 更昔洛韦(丙氧鸟苷,ganciclovir,GCV,DHPG) GCV 在组织培养中对 HSV 和 VZV 的作用与 ACV 相当,在体内则比 ACV 高 60 倍。对 CMV 的作用明显高于 ACV,亦有对腺病毒和微小 RNA 病毒有效的报告。

GCV 可治疗各型单纯疱疹角膜炎、带状疱疹性眼病、急性视网膜坏死综合征、CMV 葡萄膜炎和视网膜炎。滴眼用 0.2% 的溶液、凝胶或眼膏,玻璃体内注射用量为 200～2000μg。CMV 葡萄膜炎和视网膜炎易复发(复发率约 80%),须长期乃至终身治疗。

3. 膦甲酸(foscarnet,phosphonoformate acid,PFA) 广谱抗病毒药,选择性抑制 HSV、VZV、CMV、乙肝及丁肝病毒(HBV 及 HDV)、流感病毒,也可抑制反转录病毒、HIV 病毒等。HSV 易对 PFA 产生耐药性,但与 IDU、GCV 间无交叉耐药性。治疗各型单纯疱疹角膜炎、带状疱疹性眼病、CMV 葡萄膜炎和视网膜炎。滴眼用 1%～2% 溶液或眼膏。

(三)干扰素(interferon)

干扰素(包括各种天然诱生干扰素和重组基因工程干扰素)具有广谱抗病毒作用,对 RNA 病毒和 DNA 病毒都有作用。此外,对衣原体与原虫也有作用。与眼科有关的如牛痘病毒、HSV、VZV 以及沙眼衣原体均有明显抑制作用。用于治疗单纯疱疹角膜炎、牛痘苗性角膜炎、带状疱疹性眼病、流行性角膜炎和衣原体性眼病。

(四)其他抗病毒药物

1. 利巴韦林(三氮唑核苷,病毒唑,ribavirin,virazole,RBV) 广谱抗病毒药,在组织培养中对 DNA 病毒(HSV-1、HSV-2、牛痘病毒、腺病毒等)和 RNA 病毒(1、3 型副流感病毒,A2 和 B 型流感病毒,鼻病毒 1A、13、65 型以及柯萨奇病毒 B 型等)均有抑制作用。治疗单纯疱疹角膜炎、腺病毒性角膜炎和急性流行性出血性结膜炎(俗称"红眼病")。

笔记

2. 酞丁安（ftibamzone）　本品对 HSV、VZV 以及沙眼衣原体均有明显抑制作用,可治疗单纯疱疹角膜炎、带状疱疹性眼病、沙眼等。滴眼用 0.1% 溶液或 0.5% 眼膏。仅作局部应用。

3. 羟苄唑（hydrobenzole,HBB）　选择性抑制微小 RNA 病毒。在组织培养中,50μg/ml能抑制人类肠道病毒、柯萨奇病毒和脊髓灰质炎病毒及急性流行性出血性角结膜炎病毒(俗称"红眼病毒")。治疗急性流行性出血性角结膜炎(俗称"红眼")。滴眼用 0.1% 溶液或 0.5% 眼膏。

五、抗棘阿米巴药物

棘阿米巴角膜炎的治疗较复杂,当原虫处于包囊体阶段,治疗更为棘手,目前尚无特效药物。文献报道 0.1% 羟乙磺酸丙氧苯脒(propamindine isethionate)和 0.15% 羟乙磺酸双溴苯脒(dibromoprojamindine isethionate)的疗效较好。抗真菌药物,包括咪康唑、克霉唑、酮康唑,伊曲康唑对有些虫株也有一定疗效。也有应用新霉素治疗的报道。甲硝唑系抗原虫剂,为咪唑衍生物,对阿米巴感染有效。最近有应用防腐剂 0.02% 洗必泰和 0.01%~0.02% 聚六甲撑双胍(polyhexamethylene biguanide,PHMB)成功治疗棘阿米巴角膜炎报道,但疗程需达数月。

第五节　抗炎药和影响免疫功能药物

一、糖皮质激素

糖皮质激素(glucocorticoid,GC)对机体的作用广泛而复杂,且随剂量不同而异。超生理剂量除影响物质代谢以外,主要有抗炎、免疫抑制和减轻组织细胞损伤等作用。

（一）抗炎作用

GC 对各种原因(物理、化学、生物、免疫等)引起的炎症都有很强的抗炎作用。如减轻炎症早期的渗出、水肿、毛细血管扩张、白细胞浸润及吞噬反应,从而改善红、肿、热、痛等症状;炎症后期,可抑制毛细血管和成纤维细胞的增生,延缓肉芽组织生成,防止粘连及瘢痕形成,减少后遗症。

炎症反应是机体的重要防御功能,炎症后期的反应更是组织修复的重要过程。因此,GC 在抑制炎症、减轻症状的同时,也降低了机体防御功能,引致感染扩散和阻碍创口愈合。

此外 GC 还有免疫抑制、增强机体应激能力、诱导细胞凋亡等作用。

（二）眼科应用

主要治疗眼部各种炎症和免疫性疾病,适应证多、用途广泛。

1. 适应证　①眼睑疾病:药物过敏性眼睑炎、化妆品等毒物性眼睑炎、眼睑烫伤和腐蚀伤、睑缘炎及神经性皮炎等;②结膜疾病:过敏性结膜炎、泡性结膜炎、春季结膜炎、酒渣鼻性结膜炎及化学性烧伤等。③角膜疾病:泡性角膜炎、角膜实质炎、硬化性角膜炎、角膜烧伤和腐蚀伤、角膜移植排斥反应等,禁用于溃疡性角膜炎;④巩膜疾病:上巩膜炎、巩膜炎;⑤葡萄膜疾病:虹膜睫状体炎、脉络膜炎、葡萄膜大脑炎、交感性眼炎、类肉瘤病等;⑥视网膜疾病:视网膜血管炎等;⑦视神经疾病:视神经乳头炎、急性球后视神经炎、视盘血管炎及缺血性视神经病变等;⑧其他:眼眶疾病、眼部带状疱疹、颞动脉炎、甲亢性突眼症、眼型Graves 征及眼眶炎性假瘤等。

必须说明的是,在感染性炎症时必须在足量的对致病微生物敏感药物应用的前提下方才考虑使用 GC。眼部真菌感染时禁用 GC。

2. 用法及用量　用药方法和制剂选择主要取决于病变部位。外眼炎症采用渗透性低

笔记

的氢化可的松、可的松点眼,既能维持局部的药物浓度,又不致大量透入眼内造成激素性青光眼。虹膜睫状体等内眼炎症,则应采用渗透性较高的泼尼松龙和地塞米松等。严重病例需配合结膜下注射,以及全身用药。眼后节、视神经和眼眶等炎症,点眼难以奏效,需全身用药,有些病例可选用球后注射。

用药剂量随疾病的严重程度不同而异。0.5%可的松或氢化可的松、0.1%泼尼松或泼尼松龙已足以达到对大多数眼病的消炎目的。严重病例则需再加大浓度、增加点眼次数。在高浓度、高频次滴眼控制炎症后,应逐渐减少点眼次数和降低药浓,用维持量(最低浓度、最少次数)点眼治疗较长时间以防复发。剂量与反应关系的研究表明,多数外眼炎症应用微量GC(如0.001%地塞米松)溶液点眼即可控制炎症,同时又大大减少各种不良反应。

全身用药以口服为主,常用泼尼松或泼尼松龙。开始每日40～60mg,对严重病例可加至80～120mg。炎症控制后应逐渐减量,直至获得一个适宜的维持量,再继续用药较长时间,以免炎症复燃。维持量给药多采用隔日疗法(两天的剂量于头天早晨顿服,次日休息),优点是符合机体GC的自然分泌规律,对肾上腺皮质功能和机体代谢的影响最小。

(三)不良反应

长期大剂量全身应用GC,由于超过人体生理激素水平而产生一系列不良反应,并造成体内激素调节紊乱。因此必须正确认识GC的治疗作用和不良反应,权衡利弊,谨慎使用,力求减少或避免下述不良反应和并发症。

1. 类肾上腺皮质功能亢进综合征　这是过量GC引起物质代谢和水、电解质代谢紊乱的结果。表现为满月脸、水牛背、向心性肥胖、皮肤变薄、痤疮、多毛、水肿、低血钾、高血压、糖尿等。停药后症状可自行消失。

2. 诱发或加重感染　GC抑制机体防御功能,可诱发机会感染或使潜在病灶扩散,或使病情反跳。

3. 消化系统并发症　GC刺激胃酸、胃蛋白酶的分泌、抑制胃黏液分泌。因抑制环氧酶1(COX 1)催化生成的前列腺素E而降低胃黏膜的抵抗力,故可诱发或加剧胃、十二指肠溃疡,甚至造成消化道出血或穿孔,甚或危及生命。GC诱发消化道出血而死亡者时有发生。

4. 神经精神并发症　产生欣快、激动、失眠等中枢兴奋症状,可诱发精神病或癫痫发作。

5. 心血管系统并发症　由于钠、水潴留和血脂升高,可引起高血压和动脉粥样硬化。

6. 骨质疏松、肌肉萎缩、伤口愈合延缓等。

7. GC能使病人的周围血中白细胞数量增加,其机制不明。

8. 停药反应　长期用药的病人若减量过快或突然停药,由于GC反馈性抑制脑垂体前叶对ACTH的分泌,可引起肾上腺皮质萎缩和机能不全。

严重精神病、癫痫、溃疡病、中度以上糖尿病、严重高血压、骨折、创伤修复期、肾上腺皮质机能亢进症、妊娠早期、尚无有效药物治疗的某些感染(如真菌等)性眼病和全身病均禁用本类药物治疗。

长期用药尚可引起激素性青光眼和白内障,局部应用时更易发生。

(四)常用药物

糖皮质激素的种类很多,其主要作用、眼科适应证及不良反应等基本相同,但在用法、用量等方面各有特点,现分别介绍如下。

1. **氢化可的松**(皮质醇,hydrocortisone,cortisol)　滴眼用0.25%～2.5%醋酸酯混悬液或眼膏。

2. **醋酸可的松**(皮质素,cortisone acetate,cortate)　滴眼用0.25%～2.5%混悬液或眼膏。

3. **泼尼松龙**(氢化泼尼松,强的松龙,prednisolone,hydroprednisone)　滴眼用0.1%～0.5%醋酸酯混悬液或眼膏。

笔记

4. 泼尼松（强的松，prednisone）　滴眼用 0.1%～0.5% 醋酸酯混悬液或眼膏。

5. 甲泼尼龙（甲基强的松龙，methylprednisolone）　滴眼用 0.1%～0.5% 醋酸酯混悬液或眼膏。

6. 曲安西龙（氟羟强的松龙，triamcinolone，fluoxyprednisolone）、**曲安奈德**（triamcinolone acetonide）　滴眼用 0.1%～0.5% 醋酸酯混悬液或眼膏。

7. 地塞米松（氟美松，dexamethasone）　滴眼用 0.001%～0.1% 溶液或眼膏。

8. 氟米龙（氟甲松龙，fluorometholone，flumetholon）　滴眼用 0.02%～0.1% 醋酸酯混悬液或眼膏。

9. 利美索龙（rimexolone）　是一新局部皮质激素类药物，1% 混悬液滴眼的消炎作用与泼尼松龙相当，而升高眼压反应则较小。用于治疗术后炎症和前葡萄膜炎等。滴眼用 1% 混悬液。

10. 氯替泼诺（loteprednol，lotemax）　本品是一种"软"糖皮质激素，其特点是在充分发挥消炎作用后迅速在眼内代谢失效，因而具有高度抗炎活性而升高眼压反应则小得多。滴眼用 0.5% 混悬液。

11. 双氟泼尼酯（difluprednate）　0.05% 双氟泼尼酯眼用乳剂一日 2～4 次滴眼。其疗效、升眼压反应与 0.1% 地塞米松或 1% 醋酸泼尼松龙相当。

二、非甾体抗炎药

非甾体抗炎药（nonsteroidal anti-inflammatory drugs，NSAIDs）是指结构与作用机制均不同于糖皮质激素，但具有抗炎作用的药物。本类药物均有解热镇痛和抗炎作用，一般以抗炎作用较为突出。抗炎作用机制主要是抑制前列腺素（PGs）合成。

眼科临床主要用于治疗葡萄膜炎、角膜炎、巩膜炎和表层巩膜炎，抑制角膜新生血管的形成，治疗内眼手术后、激光滤帘成形术后或各种眼部损伤的炎症反应，白内障手术中抑制炎症性缩瞳反应，PRK 术后镇痛、消炎及防止回退，春季结膜炎、季节性过敏性结膜炎等过敏性眼病，预防和治疗白内障囊内摘除术后黄斑囊样水肿（CME）。

1. 吲哚美辛（消炎痛，indomethacin）　滴眼用浓度为 0.5%～1%，溶于蓖麻油（或混悬液）。

2. 双氯芬酸（diclofenac）　滴眼用 0.1% 溶液。

3. 酮咯酸（ketorolac）　滴眼用 0.5% 溶液。

4. 氟比洛芬（氟联苯丙酸，flurbiprofen）　滴眼用 0.03% 溶液。

5. 普拉洛芬（pranoprofen）　滴眼用 0.1% 溶液。

6. 溴芬酸（bromfenac）　滴眼用 0.1% 溶液。

7. 奈帕芬胺（nepafenac）　奈帕芬胺是一种前药，在眼组织水解酶作用下水解成具有高度抗炎活性的氨芬酸（amfenac），滴眼用 0.1% 溶液。

三、免疫抑制剂

免疫抑制剂（immunosuppresive agents）是一类抑制机体免疫功能的药物，主要用于防治器官移植排斥反应和治疗自身免疫性疾病。具免疫抑制作用的药物很多，除糖皮质激素、抗癌药和某些抗疟疾药外，近年又发现一些新的选择性免疫抑制药。

1. 环孢素 A（cyclosporin A，CsA）　CsA 是一种选择性免疫抑制药。用于防治角膜移植排斥反应，治疗角膜基质炎、巩膜炎、严重葡萄膜炎、Graves 症、Sjögren 综合征等。

2. 他克莫司（tarcolimus，FK506）　FK506 具有强大的免疫抑制特性。作用较 CsA 强 10～100 倍。全身和局部用药预防和治疗角膜移植排斥。治疗自身免疫性眼病和眼过敏性疾病。

笔记

3. 麦考酚吗乙酯（mycophenolate mofetil，MMF） 防治角膜移植后排斥反应，治疗葡萄膜炎，巩膜炎、特应性角结膜炎，口服每次 1g，2 次 / 天。滴眼用 1% 的溶液。

4. 英夫昔单抗（infliximab） 用于治疗常规糖皮质激素或免疫抑制剂治疗无效的顽固性葡萄膜炎、Behçet 病、顽固性巩膜炎等自身免疫性眼病。静脉滴注 3～5mg/kg，以后每次给药间隔 4～8 周。

5. 达克珠单抗（daclizumab） 用于治疗顽固性中间葡萄膜炎和后葡萄膜炎、鸟枪弹样脉络膜视网膜炎等，静脉注射 1mg/kg，以后每次给药应间隔 14 天，5 个剂量为一疗程。

6. 阿达木单抗（adalimumab） 用于治疗常规免疫抑制剂治疗无效的顽固性葡萄膜炎、Behçet's 病等。2 周 1 次皮下注射 20～40mg，玻璃体内注射 0.5mg/0.1ml。

四、抗变态反应药

这类药物习惯上称为抗过敏药，主要用于控制速发型变态反应。常用者为减轻充血剂、组胺受体阻断药和过敏介质阻释药等。

（一）减轻充血剂

1. 萘甲唑啉（naphazoline）**和羟甲唑啉**（oxymetazoline） 二者均系 α- 肾上腺素受体激动药，局部滴于黏膜上有较快、较持久的收缩血管作用，从而减轻充血和水肿。用于治疗过敏性结膜炎和多种原因引起的结膜充血、水肿。常用浓度：萘甲唑啉 0.1%，羟甲唑啉 0.025%。较长期应用可引起继发性充血、瞳孔散大、眼压升高等不良反应。禁用于闭角性青光眼、窄房角和对药物成分过敏的病人。

2. 减轻充血剂和组胺受体阻断药复方制剂 已用于临床的复方制剂有 0.025% 盐酸萘甲唑啉联合 0.3% 马来酸非尼拉敏、0.05% 盐酸萘甲唑啉联合 0.5% 安他唑啉、0.05% 四氢唑啉联合 0.5% 安他唑啉。本类复方制剂具有抗组胺和减轻充血的双重作用，治疗过敏性结膜炎，迅速减轻眼部瘙痒及充血等症状。

（二）组胺受体阻断药

即传统的抗组胺药。作用机制为竞争性地和组胺 -1 受体结合，从而拮抗组胺的作用。用于治疗过敏性结膜炎、春季角结膜炎及其他过敏性眼病等。氯苯那敏（chlorphenamine，扑尔敏）：滴眼 0.1%～0.5%；曲吡那敏（tripelennamine）：滴眼 0.1%～0.5%；安他唑啉（antazoline）：滴眼 0.5%；西咪替丁（cimetidine）：滴眼 0.1%；西替利嗪（cetirizine）：滴眼 0.1%。

新型抗组胺药除有更强的抗组胺作用外，尚能阻止炎性介质释放、抑制多种炎症细胞活化和抑制多种炎症介质活性等作用，因而有更强的抗过敏功效。用于预防和治疗过敏性角结膜炎，眼科局部应用的新型 H_1 受体阻断药主要有：

1. 酮替芬（ketotifen） 滴眼用 0.025%～0.05% 溶液。

2. 左卡巴斯汀（levocabastine） 滴眼用 0.05% 溶液。

3. 依美斯汀（emedastine） 滴眼用 0.05% 溶液。

4. 依匹斯汀（epinastine） 滴眼用 0.05% 溶液。

5. 氮䓬斯汀（阿齐司丁，azelastine） 滴眼用 0.05% 溶液。

6. 贝他斯汀（bepotastine） 滴眼用 0.15% 溶液。

7. 奥洛他定（olopatadine） 滴眼用 0.05%～0.1% 溶液。

8. 阿卡他定（alcaftadine） 滴眼用 0.25% 溶液。

（三）过敏介质阻释药

本类药物能抑制变应原诱发的肥大细胞脱颗粒，由此阻止组胺、5- 羟色胺、慢反应物质等过敏介质的释放。局部应用治疗春季角结膜炎和其他过敏性眼病。

1. 色甘酸钠（cromolyn sodium，disodium cromoglycate） 滴眼用 2%～4% 溶液。

笔记

2. 奈多罗米（nedocromil）　滴眼用 2% 溶液。

3. 洛度沙胺（lodoxamide）　滴眼用 0.1% 溶液。

4. 吡嘧司特（pemirolast，TBX）　滴眼用 0.1% 溶液。

第六节　影响凝血系统和血管的药物

一、抗凝血药

抗凝血药（anticoagulants）是指能通过干扰机体生理性凝血的某些环节而阻止血液凝固的药物，临床主要用于防止血栓形成和已形成血栓的进一步发展。

1. 肝素（heparin）

（1）用于治疗视网膜血管阻塞，脑血管意外引起的眼部症状，治疗结膜、角膜化学烧伤或热烧伤所致的眼前部血管栓塞。

（2）人工晶状体植入术：用肝素处理的人工晶状体及平衡液中加少量肝素，能预防后囊混浊，减轻术后炎症反应。

用药过量可引起自发性出血，主要表现为各种黏膜出血、关节积血和伤口出血等。对早期眼化学伤进行过多的结膜下注射肝素，有诱发新生血管和出血的危险。

2. 低分子量肝素（low molecular weight heparins，LMWHs）　是指分子量小于 7kD 的肝素，与普通肝素相比 LMWHs 具有以下优点：①抗因子 Xa/IIa 活性比值明显增加。在保持肝素抗血栓作用的同时，降低了出血的危险；②生物利用度高，半衰期较长；③由于分子量小，较少受血小板因子 4（PF4）的抑制，不易引起血小板减少。

3. 重组水蛭素（lepirudin）　是由水蛭的有效成分水蛭素（hirudin），经基因重组技术制成，分子量 7kD。水蛭素对凝血酶具有高度亲和力，是目前最强的凝血酶特异性抑制剂。临床疗效优于肝素，大剂量可引起出血。

二、纤维蛋白溶解剂

某些病理因素导致机体形成血栓时需要给予外源性的纤维蛋白溶解剂（fibrinolytics），又称溶栓药。在内源性或外源性纤溶酶原激活剂参与下，药物可使纤溶酶原转为纤溶酶，导致血栓溶解。

1. 尿激酶（urokinase，UK）　本品是天然第一代溶栓药，是纤溶酶原激活剂，可直接使纤溶酶原转变为纤维蛋白酶，从而使纤维蛋白水解，溶解血栓。它对新鲜血栓效果较好。临床用于角膜血染，前房积血，玻璃体内出血，视网膜出血等。

2. 组织型纤溶酶原激活剂（tissue type plasminogen activator，t-PA）　属第二代溶栓药，能高效特异性地激活纤溶酶原转变成纤溶酶，进而使纤维蛋白水解，血栓消除。

临床用于视网膜血管阻塞，眼内纤维蛋白渗出，前房积血等。采用小剂量重复给药或使用最小效量将可避免 t-PA 对眼组织的毒性损害。

3. 蝮蛇抗栓酶（snake venom antithrombus enzyme）　能降低血小板数量，抑制血小板黏附和聚集，降低血黏度、血浆纤维蛋白原和血脂，具有去纤、抗凝、溶栓作用。眼科可改善视网膜微循环，使视网膜重新得到供血、供氧、病变缩小、恢复视力。用于治疗视网膜动、静脉阻塞。

4. 雷特普酶（reteplase）　属第三代溶栓药。具有以下优点：溶栓疗效高，见效快，耐受性较好，生产成本低，给药方法简便，不需要按体重调整给药剂量。临床应用同 t-PA，血小板减少症、有出血倾向者慎用。

笔记

三、促凝血药

1. 维生素 K₁（vitamin K_1） 用于治疗视网膜静脉周围炎，糖尿病、高血压眼底病变或内眼手术后等引起的眼底出血。静注选用注射乳剂，速度应缓慢。

2. 血凝酶（立止血，reptilase） 血凝酶是从蛇毒中分离、纯化的一种酶制剂，为高效、速效的止血药。治疗及预防眼部手术出血。

3. 酚磺乙胺（止血敏，ethamsylate） 用于眼外伤及眼部手术前后的出血、眼底出血等。

4. 氨甲环酸（凝血酸，tranexamic acid） 适于手术前及术中用药，预防内、外眼手术中的出血和止血。治疗出血性疾病，如眼睑术后反复大出血、结膜下出血、反复性玻璃体积血等。

5. 氨基己酸（抗血纤溶酸，aminocaproic acid）**和氨甲苯酸**（aminomethylbenzoic acid） 作用及用途同氨甲环酸，但较弱。口服吸收较完全，生物利用度较好。

四、止血药

1. 凝血酶（thrombin） 以明胶海绵或纱布蘸上本品置于手术野或创面处止血，尤其是结膜手术或泪囊手术局部渗血性创面出血。外用局部止血配成 50～1000U/ml 溶液。

2. 卡巴克洛（安特诺新，carbazochrome，adrenosem） 用于治疗各种出血性眼病，以及内、外眼手术前预防出血。

3. 止血棉（spongiahaemostic） 系由卡巴克洛、药用明胶、EDTA-2Na、甲醛等经过严密消毒后制成的橘黄色、质轻多孔的海绵状物质，适用于眼睑皮肤等组织外伤出血的急救，以及鼻腔、泪囊、眼球出血或眼眶内容摘除术等手术时止血。

4. 吸收性明胶海绵（absorbale gelatin sponge） 为多孔海绵状物，可吸收数倍量的血液进入孔内，促使血小板破裂并释放大量促凝血因子。同时有支架作用，使血块不易脱落而止血。用于眼科手术或创面止血，尤其是泪囊鼻腔吻合术或开眶术中止血。根据手术野出血部位，将明胶海绵剪成适当大小按压于术野出血处；或临用前蘸取凝血酶溶液可加强局部止血效果。

五、血管扩张药

当血管机能障碍、减少其控制组织的血流量时，组织即受不同程度损害。使用血管扩张剂，以期恢复血流量，当可减轻甚或消除这方面的组织损害。因此，扩张血管的此种药物疗法是非常重要的。眼科疾患中有必要给予血管扩张剂的不单是血管性病变，还广泛用于变性病变和炎症性疾病，如视网膜色素变性、各种类型的视网膜炎和视神经炎等。此外，血管扩张药还常常扩大给药范围，作为对症疗法的合并用药广泛用于临床。但它的主要适应证仍然是血管性病变，特别是对视网膜动静脉栓塞症、糖尿病性视网膜病变和各种视神经炎等，治疗上尤不可缺少。

眼科常用的血管扩张药属于多种不同的类别，例如妥拉唑啉为 α- 受体阻断药，地巴唑为降血压药，硝酸甘油为抗心绞痛药等。但它们的基本作用都是扩张末梢血管，解除血管痉挛，改善眼组织的血循环，有利于某些眼病症状的好转。

本类药物主要有：硝酸甘油（nitroglycerin）、亚硝酸异戊酯（amyl nitrite）、妥拉唑啉（tolazoline）、地巴唑（dibazol）、烟酸（nicotinic acid）、烟酸肌醇（inositol nicotinate）、血管舒缓素（kallidinogenase）、山莨菪碱（anisodamine）、丹参（salvia miltorrihiza）、曲克芦丁（hydroxyethylrutin）、导升明（calcium dobesilate）、右旋糖酐 40（dextran 40）等。

第七节　眼科手术用药

眼科手术是治疗眼病的重要手段。但无论手术前后或手术过程中均须使用某些药物，以保证手术的顺利进行，消除或减轻手术引起的不良反应，从而取得最佳的治疗效果。这些药物主要包括：局部麻醉药、手术前用药、手术过程中应用组织黏稠剂和冲洗液等、手术后的消炎药和预防感染药以及术后一旦眼内感染的治疗等等。

一、局部麻醉药

1. 普鲁卡因（procaine）　用于眼睑皮下、结膜下、眼外肌和球后等浸润麻醉以及眶下孔、面神经根等传导麻醉。浸润麻醉用 0.25%～0.5% 溶液，每小时不得超过 0.75g，每次总量不得超过 1.25g；神经传导麻醉用 1%～2% 溶液，每次不得超过 1g。

2. 丁卡因（地卡因，tetracaine，dicaine）　具有良好的表面穿透作用。用于角膜异物剔除、测量眼压、前房角镜检查、眼手术前表面麻醉等。

3. 丁氧普鲁卡因（oxybuprocatine）　为眼科表面麻醉剂，用于眼科检查或治疗中的表面麻醉，隧道小切口及超声乳化白内障摘除术的麻醉。

4. 丙氧苯卡因（proparacaine）　表面麻醉剂，0.5% 浓度溶液点眼。用于测量眼压、拆除缝线和角膜异物剔除。白内障摘除术、前房角镜及三面镜检查。

5. 利多卡因（lidocaine）　用于浸润麻醉，传导麻醉，表面麻醉，前房麻醉。能产生快速耐受性。若药液中加入少量肾上腺素，快速耐受性有所改善。

6. 布比卡因（bupivacaine）　长效局麻药。用于持续较长时间的眼科手术麻醉，如视网膜脱离，玻璃体切除，角膜移植术等。适用于浸润麻醉、传导麻醉。0.75% 布比卡因和 2% 利多卡因 1∶1 混合用作眼轮匝肌和球后麻醉，二者配伍应用，后者起效快，前者维持时间长，取得良好效果。

7. 甲哌卡因（mepivacaine）　局部麻醉效能强，作用迅速，3～5 分钟呈现麻醉作用，持续久，可维持 2～3 小时。

8. 辛可卡因（cinchocaine）　本品易通过黏膜，主要用于表面麻醉。0.1% 溶液滴眼。

9. 丙胺卡因（prilocaine）　中效局麻药，约 3～4 分钟生效，持续为 2.5～3 小时。浸润麻醉用 1% 溶液；神经传导麻醉用 2%～3% 溶液。

二、黏弹性保护剂

黏弹剂（viscoelastic agents）系一类具有黏性和弹性的透明胶体物质，在眼科各类手术，特别是白内障摘除人工晶状体植入术中广泛应用。在眼科手术中使用黏弹剂可起到保护角膜、减少器械和冲洗液的损伤的作用；能维持前房恒定的深度，便于手术操作；可防止玻璃体和虹膜脱出；对前房积血或伤口渗血有止血等作用。目前临床上普遍使用的黏弹剂有透明质酸钠、甲基纤维素等。眼压升高是黏弹性物质应用后的主要并发症，一般发生在术后 12～72 小时。其原因是黏弹性物质机械性阻塞小梁网，导致房水排出减少，与黏稠性高低和分子量大小密切相关。术中尽可能将前房残留的黏弹性物质冲洗干净和术后少量服用碳酸酐酶抑制剂，则有助于预防和治疗眼压升高。

常用的黏弹剂有：透明质酸钠（玻璃酸钠，sodium hyaluronate，healon），羟丙甲基纤维素（hydroxypropylmethylcellulose，HPMC）等。

三、平衡液

平衡液即灌注液（irrigational fluid），常用于白内障及玻璃体手术，眼内组织对平衡液的化学成分、酸碱度、渗透压、温度以及冲洗的压力等都有严格的要求，否则易造成眼组织损害。平衡液中的主要成分，Na^+、K^+、Ca^{2+}、Mg^{2+}、Cl^- 等离子对于维持细胞膜电位、细胞内渗透压及激活多种酶系统等发挥重要作用。谷胱甘肽对于维持细胞内环境的稳定、葡萄糖对于细胞的能量代谢都是十分需要的。平衡液的 pH 要求控制在 6.9～7.5，渗透压 200～500mOsm/L；温度 25～35℃较为适宜，低于 20℃或高于 40℃，均可引起角膜内皮损害，甚至视网膜脱离。

常用平衡液有：复方乳酸钠葡萄糖注射液（乳酸钠林格注射液）（compound sodium lactate and glucose injection, lactate's Ringer solution），平衡盐溶液（balanced salt solution, BSS），增效平衡盐液（BSS plus）等。

四、硅油

硅油（silicone oil）用于其他充填物难以治愈或治疗失败的复杂性视网膜脱离，合并增殖性玻璃体视网膜病变的视网膜脱离，巨大裂孔性视网膜脱离，后极部裂孔的视网膜脱离，牵拉性视网膜脱离等。

五、过氟三丁烷胺（重水）

过氟三丁烷胺（perfluorotributylamine）用于增殖性玻璃体视网膜病变手术，巨大视网膜裂孔手术，晶状体、人工晶状体脱入玻璃体腔的手术处理。还用于脉络膜上腔出血的处理、视网膜下手术、眼内异物取出、外伤性视网膜脱离、先天性脉络膜缺损合并视网膜脱离、人工角膜成形术后的视网膜脱离的处理等。

第八节　治疗干眼的药物

泪液质或量异常或动力学异常，常引起泪膜不稳定，导致干眼的发生。干眼病人常有眼部不适症状，眼表炎症反应是干眼常见的病理学改变。干眼治疗常用的药物有以下几类：①补充泪液，即泪液成分的替代治疗，主要是人工泪液的应用；②刺激泪液分泌；③激素及免疫抑制剂等。

一、人工泪液

目前治疗干眼的最主要方法是使用人工泪液来提高眼表湿度和润滑能力。所谓人工泪液，系指理化性质与泪膜相似的泪液替代品。然而由于人体分泌的泪液含水、电解质、蛋白质、脂质等，成分复杂，使得人工泪液很难与天然泪液完全相同。

1. 黏多糖类　如透明质酸钠（sodium hyaluronate, SH）常用浓度 0.1%～0.2%。

2. 聚丙烯酸类　常用者有卡波姆（carbomer）常用浓度 0.1%～0.3%，也可制成眼用凝胶。

3. 纤维素醚类　纤维素醚类化合物甲基纤维素、羧甲基纤维素、羟丙甲基纤维素等被广泛用于配制人工泪液，常用浓度 0.5%～1%。

4. 聚乙烯类衍生物　常用 1.4% 聚乙烯醇（polyvinyl alcohol, PVA）和 1.0% 聚乙烯吡咯烷酮（polyvinylpyrrolidone, PVP）。

5. 壳聚糖（chitosan）　浓度 0.5%。

6. 其他　含乳铁蛋白、含细胞因子、含脂质的人工泪液，自家血清等。

笔记

二、增加泪液分泌药物

1. 地夸磷索（diquafosol） 本品可激活眼表细胞（包括结膜上皮细胞和杯状细胞）上的嘌呤 P2Y2 受体，刺激泪液和黏蛋白分泌，并恢复角膜上皮屏障功能。滴眼用 3% 溶液。

2. 瑞巴匹特（rebamipide） 是一种喹啉酮衍生物，具有促进黏蛋白分泌的活性，滴眼 2% 溶液。

三、抗炎药和免疫抑制剂

近年来免疫和炎症在干眼症发病机制中的作用越来越受到重视。Sjogren 综合征（Sjogren's syndrome，SS）和非 SS- 角结膜干燥症病人的泪腺、结膜活检标本、泪液及眼表面印迹细胞学检查均发现有炎症细胞浸润及炎症反应标志物的表达，炎症反应与干眼症的程度呈正相关，SS 最为严重。抗炎药和免疫抑制剂只适于有眼表面炎症的中、重度干眼，对于轻症病人不需要应用。主要药物为糖皮质激素、0.05% 环孢霉素 A（CsA）、2% 立他司特（lifitegrast）滴眼剂等。

第九节 其他眼科用药

一、生长因子

生长因子是指在体内和体外对细胞生长具有促进或抑制作用的高分子多肽，是多细胞生物进行细胞间信息交流的分子信号。其种类繁多，存在于血小板、各种成体细胞、胚胎细胞及大多数培养的细胞中，通过精确的网络调控保持机体内环境平衡。眼科临床常用者为碱性成纤维细胞生长因子（basic fibroblast growth factor，bFGF）。bFGF 在正常角膜组织全层均有分布，细胞培养、器官培养及动物实验结果表明，bFGF 可促进并调控角膜细胞的分裂增殖、移行和分化，具有促进角膜组织再生、加速角膜愈合速率及改善角膜修复质量的功能。bFGF 亦是一种能作用于神经系统的细胞因子，因此对视网膜、视神经疾病亦有一定效果。

二、抑制新生血管生成的药物

眼部新生血管形成是多种眼病的共同病理改变及临床表现，其造成的渗漏、出血等是视力丧失的主要原因。新生血管可发生于角膜、虹膜、脉络膜及视网膜等多种眼组织中，是重要的致盲因素。

多种血管生成促进因子可以直接或间接的作用于内皮细胞，促进新生血管形成。血管内皮生长因子（VEGF）在新生血管形成过程中起着重要的作用。目前已有多种抗 VEGF 药物用于治疗湿性年龄相关性黄斑变性、糖尿病性黄斑水肿、高度近视眼黄斑变性、视网膜静脉阻塞性黄斑水肿等眼底疾患。

1. 兰尼单抗（ranibizumab，Lucentis） 玻璃体内注射 0.5mg，每月 1 次，疗程遵医嘱。

2. 贝伐单抗（bevacizumab，Avastin） 玻璃体内注射 1.25mg，每月 1 次，疗程遵医嘱。

3. 阿柏西普（aflibercept，VEGF Trap-Eye） 玻璃体内注射 2mg，每月 1 次，疗程遵医嘱。

4. 康柏西普（conbercept） 玻璃体内注射 0.5mg，每月 1 次，疗程遵医嘱。

三、诊断试剂

1. 荧光素钠（sodium fluorescein） 本品局部应用，进入结膜囊后弥散在泪液内，当上皮

笔记

缺损时，可通过该处进入细胞间隙而染色，角膜上皮缺损处被染为绿色，结膜破溃处被染成黄色。若有异物存在，则在异物周围成绿色环。

荧光素钠口服或静脉注入后，借助血管内的荧光反应，观察视网膜、脉络膜、虹膜、结膜及角膜缘的血管微循环情况。当本品进入机体血液内，通过钴蓝玻璃，可清晰地观察到眼底或眼前部黄绿色血管内血流（或损害）及渗漏之荧光表现。

眼科临床用于结膜、角膜上皮缺损的诊断，泪道通畅试验，荧光素眼底血管造影、虹膜血管造影及结膜微循环研究等。

2. 吲哚菁绿（indocyanine green，ICG） 当 ICG 进入血液后 98% 与白蛋白结合，因而不易从脉络膜血管外漏。同时激发光为红外光，可穿透色素上皮、积血区、渗出区及浆液性脱离区。使得脉络膜血管结构显影更清晰，为临床研究脉络膜循环及其疾病提供了重要而又方便的手段。

眼科用于诊断和鉴别诊断脉络膜疾病和某些视网膜疾患，如视网膜色素变性、黄斑部脉络膜视网膜变性、脉络膜新生血管、脉络膜肿瘤、脉络膜炎、老年黄斑变性（AMD）、眼底营养不良性疾病等。

3. 玫瑰红钠（rose bengal sodium） 本品溶液能将失去生命力的组织（坏死或变性组织）和黏性分泌物染成深红色。用于角膜炎、结膜炎、干燥性角膜炎、角膜上皮缺损等疾病的诊断检查。滴眼用 1% 溶液。

4. 荧光素 - 玫瑰红合剂 应用本品可同时了解组织的正常细胞与损害细胞。红色为变性、死亡细胞，绿色为上皮缺损。此合剂易退色、不宜久存。滴本品后 5 分钟进行检查、必须在 30 分钟内检查完毕。

5. 丽丝胺绿（lissamine green） 一种活性染色剂，可染变性或死亡细胞，活体细胞不染色。主要用于检查结膜上皮细胞，具有细胞毒性低、刺激性小的特点。滴眼用 1% 溶液。

（陈祖基）

二维码 11-2
扫一扫，获取
更多案例分析

二维码 11-3
扫一扫，测一测

参 考 文 献

1. 陈祖基. 眼科药物学 // 李凤鸣，谢立信. 中华眼科学. 第 3 版. 北京：人民卫生出版社，2014：512-590.

2. Chia A，Lu QS，Tan D. Five-Year Clinical Trial on Atropine for the Treatment of Myopia 2：Myopia Control with Atropine 0.01% Eyedrops. Ophthalmology，2016，123（2）：391-399.

3. Weiler DL. Zonisamide-induced angle closure and myopia shift. Optom Vis Sci，2015，92（2）：e46-e51.

4. Cheema A，Chang RT，Shrivastava A，et al. Update on the medical treatment of primary open-angle glaucoma. Asia Pac J Ophthalmol，2016，5（1）：51-58.

5. Abelson MB，Shetty S，Korchak M，et al. Advances in pharmacotherapy for allergic conjunctivitis. Expert Opin Pharmacother，2015，16（8）：1219-1231.

6. Al-Saedi Z，Zimmerman A，Bachu RD，et al. Dry eye disease：Present challenges in the management future trends. Current Pharmaceutical Design，2016，22（28）：4470-4490.

笔记

第十二章

眼科检查法

本章学习要点

- 掌握：视功能检查方法；眼科基本检查方法；裂隙灯显微镜检查和直接检眼镜检查方法；荧光素眼底血管造影和吲哚菁绿血管造影的临床应用适应证和禁忌证；眼底血管造影的正常过程和表现；黄斑相干光断层成像的正常表现；各种类型超声检查的适应证和正常表现。
- 熟悉：眼底血管异常的血管造影异常表现；黄斑OCT的异常表现。
- 了解：间接检眼镜检查、前房角检查、三面镜检查、波前像差检查以及各种眼科影像学检查方法；各种影像学检查的原理；眼部X线、CT和MRI的正常表现。

关键词 视功能 眼科检查 眼科影像学 荧光素 吲哚菁绿 血管造影 相干光断层成像 超声

第一节 视功能检查

视功能检查主要是检查病人主观上对事物的认识和分辨能力。可分为视觉心理物理学检查（包括视力、色觉、暗适应、视野、对比敏感度、立体视觉等）和视觉电生理检查两大类。

一、视力检查

视力即视锐度（visual acuity），是眼分辨和认识物体形状的敏锐程度。视力分为远、近视力，后者通常指阅读视力。世界卫生组织规定较好眼的最佳矫正视力低于0.05为盲。

（一）视力表的原理

检查视力是测量分辨二维物体形状和位置能力，即测定能够认识其形状的最小的视网膜上的成像。外界物体两个端点的沿线与眼的结点在眼前所形成的夹角为视角（图12-1）。要想分辨两个点，被兴奋的两个视锥细胞间必须至少隔开一个未被兴奋的视锥细胞（否则不能区别两点）（图12-2），这时需要的视角大约等于1′视角，所以将正常的最小视角定为1′视角。

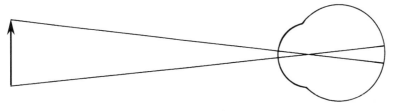

图12-1 视角

笔记

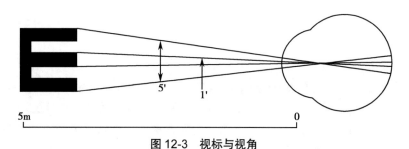

图 12-2 视锥细胞最小视角

根据视角原理可以用各种视标如字母 E、C、数字及图制成各种形式的视力表。如国际标准视力表上 1.0 行的 E 字符号，在 5m 处看其整个字符在视网膜上形成 5′ 角，其每一笔画的宽度和每一笔画间空隙的宽度各形成 1′ 角（图 12-3）。

图 12-3 视标与视角

近视力表是按同样原理设计的，但检查距离为 30cm。

（二）视力检查法

1. 远视力检查法 常用的视力表有国际标准视力表、对数视力表、LogMAR 视力表、Snellen E 字视力表、Landolt 环行视标视力表和 Atkinson 单个视力表等。

国际标准视力表、对数视力表与被检者距离 5m，视力表须有充足的光线照明，并安置在适当的高度，使 1.0 行与被检眼等高。查视力需两眼分别进行，可用手掌或遮眼板遮盖另眼，遮盖时不可压迫眼球，一般先查右眼后查左眼。如病人戴有眼镜应先检查裸眼视力，再查戴镜矫正视力。正常视力标准为 1.0。距视力表 1m 处仍不能辨认最大字符缺口的方向，则改查指数，即嘱被检查者背光而立，检查者伸出不同数目的手指，嘱被检者说明有几个手指，记录辨认指数的最远距离，如"指数 /20cm"。手指距眼 5cm 处仍不能正确数指，则改查手动，记录能正确判断手摆动的最远距离，如"手动 /30cm"。在靠近被检眼前摆动也不能判断手动，则改查光感，测试被检者是否能正确判断眼前有无亮光。对有光感者还要查光源定位，查左上、左中、左下、正上、正下、右上、右中、右下，测试病人能否正确判断光源的方向。常见的记录方式为井字格，见图 12-4。

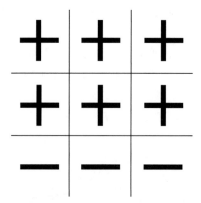

图 12-4 光定位检查记录

笔记

2. 近视力检查法 近视力用标准近视力表（徐广第等制）或 Jaeger 近视力表。在充足照明下，放在距眼 30cm 处检查。

3. 婴幼儿视力检查 重点观察注视反射、跟随反射及两眼视力的差别。"选择观看法（preferential looking test，PL）"（图 12-5）或视觉诱发电位均可用于定量检查。

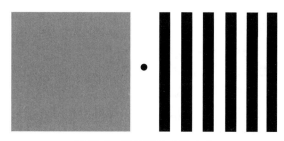

图 12-5 选择性注视检查卡

二、色觉检查

色觉是指人眼辨别各种颜色的能力。色觉障碍包括色盲及色弱。色盲最常见者为红绿色盲。

色觉检查在明亮的自然光线下进行，有以下几种方法。

1. 假同色图（pseudo-isochromatic diagram） 常称色盲本。图表距眼 0.5m，正常人应在 5 秒钟内读出。能够正确读出，但辨认时间延长者为色弱。不能读出者为色盲。

2. 彩色绒线束试验 检查者从不同颜色与深浅度的彩色毛线束中取出一束毛线作为样本，令被检查者从毛线束中取出与样本颜色相似的毛线束，选出无误为色觉正常，不能选出为色觉异常。

3. Nage 色盲镜（anomaloscope）**检查法** 病人通过目镜可见一圆形投射屏被一水平线分成上下两个半圆。色觉正常者能将红色与绿色混成黄色，与下半圆的黄色完全相同。色觉异常者则有困难。

4. FM-100 色彩试验及 D-15 色盘试验 在固定照明条件下，嘱病人将许多有色棋子依次排列，将与前一个棋子颜色最接近的棋子排列在前一个棋子的后面，根据其排列顺序的正常与否来判断有无色觉障碍及其性质与程度。

三、暗适应检查

暗适应（dark adaptation）检查，主要检查光觉敏感度是否正常。

人从强光下进入暗处，起初一无所见，以后渐能看清暗处周围物体，这种对光的敏感度逐渐增加、最终达到最佳状态的过程称为暗适应。对最小量光线引起光感觉的阈值称为光刺激阈。光刺激阈的高低与光的敏感度的强弱呈反比。

暗适应检查可以对夜盲这一自觉症状进行客观量化评定。

暗适应检查的方法：

1. 对比法 由被检者与暗适应功能正常的检查者同时进入暗室，在相同距离和条件下分别记录在暗室内停留多长时间才能辨别周围的物体，如被检者的时间明显较长，即表示其暗适应能力差。

2. 暗适应计 暗适应计就是用一定的刺激光和记录装置记录下暗适应的曲线过程。常用的有 Goldmann-Weekers 计、Hartinger 计等。

四、视野检查

当双眼向正前方固视不动时所见的空间范围称为视野。距注视点 30°以内的范围称为中心视野，30°以外为周边视野。世界卫生组织规定视野小于 10°者即使中央视力正常也属于盲。

常用的视野检查方法有下列几种：

1. 简单对比法   此法要求检查者的视野是正常的。被检者与检查者相距 0.5m 对视，眼位等高。检查者将手指（或持一棉签）在各个方向从外周向中央移动，如被检者能在各个方向与检查者同时看到手指，即可认为视野大致正常，否则为视野缩小。

2. Kestenbaum 法   被检查者向正前方注视，检查者将一小白色视标（如棉签）从距被检者头后约 20～30mm 处缓缓向前移动，直到被检者看见该物体为止。如上方在眉弓处、下方在颊部、内侧在鼻处、外侧在眼外眦处能被看见，则周边视野大致正常。

3. 弧形视野计法   弧形视野计是比较简单的动态检查周边视野的器械。一般常用的是一半圆弧或 1/4 圆弧的金属板，弓的半径为 33cm，板的背面刻有度数，中央为零度，向外每相隔 5° 有一刻痕，直至板的两端，各为 90°。

检查方法：被检眼注视中心目标，遮盖另一眼。检查者持带柄的视标沿弧的内侧面由周边向中央缓缓移动，直到被检者看见为止，记下弧上所标的角度，再将视标继续向中心移动直到注视点为止，如在中途病人感到在某处视标消失，或以后又在某处重新出现，就要再记录该处的角度，反复检查比较，以确定视野或缺损的边界。依次查 12 条经线，将各经线开始看见视标的角度在视野表上连接画线，即为被检眼的视野范围，将各方向视标消失及重现的各点连接成线则可显示视野中的暗点。

4. 电光投影弓形视野计法   光投射视野计上有一照明管，由该管向弧板上投射一小光点，此光点即为视标，弧板的中心有 X 形状注视目标。依据需要调节视标的大小、颜色和亮度。该视野计的优点是视标的大小、颜色和亮度都有一定的规格，检查方便、迅速，操作方便。

5. 平面视野   最常用的平面视野计是 Bjerrum 屏，包括 1mm 见方的黑色视屏、视标（常用 2mm 白色视标）与照明装置。视屏与被检眼的距离为 1m，为弧形视野计的 3 倍，故视野缺损的图也放大 3 倍，因此适合于发现较小的中心视野（即 30° 以内的视野）缺损。

6. Amsler 方格检查法   方格表为 10cm 见方的黑纸板，视野检查距离为 28～30cm。注视小方格图形的中心，询问被检者有无感到直线扭曲、方格大小不等或某处方格的线条缺失或被暗影遮盖等现象。

7. Goldmann 半球形定量视野计   这种视野计检查背景为一半径为 33cm 的半球壳，球内壁为乳白色，其上方有背景光源光度调解器，中心有注视点等。该视野计对视标的大小和亮度以及背景的亮度进行了比较精确的定量，并保持背景亮度的恒定。既可查周边视野，也可查中心视野。除了动态检查（即移动视标以探测何处能被看见以及何处不能被看见）以外，还可作静态检查（即在固定的某点位置逐渐增大视标的亮度以测定最低的恰可使被检者感知的亮度是多少，即被检者在该点上的光阈值）。因为有了上述各种改进，明显地增加了视野检查的准确性、可重复性和敏感性。

检查方法：①被检者舒适地按要求坐在视野计前，调试好视野计，安装好视野纸，向被检者讲明检查的方法及要求，取得合作；②视标的选择：视标的大小有 O、Ⅰ、Ⅱ、Ⅲ、Ⅳ 和 Ⅴ挡，视标的亮度从 a 到 e 以 0.1 对数单位递增，Ⅰ 号为标准视标，只有 Ⅰ4e 看不到时才改用Ⅱ～Ⅴ号的视标，例如用 Ⅰ4e 检查生理盲点，Ⅰ2e 视标选取中心阈值做中心视野的检查，用 4e 视标选取周边阈值做周边视野的检查；③视标移动每秒 3°～5°，由周边向中心移动；④做好记录。

8. 自动化静态定量视野计   自动按照程序在视野的各个位点显示由弱到强的光刺激，并根据被检者的应答，在检查完毕后打印报告，以图形、记号及数字记录被检者视野中各个位点的光阈值及其与同年龄组正常眼的差别，从而给出视野的总丢失量和局限性缺损的范围与深度。常用的有 Humphrey 视野分析仪与 Octopus 视野计两种。

笔记

五、对比敏感度

对比敏感度是在明亮对比变化下，人眼对不同空间频率的正弦光栅视标的识别能力。人眼所能识别的最小对比度，称为对比敏感度阈值。检查对比敏感度有助于早期发现及监测某些与视觉有关的眼病。

对比敏感度检查最初多采用 Arden 印刷图片（1978），适用于普查，方法简便，但欠精确。现采用的方法包括对比敏感度测试卡（functional acuity contrast test chart，FACT 卡）及计算机系统检测（如 Takaci-CGT-1000 型自动眩光对比敏感度检查仪）、激光对比敏感度测定仪等。

六、立体视觉

立体视觉（stereoscopic vision）也称深度觉，即感知物体立体形状及不同物体相互远近关系的能力。立体视觉的检查方法主要有两种。

1. 立体视觉检查图　常用的有 Titmus 立体图、颜少明立体视觉图、TNO 随机点立体图和 Frisby 立体图。简便易行，可做定量检查。

2. 同视机检查法　主要用于检查斜视病人斜视度，在立体视检查方面可检查看远的立体视以及存在眼位偏斜病人的立体视觉功能。

七、视觉电生理检查

视觉电生理检查是利用视觉器官的生物电活动了解视觉功能，它不受被检者主观因素的影响，是一种无创、客观的视功能检查方法，包括眼电图（electro-oculogram，EOG）、视网膜电图（electroretinogram，ERG）、视觉诱发电位（visual evoked potential，VEP）、多焦视觉电生理（multifocal electrophysiology）、眼震电图（electronystagmography，ENG）和肌电图（electro-myography，EMG）。该项检查具有以下特点：①是一种客观的视功能检查手段；②可分层定位从视网膜至视皮层的病变部位；③确定视网膜病变区域；④通过改变刺激条件，评估屈光间质混浊者的视功能。

（一）眼电图

EOG 是随视网膜适应状态的变化而缓慢变化的电位（图 12-6），主要反映视网膜色素上皮和光感受器复合体的功能，也可用于测定眼球位置及眼球运动的生理变化。EOG 主要起源于视网膜色素上皮细胞。

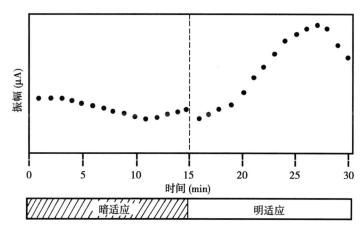

图 12-6　眼电图结果

视网膜色素变性、维生素 A 缺乏性病变、全色盲以及视网膜脱离等眼病可有 EOG 的异常。异常 EOG 曲线常表现为光峰降低、Arden 比降低，严重者可呈平坦波形。由于 EOG 的改变与 ERG 的变化常相平行，EOG 特别适用于不能使用接触镜以及因各种原因不适合 ERG 检查者。

（二）视网膜电图

视网膜电图是光刺激视网膜时从角膜或相应部位记录到的视网膜总和电反应。根据刺激条件不同有闪光 ERG（flash-ERG，FERG）、图形 ERG（pattern-ERG，PERG）、局部 ERG（local-ERG）与多焦 ERG（multifocal-ERG，mERG）。

1. ERG 的成分及起源　FERG 是视网膜受到闪光刺激后从角膜面记录的生物电反应，主要反映视网膜第一、二级神经元的功能。正常 FERG 的主要成分有六个，即早期感受器电位（early receptor potential，ERP）、a 波、b 波、振荡电位（oscillatory potentials，OPs）、c 波和 d 波。PERG 是用亮度呈周期性改变的光栅或棋盘方格刺激视网膜时从角膜记录的生物电反应。PERG 波形与 FERG 相似，依次为一个小的负相 a 波、较大的正相 b 波和一个负相的负后电位。PERG 起源于神经节细胞，PERG 与 FERG 联合应用可反映全视网膜功能。

2. ERG 的基本检测技术及记录指标

（1）FERG 的记录装置和标准要求：

1）电极：记录电极采用角膜接触镜电极，参考电极与地电极使用皮肤电极，分别安置于前额正中与耳廓部。

2）刺激器：采用全视野刺激器。

3）正常波形与主要成分：①暗适应 ERG：代表视杆细胞反应；②暗适应混合反应：即最大反应，是视锥细胞和视杆细胞的复合反应；③暗适应振荡电位：使用白色标准闪光刺激暗适应眼，两次闪光刺激间隔 15 秒，仅记录第二个反应或平均第二次以后的反应；④明适应 ERG：单次闪光视锥细胞反应；⑤明适应闪烁反应：主要反映视网膜明视系统的功能。

按标准化要求，ERG 均应测定所选取信号的振幅与潜伏期。例如：① a 波振幅：是指从基线到 a 波波谷底部的垂直距离，单位为 μv；② b 波振幅：是从 a 波波谷到 b 波波峰的垂直距离，单位为 μv；③ OPs 子波总振幅：各子波振幅为该子波波峰到该子波波谷的垂直距离，单位为 μv；④ a 波峰时：是指从光刺激开始到 a 波波谷的水平距离，单位为 ms；⑤ b 波峰时：是从光刺激开始到 b 波波峰的水平距离，单位为 ms；⑥ OPs 子波峰时：各子波峰时分别为从刺激开始到该子波波峰的水平距离，单位为 ms（图 12-7）。

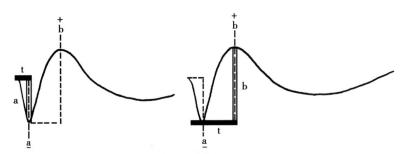

图 12-7　正常视网膜电图

左图示 a 波振幅（a）和 a 波峰时（t），右图示 b 波振幅（b）和 b 波峰时（t）。
a: a 波波谷，b: b 波波峰

（2）PERG 的记录装置和标准要求：

1）电极：记录电极可采用角膜接触镜电极、金箔电极或微纤维电极，参考电极、地电极同常规 FERG。

笔记

2）刺激模式：常选用条状光栅与黄斑棋盘方格。

3）测试程序：首先矫正屈光不正，在自然瞳孔下双眼或单眼固视图像中央，记录其电位变化。由于 PERG 反应的电位极小，多采用平均叠加技术以减少误差。

4）正常波形与主要成分：PERG 的反应振幅很小，临床主要测定正相 b 波的振幅和峰时。①a 波振幅：是指从基线到 a 波波谷底部的垂直距离，单位为 μv；②b 波振幅：是从 a 波波谷到 b 波波峰的垂直距离，单位为 μv；③负后电位振幅：从基线到负后电位波谷的垂直距离，单位为 μv；④ PERG 各波峰时：是从光刺激开始到各波波谷或波峰的水平距离，单位为 ms。

3. 临床应用

（1）FERG：主要反映视网膜神经节细胞以前的视网膜组织细胞的功能状态。常用于视网膜循环障碍疾病的诊断以及白内障、玻璃体混浊术前视网膜功能的评价。

（2）PERG：主要反映后极部视网膜神经节细胞功能。如 PERG 对青光眼眼压升高很敏感，当眼内压升至 30mmHg 时，其振幅就明显降低，峰时延长。

（三）视觉诱发电位

视觉诱发电位（visual evoked potential，VEP）又称视觉诱发反应（visual evoked response，VER）是视网膜受闪光或图形刺激后，经过视路传递，在枕叶皮层所产生的电活动。根据刺激条件不同有闪光 VEP（flash-VEP，FVEP）、图形 VEP（pattern-VEP，PVEP）、多焦 VEP（multifocal-VEP，mVEP）。

1. VEP 的起源　VEP 主要反映视网膜神经节细胞以上的视觉通路功能。

2. VEP 的基本检测技术及记录指标

（1）电极：采用皮肤电极，记录电极安置于 Oz 位（枕骨粗隆上方 2.5cm），参考电极、地电极分别置于前额中央与耳垂部。

（2）刺激器：闪光刺激采用全视野刺激器。图形刺激常用黑白棋盘方格翻转刺激。

（3）测试程序：①首先矫正屈光不正；②自然瞳孔下，根据标准化要求安装电极；③固视：被检者应注视刺激器中央的固视点以保持眼球稳定；④平均叠加：由于 VEP 振幅很小，须采用平均叠加技术提高信噪比，通常应做 100 次以上的叠加平均。

（4）正常波形与主要成分：VEP 中的正相波与负相波分别以 P、N 表示，依据各波出现的先后和方向，记录为 N1、N2 或 P1、P2……亦可按各波的潜伏期和方向记录为 N75、N135 或 P100……

3. 临床应用　临床常根据不同情况，采用闪光或图形 VEP 反映视网膜神经节细胞以上视觉通路的功能状况。图形 VEP 适用于屈光间质透明，能够屈光矫正和检查合作者；闪光 VEP 适用于小儿、屈光间质混浊、无晶状体眼及不合作者。由于视皮层对图形刺激非常敏感，图形 VEP 可用于黄斑与视神经病变、青光眼诊断以及客观视力测定。

（四）多焦视觉电生理

多焦视觉电生理包括多焦视网膜电图（multifocal electroretinogram，mERG）和多焦视觉诱发电位（multifocal visual evoked potential，mVEP）。

1. 基本原理　通过对视网膜多个不同部位分别刺激并同时记录，经过 Walsh 转换后将对应于各部位的波形分离提取出来，从而实现对不同部位的局部视网膜功能或不同视野范围的局部 VEP 进行检测和分析。

2. 检测方法

（1）刺激参数设定：多焦视网膜电图的刺激图形阵列可选取 61 个、103 个或 241 个随离心度增大而面积相应增大的刺激单元，刺激野半径为 23°，刺激器的最高照明强度为 800cd/m²，这样可有效抑制视杆细胞的反应，背景光照度不超过 10cd/m²。m- 序列长度为 $2n-1$，大多数情况下 n 选 12～16。帧频一般为 67Hz 或 75Hz。整个记录过程可分为 8、16、32 分钟等

笔记

若干节段。通过实时监测系统,可以发现记录过程中因眼球运动、接触镜进气泡等原因而使原始波形不规则时,可重新开始该节段的记录。

多焦视觉诱发电位可采用 61 个随离心度增大而面积相应增大的六边形或弯梯形刺激单元,刺激野半径为 23°,亮度和对比度与多焦视网膜电图相似。

(2)记录过程:多焦视网膜电图的电极安放位置与传统视网膜电图相同,电极选择可分为两种,一种为双极接触镜电极,另一种电极为单极非接触式,例如 DTL、金箔等。

多焦视觉诱发电位的电极安放方法常用有两种,一种是传统的脑电图国际 10~20 系统记录法,作用电极安放在 Oz 位,参考电极安放在 Fz 位,地电极安放在耳垂;另一种是双极记录法,在枕骨粗隆上、下 2cm 处各安放一个作用电极。

多焦视觉电生理检查时的固视控制可有两种方法。一是刺激阵列中央有固视光标,对于视力较差者,可将该固视光标变粗、变大;另一种方法是配置摄像系统,可直接监视刺激阵列在眼底的位置。

3. 多焦视觉电生理的特征和应用　正常人多焦视网膜电图在黄斑区反应密度最高,在三维图上表现为尖峰状,往周边部随反应密度下降而逐渐变平坦,盲点处对应的部位反应密度明显下降。

多焦视网膜电图可反映后极部视网膜不同区域的功能,对于黄斑病变能进行精细定位。例如中心性浆液性脉络膜视网膜病变病人,黄斑区的反应幅度下降,周边视网膜基本正常。

多焦视觉诱发电位的应用不如多焦视网膜电图广泛,仅用于弱视、青光眼和视神经病变等的观察。

(五)眼震电图

眼震电图(electronystagmography,ENG)是记录眼球震颤病人眼球运动轨迹的检查方法。当眼球运动时,由角膜和视网膜间电位差形成的电场在空间的相位发生改变,眶周电极区的电位也发生变化,产生角膜 - 视网膜电位。此仪器将这种电位变化经过放大和记录装置,描绘成眼震电图。用眼震电图描记仪记录眼震较肉眼观察更为准确,并可做定量分析。但眼震电图记录垂直眼震效果不理想,并且不能记录旋转性眼震。

视频眼动图(video-oculargraphy,VNG)是近年来发展起来应用于检测眼球震颤和眼球运动异常的新型数字化记录系统。受试者可佩戴特制的视频眼镜,直接采集眼球运动信息;或无需佩戴眼镜,摄像头经校准后自动捕捉受试者的眼球运动轨迹,直接通过摄像机前置终端以数据化方式传输、存储眼球运动位置信息。视频眼动图较眼震电图不仅具有非侵入性的优势,而且随着光学传感技术及计算机技术的进步,视频眼动图描记的采集精度和采样频率不断提高,同时还可记录旋转性眼球震颤。

(六)肌电图

肌电图(electromyography,EMG)是通过记录神经和肌肉的生物电活动,对其波形进行测量分析,了解神经、肌肉的功能状态。临床上可根据肌电图的不同表现判断眼外肌运动障碍的原因,判断眼外肌有无异常神经支配,评定眼外肌支配神经的损伤程度以及神经再生的情况。

第二节　眼科基本检查

对于所有眼病病人,在认真听取主诉,问明病史后都应先做眼科基本检查。在做眼科基本检查时,应在良好的照明下,系统地按解剖部位的顺序进行,一般是先右眼后左眼,从外向内检查。另外,检查时应两侧对照,多先查好眼后查患眼。

笔记

一、眼附属器检查

（一）眼睑的检查

观察眼睑皮肤色泽有无异常。观察眼睑皮肤有无水肿、气肿、皮疹、瘢痕或肿物。眼睑的肿物要注意观察质地、边界及有无压痛。观察眼睑有无先天异常，例如眼睑缺损、睑裂缩小、内眦赘皮、下睑赘皮、上睑下垂等。观察眼睑位置有无异常，如内翻或外翻，两侧睑裂是否对称，上睑提起及睑裂闭合功能是否正常。睫毛是否整齐、方向是否正常、有无变色、脱落，根部有无充血、鳞屑、脓痂或溃疡。检查睑缘有无红肿、圆钝、肥厚、溃疡、痂皮及新生物等，注意睑板腺的开口处有无阻塞。

（二）泪器的检查

1. 泪点检查　用食指轻轻向下牵引下睑内眦部，同时令病人向上看，注意泪点有无外翻、狭窄或闭塞。

2. 泪囊检查　检查泪囊区有无红肿、压痛或瘘管，在无红肿时挤压泪囊看有无分泌物自泪点溢出。

3. 泪道检查　常用下列方法检查泪道有无阻塞。

（1）荧光素试验：将 1%～2% 荧光素钠滴入结膜囊内，2 分钟后擤出鼻涕，如带有绿黄色，即表示泪道通畅。

（2）泪道冲洗：用 5ml 注射器套上 5～6 号冲洗针头，垂直插入泪点 1～2mm 后转向水平位进入 4～6mm，固定针头注入生理盐水，如病人诉有水流入口、鼻或咽部，亦表示泪道通畅。

4. 泪腺的检查　令病人向鼻下方看，以对侧手的拇指尽量将上睑外眦部向外上方牵引，就可以将因炎症或肿瘤引起肿胀的睑部泪腺暴露在外眦部上穹隆部结膜下。

5. 泪膜的检查　泪液分泌减少或其组成成分异常可引起干眼，诊断干眼可采用 Schirmer 试验或检查泪膜破裂时间。

（1）Schirmer 试验（Schirmer's test）：用一条宽 5mm、长 35mm 的滤纸，将一端折弯 5mm（或 Schirmer 试纸条前端无刻度部分），置于下睑内侧 1/3 结膜囊内，其余部分悬垂于皮肤表面，轻闭双眼，5 分钟后测量滤纸被泪液渗湿的长度，如短于 10mm 则表明泪液的分泌减少。

（2）泪膜破裂时间（breaking up time，BUT）测量：将病人头部安置在裂隙灯头架上坐好，用钴蓝色滤光片观察。在球结膜颞下方滴入 2% 荧光素钠一滴，嘱病人眨眼数次使荧光素钠均匀分布在角膜上以后，再睁眼凝视前方，不得眨眼，检查者从病人睁眼时起立即持续观察病人角膜。同时开始计时，直到角膜上出现第一个黑斑（亦可为线状或不规则干燥斑）时为止，正常人泪膜破裂时间为 15～45 秒，如短于 10 秒则表明泪膜不稳定。

（3）泪膜镜检查：泪膜镜通过观察脂质层前后表面干涉图像推断出泪膜脂质层的厚度，稳定均一的脂质层表现为淡灰色网纹样外观，脂质层呈现多彩条纹者为脂质层厚薄不匀。该检查可以分辨出脂质层异常的干眼病人以及水质层缺乏的干眼病人，可以明确病因，从而对因治疗。

（三）结膜的检查

检查结膜最好在明亮的自然光线下进行，必要时用裂隙灯显微镜检查。

1. 下睑翻转法　用拇指或示指在下睑中央部睑缘稍下方轻轻向下牵引，同时让病人向上看，下睑结膜就可以完全暴露。如令病人尽量向上看，下睑向下牵引则可暴露下穹隆部结膜。

2. 上睑翻转法　翻转上睑的方法有两种：①单手法：嘱病人向下看，用一手的示指放在上眼睑中央眉下凹处，拇指放在睑缘中央稍上方的睑板前面，用这两个手指夹住此处的眼

笔记

睑皮肤,将眼睑向前下方牵引。当拇指将眼睑皮肤往上捻卷时示指轻轻下压,上睑就可被翻转。②双手法:右手用棉签或玻璃棒在上睑上缘部皮肤面向下压,左手拇指夹住睑缘处向上翻转即可。将翻转后的上睑向上方牵引并将睑缘固定于眶上缘处,让病人尽量向下注视,右手拇指压迫眼球并左右移动即可暴露上穹隆部结膜。

3. 球结膜检查　以拇指和示指分开上下眼睑,嘱病人上下左右各方向转动眼球,球结膜便可暴露。检查睑结膜及穹隆部结膜时,注意其颜色,以及是否透明光滑,有无出血、充血、贫血,有无水肿、乳头肥大、滤泡增生、瘢痕、溃疡、结石、睑球粘连,有无异物或分泌物潴留。观察球结膜有无充血,特别注意区分睫状充血与结膜充血(表 12-1),有无疱疹、出血、异物、溃疡、睑裂斑、色素沉着或新生物。

表 12-1　几种充血类型的区别

	结膜充血	睫状充血	混合性充血	巩膜充血
部位	球结膜周边部,至角膜缘充血变淡	起自角膜缘,远离角膜缘充血变淡	前两者均有	充血明显部位多靠近角膜缘
色泽	鲜红	暗红	鲜红	紫红
移动度	随结膜移动	不随结膜移动	浅层随结膜移动,深层不随结膜移动	不随结膜移动
形态	血管粗大弯曲,分支清晰	血管微细直行,分支不清晰	两者均有	不清楚
病变	结膜炎	角膜病、虹膜病、青光眼	角膜病、虹膜病、青光眼	巩膜炎

(四)眼球、眼球位置及运动

一般在自然光线下用望诊的方法检查。

1. 眼球检查　注意眼球大小、形状是否正常,有无眼球震颤,有无突出或内陷。如有眼球突出应分出是绝对性、相对性还是进展性。

常用检测眼球突出的方法有以下三种:

(1)Hertel 眼球突出计(exophthalmometer)测量法:此法较精确测量出眼球突出度。在明亮的检查室内,检查者与被检查者相对而坐,将突出计平放在两眼前,并将其两端卡在被检者两侧眶外缘,嘱被检查者向前平视,从该计反光镜中分别读出两眼角膜顶点投影在标尺上的毫米数,即为被检查者眼球突出度。

(2)米尺测量法:用一两面有刻度的透明尺,尺的一端水平并准确地向直前方向放在颞侧眶缘最低处,检查者由侧面观察。当尺两侧的刻度和角膜顶点完全重合时,记录眶缘至角膜顶点之间的距离。

(3)最简单方法是使病人采取坐位,头稍后仰,检查者站在病人背后,用双手食指同时提高病人上睑,从后上方向前下方看两眼突度是否对称。

我国人眼球突出度正常平均值为 12~14mm,两眼差不超过 2mm。

2. 眼球运动　眼球运动是由六条不同的眼外肌相互配合而成。正常眼球运动的范围,向颞侧时,角膜外缘可达外眦处;向鼻侧时,瞳孔内缘可与上下泪点连接成一直线;向上时瞳孔上缘可被上眼睑遮盖;向下时瞳孔一半被下眼睑遮盖。检查眼球运动时嘱病人向左右上下及右上、右下、左上、左下八个方向注视,以了解眼球各方向转动有无障碍。

(五)眼眶

观察两侧眼眶是否对称,眶缘触诊有无缺损、压痛或肿物。必要时可行 X 线、B 超或 CT 检查。

笔记

二、眼球前段检查

眼球前段检查包括角膜、巩膜、前房、虹膜、瞳孔及晶状体。

（一）角膜

主要检查角膜的大小、透明度、表面光滑度、角膜弯曲度、有无异物、新生血管及混浊（瘢痕或炎症）、感觉如何、有无角膜后沉着物（keratic precipitate，KP）。

1. 角膜大小的测量　可用米尺或 Wessely 角膜测量器测量角膜的横径和垂直径。如果横径大于 12mm 为大角膜，小于 10mm 为小角膜。

2. 角膜染色检查

（1）荧光素染色检查：为了查明角膜上皮有无缺损及角膜混浊是否为溃疡，可用消毒玻璃棒蘸无菌的 1%～2% 荧光素钠液涂于下穹隆部结膜上，过 1～2 分钟后观察，黄绿色的染色可显示上皮缺损的部位及范围。另外，2% 荧光素钠液滴于结膜囊内不冲洗，可以诊断是否有角膜瘘以及青光眼术后滤过泡的渗漏情况。

（2）孟加拉玫红染色检查：当干燥性角膜炎，角膜上皮变性坏死时，1% 孟加拉玫红液点眼，可使变性坏死的上皮细胞染成红色。

3. 角膜弯曲度的检查

（1）投影法：检查者与被检查者相对而坐，用一手的拇指与示指分开受检者的睑裂，嘱被检眼跟随检查者另一手指向各个方向转动，观察角膜上窗格的影像清晰度及有无扭曲。若影像清晰而不规则表示角膜表面不平；若影像模糊，表示角膜混浊；若影像模糊且不规则表示混浊而且角膜表面不平。

（2）另外让病人向下看，盖在角膜上的下睑可清楚地反映角膜的弯曲度。如两侧对比，更容易发现病变。如果角膜的顶点将下睑中央稍微顶起，可以说明为圆锥角膜。同时也要注意是否为球形角膜、扁平角膜或角膜葡萄肿。

（3）角膜曲率计（keratometer）检查。

4. 角膜知觉的检查　检查角膜感觉的简单方法是从消毒棉签拧出一条棉絮用其尖端从被检者侧面移近并触及角膜，如不引起瞬目反射，或两眼所需触力有明显差别，则表明角膜感觉减退，多见于疱疹病毒所致的角膜炎或三叉神经受损者。也可用 Cochet-Bonnet 触觉测量器定量检查，方法为将触觉测量仪的尼龙丝垂直接触角膜中央，观察眼睑顺目反射，能引起眼睑顺目反射的最长尼龙丝长度为角膜知觉的阈值。

5. 角膜透明度的检查　角膜上任何不透明现象均为角膜透明度异常。常见的原因有角膜炎症、溃疡、瘢痕、新生血管、变性等。

6. 角膜厚度的检查。

（二）巩膜

检查时拉开眼睑，嘱被检者向各个方向转动眼球，透过透明的球结膜可检查到前部瓷白色或乳白色的巩膜。注意巩膜色泽有无改变如黄染、充血、贫血及蓝色（巩膜变薄）；观察有无结节，巩膜炎症时可出现炎性结节并呈紫红色充血；蓝紫色气球状隆起是巩膜葡萄肿的特征。

（三）前房

主要检查前房的深浅及房水的透明性。详细的前房检查应在裂隙灯显微镜下进行。

前房深浅简易检查法：用手电灯光在外眦处平行于虹膜照向内眦。根据虹膜被照亮的范围可初步判断前房的深浅：如虹膜全被照亮为深前房，如光亮达虹膜鼻侧小环与角膜缘之间为中前房，如鼻侧虹膜仅被照亮 1mm 或更少，则为浅前房，浅前房有潜在发生闭角型青光眼的危险。

笔记

正常的房水是透明的，眼外伤、炎症等病变可使房水变混浊或积血、积脓。积血与积脓因重力的关系沉积在前房的底部时，肉眼可看到随头位的变动而移动的液平面。偶尔在前房中可见到灿烂发亮的棕红色或淡黄色的胆固醇结晶。

（四）虹膜

观察虹膜的颜色有无改变，如单眼色泽变淡为虹膜异色，局部脱色是虹膜萎缩的表现，虹膜表面有红点、红色线条或全部变红是虹膜新生血管，黑斑是黑痣或黑色素瘤；正常时虹膜纹理清晰可见，而虹膜炎时纹理呈污泥状；另外注意虹膜表面有无结节、囊肿与肿瘤；有无前粘连（与角膜粘连）与后粘连（与晶状体粘连），有无孔洞、裂隙及根部断离，有无震颤。

（五）瞳孔

正常成人瞳孔在弥散自然光线下直径约为 2.5～4mm，幼儿及老年人稍小，两侧对称等大，对光反射灵敏。检查时要注意瞳孔是否等大、形圆，位置是否居中，边缘是否整齐、有无后粘连，瞳孔区有无瞳孔残膜与机化膜。

二维码 12-1
视频　瞳孔
对光反射检
查

检查瞳孔的各种反射对于视器及全身病的诊断都有重要意义，常用的检查有：

1. 直接对光反射　在暗光照明环境中用手电筒直接照射一眼瞳孔，该眼瞳孔迅速缩小。正常人双眼瞳孔的缩小与扩大反应是相等的。

2. 间接对光反射　在暗光照明环境中，用手半遮盖右眼（或左眼）使该眼既不受手电筒照射，被检查者又能观察到瞳孔运动，手电筒直接照射左眼（或右眼）瞳孔时，右眼（或左眼）瞳孔迅速缩小。

3. Marcus-Gunn 瞳孔　先用手电筒照射左眼，使左眼瞳孔缩小，随即迅速移动手电筒照在右眼上，这时见右眼瞳孔不但不缩小，反而扩大。见于单眼球后视神经炎。

4. 集合反射　先令被检者注视一远方目标，然后再嘱其立即注视距离被检者眼前 15cm 的近处目标，观察瞳孔情况。正常人两眼瞳孔缩小。

5. Argyll-Robertson 瞳孔　特点是瞳孔小，直接对光反射消失而集合反射存在，见于神经梅毒。

6. 暗反应　在黑暗中瞳孔扩大称为暗反应，是正常的瞳孔反应。在病理状态下暗反应比光反应更容易受损害。

（六）晶状体

晶状体是透明的，而且大部分位于虹膜后面，所以要了解晶状体的全面情况应在散瞳之后。斜照法与彻照法即可检查，但要检查细微的病变如水泡、裂隙、异物，应使用裂隙灯显微镜检查。主要观察其有无混浊。详细检查混浊的部位（囊膜、皮质、核）、色泽、形态、厚度与面积，有无晶状体半脱位或全脱位。

三、眼底检查

眼底检查详见本章第三节第二部分。

第三节　眼科检查技术

一、裂隙灯显微镜检查法

裂隙灯显微镜（slit lamp microscope）简称裂隙灯（slit lamp），是眼科常用检查仪器，不但用于眼前部组织的检查，也可以用于检查眼后部组织的病变。

（一）裂隙灯显微镜的构造

裂隙灯显微镜的主要结构分为裂隙灯系统和显微镜系统两部分。

笔记

1. 裂隙灯系统　包括光源、集光透镜、光栏盘、滤光片、投射透镜、反射镜。

2. 显微镜系统　双目立体显微镜由物镜、转像棱镜及目镜组成。放大倍率可以变换。两个目镜均有调解圈可适应检查者的不同的屈光状态。瞳孔距离也可随意调节。

裂隙灯上还备有各种附件如前房角镜、眼底接触镜及三面镜等，在检查时如附加上 Hruby 前置镜就可进一步检查眼后部玻璃体和眼底；戴上前房角镜可检查前房角；戴上三面镜检查范围更广；如果戴上 Goldmann 压平眼压计还可测量眼压，与激光治疗机连在一起，还可进行眼科激光治疗等。

（二）裂隙灯显微镜使用方法

裂隙灯检查须在暗室中进行。病人坐位舒适。常用操作方法有：

1. 弥散光线照射法（diffuse illumination）　照明系统斜向投射，利用弥散光线，用低倍放大对眼前部组织形态学进行直接观察。

2. 直接焦点照射法（direct focal illumination）　这是一种最基本的也是最常用的检查方法。检查时将灯光焦点调节到与显微镜焦点完全一致。如将裂隙光线照在透明的角膜或晶状体上，则呈一种乳白色的平行六面体即光学切面（optical section）。光线调成细小光柱射入前房，可检查有无混浊及混浊所在的层次，以及前 1/3 玻璃体内的病变。

3. 镜面反射照明法（zone of specular reflection）　角膜与晶状体的前后面十分光滑，有反射镜样的性能。当光线照射在角膜或晶状体表面上时，可形成镜面反光区，因该区光度的增强而详细检查该处的组织。

4. 后部反光照明法（retro illumination）　也称透照法（trans-illumination）。检查时将光线的焦点照射于目标后方的不透明组织上或反光面上，而显微镜的焦点调整在被观察的组织上。包括直接后部反光照明法和间接后部反光照明法。直接、间接后部反光照明法与角巩膜缘分光照明法联合应用，把光线照射在巩膜角膜缘上用来检查角巩膜缘上的病变，可兼有三种方法的效果。

5. 角膜缘散射照明法（sclerotic scatter）　又叫角膜缘分光照射法。将光线直接集中在角膜缘上，在全部角巩膜缘上形成一环行光晕，而以对侧的角膜缘处最清楚，角膜本身将无所见。如角膜某处发生极淡的混浊，则该处可见明显的灰白色遮光体。

6. 间接照射法　将光线照射到组织的一部分上，借光线在组织内的分散、屈折和反射，对被照射处附近的遮光物加以分辨。利用本法便于观察瞳孔括约肌、虹膜内出血、虹膜血管、角膜中的水泡以及血管等。

二、眼底检查法

（一）眼底检查的条件

1. 暗室　在暗室内检查，瞳孔自然散大，有利于观察。

2. 散瞳药　常用的散瞳药有：① 2.5%～10% 去氧肾上腺素滴眼液，每 5～10 分钟点眼一次，点眼 1～2 次，30 分钟内瞳孔散大，可维持 3 个小时；② 0.5%～1% 托吡卡胺眼药水滴眼 1～2 次，10～15 分钟后瞳孔散大，持续 4～6 小时。散瞳可诱发闭角型青光眼的发作，故药物散瞳前要了解前房的深浅、房角的宽窄、眼压的高低及有无青光眼。

3. 检眼镜　常用的检眼镜有直接检眼镜、间接检眼镜及激光扫描检眼镜。

（二）眼底检查的方法

1. 直接检眼镜检查法

（1）直接检眼镜的构造由照明系统和观察系统组成。

（2）直接检眼镜的持镜方法：持检眼镜手的示指放在检眼镜镜片的转盘上，以便随时调整屈光度，其余的手指握住镜柄。

二维码 12-2
视频　直接
检眼镜检查

笔记

（3）检查方法：检查时被检查者一般采取坐位，病重病人可卧位。常用的是"四左四右"的方法，即检查病人的右眼时，检查者右手拿检眼镜，站在病人的右侧，用右眼观看；检查左眼时，检查者左手拿镜，用左眼站在病人的左侧进行观察。另一手固定病人的头部及上睑。

（4）直接检眼镜检查内容：

1）先做彻照法检查眼的屈光间质有无混浊。方法是将检眼镜透镜盘拨到 +8～+10D，距被检眼 10～20cm，将检眼镜灯光射入瞳孔，如瞳孔区呈均匀一致的橘红色反光则表明屈光间质透明，如在红色反光中出现黑影则表示屈光间质有混浊。嘱病人将眼球上、下、左、右转动，如眼球静止后黑影仍在飘动，则表示混浊在房水或玻璃体内，如黑影移动的方向与眼球移动的方向一致，则表明混浊位于晶状体前方，如相反则位于晶状体的后方，如不动则位于晶状体。如瞳孔呈黑色或暗红色，光线完全不能射入时则为晶状体混浊或玻璃体内出血。

2）将检眼镜的转盘拨到"0"处，逐渐靠近被检眼，以不触及睫毛为原则。令病人向正前方注视做眼底检查，如不能看清，可转动转盘直到看清为止。当充分调整转盘后仍不能看到清晰的眼底，可认为眼底模糊。正常眼底可看到：①视神经乳头（视盘）：正常的视神经乳头呈圆形或椭圆形，边界清楚，淡红色，颞侧色泽较鼻侧略淡。中央有一色较淡的漏斗形凹陷，为生理凹陷，凹陷内可见蓝灰色筛板孔。视神经乳头旁有时可看到色素环或白色巩膜环。视网膜血管由视神经乳头中央向四周发出，部分病人可查到静脉搏动。检查时注意视神经乳头的大小、形状、色泽、边界、隆起度是否正常。②视网膜血管：自视盘中央穿出一簇血管以放射状扩展至眼底周边部，这簇血管即为视网膜中央动脉与视网膜中央静脉。中央支先分为上、下两支，再各自分为鼻、颞两分支，即颞上、颞下、鼻上、鼻下侧动（静）脉。正常血管壁是透明的，所以看到的血管是血管内的血柱。动脉稍细，色鲜红，有明显的反光，分支多呈锐角；静脉稍粗，色暗红，较弯曲，分支多呈钝角。动脉与静脉伴随而行。动脉与静脉的比例为 2∶3。正常不能看到血管的吻合。检查时选择对比的血管应选择距离视盘 1PD 左右的同级血管，要注意血管的粗细、比例、弯曲度、管壁的反光及血管搏动。③视网膜：正常视网膜是透明的，可透见下方的色素上皮与脉络膜，故活体检查时眼底呈均匀的暗橘红色反光，或者呈豹纹状。色素多的人眼底反光较暗，色素少的人眼底反光较明亮。视网膜检查时应沿血管的走向追查到最周边部，注意有无肿瘤、炎性病灶、水肿、出血、渗出、色素斑块、萎缩斑、新生血管及视网膜脱离等病变。④黄斑部：黄斑部位于视盘颞侧 2～2.5PD 略偏下方，色泽较周围深，无血管，其中心有一针尖大的反光点称为中心凹反光。青少年在黄斑周围可见一反光环。检查眼底时要注意黄斑中心凹反光是否存在，色素有无紊乱及有无出血、水肿、渗出、裂孔等。

直接检眼镜所看到的眼底像为放大了的正像，其放大倍率约为 15 倍。

2. 间接检眼镜检查法 目前常用的是双目间接检眼镜，特点是所见的是眼底的倒像，双目同时观察，立体感好，检查范围大，可看到赤道部以前的周边部，辅以巩膜压迫器，可看到锯齿缘。

（1）间接检眼镜构造：由照明系统、目镜、物镜（集光镜）及附件组成。

（2）检查前瞳孔应充分散大，在暗室中被检查者平卧或坐位，检查者立或坐于被检查者前面，相距约 40～50cm。检查者如有屈光不正应戴合适的矫正眼镜，调整好检眼镜的瞳孔间距与光源，戴好间接立体检眼镜后，先用弱光使被检眼适应 1～2 分钟后，嘱被检眼注视光源，检查者左手持集光镜，一般用 +20D 作为物镜，于被检眼前 5～7cm 处，右手可用来画图或手持压迫器检查眼底极周边部用。间接检眼镜所见的眼底像为倒立的虚像，所见影像上下、左右颠倒，黄斑出现于视盘鼻侧。

（3）检查眼底的后极部：检查者以左手拇指和示指持集光镜，以无名指提上睑并固定于

二维码 12-3
视频 间接检眼镜检查

笔记

眶缘上,如检查右眼,令被检者注视检查者右耳,检查左眼注视检查者的左耳。当看到视盘及黄斑部时,适当调整物镜,检查者头部适当前后移动,则可在集光镜前呈现清晰的放大的眼底视盘及黄斑部。

（4）检查眼底其他部分:当看清视盘及黄斑后,再逐步向周边部检查。

三、眼压检查法

眼压是眼内压的简称,是眼球内容物对眼球壁的压力。眼压测量(tonometry)包括指测法及眼压计测量法。

（一）指测法

是用手指的感觉判断眼压的一种方法。测量时嘱病人两眼尽量向下注视,检查者将两手食指尖放在上睑板上缘的皮肤面,把中指与无名指放在病人的额部作支持,两食指交替轻压眼球,即指尖传达的波动感感觉眼球的张力,估计眼球的硬度。正常眼压记录时以 T_n 表示, T_{+1} 表示眼压轻度增高, T_{+2} 表示眼压很高, T_{+3} 表示眼压极高,眼球坚硬如石。反之则以 T_{-1} 、 T_{-2} 、 T_{-3} 分别表示眼压稍低、很低与极低。

（二）眼压计测量法

1. 压陷式眼压计测量法　当眼球表面受压而发生凹陷时,凹陷的程度与眼内压的高低有关,压陷眼压计进依此原理设计的,其中最常用的是 Schiotz 眼压计。

2. 压平眼压计测量法　压平眼压计的原理是依据眼压计与角膜的接触面积与眼内压值成反比。目前常用的压平眼压计有 Goldmann 压平眼压计和非接触压平眼压计。

（1）Goldmann 压平眼压计:测量方法:

1）将眼压计装在裂隙灯显微镜上,把裂隙灯上的蓝色滤光片拨入光路,打开裂隙,观察方向与角膜面垂直,光源投射角 $40°\sim60°$ 。再将测压头侧面轴向刻度 $0°$ 或 $180°$ 置于水平方位上。

二维码 12-4
视频 Gold-mann 压平
眼压计检查

2）被检眼 0.25%~0.5% 丁卡因眼药水滴眼 2~3 次,数秒后结膜囊内滴入少量荧光素钠,头部置于裂隙灯的下颌托内,双眼向前平视。

3）将测压螺旋先转至 1g 处,再将测压头平面正对角膜中央,缓慢推进裂隙灯使测压头接触到角膜,同时观察荧光素色素环。

4）转动测压螺旋,直到两环内缘相连,此时旋钮上的刻度数乘以 10,即为所测眼压(单位 mmHg)。

其他压平眼压测量方法如 Perkins 眼压计,主要用于测量床旁和麻醉病人眼压。Tono 笔式眼压计等,是一种接触性眼压计,尖端通过传感装置可以测量其所受压力,与 Goldmann 眼压计关联性较好,也可以用于测量儿童、水肿和受损伤的角膜。缺点是测量准确性较低。

（2）非接触压平眼压计:此眼压计的原理是利用一种可控制的气体脉冲,其压力具有线性增加的特性,将角膜压平一定的面积,再利用监测系统感受角膜表面反射的光线,并将角膜压平到一定的程度所需的时间记录下来,换算成眼压的 mmHg 值。

非接触压平眼压计的最大优点是彻底避免了通过眼压计引起的交叉感染,并能应用于对表面麻醉剂过敏的病人。其缺点是所得数值可能偏低。

四、前房角检查

前房角镜(gonioscope)检查判断前房角的宽窄与开闭。

前房角由前壁、后壁及两壁所夹的隐窝三部组成。前壁最前为 Schwalbe 线,又称前界环,是角膜后弹力层终止处,呈白色、有光泽、略微突起。稍后为小梁网,为多孔的网状结构,上有色素附着,是房水排出的通路,巩膜静脉窦即位于它的外侧,16 倍放大前房角镜下

笔记

可看到 8mm 宽的浅棕色带。前壁的终点为巩膜突,呈白色,前房角镜下为一灰白色或淡黄色细线条。隐窝是睫状体带,为棕黑色,前房角镜下能否看清主要依据房角的宽窄而定。后壁为虹膜根部。前房角的各种结构必须利用前房角镜,通过光线的折射或反射才能查见。

(一)前房角镜的类型

常用的有直接型(屈折式)与间接型(反射式)两种。

1. 直接型前房角镜　在使用直接型前房角镜做检查时,必须具备单眼或双眼的显微镜或放大镜以及良好的照明设备。直接型前房角镜的安装方法与一般的义眼片安装方法相同。

2. 间接型前房角镜　在使用间接型前房角镜进行检查时,与裂隙灯显微镜同时应用。受检者坐于裂隙灯前,把下颌放在托架上,调好显微镜的高低、裂隙灯光的宽窄、角度等,让病人头部离开检查台,转向侧方,检查者一手把上下睑分开,另一手把前房角镜的下缘先装入结膜囊,然后再将其他部分轻快地滑入。前房角镜安装完毕,病人微闭双眼,将头转回裂隙灯的托架上,依次完成房角全周的检查。

检查完毕清洗前房角镜,结膜囊内滴入抗生素眼药水。

(二)前房角镜检查所见

前房角从内壁虹膜瞳孔缘开始,经虹膜末卷向前房角方向依次可见虹膜突、睫状体带、巩膜突、小梁带、Schwalbe 线、角膜内面。

(三)前房角的分类方法

1. Scheie 前房角分类法　将前房角分为宽角与窄角,又将窄角分为四级。

宽角(W):在眼球处于原位时能看见房角的全部结构者为宽角。

窄Ⅰ(NⅠ):即在改变眼球位置或施加少许压力后才能看见睫状体带者。

窄Ⅱ(NⅡ):静态下能看见巩膜突者。

窄Ⅲ(NⅢ):静态下看不见巩膜突,能见前部小梁者。

窄Ⅳ(NⅣ):只能见到前界线者。小梁被虹膜根部贴附粘连为房角关闭。

2. Schaffer 前房角分类法　按所见虹膜平面与小梁表面所形成的夹角分类,此角 >20° 为宽房角,不可能发生闭角型青光眼,<20° 为窄角,有房角关闭的可能,且房角愈窄,发生闭角型青光眼的可能性愈大。

五、三面镜检查

三面镜是三面反光接触镜的简称,在进行裂隙灯眼底检查或眼底激光治疗中发挥重要作用。借助于三面镜,很容易辨认视神经乳头、视网膜、脉络膜的高低差别。

六、角膜检查

(一)角膜曲率计检查

角膜为构成人眼屈光状态的重要组成部分之一,其屈光力约占人眼总屈光力的 70%。了解角膜的表面形态有助于判断不规则散光等角膜异常情况、分析角膜的屈光力和散光的类型以及准确验配各类角膜接触镜。

1. 角膜曲率计基本原理　角膜曲率计是通过测量已知大小的物像经角膜前表面反射所形成的第一 Purkinje 像的大小来计算角膜前表面的角膜曲率半径,角膜曲率半径与像的放大率成正比。

2. 检测方法　角膜曲率计可测量出角膜中央区 3mm 直径范围内的两个相互垂直子午线的曲率半径,检查前需要进行仪器的校准,检查时嘱被检者将下颌置于颌托上及将前额顶在托架上,保持稳定,首先通过精确调焦使图像清晰,然后寻找到将双像分离到最大和最小的两个方向,通常情况下是互相垂直的两个子午线,在角膜不规则的情况下也可能会出现在不相垂直的方向,调节手动旋钮分别将各自子午线上的分像调整至重合,记录两个方向的角膜曲率值和所在的轴向,必要时重复测量取平均值来增加测量的准确度。

(二)角膜厚度测量(pachymetry)

角膜厚度测量可用于评价一些角膜疾患,如圆锥角膜、角膜水肿、角膜基质炎、边缘性角膜溃疡等,并可间接地了解角膜内皮的功能。角膜厚度测量的重要性不仅表现在角膜和屈光手术中,在常规眼科诊治中也有重要作用。

1. 角膜厚度计 为光学法测量角膜厚度的常用仪器,光学角膜测厚法是将光学角膜测厚仪安装在裂隙灯上,观察者通过倍增的图像使角膜前后表面在一条直线上,并在游标尺上读出角膜厚度。

2. A型超声角膜厚度测量计 通过超声波脉冲从角膜后面反射回来的时间进行角膜厚度测定。超声测厚是目前公认的比较准确的角膜厚度测量方法,其精确度达到 0.005～0.01mm,可检测角膜各个部位的厚度,不依赖于被测眼的注视能力。

3. 角膜内皮显微镜 这种方法利用光学显微镜焦点平面调整的范围来测定角膜厚度。

4. 光学裂隙扫描法 利用光学裂隙扫描装置,在获取角膜地形及前后表面高度数据的同时测定角膜厚度。

5. 相干光断层成像(optical coherence tomography,OCT)和**光学低干涉反射计**(optical low coherence reflectometry,OLCR) OCT 是基于光学干涉原理的测量方法,优点是可以观察到角膜每层结构并分别测量厚度,在对角膜同一部位的多次测量进行比较时较有用。OLCR 是 OCT 的进一步发展,使用频率为 18Hz 的红外线,装配在准分子激光治疗台,可在角膜切削时监测角膜厚度。

6. 共聚焦显微镜 通过共聚焦显微镜在角膜厚度范围内调节焦点而进行角膜厚度测量。优点为可以对角膜的各层进行测量并显示其细胞结构,发现角膜病变处的病原微生物,并用于细胞基因表达的相关研究,缺点是不能用于角膜混浊者以及不能耐受检查时间过长的病人,因而临床应用有一定的局限性。

7. 激光多普勒干涉仪 激光多普勒干涉测量法是一种利用双重光束的红外线激光多普勒干涉测量来测定角膜厚度的非接触测量技术。

(三)角膜内皮检查

角膜内皮层由位于角膜最后面的单层六角形细胞镶嵌而成,具有被动的屏障功能和主动的生物钠泵功能,是维持角膜恒定的含水量和保持角膜透明的重要因素之一。角膜内皮细胞较脆弱,易受到低氧、年龄衰老、代谢障碍、炎症侵袭以及眼内手术干扰等的损害,且损害后一般不能再生。维持角膜内皮细胞正常功能的细胞密度最低值一般认为是 300～500 个 /mm²,如低于此阈值角膜将发生失代偿,出现水肿,甚至出现大泡性角膜病变。

角膜内皮层检查以角膜内皮镜常用,它可分为非接触型和接触型两种,也可通过共聚焦显微镜进行检查。

1. 检查方法

(1)非接触型:适用于儿童、老人及角膜手术后不久的病人。设备可自动取像,根据所拍摄的照片分析角膜形态、大小和分析角膜内皮细胞密度,可对上、中、下、鼻侧、颞侧几个点的内皮进行检查。

(2)接触型:适用于配合检查的成年受检者,先进行角膜厚度测量,物镜前面需加接一个与压平眼压计的压平镜类似的锥形玻璃压平角膜镜,因物镜接触病人角膜,需要在表面麻醉下进行检查,调整焦点后进行摄像或录像,分析检查结果。

2. 结果分析

(1)定性分析:正常的角膜内皮细胞多为等边六边形,镶嵌成蜂巢状,直径约 18～20μm。

笔记

定性分析应注意：①细胞大小是否一致；②细胞形态是否一致；③细胞内或细胞间有无异常结构出现。

（2）定量分析：①细胞密度：即每平方毫米含有的角膜内皮细胞个数；②平均细胞面积：由于角膜内皮细胞丢失后不能再生，需依靠临近细胞的伸展、移行、扩大进行修复，所以当角膜内皮细胞密度下降时平均内皮细胞面积反而增大。平均内皮细胞面积（μm^2/ 个内皮细胞）= 方格面积 × 10^6/ 方格内细胞数；③细胞面积变异系数：此参数为表示内皮细胞功能稳定与否的敏感指标，细胞面积变异系数（CV）= 平均内皮细胞面积的标准差（SD）/ 平均内皮细胞面积。正常情况下此值应小于 0.30，约为 0.25；④六角形细胞百分比，正常为 70%～80%；⑤其他：细胞边数、顶角数以及细胞边长等。

（四）角膜地形图检查

以 Placido 盘为基础的角膜地形图检查目前已很少使用，最新的角膜地形图检查技术以眼前节测量分析系统为代表，它以 Scheimpflug 光学原理为基础，比传统角膜地形图测量更加精确。

（五）共聚焦显微镜检查

共聚焦显微镜（confocal microscopy）是一种无创伤的活体生物显微镜检查技术，是近年来主要应用于检查角膜组织的重要诊断工具，它具有较高的放大倍数、高图像对比和高分辨率，可实时地扫描出角膜的组织结构。

1. 原理　共聚焦显微镜的光照系统和显微镜观察系统具有同样的焦距，由光源发出的光穿过第一裂隙，经过透镜会聚于组织上的某一平面，由此平面反射出来的光再经过物镜，通过反射镜反射并穿过第二裂隙时，由于焦距相同，第二裂隙只容许来自聚焦平面的光通过，而来自聚焦平面上下的反射光则被屏蔽，这样，提高了显微镜轴向（Z 轴）和侧向（X 轴、Y 轴）分辨率，使轴向分辨率可以达到 5～10μm，侧向分辨率达到 1～2μm。

2. 检查方法

（1）为减少瞬目次数以得到清晰的图像，检查前须在受检者结膜囊内滴表面麻醉剂。

（2）受检者坐在共聚焦显微镜前，下颌置于颌托上，前额顶在托架上方的头带上以保证物镜头与角膜垂直。

（3）在物镜头上点一滴胶后，将物镜头对准角膜并进行调整使物镜头刚好通过胶与角膜接触。

（4）根据预先设定的参数对角膜组织进行连续冠状扫描并记录结果。

3. 正常角膜组织结构与形态　共聚焦显微镜可清晰地显示出浅层上皮细胞、翼状细胞、上皮基底细胞、前弹力层（Bowman 膜）、基质层、后弹力层（Descemet 膜）和内皮细胞层的组织结构。浅层上皮细胞核呈反光较强的椭圆形，核周围暗带环绕；翼状细胞仅可见反光较强的核，而核周围无暗带环绕；上皮基底细胞表现为清晰的细胞轮廓，细胞内部表现为暗区；Bowman 膜位于上皮层下，厚约 10～16μm，此层内无细胞结构，但有神经穿过。Bowman 膜下为厚约 450μm 的基质层，在其内可观察到具有分支状结构的角膜神经以及具有椭圆形核的角膜基质细胞。基质层下为厚约 15～20μm 的 Descemet 膜，其内无细胞结构。角膜内皮细胞呈六角形，它们彼此镶嵌共同构成角膜的后界。

4. 临床应用

（1）观察泪液膜：眼睑皮脂腺分泌旺盛者，其泪液膜中脂质层增厚，有时呈网状；干眼病人泪液膜中脂质层相对较薄而且可见到大量碎片。

（2）测量角膜厚度：由于角膜组织各层的反光强度不同，利用共聚焦显微镜 Z 扫描功能可准确地对角膜组织各层进行定位并测量出它们的厚度，也可以测量 LASIK 手术角膜瓣厚度。

笔记

（3）观察角膜内皮细胞：可以对角膜内皮细胞形态进行观察，进行角膜内皮细胞计数，了解白内障术前及术后角膜内皮情况。

（4）角膜病变的诊断和鉴别诊断：

1）角膜营养不良及角膜变性：利用共聚焦显微镜可以观察 Reis-Bücklers 营养不良、Meesman 营养不良、结节状营养不良（granular dystrophy）、网格状营养不良（lattice dystrophy）、斑块状营养不良（macular dystrophy）、Fuchs 内皮营养不良、虹膜角膜内皮综合征（iridocorneal endothelial syndrome，ICE）、圆锥角膜等一系列角膜营养不良及角膜变性疾病。

2）角膜炎：共聚焦显微镜最突出的临床应用是对感染性角膜炎的早期诊断和鉴别诊断，特别是对棘阿米巴感染的角膜病变的诊断。

（5）共聚焦显微镜在屈光矫正中的应用：

1）观察屈光手术后角膜的反应。

2）观察角膜接触镜对角膜的影响。

（6）观察角膜移植排斥反应。

七、波前像差检查技术

（一）波前像差概念

二维码 12-5
动画　波前
像差的概念

人眼的成像过程是基于以下两种理论：几何光学和物理光学。几何光学认为光是由光线组成。一个理想的光学系统，由同一物点发出的全部光线通过光学系统后，必然聚交于一共轭像点，形成理想像点。实际的光学系统中，除平面反射镜在理论上具有理想光学系统的性质外，其他光学系统均不能以一定宽度的光束对一定大小的物体呈理想像，即物体上任一点发出的光束通过光学系统后不能聚焦为一点，而是形成一弥散斑，这种实际光线位置偏离理想像点的误差，称为像差（aberration）。

物理光学将光形容为光波。各个方向均为球面波。若光束进经折射后变形，不再相交于一点，对应的波面也不再是以此像点为中心的球面。这种实际波面与理想波面之间的差别称波前像差（wavefront aberration）。也称波像差或波阵面像差。

（二）波前像差的分类

1. 传统光学

（1）单色像差：由单色光成像时产生的像差。包含有球差、彗差、像散、像场弯曲与畸变。其中，球差和彗差发生于对轴上和靠近轴的点状粗光束成像的光学系统中，称轴上像差；像散、像场弯曲和畸变发生于远离光轴的物体成像的光学系统中，称轴外像差。

（2）色像差：多色光（即由不同波长的光构成复合光）成像时，由于介质折射率随光的不同波长而变所引起的像差。

2. 现代概念

（1）低阶像差（low order aberration）：指第 1、2 阶像差。即指离焦、散光等传统屈光问题。

（2）高阶像差（high order aberration）：第 3 阶及其以上像差。指不规则散光等屈光系统存在的其他光学缺陷。

（三）波前像差的描述方法及测量

根据波像差的概念，波像差实际上就是计算光程差。所谓光程就是光在一种介质里所走过的几何路程与该介质的折射率之乘积。根据光学马吕斯定律可知，入射波面上各点到经任意次折射或反射后的出射波面上相应点之间的光程都是相等的（即出射波面与入射波面之间是等光程的），只是因为光学系统的像差使出射后的等光程波面偏离了球面而已，此偏离量的大小就是波像差的大小。

1. 图形表示　最直观的方法。可将人眼波阵面像差按其在瞳孔面上不同部位引起的位

笔记

相差直接用二维或三维显示。

2. 数学方法 由于像差形式多复杂，形状多不规则，应用数学式可以相对精确的表示像差的大小。目前常用 Zernike 函数多项式表示。Zernike 多项式可对单色像差进行定量分析。该多项式是正交于单位圆上的一组函数。表示形式 Zn m (ρ, θ)，ρ（或表示为 r）为瞳孔区一点半径坐标，θ 表示瞳孔平面方位角度；n 描述阶梯，为标准化函数；m 为方位角依赖成分。每个圆型孔径上的任何像差均可用 Zernike 多项式表示，即可给出只要能测出的任何阶像差表现形式，同时将每一项的波前像差值以均方根（root mean square，RMS）的方式表现出来，单位为 μm。目前美国光学学会（OSA）推荐采用标准的 Zernike 多项式描述（表 12-2）。表 12-3 列出常用的 Zernike 多项式及其含义。

表 12-2　Zernike 函数项表示

Z_n^m	-7	-6	-5	-4	-3	-2	-1	0	1	2	3	4	5	6	7
0								0							
1							Z_1		Z_2						
2						Z_3		Z_4		Z_5					
3					Z_6		Z_7		Z_8		Z_9				
4				Z_{10}		Z_{11}		Z_{12}		Z_{13}		Z_{14}			
5			Z_{15}		Z_{16}		Z_{17}		Z_{18}		Z_{19}		Z_{20}		
6		Z_{21}		Z_{22}		Z_{23}		Z_{24}		Z_{25}		Z_{26}		Z_{27}	
7	Z_{28}		Z_{29}		Z_{30}		Z_{31}		Z_{32}		Z_{33}		Z_{34}		Z_{35}

表 12-3　常用的 Zernike 多项式及其含义

项	Zernike 多项式	含义
Z_1^{-1}	$2\rho\sin\theta$	y 轴方向倾斜
Z_1^1	$2\rho\cos\theta$	x 轴方向倾斜
Z_2^{-2}	$\sqrt{6\rho^2}\sin(2\theta)$	45° 方向散光
Z_2^0	$\sqrt{3}(2\rho^2-1)$	离焦
Z_2^2	$\sqrt{6\rho^2}\cos(2\theta)$	0 或 90° 方向散光
Z_3^{-1}	$\sqrt{8(3\rho^3-2\rho)}\sin\theta$	y 轴方向三阶彗差
Z_3^1	$\sqrt{8(3\rho^3-2\rho)}\cos\theta$	x 轴方向三阶彗差
Z_4^0	$\sqrt{5(6\rho^4-6\rho^2+1)}$	三阶球差

3. 波阵面像差的测量 分客观性测量方法和心理物理学（主觉方法）两大类。

（1）客观性测量法：多以光线追踪理论为基础。通过贯穿入瞳的列阵光线斜率的整合重现像差。

（2）心理物理学方法：该方法设计原理是假设眼睛处于衍射的极限并聚焦于无限远之点光源处，光线通过瞳孔的不同区域进入眼内。如无像差存在，应聚焦于视网膜同一点。通过测量光线在瞳孔的位移而计算出该点的像差。

（四）波前像差检查的临床应用意义

1. 诊断工具

（1）测量瞳孔区光学系统，包括角膜、晶状体在内的整体眼光学质量。

（2）较精确地测量出球差、彗差等各类或各阶像差值。

（3）与普通的验光仪相比，更能精确反映出球镜、柱镜值。可精确到 0.01D。

笔记

（4）确定不规则散光的量和方向。

（5）帮助鉴别临床难以识别的角膜病症。例如,早期圆锥角膜的病人临床上常与高度散光混淆,波前像差检查时早期圆锥角膜者会出现彗差或三阶像差的增高。

（6）理解视觉症状与高阶像差的关系,帮助解释一些临床现象。例如单眼复视,眩光等。

（7）在屈光手术诊断,评估和测算等过程中,起重要作用。例如,个体化切削的设计等。

2. 指导矫正和治疗

（1）个体化治疗技术是屈光手术的未来,包括波前像差引导的准分子激光角膜表面切削术（PRK）、准分子激光原位角膜磨镶术（LASIK）、有晶状体植入人工晶状体等技术。波前像差技术是个体化治疗的关键和基础。

（2）实时监测并指导屈光手术。例如角膜屈光手术中出现角膜的偏心切削时及时识别并终止手术。

（3）针对波前像差对视觉影响的不同,予以非手术光学矫正。例如在自适应光学方面的应用。通过计算机将像差转换为不同信号并控制一系列矫形镜使在瞳孔区的光线曲折,矫正像差。

（赵堪兴）

第四节　眼科影像学检查

一、荧光素眼底血管造影检查

荧光素眼底血管造影（fundus fluorescence angiography, FFA）是眼底病临床和科研的常用检查技术。它是通过静脉注射荧光素钠在眼内血液循环时所发出的荧光,利用装有特殊滤光片组合的眼底照相机,记录眼底情况动态变化的技术。20世纪70年代发展的吲哚菁绿血管造影（indocyanine green angiography, ICGA）,则可以更清楚地观察到脉络膜的血循环动态。80年代又发明了激光扫描检眼镜,它与血管造影联合,可通过电脑显示屏连续清晰观察视网膜脉络膜的血循环动态。

（一）基本原理

荧光素钠（sodium fluorescence）是大量荧光物质中最富有荧光特性的一种,为中性、橘红色结晶;易溶于水,水溶液呈黄红色;分子式:$C_{20}H_{12}O_5Na$,分子量376.27Da,正常情况下不会渗漏至视网膜血管外。FFA的基本原理是利用荧光素钠可通过激发光刺激使眼内血液循环中的荧光素钠被激发出荧光,再经过屏障滤光片,摒除非荧光素钠发出的眼底反射,使眼内充盈荧光的血管、荧光渗漏及组织染色处显影,得到显影为白色、背景为黑色的图像,然后用高速敏感的摄像系统进行拍摄或录像。

眼底摄像系统目前主要有激光扫描检眼镜。激光扫描检眼镜利用弱激光和氩激光、氦氖激光作为光源或激发光对眼底进行扫描摄像,可以实时动态观察眼底FFA的全过程,并自带图像处理系统,可进行眼底图像的储存及分析,还可将图像输出到打印机中。

（二）造影方法

造影前务必详细询问病人的病史及过敏史。少数病人可能出现对荧光素钠的过敏反应,包括恶心呕吐、荨麻疹、血管神经性水肿等,极个别可能出现过敏性休克。造影室必须常备急救用药和器械。对严重高血压、心脑血管疾病、肝肾功能不全等病人应采取慎重态度;眼科常规及特殊检查资料应该齐全。符合造影条件并无闭角型青光眼可疑者,充分散瞳后进行造影。

做荧光素钠药敏试验,确认阴性后进行静脉注射,开始造影摄像。标准的眼底像应尽量包括全部眼底,一般按顺序拍摄 7～9 个视野,其次序为:后极部,颞侧,颞上,上方,鼻上,鼻侧,鼻下,下方,颞下。有时可在造影早期安排拍摄视神经乳头及黄斑的立体像。

(三)FFA 的眼底组织结构基础

1. 眼底组织的屏障功能 正常的荧光素眼底血管造影是建立在眼底组织生理性屏障功能的基础上的,即血管内皮细胞形成的血视网膜内屏障和色素上皮形成的血视网膜外屏障。

2. 血视网膜内屏障 视网膜的血管主要分布在内六层,其血视网膜内屏障主要由血管内皮细胞、周细胞和基膜构成,内皮细胞间封闭小带连接,内皮细胞外有周细胞和基膜包绕,故血液成分及大分子物质如荧光素钠均不能通过血管壁进入视网膜组织,造影时荧光素钠被限制在血管内,呈现清晰的视网膜血管网荧光图像。

3. 血视网膜外屏障 位于视网膜外层的色素上皮细胞之间形成复合连接,其中紧密连接阻止荧光素钠及血中物质扩散至视网膜内,形成了视网膜外屏障。

4. 背景荧光 脉络膜的毛细血管不存在屏障,荧光素钠迅速弥散到组织中去,形成强烈而弥漫的背景荧光。

(四)FFA 的临床应用

在排除荧光素钠过敏及全身情况不适应外,视网膜血管性疾病、视神经和葡萄膜炎性疾病等,均可通过荧光血管造影检查协助诊断和治疗,了解病变程度,随访病程发展和转归。

(五)FFA 的正常过程

臂 - 视网膜循环时间:荧光素钠从肘前静脉注入血管内,随血流经右心,随肺循环到左心,再通过主动脉、颈动脉和眼动脉到达眼底,这段时间称为臂 - 视网膜循环时间。影响臂 - 视网膜循环时间的因素很多,例如受检者的年龄、血管粗细、心脏功能及血流速度,以及检查所用荧光素钠浓度、注射技术及造影技术的熟练程度等。一般正常臂 - 视网膜循环时间为 10～15s,双眼相差为 0.2～0.8s。

视网膜动脉前期或脉络膜循环期:视网膜动脉尚未见到荧光素充盈之前的阶段,此时脉络膜已有初步充盈,呈地图状斑块,视神经乳头也已出现朦胧荧光,若存在睫状视网膜动脉,也在此期充盈。

视网膜动脉期:从动脉开始充盈起到静脉开始充盈之前的阶段,动脉血流速度快,约 1～2s 即全部充盈。由于血管内中央血球与周围血浆均有荧光,荧光显影的动脉比检眼镜所见为宽。

视网膜动静脉期:指视网膜动脉充盈后至毛细血管后小静脉充盈这段时间。随着视网膜血液循环,荧光素钠到达毛细血管网,整个视网膜呈现明亮的弥漫荧光,而后荧光素钠经毛细血管后小静脉进入视网膜静脉。

视网膜静脉期:从静脉任何一支出现层流起到所有静脉荧光充盈的阶段。当荧光素钠随血液从毛细血管后小静脉进入较大分支静脉时,染料沿着管腔边缘充盈,形成清晰的层流外观。直至所引流的各小静脉血流汇集,荧光素钠充满全部管腔,层流现象自然消失。从视网膜动脉充盈到静脉出现层流为 2.5～3s。静脉荧光持续 15～20s 以上,在这段时期内又可分为早、中、晚三期。早期:可见分支静脉充盈及主干静脉一侧有荧光出现。中期:主干静脉接近完全充盈,此时静脉荧光强于动脉。晚期:静脉主干全部充满荧光,动脉内染料开始排空。此后进入眼内的荧光素钠浓度随着再循环而减弱。

后期荧光:约在静脉注入荧光素钠后 10～15min,视网膜血管荧光明显减弱甚至消失,只能看到微弱的脉络膜背景荧光和巩膜、视神经乳头边缘的一些残余荧光,而组织中异常渗漏的荧光素钠染色却更加明显。

视盘:视盘表面血管来自视网膜血管,深层为睫状血管供养,造影早期出现和脉络膜同步的朦胧荧光。动脉期显示强荧光,是因为睫状后动脉和视网膜动脉组成的视盘周围深部和表面的毛细血管充盈的结果。随着造影过程的进行，视盘的毛细血管逐渐充盈，荧光逐渐增强，在视盘周围有一低荧光带，将视盘和脉络膜的荧光分开。视盘颞侧边缘也显示一个低荧光带，是因为色素产生荧光遮蔽的关系。视盘的晚期亦呈强荧光，是由于视盘深部的毛细血管荧光素、视盘边缘脉络膜毛细血管溢出的荧光素以及巩膜筛板的自发荧光共同作用的结果。

黄斑暗区：静脉注入荧光素钠后19～23s，黄斑区背景荧光趋于淡弱，愈到中央愈暗，称为黄斑暗区，是因该处色素上皮的色素颗粒较浓密，且视网膜内叶黄醇吸收了大部分荧光所造成（图12-8）。

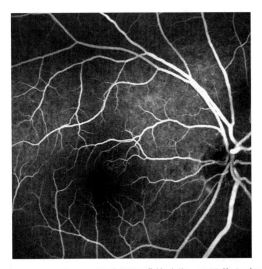

图 12-8　正常 FFA 图像视网膜静脉期，可见黄斑暗区

（六）异常眼底荧光图像

异常眼底荧光图像主要有视网膜循环改变、异常荧光，其中异常荧光表现为强荧光、荧光渗漏和弱荧光。

视网膜循环改变：主要有视网膜血管充盈迟缓与充盈缺损。视网膜中央动脉的充盈迟缓，表明动脉的灌注压下降，血流缓慢，造影过程表现为臂-视网膜循环时间延长，动脉前期延长，视网膜循环时间延长，可以见到动脉充盈前峰，静脉回流缓慢。静脉充盈迟缓，多见于静脉阻塞，如果无静脉阻塞之征，而单纯回流迟缓，则说明系灌注压低动脉供血不足所致。除中央动脉外，颈动脉和主动脉疾患引起的供血障碍，均会出现视网膜动脉充盈迟缓和静脉回流障碍。充盈缺损系指视网膜血管网中某支或某部位见不到荧光充盈，说明该处有局部循环障碍。视网膜侧支血管和动静脉短路则表现为异常的血管内荧光，多不伴荧光渗漏。

强荧光（hyperfluorescence）和荧光渗漏（fluorescence leakage）：在眼底任何部位荧光强度增加均称为强荧光。当视网膜血管与脉络膜血管荧光完全消退后，眼底仍存在的任何荧光均为血管外的荧光，即荧光渗漏。任何疾病导致视网膜屏障功能损害，均可使眼底出现荧光渗漏。荧光渗漏有两种情况，组织结构吸收荧光素钠，即组织染色；荧光素钠弥散至组织层间空隙中，导致染料积存。

视网膜强荧光多见于视网膜新生血管增殖、微动脉瘤与血管瘤等情况。如新生血管增殖，造影时，新生血管随静脉充盈而显影，并立即渗漏，随即形成一强荧光团。当有纤维血管膜形成时，造影晚期可见膜上荧光素钠染色。微动脉瘤显示强荧光并很快出现荧光渗漏（图12-9）。

笔记

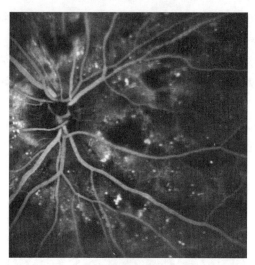

图 12-9　糖尿病性视网膜病变 FFA 图像

视神经乳头强荧光可见于视盘水肿,视神经乳头上新生血管等。视盘水肿时造影早期可见毛细血管扩张,渗透性增加,显示强荧光,继而出现荧光渗漏,视神经乳头边缘及附近视网膜染色。

脉络膜强荧光多见于脉络膜新生血管形成。来源于脉络膜的新生血管,可长入视网膜色素上皮或神经上皮下,见于年龄相关性黄斑变性、高度近视眼底病变等。造影早期,可见到新生血管的形态,连接成车轮状、花边状,但随即渗漏使血管形态模糊呈一团强荧光。脉络膜新生血管的荧光充盈比视网膜血管充盈早,与脉络膜血管充盈同期。

窗样缺损(或称透见荧光)是由于视网膜色素上皮萎缩,好像视网膜色素上皮开了一个窗口,从而使脉络膜荧光更容易显露而呈强荧光。它的特点是荧光斑随着脉络膜的充盈而出现,增强而增强,又随着背景荧光的消退而淡弱。

弱荧光(hypofluorescence)指任何情况下的荧光强度降低。可能被不发荧光的结构遮挡,即遮挡荧光,常为出血或色素;也可能由于血循环障碍,血管充盈缺损。

视网膜弱荧光可见于视网膜出血、色素堆积等情况,表现为遮挡荧光;血管充盈缺损,毛细血管无灌注而呈现弱荧光。

视神经乳头弱荧光常见于前部缺血性视神经病变,视神经萎缩等病。前者病变象限及附近脉络膜荧光充盈迟缓,早期呈现弱荧光,晚期由于视盘周其他毛细血管将视神经乳头染色,整个视神经乳头仍可显示荧光。视神经萎缩时毛细血管数目减少,故造影早期为弱荧光。晚期由于视神经萎缩,筛板等能被荧光染色的组织显现更为清晰,使得视神经乳头呈强荧光。

脉络膜弱荧光见于脉络膜血管充盈缺损。如急性多发性缺血性脉络膜病变、脉络膜毛细血管萎缩等。

在阅片时,还需注意自发荧光(autofluorescence),即人眼中某些组织本身就具有发荧光特性,所发荧光称为自发荧光。如视神经乳头玻璃膜疣,钙沉着及星状细胞错构瘤,它们所具有的荧光在荧光素钠注射前即已显示,其自发荧光相当强,造影前先拍一张对照片可以鉴别。

二、吲哚菁绿脉络膜血管造影

吲哚菁绿脉络膜血管造影(indocyanine green angiography,简称 ICGA),采用计算机影像系统的眼底照相机及带红外激光光源的扫描激光检眼镜系统,适合于血流速度快且为三维立体结构的脉络膜血管,可较清楚地观察脉络膜血液循环,对视网膜血液循环也可显示。

笔记

（一）基本原理

吲哚菁绿（indocyanine green，简称 ICG）的分子量为 774.96 道尔顿，其最大吸收光谱 795nm，最大激发波长 835nm，均在近红外光谱范围内。ICGA 的原理：98% 的大分子 ICG 与血浆蛋白质或脂蛋白结合后局限于血管内，以近红外光作为激发光，能穿透色素上皮的遮挡，通过激发光刺激 ICG 后，可以发射出特殊的光谱，再经过屏障滤光片，显示出脉络膜血管的图像。

（二）造影方法

准备步骤与荧光造影一样，造影剂静脉注射后开始造影摄像。前 10 分钟，脉络膜荧光变化较快，需密切连续观察，然后可以间断观察直到 30 分钟，观察中选取典型图像保存。ICG 进入循环后迅速被肝脏清除，半衰期为 2～4 分钟。副作用较少，偶见恶心、呕吐和过敏现象。造影室应准备处理过敏反应的急救药品和器械。

（三）ICGA 的临床应用

排除碘过敏病人。主要用于脉络膜血管异常病变，如年龄相关性黄斑变性，高度近视脉络膜新生血管膜形成，中心性浆液性脉络膜视网膜病变等。近红外光为不可见光，畏光病人易接受；不易散射，可用于有弥漫屈光间质混浊病人的检查。

（四）ICGA 的正常图像

脉络膜血管轮廓清楚，可见脉络膜动脉来自黄斑附近的睫状后短动脉，然后呈放射状到达赤道部，有时在起始部不远处分成两支。脉络膜动脉纤细迂曲，呈现弱荧光。脉络膜静脉则略显粗大而平直，约在动脉充盈后 2～4 秒，可见后极部静脉充盈，静脉回流入 4～6 支涡静脉，其壶腹部形态不定。脉络膜毛细血管不能看清，但可借弥漫荧光分辨（图 12-10）。

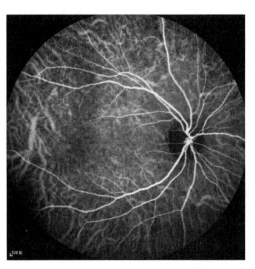

图 12-10 正常 ICGA 图像，可见脉络膜血管充盈

（五）ICGA 的异常图像

和 FFA 类似，ICGA 异常图像主要有循环改变、异常荧光，其中异常荧光表现为强荧光、荧光渗漏和弱荧光。比如渗出型年龄相关性黄斑变性，ICGA 通常可以发现脉络膜新生血管膜，表现为黄斑区脉络膜强荧光并可能出现荧光渗漏（图 12-11）。

由于脉络膜的生理结构及荧光素钠本身的特性，FFA 对深层脉络膜血管所提供的信息有限。因为脉络膜血管荧光影响视网膜毛细血管和小动脉及小静脉的观察，且 ICG 的荧光强度远较荧光素钠弱（仅为后者的 4%），所以 ICGA 获得清晰视网膜血管照片非常困难。激光扫描检眼镜提供同步 ICGA 和 FFA 造影技术，可发挥两种检查各自的优点并克服其缺点。

笔记

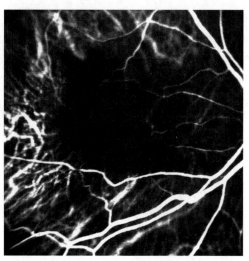

图 12-11 渗出型年龄相关性黄斑变性 ICGA 图像脉络膜新生血管膜形成

三、相干光断层成像(OCT)

相干光断层成像(optical coherence tomography, OCT)是一种高分辨率的光学影像技术,具有非侵入性,非接触性,高分辨率和快速的特点。

(一)基本原理

OCT 是基于相干光干涉的光学成像技术,其物质基础在于眼的不同组织显微结构之间反射率的差异。目前临床上主要有两类 OCT,即时域 OCT 和频域 OCT。时域 OCT 通过光学延迟线的快速变化来实现纵向深度扫描,而频域 OCT 则通过测量干涉信号的光谱并对其进行快速傅里叶变换来获得纵向深度信息。近几年出现了扫频 OCT(swept source optical coherence tomography),利用生物组织背向散射,获取组织内部不同层次的信息。

(二)检查方法

眼前节 OCT 一般采用沿眼球水平经线的扫描,但在特殊病例,可以根据需要进行垂直经线或者斜向扫描。

眼后节 OCT 的检查: OCT 测量光的横向扫描由扫描镜系统控制,在低倍镜下的视野范围是 30°,检查者可通过眼底摄像机观察到眼底图像。光扫描的同时,检查者可看到视网膜的扫描图案,这样就可获取指定部位的眼底断层扫描图,仪器的放大率可根据不同的检查目的进行调节。而且,OCT 的光扫描模式可由计算机控制,可以根据不同的眼底疾病设计不同的扫描模式。

(三)OCT 的临床应用

利用眼前节 OCT,能通过其横断面扫描评估眼前节结构,进行对前房直径、前房角角度、角膜厚度等的精确测量。

OCT 探头光束的波长是近红外光,适合于对屈光介质透明或部分混浊的眼睛进行眼底扫描。OCT 主要用于检查黄斑部病变,对黄斑疾病具有重要的鉴别诊断意义,亦可用于检测视盘周围神经纤维层的厚度。

(四)正常眼底 OCT 表现

在正常黄斑部的 OCT 断层图像中显示了视网膜不同层的对比:视网膜的前后缘在 OCT 上均表现为高反射层,前缘为神经纤维层,后缘为色素上皮/脉络膜毛细血管层。高反射的前后两层之间,对应于视网膜的中间层。光感受器核层显示最低程度反射,视网膜的层状

笔记

结构、内外丛状层以中等和低反射交替。由于通过视网膜神经上皮层、色素上皮层和脉络膜毛细血管层之后的信号减弱，在脉络膜毛细血管层下，从脉络膜深处和巩膜返回相对较弱的散射，表现为低反射区（图 12-12）。

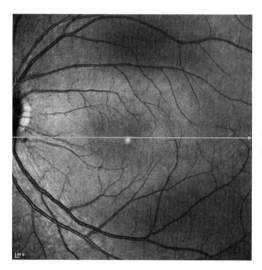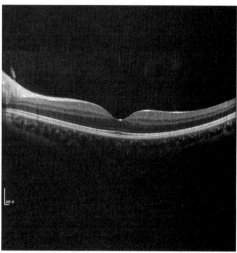

图 12-12　正常黄斑 OCT 图像

（五）黄斑异常 OCT 表现

黄斑病变如黄斑裂孔、水肿、前膜等均可以通过 OCT 扫描清晰显示。

1. 黄斑裂孔　OCT 可进行裂孔直径及其周围组织的定量测量，能发现黄斑区视网膜前膜、局部玻璃体后脱离和裂孔缘的膜盖。对于全层黄斑裂孔，OCT 可显示其主要组织学特征，包括边界清晰的全层视网膜缺损、周围视网膜脱离晕轮和存在于外丛状层、内核层的小囊泡（图 12-13）。

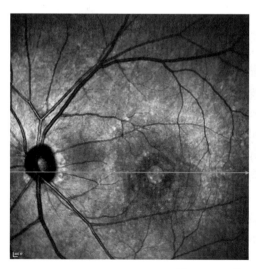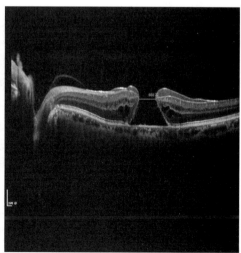

图 12-13　黄斑裂孔 OCT 图像

2. 黄斑囊样水肿　表现为外丛状层和内核层中高度局限的囊性空间，以及几乎延伸至内界膜的中央大囊泡，还能定量检测视网膜的厚度改变（图 12-14）。

笔记

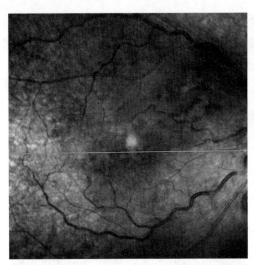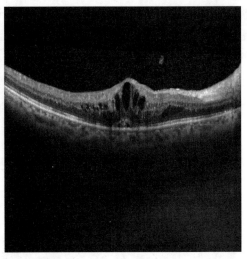

图 12-14　黄斑囊样水肿图像

四、OCT- 血管成像

OCT- 血管成像（Angio-OCT）是近年来由 David Huang 和 Yali Jia 发明推广的一种新型高清成像技术，利用血管内血液流动作为对比介质而无需注射造影剂的共聚焦激光眼底血管成像技术，用于分析视网膜和脉络膜血液循环，具有无创、快速、三维成像等优势，能分层观察、定量分析，且没有时间依赖性。局限性是目前的技术只能检查后极部 3mm×3mm 或 6mm×6mm 的眼底（彩图 12-15，见彩图页）。

五、超声检查

眼及眼眶位于人体的前部表层，声学解剖界面清楚，声衰较少，适合超声检查。目前应用于眼科临床的超声诊断仪几乎涵盖超声显示形式的全部，超声检查是眼科临床不可或缺的检查方法。

（一）基本原理

医学超声成像的原理是利用超声波在人体组织交界面的声反射特性进行成像的。眼科专用超声频率大多为 10MHz。

超声波自换能器发出后，以声波的形式垂直于换能器向前传播。在单位时间内声波传播的距离称声速，与介质密度和温度有关。超声波在空气中声速为 333m/s，0℃水中为 1484m/s，37℃水中为 1533m/s，人体软组织中为 1540m/s，角膜为 1620m/s，房水、玻璃体为 1532m/s，晶状体根据不同混浊程度为 1590～1670m/s，视网膜 1538m/s，脉络膜 1527m/s，巩膜为 1630m/s，眼外肌为 1631m/s，视神经为 1615m/s，眶脂肪为 1476m/s，颅骨为 3360m/s。

超声波垂直传播到两个介质的界面上，当两者的声阻（介质对声波的阻力）差异大于 0.1% 时，便有部分声波反射回到第一介质中，称回声，其余声波继续传播，每遇一个声阻界面便发生一次反射，声阻差异越大，反射发生越多，回声越强，超声图像即是回声结果。声阻与介质密度有关，介质密度越高，声速越快，声阻也越大。利用回声波与起始脉冲间的时间和换能器与目标之间的距离成正比的原理，这种反射现象可精确测定不同声阻的组织结构厚度。

当声波通过一个大小为 1～2 个波长的界面时，声波的传播偏离原来的方向，绕过此介质后仍按原方向传播，称衍射。界面距换能器越近，衍射现象越显著。当声波通过一个界面大小远远小于此波长的微小粒子时，微粒吸收声波后再向四周辐射声波，形成球面波，称散射。彩色多普勒即是利用红细胞的散射，获得多普勒频移信号。

笔记

（二）超声诊断仪种类和检查方法

根据回声显示方式，眼科超声诊断仪主要为 A 型、B 型超声、超声生物显微镜（ultrasound biomicroscopy，简称 UBM）和超声多普勒诊断仪（color Doppler flow imaging，简称 CDFI）。

1. A 型超声检查仪　它将接受的回声信号按返回时间以波峰形式排列在时基线上，波峰高度表示回声强度，属于时间振幅扫描，形成一维图像。根据回声波峰的高低多少、形态有无而进行判断，有较高的组织鉴别力和很高的轴向分辨力。

（1）检查方法：A 型超声检查分为直接测量法和浸入式测量法两种。以直接测量法为例，被检眼表面麻醉，双眼注视固定目标，检查者将探头垂直置于角膜顶点，在显示屏上依次出现从角膜到视网膜的四个反射峰。从角膜到视网膜的距离即为眼轴。

（2）临床应用：眼科主要用作生物学测量，如角膜厚度、前房深度、晶状体厚度、眼轴长度等。

2. B 型超声诊断仪　它将接受的回声信号以不同灰度的光点构成切面声像图的形式显示出来，光点亮度表示回声强度，探头作扫描移动，可显示被扫描物断面的回声，将回声光点连接为二维图像。如果探头一边旋转，一边采集二维信息，计算机三维软件还可以形成三维图像。B 型超声是根据切面声像图的形态和光点强弱特征而进行判断，对被探测组织结构显示形象准确，并能实时扫描动态改变。

（1）检查方法：以扇形扫描为例，一般使用直接探查法。使被检者轻闭眼睑，涂耦合剂（超声信号传导的介质），一般使用 1% 或 2.5% 的甲基纤维素，使探头与眼睑接触部保持良好的声耦合效果。探头足板置于上睑中部，然后左右移动接触位置，并转动握持角度，使全部眼球和眼眶经过一次纵切面扫描。然后探头横置，上下移动，再做一次横切面扫描。发现病变后，在不同位置，用不同角度进行详细探查。

有时为了解眼内病变与眼球壁的关系，可作后运动检查：超声显示病变后，嘱病人转动眼球，然后突然停止，观察病变回声的活动度。玻璃体病变可随眼球转动而动，眼球停止运动后仍然动荡不止；眼球壁病变则无后运动现象。

为了观察眼眶占位病变的硬度，可进行压迫试验：超声显示病变后，用探头轻轻压迫眼球，使压力传递至病变区，观察病变形态有无改变，眶内囊性病变受压后会变形。

检查眼外肌时，需将探头向对侧倾斜使入射声束垂直于肌肉，眼外肌为带状低回声区，与脂肪高回声对比明显。

（2）临床应用：屈光间质不清时，对眼后节包括玻璃体、视网膜、脉络膜的检查依赖于 B 超。后巩膜疾病、眼眶疾病及眶周围结构病变侵犯眼眶，各种原因引起的眼球突出、眼球运动障碍等，需要进行 B 超检查。眼外伤，如眼球穿通伤、眼球破裂伤（缝合后）及眼内异物，可疑眶内血肿和气肿等，也需要进行 B 超检查。此外，还可开展利用 B 超引导的针穿活检等介入性超声检查。

3. UBM　一种用超高频率超声对眼前部结构进行检查的方法，超声频率为 50MHz 或 100MHz，成像原理同 B 型超声仪。成像清晰，分辨力高，分辨率达 20～60μm。垂直穿透力差，探测深度 50MHz 为 5mm 左右，100MHz 为 2.5mm 左右。

（1）检查方法：以 UBM 检查眼前节，需用间接探查法：表面麻醉后放置眼杯，充填耦合剂，调整探头的支撑臂，使探头与眼球表面相垂直，将探头浸入眼杯内，排除探头前端气泡，即可以开始检查。

（2）临床应用：通过光学方法观察不到的眼前节结构均可通过 UBM 探查。利用 UBM，可以进行眼前节正常解剖结构的静态显示和活体测量，眼前节疾病的探查等。还可以进行一些动态活体观察，如睫状肌麻痹前后前房深度、晶状体厚度、虹膜和睫状体厚度改变等。

4. CDFI　CDFI 是应用多普勒效应分析超声频移的方法，可探测血流流向、流速等。探

笔记

头发出固定频率超声波,当探头和血流中运动的红细胞之间有相对运动时,回声频率发生改变,称频移。向探头运动,回声频率增加,背离探头运动,回声频率减低,这种现象称多普勒效应。频移的大小与红细胞运动速度成正比,与声波在血液中的声速成反比,并且与声束轴线与血流方向的夹角有关。不同的频移量用不同颜色表示,即构成彩色血流图,以彩色表示血流方向、辉度表示速度,可定性和定量分析血流特征。

(1)检查方法:一般采用直接探查法。探测眼及眼眶血管采用三步检查法,即 B 型超声、彩色血流显像和血流频谱。首先用 B 型超声探测眼及眼眶方法同前。然后启动彩色多普勒探测血流,同时取多普勒频谱作血流定量分析,包括血流速度、血流积分、阻力指数、搏动指数等。

(2)临床应用:多用于眼后节及眼眶部病变的诊断,并了解病变的血流状况。

(三)正常眼部超声图

1. A 型超声　A 型超声直接探查法在时基线上最左端为始波,即角膜前表面波,此波峰经一个小的降低后上升同前,此为角膜后表面与房水界面波。此峰后一平段为前房深度,前房平段后一高峰为房水与晶状体前表面界面波,其后为晶状体后表面与玻璃体界面波,两者之间可有些小低波。晶状体波后为玻璃体平段,正常情况玻璃体平段内无杂波,玻璃体与视网膜界面出现较高峰或相当于角膜峰的 95%,其后波峰逐渐降低为球后软组织波,最后之高波峰为眼眶骨面回声,自角膜开始至视网膜波峰出现为眼轴长度(图 12-16)。

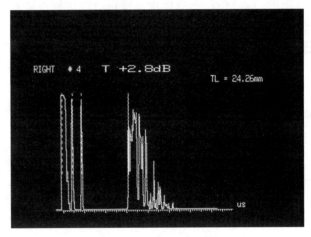

图 12-16　正常 A 超图像

2. B 型超声诊断仪　B 型超声探测眼角膜、前房,由于近场效应而显示不清。扇形扫描的轴位探查,在超声盲区和无回声区之后,为晶状体后囊界面的弧形回声光带,之后为玻璃体液性暗区,暗区后的弧形强回声光带是眼球壁的回声,眼球壁光带后的横"W"形光团为球后脂肪和视神经的回声,脂肪为强回声区,中央窄三角形无回声区为视神经(图 12-17)。

非轴位探测时,不易显示晶状体回声,球后脂肪形成三角形强回声区。横位探测时可在玻璃体无回声区见圆或类圆形晶状体回声,球后脂肪呈舟状强回声区。

3. UBM　UBM 探测角膜可见两条强反光带,前一条为角膜上皮和前弹力层,后一条为后弹力层和内皮细胞层。两层之间低回声带为角膜基质层。巩膜为分布均匀之强回声,角巩膜缘为分布不均的中等回声,前房为无回声暗区。前房角指角膜、角巩膜缘、巩膜及虹膜之间的夹角,其宽、窄抑或关闭在 UBM 下一目了然。前房之后为虹膜,表现为较厚的强回声反射,起自睫状体,止于瞳孔缘。后房位于虹膜、睫状突、悬韧带和晶状体前表面之间,UBM 是唯一能够在活体组织中观察到后房及其动态变化的方法。眼外肌止端的巩膜处,可以探查到眼外肌,为中等回声,肌止端与巩膜相连,之间有明显的低回声区,可以同时测量肌肉厚度(图 12-18)。

笔记

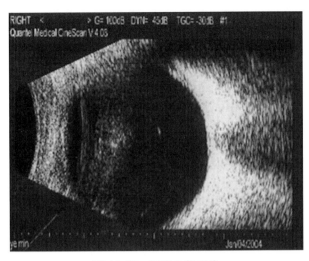

图 12-17 正常 B 超图像

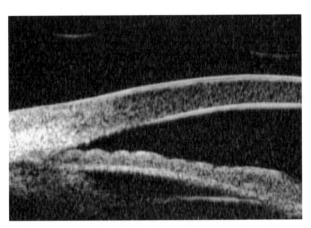

图 12-18 正常 UBM 眼前节图像

4. CDFI 根据眼及眼眶供血的解剖基础,多普勒超声可显示眼动脉、睫状后动脉、视网膜中央动脉和静脉。

眼动脉位于眼球后 15~20mm,视神经下侧,与视神经同行,向前向外上绕过视神经前行。眼动脉为红色条纹,有搏动,直径 1~2mm。眼动脉频谱图呈三峰二谷形,第 1 峰为心脏收缩期血流,第 2、3 峰为舒张期血流。

睫状后动脉位于球后 10~15mm,视神经内、外侧各 1 支,平行于视神经。红色血流,频谱图与眼动脉相仿,但波峰较低。

视网膜中央动脉位于球壁与视神经交界处,为"1"字形细柱状红色血流,呈三角形频谱图。在红色血流一侧有一同样形状和柱径的蓝色血流,为视网膜中央静脉,呈蓝色连续非搏动性频谱图。

(四)眼及附属器病理声像图(以 B 型超声为例)

眼内异常光团:常见于眼内肿瘤、玻璃体积血、脱位晶状体、原始玻璃体增生症、早产儿视网膜病变等。

眼内异常光带:层面像显示为连续的光带,如视网膜脱离(图 12-19)、脉络膜脱离、玻璃体后脱离、玻璃体积血机化等。玻璃体后脱离有明显的后运动。

眼内异常光环:玻璃体囊尾蚴、晶状体后全脱位,和全视网膜脱离的冠状切面像,玻璃体内显示光环。

笔记

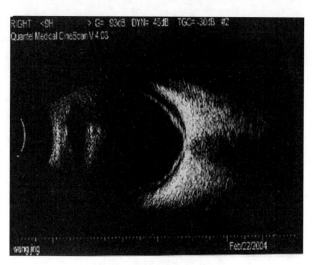

图 12-19 视网膜脱离"V"形征

眼内异常光点和光斑：玻璃体积血、混浊和星状玻璃体病变等可见弱光点或光斑，玻璃体内异物为强光点，有时可见彗星征和声影。人工晶状体眼的超声检查显示人工晶状体后彗星征，玻璃体内异物或含钙斑肿瘤均可以出现声影。

眶内回声改变：包括异常回声和正常结构回声改变。球后脂肪垫为强回声光团，眶内肿瘤、囊肿、炎症等病变回声一般较脂肪为弱，表现为相对弱回声或无回声区。有些眶内肿瘤、炎症等也可表现为中等回声或强回声改变。对占位病变作压迫试验，囊性肿物可变形。

眼外肌肿大：表现为眼外肌梭形肿大或不规则扩张，内回声强弱不等。见于炎症、甲状腺相关眼病、颈动脉海绵窦瘘和肿瘤浸润、压迫等。

视神经肿大：表现为视神经管增粗或梭形膨大，前者多见于脑膜瘤，后者多见于视神经胶质瘤。

六、X 线检查

眶部 X 线平片仅能分辨出软组织、眶骨及空气等 3 个密度等级，有时需要结合 CT 和 MRI 才能对眶部病变作出诊断。

（一）摄影技术

颅骨构造复杂，在 X 线片上形成重叠像，影响对病变的观察。为了减少这种重叠，对不同部位的显示，采用特定的投照体位。

1. 克氏位（caldwell 位） 即 20° 后前位。岩骨投影于眶下缘之下，与上颌窦重叠。适于观察眶腔、眶壁、眶上裂以及额窦、筛窦和颅骨正面，是检查眼球突出、眼眶骨折和异物定位采用的体位。

2. 瑞氏位（wright 位） 即 53° 后前斜位。可显示视神经孔和后组筛窦，也可观察眶内壁、眶顶、额窦及泪腺窝。两侧眶分别摄影，要求投照标准，双侧视神经孔对称显示在眶外下象限。

3. 瓦氏位（water 位） 即 45° 后前位。主要显示眶顶、眶底和上颌窦，也可观察在克氏位上所显示的部位。

临床上根据需要还可以采取其他投照体位，如眶侧位、颌顶位等。

（二）X 线检查在眼科的应用

X 线检查可用于眼外伤、眼内肿瘤、眼球突出或眼眶肿瘤等疾病。还可进行泪囊造影，显示泪囊大小。

笔记

（三）正常眼眶 X 线图像

对眼眶 X 线图像，应该逐项观察眶窝形状和容积、眼眶密度、眶壁、眶上裂、视神经孔及眶周结构，以免遗漏。

1. 眶窝形状与容积 眶窝形状和容积可因种族、性别和年龄不同而有区别，但两侧对称。在克氏位上，眼眶略呈方形，边界清晰，四角圆钝，两侧容积相等，密度一致。侧位像呈锥形。

2. 眶密度 与额骨区相等，两侧对称。

3. 眶壁 在克氏位上，眶顶可见额骨水平板及其后部的三角形蝶骨小翼，眶内壁为线状筛骨纸板的垂直重叠像，眶下壁与岩骨重叠，眶外壁前缘由额骨颧突及颧骨额突构成，密度较高，后部为蝶骨大翼，密度较低，大翼外的一条斜行高密度线，为无名线，是蝶骨大翼颞侧面的投影。

4. 视神经孔 在瑞氏位上视神经孔位于眶外下象限眶上裂的上方，为略呈圆形之低密度影，边界锐利。两侧视神经孔对称，直径基本相等，差异大于 1mm 即有诊断意义。

5. 眶上裂 位于蝶骨大、小翼之间，为窄三角形的低密度区。其大小和形状个体间差异较大，双侧多不对称。

6. 眶周围结构 在克氏位上，眶内侧透明区为筛窦气泡，两侧等宽。眶内上侧不规则透明区为额窦，中有间隔将两侧分开，两侧多不对称。眶上方为颅前窝及其内的脑组织，眶下方透明区为上颌窦，眶外侧位颞窝及其内的软组织。

（四）眼眶异常 X 线图像

1. 眶容积扩大 眶容积扩大是长期眶内压增高的结果，多见于良性肿瘤。早期改变为眼眶形状变圆，眶腔稍大；晚期则眶腔明显扩大，眶上裂继发扩张，筛窦变窄。儿童期恶性肿瘤或炎性假瘤亦可引起眶腔扩大，这是由于儿童期骨骼正处于发育阶段的缘故。眶壁肿瘤，如泪腺良性肿瘤，可因长期直接压迫致眶腔局部扩大，此时多伴骨壁变薄。

2. 眶容积缩小 眶邻近病变压迫眼眶（皮样囊肿、黏液囊肿早期）、眶骨质普遍增生（脑膜瘤、骨纤维异常增殖症）以及幼年作眼球摘除或眼球萎缩，局部 X 线照射或放疗致眶骨发育停滞等，均可引起眶容积缩小。

3. 眶密度改变 眼内软组织水肿、充血、眼球增大均可引起眶密度增高，无特殊诊断意义。眶内局部密度增高，如静脉石、钙斑、异物等，则为重要 X 征。静脉石显示为不规则或圆形高密度影，则为眶静脉曲张和静脉血管瘤的表现；钙斑见于视网膜母细胞瘤、脉络膜骨瘤等。

4. 眶壁改变 骨破坏多见于邻近眶壁的恶性肿瘤，X 线显示局部结构紊乱，密度低而不均。局限性骨增生多见于眶骨骨瘤，多起自鼻旁窦，病变呈团状、息肉状或分叶状的象牙质样密度增高。弥漫性骨增生见于骨纤维异常增殖症和扁平型脑膜瘤。

5. 视神经孔改变 视神经肿瘤向心蔓延或视交叉颅内段视神经肿瘤向眶内蔓延均可引起视神经孔扩大。蝶骨小翼根部骨增生则视神经孔变小，蝶骨嵴内三分之一和后组筛窦恶性肿瘤可引起该孔破坏。

6. 眶上裂扩大 正常眶上裂常不对称，一侧明显扩大才有诊断意义，多因颅眶沟通的肿瘤和幼年发生的静脉曲张引起。眶上裂附近的肿瘤，可经此薄弱部分彼此交通相互蔓延，X 线拍片可显示眶上裂扩大、上下边缘模糊不清。

7. 眼眶骨折 可见骨折线、骨片、骨移位。

（五）异物定位

眶区异物 X 线定位，较为准确可靠，且不受屈光间质混浊的影响。

1. 角膜缘标志定位法 角膜缘缝金属环，或戴巴金氏环，摄正、侧位像，根据标志描绘出眼球图形，确定异物位置。

笔记

2. 无骨摄影 眼球前段小异物,普通 X 线不显影。利用牙片,贴附于下睑皮肤,并尽量推向眶内,X 线球管在头上方,中心线切过眼球、垂直于底片,利用软线摄影,可显示小金属或密度较大的非金属异物。

目前,由于 CT 技术的应用,及玻璃体手术的发展,X 线异物定位的临床应用正在逐渐减少。

(六)泪囊造影

在慢性泪囊炎,鼻腔泪囊吻合术之前,有时需要泪囊造影,以了解泪小管、泪总管、泪囊、鼻泪管情况和阻塞部位。以生理盐水冲洗泪道,压迫泪囊,然后经泪小点注入 40% 碘油或 60% 泛影葡胺 1~2ml,拭去结膜囊残留造影剂,摄眼眶正、侧位像,观察造影剂充盈情况。

七、CT 检查

CT 又称计算机 X 线体层摄影术(computed X-ray tomography,CT),1969 年由英国物理学家 Hounsfield 设计成功,1973 年 Ambroseum 首先将其应用于临床,随后,Gawler 等在 1974 年成功地应用于眼眶疾病的诊断。

(一)基本原理

CT 利用 X 线穿透人体后的衰减程度与组织密度成正比的原理,将一定厚度的 X 线束环绕穿透人体某部位选定的层面后,由探测器接收各方向衰减后的不同强度 X 线,然后经计算机处理得出该层面各点的 X 线衰减值,再经数字 / 模拟转换器,把数字转变成为由黑到白不同灰度的小方块,即像素,并按矩阵排列,重建出该层面的 CT 图像。CT 图像黑白不同的灰度取决于组织密度的高低。组织密度愈低(如空气),图像愈黑,衰减越低;组织密度越高,图像愈白(如骨骼),衰减程度越重。根据人体不同组织吸收 X 线后的衰减指数,可以换算出人体密度的等级,以数值量化,即 CT 值。CT 值是以组织的密度与水的密度相比较,代表组织密度高低的相对值,用 Hu(Hounsfield unit)为单位来表示,水 CT 值为 0Hu,密度低于水的组织为负值,高于水的为正值。

(二)眼部 CT 检查方法

眼部 CT 扫描,包括平片和强化两种方法。所谓 CT 平片是指未使用任何高密度造影剂情况下扫描拍摄的图像。眶内大部分容积被低密度的脂肪所占据,一些重要结构和非含脂肪的占位病变与脂肪组织密度差异大,拍摄平片足以显示清楚。强化 CT 是指静脉内注射含碘水溶液造影剂后进行的 CT 扫描,针对某些含血管较多的病变,血管内含有较高密度造影剂且常伴有造影剂渗漏,故而病变的增强明显大于其周围的正常组织。强化前后的 CT 值对比、强化形态、强化强度、强化均匀度等的观察,具有鉴别诊断意义。另外,无论摄平片或强化片,都存在扫描方向、层厚和层距问题。

扫描方向:包括水平、冠状和眶矢状重建三个方向,其中水平扫描一般作为常规检查。水平扫描的基线,多采用眦耳线(OM 线),即外眦角和外耳道的连线,各断层像均平行于基线。为了解视神经和视神经管,常采用另一条基线,即眶下缘至外耳道上壁连线(RBL),这一连线与 OM 线有 −15°~−20° 夹角。如扫描时使眼球上转,以 OM −20° 线为基线,在一个体层上可显示视神经及视神经管全程。让病人头部努力后伸,使扫描层面垂直于 OM 线,即可摄取冠状片。冠状扫描用于检查眶上下壁和眼外肌。检查上下直肌和视神经有时采用眶矢状方向扫描。

(三)CT 检查在眼科的应用

CT 具有广泛的眼部扫描适应证。可用于白瞳症鉴别诊断,视盘水肿的病因诊断;眼眶内结构炎症及占位病变的检查;眼外伤,原因不明的视力减退和双侧视野缺失等均应进行 CT 检查。CT 对眼眶结构的先天变异显示也较明确。

笔记

（四）正常眼部CT图像

因扫描方向不同，各断层像所显示的结构也有区别，但两侧正常眼的图像总是对称的。以眶中部水平断层为例。

眶腔呈三角形，外壁由颧骨额突和蝶骨大翼构成，前部较厚，后部较薄，将眼眶与颞窝和颅中窝隔开，后端开口位眶上裂图像。眶内壁由后到前主要由蝶骨体、筛骨纸板和泪骨构成，将眼眶与筛窦、蝶窦分开，除前端之外骨壁甚薄，只显示一线状骨痕迹。眶腔前端的环形软组织影为眼环，是眼球壁三层膜的断层像。环内前端双凸透镜形高密度影是晶状体的断层像，因其密度较高，与前方的房水和后方的玻璃体形成鲜明对比。眼环前面的软组织影是眼睑的断层像，眼环两侧软组织影为内、外直肌翼状韧带像。沿眶内、外壁的长梭形软组织影，为内、外直肌像，内直肌较厚，外直肌较薄，还可见起自眶尖、止于眼环两侧的肌腱影。眼环后端至眶尖的条状影是视神经的断层像，正常视神经走形弯曲，但重叠起来在图像上便呈直管状。在眼环、视神经、眼外肌之间的低密度区为脂肪所占据的位置。眶内侧的透明区为筛窦影，其内可见小房间隔。眶外壁的外侧，前部有颞窝及其内的软组织，后部为颅中窝内的大脑颞叶像（图12-20）。

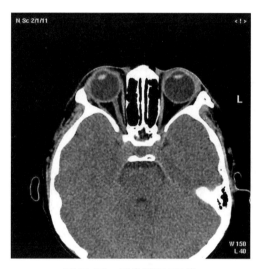

图12-20　正常眼眶CT像

（五）异常眼眶CT图像

1. 眼内高密度块影　玻璃体是一种低密度物质，眼内肿瘤向玻璃体腔蔓延发展，CT显示为高密度块影，如视网膜母细胞瘤（图12-21）、脉络膜黑色素瘤、脉络膜骨瘤等。

2. 眼环增厚　眼环在病理情况下可发现普遍性或局限性增厚。普遍性增厚可为单侧或双侧，常见于眶内炎症。局限性增厚主要见于球内肿瘤。视网膜脱离、脉络膜脱离、巩膜炎、炎性假瘤和眼球萎缩等也可见眼环增厚。

3. 眶内高密度块影　为占位病变的CT征。良性肿瘤多显示为类圆形，边界清楚，均质的高密度块影，常伴有眶腔扩大。恶性肿瘤多为形状不规则，边界不圆滑，不均质高密度块影，常见骨破坏，向邻近结构蔓延。炎性肿块如炎性假瘤、寄生虫肉芽肿、结节病在CT片上呈现不规则块影，边界不整齐。

4. 眶内钙斑　眶内和眼内病变均可含有钙斑，这些钙斑可能是血管内或病变内钙质沉着，或是骨性肿物。眶内最常见的钙斑为静脉石，多发性，大小不等，形状如豆，在纤维血管瘤、静脉曲张和静脉性血管瘤内常见。有一些病变发生坏死，亦可有钙质沉淀，如视网膜母细胞瘤、脑膜瘤、良性肿物的包膜、泪腺的良性和恶性肿瘤等。眼球痨骨化也可出现钙斑。

笔记

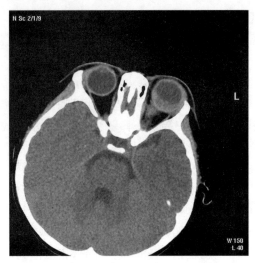

图 12-21   视网膜母细胞瘤 CT 像

骨性肿物如脉络膜骨瘤、畸胎瘤等图形上亦可见钙斑。甲状旁腺功能亢进出现血钙增高，眼球壁和眶内容可以有钙质沉淀。

5. 眶壁增厚   表现为多个骨骼弥漫增厚或者一到两个眶壁增厚，前者多见于骨纤维异常增殖。

6. 眼外肌肿大   眼外肌肥厚在眼部 CT 中较常见，主要原因包括甲状腺相关眼病、肥大性肌炎等。

7. 视神经增粗   视神经增粗多见于视神经肿瘤、炎症、创伤，视乳头水肿，甲状腺相关眼病等。

8. 视神经管扩大   由于长期视神经增粗引起。

9. 眼上静脉扩张   普通 CT 不能清楚显示眶内血管，正常眼上静脉在 CT 平扫片上约 33% 可见，在高分辨率 CT 平片多能显示，形状如同泪滴状。眼上静脉扩张主要见于颈动脉海绵窦瘘及眶内动静脉瘤，前者用造影剂增强后可见同侧或两侧海绵窦扩张，后者眶内有高密度块影。

10. 泪腺肿大   见于泪腺上皮瘤、炎性假瘤，结节病等。

11. 骨破坏和骨孔形成   骨内肿瘤，如骨肉瘤、骨内血管瘤、转移癌等，均有明显的骨破坏；眶内和邻近结构恶性肿瘤也常引起眶骨壁破坏，例如鼻窦恶性肿瘤。皮样囊肿向颅内或颅窝发展，相应骨壁可形成骨孔。

12. 骨畸形和骨缺失   眶骨畸形多见于神经纤维瘤病，或眼眶手术骨壁复位不佳。眶骨缺失多因先天性疾病或手术去除骨壁。

13. 眶上裂扩大   多由于颅眶沟通病变引起，例如神经鞘瘤、静脉曲张等。

14. 骨折   由于骨折程度不同，可见骨折线、骨片、骨移位等表现。

15. 异物   眼内或眶内异物可分为低密度、等密度或高密度异物，金属异物无论位于眼内、眶脂肪、眼外肌和眶骨内均呈现高密度影，因与软组织密度差异很大常出现伪影，异物周围放射状高密度线条，异物中央为透明区。CT 对于发现多发性细小异物和普通 X 线片上不显影的异物特别有帮助。CT 还能作异物定位。

八、磁共振成像

20 世纪 40 年代中期，Bloch 和 Purcell 分别发现，将有自旋的原子核放置于静磁场中，并施加一定频率和强度的射频脉冲，可引起核子振动，称为磁共振。磁共振成像技术（magnetic resonance imaging，MRI）于 1982 年开始应用于临床。

笔记

（一）基本原理

磁共振（核磁共振），其基本原理是利用射频脉冲电磁波向处于磁场中的人体发射，人体中各种不同组织的氢核在电磁波作用下发生共振，吸收电磁波能量，随后又发射电磁波，MRI系统探测到这些来自人体氢核发射的电磁波信号后，经计算机处理和图像重建，得到人体的断层图像。射频脉冲停止时，已被激发的氢核把吸收的能量逐渐释放出来，恢复到激发前的状态，同时释放出共振信号。这一恢复过程所需要的时间，称为弛豫时间，有两种：一种是反映自旋核把吸收的能传给周围核所需要的时间，称为纵向弛豫时间，简称 T_1；另一种是反映高能级自旋核的能传给低能级自旋核所需要的时间，称横向弛豫时间，简称 T_2。

一般认为，MR成像主要依赖于四个参数：氢核密度、T_1、T_2 和流空效应。氢核多时，吸收的射频脉冲多，释放出来的信号强，显示为灰阶的白亮区；氢核少，显示为灰阶的黑色区。短 T_1 和长 T_2 代表高信号强度，长 T_1 和短 T_2 代表低信号强度。动脉内的血液流动较快，被射频脉冲所激活的氢核在接收线圈检查之前已经流过，因而接收不到信号，图像上显示为暗区，此现象为流空效应（flowing void effect）。

（二）MRI检查方法

眼和眼眶MRI检查须同时采用 T_1、T_2 加权像。最常采用的成像平面是水平面，其次是冠状面。为使眼和眼眶病变检出率提高，有时须用MRI造影剂，目前使用的增强剂为二乙烯三氨基醋酸钆（Gd-DTPA）。但是有些情况下，MRI造影增强后，由于病灶强化，可能会使病灶埋没于 T_1 加权像上呈高信号的眶脂肪中，此时应该使用脂肪抑制技术。为使各血管结构能清晰显示，还可以利用血管内流动的血液产生的流空效应。

（三）MRI检查在眼科的应用

MRI检查无辐射损害、病人无痛苦，尤其适合于小儿病人或拟作多次随诊检查者；对软组织的分辨力比CT高；可多平面成像，弥补了CT不能直接多平面成像的缺点，可作平行于视神经的扫描；较少使用造影剂；无骨骼伪影干扰，眶内结构显示良好，对病变显示更为清楚；有一些眼眶疾病黑色素瘤、血管畸形等，具有特征性的信号强度，易于定性。

MRI有上述优点，因而在眼科具有较广泛的适应证。眶部外伤、眶内炎症、疑有眼内、眼眶肿瘤、眶内肿瘤向外蔓延或周围结构之肿瘤眶内侵犯等等。但体内有磁性金属异物，包括球内异物、起搏器、人工关节、骨钉，以及动脉瘤夹等，在强磁场内可以移位而危害人体，应禁用MRI。另外MRI很难显示骨变化，故骨折和钙化斑，选择CT而不采用MRI。

（四）正常眼部MRI表现

1. 眼眶壁　骨皮质内氢原子含量少，T_1 和 T_2 加权像均呈低信号，眶壁旁的额窦、筛窦和上颌窦内的气体均呈低信号，眶骨骨髓 T_1 和 T_2 加权像均呈高信号，眶隔膜、眶骨膜、球筋膜 T_1 和 T_2 加权像均呈与肌肉相似的中等信号。

2. 视神经　视神经在 T_1 和 T_2 加权像均呈中等信号。眶内段有高信号的脂肪衬托易于显示，管内段与颅内段没有骨伪影的干扰也能清楚显示。脂肪抑制技术显示视神经更清晰。

3. 眼部血管　主要包括眼动脉、眼上和眼下静脉，由于流空效应，正常血管在高信号脂肪衬托下可以清晰显示，表现为低信号的管状影。

4. 眼外肌　眼外肌含氢核较少，在 T_1 和 T_2 加权像均呈中等信号。矢状面成像显示上下直肌较佳，水平层面则可显示整条内外直肌，而冠状层面显示两条斜肌最佳。

5. 眼球　眼球壁含氢较少，T_1 和 T_2 加权像均为低信号。晶状体皮质和核在MRI上呈现不同的信号，皮质蛋白质呈聚合状态而显示中等信号，核蛋白质呈沉淀状态而显示低信号。房水和玻璃体与水的变化相似，T_1 加权像为低信号，T_2 加权像呈高信号。

6. 眶内脂肪　眶内脂肪在MRI各加权像上表现为高或较高信号。使用脂肪抑制技术，可显示出脂肪组织内的纤维间隔呈中等信号，而脂肪为低信号。

笔记

7. 泪腺 泪腺在 T_1 加权像为中等信号，T_2 加权像呈略高信号。

（五）眼部疾患 MRI 表现

鉴于眼眶可发生诸多疾病，因此，除了结合临床之外，MRI 诊断疾病的关键在于病变在哪个部位以及图像特点是什么。

与绝大多数眼眶肿瘤信号强度不同，视网膜母细胞瘤在 T_1 加权像信号等于或稍高于玻璃体，在 T_2 加权像呈中等信号，钙化量较大时均呈低信号。GD-DTPA 增强扫描可较好地显示肿瘤是否在邻近结构中种植以及肿瘤的范围，且比较有利于肿瘤分期。

（赵云娥）

二维码 12-6
扫一扫，测一测

参 考 文 献

1. 赵堪兴，杨培增. 眼科学. 第 8 版. 北京：人民卫生出版社，2013.

2. American Academy of Ophthalmology，2016—2017 Basic and Clinical Science Course Section 2：Fundamentals and Principles of Ophthalmology. San Francisco：American Academy of Ophthalmology，2016.

3. 李凤鸣，谢立信. 中华眼科学. 第 3 版. 北京：人民卫生出版社，2014.

4. 张承芬. 眼底病学. 第 2 版. 北京：人民卫生出版社，2010.

5. 宋国祥. 现代眼科影像学. 天津：天津科学技术出版社，2002.

6. 宋国祥. 眼视光影像学. 北京：人民卫生出版社，2004.

7. 陈松. 现代眼科检查方法与进展. 北京：中国协和医科大学出版社，2000.

8. Bruno Lumbroso. 临床光学相干断层扫描血流成像图谱. 王勤美，黄锦海，主译. 北京：人民卫生出版社，2017.

9. Bruno Lumbroso，David Huang，Yali Jia，et al. Clinical Guide to Angio-OCT：Non Invasive，Dyeless OCT Angiography. New Delhi：Jaypee Brothers Medical Publishers，2015.

笔记

第十三章

眼科实验室检查

本章学习要点

● 掌握：眼科常见的致病微生物和标本取材方法。
● 熟悉：临床免疫学检查的主要眼科疾病。
● 了解：血液流变学检查和眼科分子生物学检查技术。
关键词 微生物 免疫学 血液流变学 分子生物学

眼科实验室检查主要包括微生物学检查、临床免疫学检查、血液流变学检查及眼科分子生物学检测。

第一节 微生物学检查

微生物（microorganism）是一类体态微小、结构简单、分布广泛的微小生物。按其结构和组成可分为原核细胞型（procaryote）、真核细胞型（eucaryote）和非细胞型微生物。原核细胞型微生物的细胞器不完善，无核膜和核仁，主要包括细菌、衣原体、螺旋体和放线菌等。真核细胞型微生物有核膜和核仁，主要为真菌。非细胞型微生物无典型的细胞结构，如病毒。

微生物学实验室检查的主要目的是从临床标本中分离并准确鉴定出致病微生物，以便于指导临床合理用药，为临床诊断、治疗、预后和流行病学调查以及医院内感染的监控提供可靠依据。

一、细菌

细菌（bacterium）是原核细胞型微生物，细胞器不完善，无核膜和核仁。

（一）实验室检查方法

实验室检查方法主要包括样本采集与处理、直接显微镜镜检、分离培养、生化试验鉴定、药物敏感试验或血清学反应。

1. 采样与处理 采样时应注意在发病急性期和未使用抗生素之前采集，采样方法分为刮取法和涂抹法。刮取法是应用刮刀或小铲，在无菌条件下刮取睑缘、结膜囊、结膜表面、角膜表面的病变上皮组织，制成涂片，经固定和染色后进行显微镜镜检。涂抹法是先用灭菌生理盐水湿润的棉签除去附在病变表面的分泌物，然后采用灭菌铂金接种环采集病变组织表面分泌物，经涂片、固定和染色后镜检。对于眼内炎症，可用注射器在无菌条件下吸取房水、玻璃体液进行涂片检查或送检培养。用于细菌培养的标本应注意无菌操作和避免杂菌污染，尽可能采集病变明显部位的组织或分泌物，标本采集后应立即送检，这些将直接影响到病原菌的检出率。采集标本时还要注意自身安全，防止病菌传播和自身被感染。

笔记

231

二维码 13-1
视频 角膜
刮片法

2. 显微镜直接镜检 通过细菌的典型形态和染色特性,显微镜直接镜检也有助于诊断,也可通过涂片后应用特异性荧光抗体染色后进行镜检和诊断。对于形态和染色无特异性的细菌则需通过培养进行进一步鉴定。

(1)涂片:用接种环蘸取培养的菌液在载玻片上直接涂片,或取结膜囊分泌物、病变角膜组织、房水、玻璃体液等直接涂片。

(2)固定:常用固定方法有自然干燥固定法、火焰固定法、甲醇或乙醇固定法等。

(3)染色:常用染色方法有革兰氏(Gram)染色、吉姆萨(Giemsa)染色和抗酸染色(acid-fast)等。

(4)显微镜检查:是细菌鉴定的基本方法,主要有直接光学显微镜检查、暗视野显微镜检查或荧光显微镜检查法。

3. 细菌培养与鉴定 原则上所有标本均应进行分离培养。培养基包括血平板、麦康凯平板、中国蓝平板、伊红亚甲蓝平板、巧克力平板及 SS 琼脂培养基等。无菌条件下采集的标本可放置于肉汤中增菌培养 24 小时后,再画线接种于培养基中。也可将上述标本直接接种于上述培养基中,35～37℃培养 24～48 小时。观察菌落形态,然后涂片、染色和镜检菌体形态,或利用生化反应进行鉴别。厌氧菌在有氧的环境中不能生长,因此在培养厌氧菌时应除去培养基中及周围环境中的空气,使用厌氧袋、厌氧罐或厌氧箱培养。脑膜炎球菌和牛型布鲁杆菌在生长时需补充 5%～10% 的 CO_2。

4. 药物敏感试验 检测从标本中分离出来的病原菌对某些抗生素的敏感性,可为指导临床合理用药提供依据。常用检测方法有纸片扩散法和试管稀释法。纸片扩散法是将含一定量抗生素的纸片平置于已接种细菌的固体培养基上培养 24 小时,对抗生素敏感的菌株生长受抑制,形成抑菌圈,根据美国国立临床检验标准委员会(national committee for clinical laboratory standards, NCCLS)标准来判定该菌株对某种抗生素的敏感性,分为敏感、中度敏感或耐药。试管稀释法是先将抗菌药物作一系列倍比稀释,然后各管中再加入一定量的培养菌液,摇匀后 35～37℃培养 16～20 小时,读取结果,以最高稀释度的抗菌药物仍能抑制细菌生长的药物浓度作为该菌株的敏感度,又称为最小抑菌浓度(minimal inhibitory concentration, MIC)。此外,一些特殊细菌的抗生素敏感试验方法有超广谱 β- 内酰胺酶的测定(初筛试验、表型确证试验等),耐甲氧西林金黄色葡萄球菌菌株的筛选试验等。

5. 血清学检查 利用血清学试验的方法和原理,用已知抗体检测抗原或已知抗原检测抗体,可用于细菌性疾病的诊断和病原菌鉴定。常用方法有凝集反应、免疫荧光技术、酶免疫技术等。

(二)眼部常见细菌感染

健康人结膜囊经常存在的细菌有表皮葡萄球菌、金黄色葡萄球菌、类白喉杆菌、链球菌、绿脓杆菌和痤疮丙酸杆菌。正常情况下这些细菌不致病,当机体免疫功能低下时可引起细菌繁殖,造成眼部感染或眼内炎。绿脓杆菌常引起医院内机会性感染。眼部常见的致病细菌有葡萄球菌、链球菌、肺炎球菌、淋球菌、Koch-Weeks 杆菌和 Morax 杆菌等(详细病原学特点参考本书第六章)。

二、真菌

真菌(fungus)是真核细胞型微生物,具有完整的核膜和核仁。真菌在自然界分布广泛,绝大多数真菌不致病,仅有少部分是致病菌或条件致病菌。

(一)常用检查方法

1. 采样涂片检查 在无菌条件下采用角膜刮片法采集角膜病变组织或分泌物,然后进行涂片,经干燥固定后染色镜检;采集的标本也可进行真菌培养。刮片取材时最好在裂隙

笔记

灯下或手术显微镜下进行，以免过深引起角膜穿孔。

2. 常用染色方法　采用氢氧化钾湿片法、革兰氏染色、姬姆萨染色、嗜银染色、棉兰染色、吖啶橙染色、二苯乙烯增白剂染色、过碘酸-Schiff 染色（PAS 染色）、蓝墨水染色等。

3. 真菌培养　当角膜刮片和直接镜检不能确诊时，就应进行真菌培养，因为组织培养是确诊真菌感染的最可靠证据，同时也可进行菌种鉴定。常用培养基为沙保罗（Sabourand）培养基、血琼脂培养基、巧克力培养基、土豆葡萄糖培养基等。适宜 pH 值为 4～6，培养温度 22～28℃，需要一定湿度，故培养箱内可放一湿盘。大多数真菌可在 5～7 天生长形成菌落，部分需要 14 天以上，因此也需在培养基中加入一定量的抗生素来抑制细菌生长。取培养物涂片，在低倍镜下观察菌丝、分生孢子梗、孢子和假菌丝特征，并依据生长速度、菌落外观、菌丝、孢子特征进行分类诊断。

4. 血清学检查　应用酶联免疫吸附试验可测定血清抗体，以助于诊断。

（二）眼部常见真菌

与眼部感染相关致的病真菌主要有曲霉菌、镰刀菌和青霉菌等（详细病原学特点参考本书第六章）。

1. 曲霉菌属（aspergillus）　为最常见的腐生型条件致病菌。直接镜检和分离培养是确诊的唯一办法。疑角膜真菌感染时应采取病变边缘部位的标本，分离率高。眼内炎则应取玻璃体液，过滤后镜检或培养，分离率较高。对于角膜真菌感染效果较好的常用抗曲霉菌药物有福康唑、咪康唑、氟胞嘧啶、两性霉素 B 等，可静脉滴注、口服或点眼。对于眼内炎可采取咪康唑或两性霉素 B 玻璃体腔注药疗法。常见致病性曲霉菌有烟曲霉菌、黄曲霉菌和黑曲霉菌。

2. 镰刀菌属（fusarium）　镰刀菌广泛分布于土壤或植物表面，在无人类活动的自然环境几乎不存在，在眼部可引起角膜炎或眼内炎。涂片后应用革兰氏染色呈阳性。常见致病镰刀菌有茄病镰刀菌、串珠镰刀菌和禾谷镰刀菌。

3. 青霉菌属（penicillium）　青霉菌和拟青霉菌广泛存在于自然界中，为条件致病菌，一般不致病。

4. 念珠菌属（candida）　属于假丝酵母菌，是一重要的条件致病菌，机体免疫功能低下或菌群失调可引起念珠菌感染，如角膜炎或眼内炎。实验室检查：取角膜溃疡边缘部分的病变组织进行刮片取样，在洁净玻片上涂片，自然干燥后用氢氧化钾染色或墨水染色 2 小时以上，显微镜下观察。念珠菌呈革兰氏染色阳性，抗酸染色阳性。或采取标本接种在沙氏培养基上进行真菌培养，之后将标本再接种到血液琼脂或巧克力琼脂培养基上以确认有无细菌感染。通过观察菌落形态、在玉米培养基上厚膜孢子的形成或接种在血液琼脂培养基上真菌发芽情况进行鉴定。也可通过抗念珠菌特异抗体进行真菌菌种鉴定。

5. 毛霉菌（mucor）　是土壤中常见腐生菌，是一种条件致病菌，常在特定条件下发病，免疫功能低下者感染可导致急性致死性感染，如眼眶或脑部感染。菌落呈白色或灰色疏松羊毛状，生长迅速，菌落很快长满培养基，背面淡黄色。

6. 组织胞浆菌（histoplasma）　是禽类致病真菌，可通过其粪便污染或孢子播散，经呼吸道而感染人类。常见疾病有肺部感染和拟眼组织胞浆菌病。常用检查方法：①标本涂片镜检：取痰液或其他标本涂片固定和吉姆萨染色后，在油镜下可见到典型的菌体；②真菌分离培养：取标本接种于沙氏培养基上，25℃培养 4～6 周镜检；③抗体测定：感染后机体可产生抗体，应用检测酶联免疫吸附试验检测抗体；④皮肤试验：应用组织胞浆菌素皮肤试验呈阳性反应，有助于诊断。

三、病毒

病毒（virus）是自然界中最微小、结构最简单的非细胞型微生物，缺乏典型的细胞结构，仅有 RNA 或 DNA 一种核酸遗传物质,只能在活细胞内生长。病毒感染性疾病的传染性强、传播快速、流行区域广泛,某些病毒还与肿瘤或自身免疫性疾病的发生相关。

(一)常用检查方法

主要包括标本采集、直接镜检、分离培养、鉴定和血清学方法。

1. 标本的采集 在发病初期从感染部位采集足量标本,置冰壶中低温保存,尽快送检。分离培养前应除去标本中的沉渣、细菌和真菌等物质,必要时需浓缩、提纯。经常采集的眼部标本有睑缘、结膜或角膜病变组织或分泌物、房水、玻璃体液、视网膜或脉络膜活检组织,涂片染色后直接镜检或进行病毒培养。

2. 直接镜检 主要检测病毒包涵体、病毒颗粒或病毒抗原。

(1)病毒包涵体:某些病毒在复制时可在细胞的胞核或胞浆内形成包涵体,刮取病变处的细胞、房水或玻璃体液涂于载玻片上,固定后吉姆萨染色,观察细胞病变,查找包涵体。

(2)病毒抗原:应用异硫氰酸荧光素标记的特异性抗体与涂片中的抗原结合,应用荧光显微镜观察,标本上的抗原部位将呈现特有的黄绿色荧光。或应用酶标抗体标记后在普通光学显微镜下直接镜检。

(3)病毒颗粒:采集病毒感染处的水泡、房水或玻璃体液,直接涂片后应用电子显微镜观察病毒的形态特征。

(4)分子生物学技术:应用聚合酶链反应技术或核酸杂交技术检测病变标本中的病毒的 DNA 或 RNA。

3. 病毒分离培养 采集发病初期的病变上皮组织或沾有病变分泌物的拭子,置于 Hank 液中,加抗生素除菌处理后离心取上清液,进行病毒培养。主要方法有组织培养、鸡胚接种和动物接种。组织培养是模拟体内的生理条件,在试管或培养瓶内对人或动物的离体组织块或分散的活细胞加以培养,使之生存和生长。常用的培养细胞有原代细胞培养、二倍体细胞培养和传代细胞培养。原代细胞培养是指采用机械或胰蛋白酶处理离体的新鲜组织器官,制成分散的单个细胞悬液,加入生长液后,分装于培养管中培养,活细胞贴壁生长繁殖,数天后形成单层细胞。将原代细胞培养物轻微消化后,洗下分装至含新鲜培养液的培养管中继续培养,称为传代培养。病毒在细胞内增殖后,由病毒引起的细胞形态学改变,称为细胞病变效应。鸡胚接种是指某些病毒在发育鸡胚中增殖,将待检标本接种于鸡胚绒毛尿囊膜、卵黄囊或尿囊腔中孵育,病毒增殖后可在绒毛膜上形成痘斑或导致鸡胚死亡,常用于疱疹病毒、痘类病毒等的原代培养。根据病毒种类的不同,接种病毒的部位也各异,包括鸡胚尿囊腔接种、羊膜腔接种、卵黄囊接种和绒毛尿囊膜接种。动物接种需要选择敏感动物及合适的接种部位,常用的实验动物有小鼠、乳鼠、家兔或灵长类动物。

4. 病毒的鉴定 根据实验动物感染范围、潜伏期,对鸡胚的敏感性、细胞形态变化类型、红细胞吸附、病毒干扰现象、血凝性质、理化性质(核酸类型测定、大小形态、乙醚敏感试验、耐酸试验)进行初步鉴定。最后通过血清学方法(中和试验、补体结合试验、血凝抑制试验)和分子生物学方法进行最终鉴定。

5. 血清抗病毒抗体测定 由于从眼组织中难以分离到病毒,因此血清抗病毒抗体测定对于某些眼部感染的诊断无帮助,单次血清抗体测定的诊断价值不大。从急性期到恢复期(6 周以上)血清抗体效价升高 4 倍才有临床意义。另外,眼局部抗体检查也有一定意义。应用各种血清学方法,可用已知抗体检测未知的病毒抗原,也可用已知病毒抗原检测未知抗体的滴度。常用实验方法有酶联免疫吸附试验、免疫荧光抗体试验、血凝试验等。常用的血清学方法有以下几种。

(1)补体结合试验:当病毒抗原与抗体特异性结合,再加入一定量的补体也被结合,反应系统中因无补体而不发生溶血,是为阳性结果;否则出现溶血则为阴性结果。补体结合

笔记

抗体出现早、消失快,可用于早期诊断,也可用已知抗体鉴定分离的病毒及其型别。

（2）中和试验:病毒在细胞培养中或在活体内被特异性抗体中和,使病毒失去感染性的一种试验。中和试验主要用于检查患病后或人工免疫后,机体血清中抗体增长情况,以便于辅助诊断和免疫效果评价。也可用已知抗体来鉴定病毒类型。

（3）血凝抑制试验:在一定温度条件下,许多病毒能够凝集某些动物(鸡、豚鼠、人类)的红细胞称为血凝现象。这种现象能被特异性抗体所抑制,称为血凝抑制试验。常用于病毒感染的诊断和病毒亚型鉴定及抗原变异的检测。

（4）间接免疫荧光抗体(原)检测:通过病毒抗原与抗体特异性结合,然后再与荧光素标记的抗抗体结合,通过荧光显微镜观察荧光的强弱来确定病毒抗原或抗体的存在。荧光试验方法包括直接法和间接法,测定血清抗体时常用间接法。

（5）酶联免疫吸附试验:基本原理同免疫荧光技术,只是标记物为辣根过氧化物酶或碱性磷酸酶。

（二）眼部常见病毒

主要感染病毒有单纯疱疹病毒、水痘带状疱疹病毒、巨细胞病毒、人类免疫缺陷病毒、腺病毒和肠道病毒等(详细病原学特点参考本书第六章)。

1. 疱疹病毒　与人类眼部感染较密切的主要有单纯疱疹病毒、水痘 - 带状疱疹病毒、巨细胞病毒和 EB 病毒。

（1）单纯疱疹病毒(herpes simplex virus, HSV):分Ⅰ型和Ⅱ型两个血清型,前者主要引起病毒性角膜炎。微生物学检查:采集病变分泌物或组织标本接种于人羊膜、兔肾细胞培养,进行病毒分离,然后再用单克隆抗体或核酸杂交技术进行分型鉴定。也可应用免疫电镜、免疫荧光法、酶免疫法或聚合酶链技术直接检测疱疹液、皮肤黏膜病灶刮取物、活检组织中是否存在病毒颗粒或特异性抗原。刮取病变角膜上皮组织直接涂片检查可见病变上皮细胞大小不一,细胞肿胀融合,细胞核增大,核内可见包涵体。血清抗体测定不能用于复发性单纯疱疹病毒感染的诊断,双份血清抗体效价测定有助于原发性单纯疱疹病毒感染的诊断。需注意Ⅰ型和Ⅱ型抗体之间存在交叉反应。

（2）水痘 - 带状疱疹病毒(varicella-zoster virus, VZV):水痘病毒和带状疱疹病毒的抗原性相同,均具有疱疹病毒的形态结构特征,只有一个血清型。儿童时期感染引起水痘,潜伏后复发引起成人带状疱疹。微生物学检查:刮取新鲜病灶的基底部细胞,固定后用免疫荧光法、酶免疫法、免疫电镜、免疫电泳和核酸杂交等直接检查病毒或抗原。用人胚肾或人胚肺细胞进行分离培养,接种物为病灶早期内容物,然后用单克隆抗体进行鉴定。酶联免疫吸附试验是常用的血清抗体测定方法。

（3）巨细胞病毒(cytomegalovirus, CMV):形态结构与单纯疱疹病毒相似,但对宿主细胞有严格的种属特异性,人巨细胞病毒仅在人成纤维细胞中生长。人群中巨细胞病毒的亚临床感染非常普遍,免疫功能低下者可引起巨细胞病毒性视网膜炎或葡萄膜炎。微生物学检查:取病人的病变分泌物接种于人成纤维细胞或人胚肺细胞,进行病毒分离培养。由于巨细胞病毒生长缓慢,初次分离时常需 1 个月才出现细胞病变,然后用免疫荧光法进行鉴定。也可采用组织病理学、脱落细胞学、免疫荧光技术、电镜观察、核酸杂交和聚合酶链反应等直接检查病变标本中是否存在病毒颗粒或特异性抗原。采集病人尿液、房水、玻璃体液、视网膜下液,离心沉淀后查找病毒包涵体。常用的血清抗体测定方法有酶联免疫吸附试验、间接荧光抗体试验、被动胶乳凝集试验、补体结合试验、血凝试验和中和试验等。

2. 人类免疫缺陷病毒(human immunodeficiency virus, HIV)　是含有反转录酶的 RNA 病毒,由核心、衣壳蛋白、包膜三部分组成,是艾滋病(获得性免疫缺陷综合征, AIDS)的致病病毒。目前人类免疫缺陷病毒感染的检查分为筛查试验和确诊试验,确证试验阳性者视

笔记

为 HIV 感染者。筛查试验是应用酶联免疫吸附试验、明胶颗粒凝集试验或间接荧光抗体试验测定血清抗体；抗体阳性或可疑者再应用免疫印迹试验（Western-Blot）、条带免疫试验或放射免疫沉淀试验法进行确诊。聚合酶链反应是目前检测人类免疫缺陷病毒抗原的最敏感方法，有助于感染的早期诊断。病毒分离培养是最特异的诊断方法，培养后应用酶免疫法或核酸探针技术检测培养物上清液中的反转录酶活性或检测病毒抗原。HIV 病毒的分离培养需在特定的（P3 级生物安全）实验室中进行。

3. 腺病毒（adenovirus）　是一群分布广泛的 DNA 病毒，只能在人源的组织细胞中增殖，常引起儿童急性上呼吸道感染（咽结膜热），成人常见到急性角膜结膜炎。微生物学检查：在发病早期采集标本，如咽拭子、鼻拭子、眼部分泌物拭子，采用电镜和免疫电镜、免疫荧光或酶免疫试验、聚合酶链反应或核酸电泳等方法直接检查病毒抗原。也可采用人源原代和传代细胞进行病毒的分离培养与鉴定，典型细胞病变现象为细胞肿胀、变圆、聚集、拉丝呈葡萄状，受染细胞核中形成嗜碱性包涵体。2 周内仍无细胞病变时可进行盲传。然后用补体结合试验、间接荧光抗体试验、酶联免疫吸附试验等方法进行鉴定。测定血清抗体的方法有补体结合试验、间接荧光抗体试验、酶联免疫吸附试验等。

4. 肠道病毒（enterovirus）　由微小 RNA 病毒科中的多种独特血清型组成，包括脊髓灰质炎病毒、柯萨基（coxsackie）病毒 A 组和 B 组、埃可病毒及新型肠道病毒，各亚群中又分不同的血清型。可引起手足口病、急性心肌炎和急性出血性结膜炎。微生物学检查：采集结膜分泌物或病变上皮组织，进行病毒分离和鉴定，多种传代细胞对肠道病毒敏感，细胞病变效应明显。血清抗体测定方法有中和试验、补体结合试验或血凝抑制试验。

四、寄生虫

眼部常见的感染性寄生虫主要有弓形虫、弓蛔虫、棘阿米巴、绦虫和丝虫等。

（一）弓形虫

弓形虫（toxoplasma）为全世界分布的人畜共患的寄生性原虫，弓形虫性视网膜脉络膜炎是常见的后葡萄膜炎症。主要实验室检查方法包括病原学检查和血清抗体测定。

1. 病原学检查　是确诊弓形虫感染的主要依据，在急性感染期取病人脑脊液、血液、房水、玻璃体液或视网膜下液等标本，直接涂片或经离心浓缩后涂片、经姬姆萨或瑞氏染色后镜检，查找弓形虫原虫或包囊。也可将上述标本接种于小白鼠腹腔中，48～72 小时后分离虫体。

2. 弓形虫抗原测定　应用聚合酶链反应或 DNA 探针技术可快速、敏感地检测血液或眼内液中的弓形虫抗原，也可应用酶联免疫吸附试验方法检测循环弓形虫抗原。

3. 弓形虫抗体测定　常用检测方法有酶联免疫吸附试验、间接荧光抗体试验、间接血凝试验、染色试验等。血清弓形虫抗体对眼弓形虫病的诊断价值有限，因为抗体阳性仅能提示既往有弓形虫感染。通过测定眼组织中（房水或玻璃体液）特异抗体与血清抗体比值，即 Goldmann-Witmer 系数（coefficient，C）来评价眼部感染更为准确，C＝（房水抗弓形虫 IgG/房水总 IgG）/（血清抗弓形虫 IgG/ 血清总 IgG），比值大于 2 则表明抗体由局部眼组织产生。

（二）弓蛔虫

弓蛔虫（toxocarias）是犬、猫动物的常见肠道寄生虫，可引起儿童眼部弓蛔虫病。

1. 病原体镜检　取病人房水、玻璃体液，涂片后查找嗜酸性细胞。

2. 抗体测定　应用酶联免疫吸附试验检测病人房水、玻璃体液或血液中的抗体，有助于诊断。

（三）棘阿米巴

棘阿米巴（acanthamoeba）广泛存在于自然界水体或土壤中，可通过接触感染引起棘阿

笔记

米巴性角膜炎或角膜溃疡,表现为眼部异物感、畏光、流泪,并有剧痛感。

1. 病原体镜检　刮取角膜病灶组织,涂片后用姬姆萨、瑞氏或氢氧化钾染色,查找滋养体或包囊。也可应用二苯乙烯荧光增白剂或荧光抗体染色后进行观察。

2. 病原体培养　取病变角膜组织,用血琼脂、巧克力琼脂或沙保罗培养基培养,2～5 天后镜检查找滋养体或包囊。对病人的角膜接触镜用品进行培养也有助于诊断。

(四)猪带绦虫

绦虫(taenia)幼虫寄生于人体内(眼内或脑内)可引起猪囊尾蚴病(囊虫病,cysticercosis),成虫寄生于人体可引起猪带绦虫病。

1. 病原学检查　通过粪便涂片检查可查见成虫节片或虫卵,通过皮下结节活检可查见囊尾蚴,也可应用免疫学方法检查虫体循环抗原。

2. 血清抗体检查　主要方法有乳胶凝集试验、酶联免疫吸附试验、间接荧光抗体试验等。

(五)盘尾丝虫

盘尾丝虫(onchocerca volvulus)寄生于眼内可引起盘尾丝虫病(河盲症),是非洲和拉丁美洲居民常见的致盲性眼病。主要实验室检查方法是病原学诊断,取皮下结节组织活检查找成虫,或将皮片置于生理盐水中过夜,涂片查找尾丝蚴。

五、螺旋体

螺旋体(spirochetes)是一类细长、柔软呈螺旋状、运动活泼的原核细胞型微生物,广泛存在于自然界及动物体内,具有与细菌相似的基本结构。引起眼部病变的螺旋体主要有苍白(梅毒)螺旋体、莱姆病螺旋体和钩端螺旋体。

(一)梅毒螺旋体

梅毒螺旋体为密螺旋体,感染后引起梅毒(性病)。实验室检查方法包括病原学检查和血清学检查方法。

1. 病原学诊断　取皮肤或黏膜病变处标本、房水或玻璃体液,涂片后在暗视野光学显微镜下查找螺旋体,常规染色法不易着色,镀银染色法可将菌体染为棕黑色,或经荧光素染色后在荧光显微镜下查找螺旋体。由于体外生长困难,因此难以进行体外分离培养。

2. 血清学检查　是诊断梅毒的常用实验室方法,性病研究实验室试验(venereal disease research laboratory,VDRL)和快速血浆素试验(rapid plasma reagent,RPR)为非特异性类脂质抗原试验,用于初筛。荧光素螺旋体抗体吸收试验(fluorescent treponemal antibody absorption,FTA-ABS)和梅毒螺旋体血凝试验(treponema pallidum hemagglutination test,TPHA)为特异性抗原试验,用于确诊。

3. 分子生物学方法　应用蛋白免疫印迹法和聚合酶链反应技术可检测梅毒螺旋体的特异性 DNA 片段或抗原组分。

(二)莱姆病螺旋体

伯氏螺旋体(Borrelia burgdorferi)为疏螺旋体,感染人体后可引起莱姆病(Lyme disease),眼部可表现为角膜炎、葡萄膜炎或视神经炎,发病前常有蜱虫叮咬史。

1. 病原学检查　取病人皮肤或黏膜病变处标本、房水或玻璃体液,经涂片、姬姆萨染色后在暗视野光学显微镜下查找螺旋体,或经荧光抗体染色后在荧光显微镜下查找螺旋体。也可将上述标本接种于培养基上进行培养,在含血清的培养基上生长良好,培养所得的螺旋体可再用间接荧光抗体技术进行鉴定。

2. 抗原检测　也可应用聚合酶链反应或蛋白印迹法检测病变标本中的伯氏螺旋体抗原成分。

3. 血清学检查　血清抗体检查是主要的辅助诊断方法,常用检测方法有酶联免疫吸附

笔记

试验、间接荧光抗体试验。注意血清学与梅毒抗体检查有交叉反应,阳性者应同时行梅毒血清学检查。

（三）钩端螺旋体

钩端螺旋体病是自然疫源性急性传染病,常见于农村地区。

1. 病原学检查 取病人血液或尿液离心后用暗视野显微镜查找虫体,革兰氏染色较难着色,镀银染色法可将菌体染为棕褐色,或经荧光抗体染色后在荧光显微镜下查找螺旋体。

2. 血清学检查 应用间接血凝试验或乳胶试验检查相应抗体,应用间接炭凝聚试验检测抗原和进行种群鉴定,应用间接免疫荧光试验或酶联免疫吸附试验检测抗原或抗体。

六、衣原体

衣原体（chlamydia）是一类能通过滤菌器、严格细胞内寄生的原核细胞型微生物,大小介于细菌和病毒之间,含有 DNA 和 RNA 两种核酸。衣原体主要分为沙眼包涵体结膜炎衣原体、鹦鹉热衣原体和肺炎衣原体三种。沙眼衣原体可引起沙眼、包涵体性结膜炎、尿道炎、宫颈炎、输卵管炎以及 Reiter 综合征等。

（一）病原体检测

1. 结膜刮片检查包涵体 刮取穹隆部或睑结膜上皮细胞,固定、染色后,显微镜下检查上皮细胞浆内有无包涵体。常用染色方法有姬姆萨染色、Lugol 碘染色、吖啶橙染色、单克隆荧光抗体染色等。上皮细胞内的包涵体着色清晰,初期包涵体为蓝色斑（始体）,外有空泡环绕,位于胞浆周边部。

2. 衣原体分离培养

（1）鸡胚培养：标本经链霉素或卡那霉素处理后,接种于 6～8 日龄的鸡胚卵黄囊中,孵育 4～10 天鸡胚死亡,收集卵黄囊膜,涂片、经 Macchiavello 染色和镜检后可见到大量红色沙粒状衣原体。

（2）细胞接种培养：将标本经射线照射和抗生素处理后,离心沉淀后接种于 McCoy 传代细胞,培养 48～72 小时后,取样检查包涵体。

（二）抗原检测

采集病变标本,应用核酸探针技术、聚合酶链反应技术或荧光抗体技术检测衣原体抗原。

（三）抗体检测

主要有酶联免疫吸附试验和免疫荧光抗体试验。

1. 酶联免疫吸附试验 可检测血清或泪液中的衣原体抗体。

2. 免疫荧光抗体试验 应用已知类型的衣原体抗原与待测血清或泪液中的抗体结合,再用荧光素标记的抗人免疫球蛋白抗体复染,荧光显微镜镜检；可用于衣原体型别调查或分型。

第二节 临床免疫学检查

近年来,临床免疫学诊断技术和实验方法不断发展更新。眼科免疫学检查方法主要包括细胞免疫功能测定、体液免疫功能测定、细胞因子检测和特异性抗体检测,目的是确定机体的免疫状态,确定与眼部疾病可能相关的全身疾病,或用于确定某些眼部的感染原因。

一、细胞免疫功能测定

细胞免疫反应不仅参与机体的防御体系,也参与许多疾病的发生、发展和转归。参与免疫应答过程及相关的细胞称为免疫细胞,主要有 T 淋巴细胞（T 细胞）、B 淋巴细胞（B 细胞）、巨噬细胞、杀伤细胞（K 细胞）和自然杀伤细胞（NK 细胞）。利用体内或体外试验测定机体淋巴细胞的功能，可衡量机体的细胞免疫功能状态，探讨与眼病的发生发展关系，对认识、治疗和评估疾病预后以及预防其发生均有着积极的指导意义。体内试验主要是借助于皮肤的迟发型超敏反应，了解淋巴细胞对抗原刺激物的应答反应。体外实验主要测定淋巴细胞对抗原物质刺激后的增殖反应以及淋巴细胞分泌细胞因子的能力。

（一）皮肤试验

皮肤试验是测定机体细胞免疫功能的最常用的试验方法，主要包括结核菌素皮肤试验和植物血凝素皮肤试验。

1. 结核菌素皮肤试验（Mantoux test）　旧结核菌素（old tuberculin, OT）或结核菌素纯化衍生物（purified protein derivative, PPD）是结核分枝杆菌的菌体成分，如果受试者曾经感染过结核分枝杆菌，体内已致敏的 T 细胞与注入体内的 OT 或 PPD 发生特异性结合，在注射 48～72 小时后出现巨噬细胞聚集反应，使局部血管通透性升高，在注射部位出现红肿或硬结等迟发型变态反应。本试验适用于有肺部症状者、肉芽肿性葡萄膜炎并已排除类肉瘤病者、对全身糖皮质激素治疗无反应者、慢性虹膜睫状体炎或脉络膜炎病人，不适用于对所有葡萄膜炎筛检。

2. 植物血凝素皮肤试验　植物血凝素（phytohemagglutinin, PHA）是一种非特异性抗原，注入机体后可刺激 T 细胞转化为致敏淋巴细胞并释放淋巴因子，使巨噬细胞聚集在反应性部位，在局部引起血管扩张、出血、渗出，表现为局部皮肤红斑和硬结。可用于检测非特异性细胞免疫功能。

3. 其他皮肤试验方法　Behçet 病皮肤试验可用于诊断 Behçet 病，因敏感性较低，现已少用。组织胞浆菌病皮肤试验可用于诊断组织胞浆菌病（histoplasmosis）。注意皮肤试验有可能引起局部皮肤坏死性反应或加重葡萄膜炎。

（二）T 细胞亚群测定

T 细胞具有产生淋巴因子、辅助 B 细胞产生抗体、直接杀伤靶细胞等功能。根据 T 细胞表面标志（cluster of determinant, CD）的不同，可将 T 细胞分为若干个亚群。CD3$^+$ 为外周血 T 细胞标志，正常外周血中比例为 60%～80%。CD4$^+$ 为辅助性/诱导性 T 细胞（Th/Ti），具有协助 B 细胞产生抗体、协助巨噬细胞发挥作用，约占 33%。CD8 为抑制性/细胞毒性 T 细胞（Ts/Tc），抑制 B 细胞产生抗体、抑制巨噬细胞发挥作用，约占外周血中 5%～10%。CD4/CD8 即 Th/Ts 比值，正常外周血中比例为 1.2～2.0。目前开展较多的是利用抗 CD3、CD4 和 CD8 单克隆抗体对外周血单个核细胞进行分类，计算 CD3、CD4 和 CD8 细胞的阳性率，以此来判定全部 T 细胞、辅助性/诱导性 T 细胞（Th/Ti）和抑制性/细胞毒性 T 细胞（Ts/Tc）亚群的分布。

检测方法：免疫荧光抗体法、免疫酶法、流式细胞仪法。

参考值：CD3$^+$ 细胞：71.5%±6.2%，CD4$^+$ 细胞：45.7%±5.3%，CD8$^+$ 阳性细胞：27.9%±5.0%，CD4/CD8 比值为 1.66±0.33。

临床意义：T 细胞各亚群之间相互辅助，相互制约，任一亚群的增减必将影响另一亚群，最终达到平衡。因此 T 细胞亚群的检测可用于观察细胞免疫功能状态，尤其是 CD4/CD8 比值更能反映出机体免疫系统的变化。部分葡萄膜炎病人的 T 细胞亚群（CD4、CD8 和 CD4/CD8 比值）可有改变。由于人类免疫缺陷病毒感染人体后主要危及 CD4 细胞，引起 CD4 细胞减少和 CD4/CD8 比值下降，T 细胞亚群检查可用于人类免疫缺陷病毒感染的诊断和病情观察。

（三）T 细胞功能测定

T 细胞在体外培养过程中受到非特异性有丝分裂原（如植物血凝素）刺激或特异性抗原

笔记

刺激后,可转化为体积较大的母细胞,胞浆变大变深,核增大并可见到核仁,通过计算转化细胞的百分数可反映细胞免疫功能状态。

1. 参考值　T细胞转化率:60.1%±7.6%。

2. 临床意义　当细胞免疫功能缺陷或功能低下时,T细胞转化率明显下降。恶性肿瘤、霍奇金病、淋巴瘤、重症真菌感染者的T细胞转化率下降。用于评价疾病的疗效或预后,免疫功能低下者经免疫增强剂治疗后,转化率恢复正常者提示预后良好,反之则预后不良。

（四）B细胞功能测定

外周血中成熟B细胞约占淋巴细胞的15%,B细胞表面特有标志是膜表面免疫球蛋白(SmIg)、Fc受体和补体受体,主要表达的CD分子有CD19、CD20、CD21。通常采用花环试验、膜表面免疫球蛋白测定法或流式细胞仪法计数B细胞数目。

1. 参考值　B细胞花环:8%～12%。

2. 临床意义　B细胞是一种重要的免疫活性细胞,在抗原刺激下转化为浆细胞,然后分泌抗体,参与免疫应答。B细胞的数目可从一个侧面反映机体的细胞免疫功能状态。

二、体液免疫学检查

主要包括测定体液中一些可溶性成分,如各种免疫球蛋白、补体成分、循环免疫复合物或某些自身抗体等,也可测定体液中某些特定的抗原或抗体成分。

（一）免疫球蛋白测定

免疫球蛋白是在抗原刺激下,由浆细胞分泌产生的一类具有免疫活性的球蛋白(抗体),广泛存在于血液、组织液(房水、玻璃体)和外分泌液(泪液)中,具有与抗原特异性结合、凝集病原体、中和病毒或毒素、活化补体和调理作用。根据其重链结构和抗原性的不同,可分为IgG、IgA、IgM、IgD和IgE五种。

（二）补体测定

补体是一组存在于血清中具有酶活性的球蛋白,分C1～C9,共11个成分,其中C3含量最高。主要作用为参与免疫反应、杀菌及溶菌、中和杀灭病毒、调理和促进黏附吞噬,也具有炎症介质作用,在自身免疫反应中参与炎症或组织损害。补体成分的变化与某些眼病有关,通过补体成分的测定可观察某些眼病的发生、发展、病情变化和治疗效果,如蚕食性角膜溃疡、角膜移植排斥反应等。

（三）人类白细胞抗原

在众多组织相容性抗原系统中,能够引起强烈而迅速排斥反应的抗原系统称为主要组织相容性抗原复合体或基因(major histocompatibility complex,MHC)。人类MHC就称为人类白细胞抗原(human leucocyte antigen,HLA)基因或HLA复合体,主要分为A、B、C、D、DR、DP、DQ七个位点,其编码的分子表达于白细胞上,称为人类白细胞抗原。人类白细胞抗原的主要功能包括参与抗原加工和提呈、参与对免疫应答的遗传控制、参与免疫调节、参与免疫细胞的分化、发育、成熟及中枢性自身耐受的建立、调节NK细胞和T细胞的细胞毒作用。

1. 检测方法　有血清学分型法、细胞学分型法、分子生物学分型法和流式细胞仪分型法。

2. 检测意义　与HLA相关的主要眼部疾病包括Behçet病(B51)、类肉瘤病(DR3DR52)、沃格特(Vogt)-小柳-原田病(DR4B51DRw53)、中间部葡萄膜炎(DR2DR15)、关节炎伴发的急性前葡萄膜炎(B27)、幼年性关节炎(DR8)、交感性眼炎(DR4DR53B22)和鸟枪弹样视网膜脉络膜病变(A29)等。HLA-B27相关性前葡萄膜炎约占前葡萄膜炎的30%～50%,表现为急性单侧非肉芽肿性虹膜睫状体炎,多伴有强直性脊柱炎、Reiter综合征、炎症性肠病或银屑病样关节炎。HLA-B27阳性提示需检查有无脊柱关节病变,阴性者应查找其他病

笔记

因。HLA 检测对慢性前葡萄膜炎或后部葡萄膜炎无临床意义。另外，HLA 与器官移植、亲子鉴定和法医学鉴定均有重要意义。

（四）循环免疫复合物

免疫复合物（immune complex）又称为抗原抗体复合物，是内源性或外源性异物抗原刺激机体免疫系统产生抗体，并与之结合所形成的产物。在机体内主要以两种形式存在，即沉积于组织中的局部免疫复合物和存在于血循环中的循环免疫复合物（circulating immune complexes）。

1. 检测方法 包括特异性循环免疫复合物测定法和非特异性循环免疫复合物测定法，前者可测定复合物中的抗体类型或特异性抗原，操作繁琐，敏感性欠佳，临床应用较少。非抗原特异性循环免疫复合物不考虑免疫复合物中的抗原性质，主要检测方法有抗补体法、聚乙二醇沉淀比浊法、酶联免疫吸附试验和胶固素结合试验。应注意的是不同检测方法的原理不同，检测结果有时也不相同，最好采用几种方法同时进行检测，以提高阳性检出率。

2. 临床意义 免疫复合物是机体防御系统中维持机体稳定的一种保护性机能，但也是引起自身免疫性疾病或机体免疫性损害的一个重要因素，尤其是在病毒感染性疾病中起着重要作用。检测循环免疫复合物有助于观察疾病的活动性、治疗效果、预后或探讨其发病机制，某些自身免疫性疾病如血清病、类风湿性关节炎、系统性红斑狼疮、结节性多动脉炎、慢性活动性肝炎或某些血管炎病人可见升高。近年来研究发现有多种眼病病人的局部组织中或血清中有免疫复合物存在，如葡萄膜炎、Behçet 病、蚕食性角膜溃疡、角膜炎、视网膜色素变性、视网膜母细胞瘤等。

（五）C 反应蛋白

C 反应蛋白是一种急性相蛋白，是机体受病毒或细菌感染、穿通伤或钝挫伤后早期，除局部炎症反应外，全身也可出现反应，如肝脏合成某些蛋白增加。C 反应蛋白具有激活补体和促进吞噬等免疫调控作用。

（六）血管紧张素转化酶

血管紧张素转化酶（angiotensin converting enzyme）主要由肺血管内皮细胞产生，60%～90% 的活动性类肉瘤病病人血清血管紧张素转化酶升高，也见于糖尿病、麻风病、甲状腺功能亢进、肝硬化、淀粉样变性和结核病病人。全身应用糖皮质激素治疗后，血清血管紧张素转化酶可明显下降。

（七）溶菌酶

溶菌酶是一种低分子蛋白质多肽，广泛存在于血清、唾液、泪液、乳汁中，是机体免疫防御系统的组成成分，因具有溶解细菌细胞壁之功能而得名。泪液中溶菌酶主要由泪腺细胞分泌合成，约占泪液总蛋白的 20%～40%，明显高于血清含量，是眼表重要的非特异性防御物质。

临床意义：泪液中含量的改变可能与一些眼表疾病有关，单纯疱疹病毒性角膜炎、干眼症、干燥性角结膜炎病人、长期接触化学气体刺激者或电焊工人的泪液中溶菌酶含量减少。

（八）常见自身抗体测定

1. 类风湿因子（rheumatoid factor，RF） 是一种自身抗体，其靶抗原是变性的 IgG 的 Fc 部分。

（1）检测方法：速率散射比浊法、酶联免疫吸附试验或乳胶凝集试验。

（2）临床意义：类风湿因子测定是类风湿性关节炎和其他疾病病人血清中常见的一种自身抗体，对类风湿性关节炎的诊断、分型及疗效观察均有重要意义。约 90% 的类风湿性关节炎病人为阳性，也可见于其他一些自身免疫性疾病（如多发性硬化、干燥综合征、系统性红斑狼疮等）及梅毒、类肉瘤病和感染性心内膜炎等疾病。健康人阳性率为 3%～5%，并随年龄的增加而升高。幼年型类风湿性关节炎(juvenile rheumatoid arthritis)又称为幼年型特发性关节炎或幼年型慢性关节炎,是一种发生于 16 岁以下的关节炎,类风湿因子检查常为阴性。人类白细胞抗原 -B27 相关性脊柱关节炎病人的类风湿因子检查也常为阴性,故又称血清阴性(seronegative)关节炎。

2. 抗链 O 检查 又称为抗 O 检查,是抗链球菌溶血素 O 抗体(antistreptolysin O)的简称。

(1)检测方法:乳胶凝集试验。

(2)临床意义:近年发现可用于链球菌感染后葡萄膜炎的辅助诊断,链球菌感染后综合征(post-streptococcal syndrome)主要包括风湿热、反应性关节炎、急性肾小球肾炎及双眼非肉芽肿性前葡萄膜炎。

3. 抗核抗体(antinuclear antibody) 是以真核细胞的核成分为靶抗原的自身抗体的总称。在某些因素(细菌、病毒、药物等)作用下细胞核内的许多核成分(如核蛋白、核糖核蛋白及脱氧核糖核酸(DNA)等)发生改变,激发机体免疫系统产生抗不同核成分的抗体。

(1)检测方法:间接免疫荧光染色法、放射免疫法、酶联免疫吸附试验或免疫印迹技术等。

(2)临床意义:抗核抗体阳性的疾病较多,最常见于系统性红斑狼疮,也可见于其他一些自身免疫病,如幼年型类风湿性关节炎、全身性硬皮病、多发性硬化、重症肌无力、皮肌炎、类风湿关节炎及干燥综合征等。其中抗双链 DNA 抗体是系统性红斑狼疮的诊断标准之一。

4. 抗中性粒细胞胞浆抗体(anti-neutrophil cytoplasmic antibody) 是一种存在于血管炎病人的自身抗体,是血管炎特异性诊断指标,分为胞浆型(cytoplasmic)和核周型(perinuclear)。

(1)检测方法:间接免疫荧光染色法、酶联免疫吸附试验。

(2)临床意义:常见于 Wegener 肉芽肿病、结节性多动脉炎、炎症性肠病、急性肾小球肾炎、人类免疫缺陷病毒(HIV)感染或慢性特发性葡萄膜炎。该检查适用于伴有巩膜炎或周边部溃疡性角膜炎的葡萄膜炎或视网膜血管炎病人,不适用于筛查非血管炎病人。

5. 抗心磷脂抗体 磷脂是细胞膜的主要成分,主要成分为心磷脂。抗心磷脂抗体(anti-cardiolipid antibody)是以心磷脂为靶抗原的一种自身抗体。

(1)检测方法:酶联免疫吸附试验。

(2)临床意义:与机体凝血系统改变、血栓形成和血小板减少密切相关,主要见于系统性红斑狼疮、人类免疫缺陷病毒感染、白血病、心脑血管缺血性疾病或原发性抗心磷脂抗体综合征,后者眼部可表现为虹膜睫状体炎、巩膜炎、视网膜血管炎、玻璃体炎、视网膜中央动(静)脉阻塞、视网膜分支静脉阻塞等,也可能与 Behçet 病的静脉血栓有关。

6. 抗甲状腺球蛋白抗体和抗甲状腺微粒体抗体 常用检测方法有间接血凝法、酶联免疫吸附试验或放射免疫测定法。

临床意义:桥本甲状腺炎、甲状腺功能亢进病人血清中均有高效价抗甲状腺球蛋白抗体(anti-thyroglobulin antibody,ATGA),阳性检出率可高达 90%~95%;有些健康妇女可检出低度抗体,恶性贫血、系统性红斑狼疮、重症肌无力、类风湿性关节炎、慢性肝病、糖尿病病人可出现低度阳性。桥本甲状腺炎、原发性甲状腺功能减退、桥本甲亢等病人的抗甲状腺微粒体抗体(anti-thyroid microsome antibody,ATMA)阳性,系统性红斑狼疮、重症肌无力、类风湿性关节炎、慢性活动性肝炎、恶性贫血、胰岛素依赖型糖尿病等病人可出现低度的抗体。

7. 抗 SS-ARo 和抗 SS-BLa 抗体 常用检测方法是间接免疫荧光法。

(1)参考值:健康男性为阴性,健康育龄妇女阳性率约为 1%。

(2)临床意义:抗 SS-ARo 和抗 SS-BLa 抗体是在干燥综合征(Sjögren syndrome,SS)病人血清中发现的两种自身抗体,抗体阳性多见于干燥综合征和系统性红斑狼疮病人。

笔记

三、细胞因子检查

细胞因子（cytokine）是由细胞分泌的具有生物活性的小分子蛋白物质的总称。细胞因子与相应的受体结合后，在介导天然免疫、调节特异性免疫、诱导细胞凋亡和刺激造血等方面起重要作用。通过对细胞因子及其细胞因子受体的检测，对了解机体细胞免疫功能具有重要临床意义。按其生物学功能分为白细胞介素（interleukin，IL）、干扰素（interferon）、肿瘤坏死因子（tumor necrosis factor，TNF）、集落刺激因子、生长因子和趋化因子六大类。

（一）细胞因子分类

1. 白细胞介素 简称白介素，由免疫细胞产生的可溶性蛋白，具有免疫调节、炎症反应、组织修复或病理损害。

（1）白介素 -1（IL-1）：具有调节免疫反应，促进血管生长和伤口愈合；促进胸腺细胞、T 细胞活化、增殖和分化；增强细胞毒 T 细胞和自然杀伤细胞的杀伤活性；协同白细胞介素 -4 刺激 B 细胞增殖、分化和产生免疫球蛋白。

（2）白介素 -2（IL-2）：可活化 T、B 细胞和自然杀伤细胞的活性，具有抗肿瘤作用；促进活化 T 细胞增殖、分化和产生细胞因子；促进 B 细胞增殖、分化和抗体分泌。

（3）白介素 -4（IL-4）：调节 IgE 产生，参与过敏反应。促进 B 细胞活化增殖和产生免疫球蛋白；促进 T 细胞产生生长因子；促进肥大细胞增殖；增强巨噬细胞功能。

（4）白介素 -6（IL-6）：调节造血、促进 T、B 免疫细胞增殖，具有抗炎和抗肿瘤作用。

（5）白介素 -17（IL-17）：由 Th17 细胞分泌的强力前炎症细胞因子，具有强大的募集中性粒细胞和促进多种炎性细胞因子释放的作用，与机体多种炎症和免疫性疾病的发生发展有关。

（6）白介素 -21（IL-21）：IL-21 主要由活化的 Th17 细胞分泌产生，与其受体结合后可促使细胞内 JAKSTAT 信号传导增强，促进 B 细胞活化增殖和免疫球蛋白合成，参与一些自身免疫性疾病的免疫损害。

2. 干扰素 是一种糖蛋白，最初见于病毒感染后的宿主细胞产生的一种可干扰病毒感染复制的物质而得名。根据其来源和结构不同，分为 α、β 和 γ 三个亚型，各种亚型的生物学活性基本相同，均具有抗病毒、抗肿瘤和参与免疫调节等作用。

3. 肿瘤坏死因子 肿瘤坏死因子最初发现这种物质能造成肿瘤组织坏死而得名。根据其产生来源和结构不同，可分为 TNF-α 和 TNF-β 两类，前者由单核巨噬细胞产生，后者由活化 T 细胞产生。两类 TNF 的生物学活性基本相似，除具有杀伤肿瘤细胞外，还具有免疫调节、参与发热和炎症的发生。

（二）细胞因子测定方法

主要分为生物学测定、免疫测定法和分子生物学测定方法。

1. 生物学测定方法 其原理是根据待测细胞因子特定的生物学活性，应用相应的靶细胞指示系统，加入特定的细胞因子，观察靶细胞的相应反应，同时与特定的细胞因子标准品对比，从而由已知标准品推知标本中特定的细胞因子的活性水平，结果以活性单位（U/ml）表示。主要检测方法有促进细胞增殖和抑制细胞增殖法、抗病毒活性法、集落形成测定法、趋化作用测定法和诱导产物测定法等。

2. 免疫学测定方法 包括酶联免疫吸附试验、流式细胞分析法和酶联免疫斑点试验（enzyme-linked immunospot assay）等，酶联免疫吸附试验用于测定可溶性细胞因子，后两种方法用于测定细胞内细胞因子。

3. 分子生物学测定方法 用于测定细胞因子的基因，RNA 检测方法有 Northern 印迹（Northern-blot）杂交法、反转录聚合酶链反应（RT-PCR）法、原位杂交和原位聚合酶链反应等。

笔记

DNA 检测方法主要有 Southern 印迹（Southern-blot）杂交法、聚合酶链反应、原位杂交和原位聚合酶链反应技术等。

四、流式细胞仪技术

流式细胞术（flow cytometry，FCM）是一种以流式细胞仪为检测手段的快速定量分析技术。它集计算机技术、激光技术、流体力学、细胞化学和细胞免疫学技术于一体，不仅可测量细胞大小、细胞内部颗粒性状，还可检测细胞表面和胞浆抗原、细胞内 DNA、RNA 含量等，可对群体细胞在单细胞水平上进行分析。同时还具有分析和分选细胞功能，因此流式细胞仪又称为荧光激活细胞分选器（fluorescence activated cell sorter，FACS）。

（一）流式细胞仪构成

主要由流动室及液流驱动系统、激光光源系统、信号检测与存储分析系统和细胞分选系统等组成。工作原理是经特异性荧光染料标记的单细胞悬液经硅化管进入流动室，形成鞘液包裹细胞悬液的单细胞液柱，经激光激发后产生特异性荧光，由于细胞大小和细胞内颗粒的不同，激发产生的散射光也不同，计算机系统接收后进行综合分析，得出阳性细胞的百分数等资料。

（二）临床应用

1. 淋巴细胞亚群测定　可精确地计算出淋巴细胞各个亚群的数目，有助于了解机体的免疫状况。流式细胞仪检测的各细胞亚群的正常参考范围：$CD3^+$：$70.0\% \pm 12.0\%$，$CD3^+CD4^+$：$40.0\% \pm 9.0\%$，$CD3^+CD8^+$：$30.0\% \pm 8.0\%$，$CD56^+$（NK 细胞）：$12.0\% \pm 8.0\%$。

2. 淋巴细胞功能测定及细胞内细胞因子测定　用于免疫性眼病发病机制的研究。

3. 淋巴细胞表面标志测定　检测不同分化时期的淋巴细胞表面标志物，可用于白血病和淋巴瘤的免疫学分型。

4. HLA 分型测定　用于探讨 HLA 抗原与自身免疫性疾病的关系，还可用于移植免疫学中的交叉配型。

5. 细胞分选研究　流式细胞仪能够分选某一亚群细胞，分选纯度高达 95%。

五、房水检查

前房是由角膜、虹膜和瞳孔区晶状体共同围成的腔隙，后房由虹膜后面、晶状体前面、晶状体赤道部、玻璃体前面和睫状体内面形成的间隙，前后房内充满房水，前房容积约为 0.25～0.3ml，后房容积约为 0.06ml。房水是无色透明液体，主要成分是水，其他化学成分有蛋白质、维生素 C 和无机盐等，pH 值为 7.3～7.5，比重 1.006，屈光指数 1.336。房水主要功能是维持眼内压和为角膜、晶状体和玻璃体提供营养。房水中的微生物学、细胞学、生物化学和免疫学改变将直接反映眼球的病理生理改变，因此房水实验室检查非常重要。

（一）微生物学检验

采集房水标本进行分离培养及药敏试验，并结合免疫学或分子生物学技术，可确定各种感染性眼内炎的微生物类型。

（二）生物化学检验

测定房水中各种蛋白质物质，可用于探讨多种疾病的发病机制，如开角型青光眼病人房水中蛋白质含量升高。

（三）免疫学检验

检测房水中免疫细胞类型、细胞因子含量或抗体水平，可用于各种眼内免疫性疾病或感染性疾病的辅助诊断，例如在眼弓形虫病诊断中，可通过测定房水和外周血中抗弓形虫抗体浓度，然后计算 Goldmann-Witmer 系数进行诊断。测定房水中血管内皮生长因子水平可用于观察糖尿病视网膜病变或视网膜中央静脉阻塞的进展情况。

笔记

（四）肿瘤诊断

检测房水中的肿瘤脱落细胞或某些物质活性，可用于视网膜母细胞瘤、眼内淋巴瘤的辅助诊断，例如原发性眼内淋巴瘤病人房水和玻璃体内白介素 -10 明显升高。

（五）药物浓度检测

检测房水中药物浓度，可用于评估药物疗效和毒副作用。

六、免疫学实验结果的分析

（一）实验方法的敏感性和特异性

分析实验结果时应考虑实验方法的灵敏度（sensitivity）、特异度（specificity）和阳性预测值（predictive value），阳性预测值越高，诊断可靠性就越高。当某种抗体阳性时还应考虑有无交叉反应，如莱姆病和梅毒有交叉反应。某种抗体阴性时也不能完全排除某种微生物感染的可能，需仔细考虑该方法的敏感性、有无实验室误差、病人免疫功能是否低下、是否接受治疗等，如 HIV 感染可导致结核菌素皮试或弓形虫抗体阴性。

（二）抗体的类型和效价分析

分析血清学实验结果注意分析抗体的类型和效价。IgG 代表近期感染和既往感染，IgM 代表近期感染，IgA 代表黏膜感染，IgE 常与过敏反应或寄生虫感染有关。IgG 抗体阳性表明该病人曾有感染，抗体效价至少升高 4 倍才具有诊断意义。例如诊断弓形虫感染，IgG 小于 1:16 无意义，1:16～1:256 提示既往感染，大于 1:256 提示近期感染，大于 1:1024 提示活动性感染。若儿童测到 IgM 即为活动性感染，而成人 IgM 大于 1:64 则是活动性感染。

（三）临床诊断价值

若确诊某种微生物是引起眼部疾病的病因，应在眼组织中证实有该微生物的存在或增殖。由于目前较难从眼组织中分离到微生物，因此依靠血清学检查结合临床典型表现进行诊断属于假定性（presumptive）诊断。血清抗体阳性表明该微生物感染可能与眼病相关，也可能是偶然巧合。如果确定是该微生物感染所致，则必须具备此种微生物感染所特有的眼外症状和流行病学特征，例如急性期抗体效价至少升高 4 倍，眼局部抗体浓度应大于血清抗体，或应用特异性治疗后病情好转。诊断莱姆病需有蜱虫叮咬史和游走性关节病变。诊断获得性弓形虫病常有流感样症状或淋巴结肿大等。如果仅有眼部表现和血清抗体阳性（尤其低效价时）而缺乏特征性全身症状或体征，则较难确诊该眼病是某种微生物感染所致。即使血清效价较高，也只能进行拟似诊断（presumed diagnosis），如拟眼组织胞浆菌病（presumed ocular histoplasmosis syndrome）、拟眼弓形虫病（presumed ocular toxoplasmosis）等。在阐释阳性结果时，需注意应符合其形态改变和临床诊断，因为临床表现和对治疗的反应远较阳性效价重要。

第三节　血液流变学检查

正常的血液流动除与心脏功能和血管状态密切相关外，还与血液本身的流动性质和变形能力相关。血液流变学就是研究血液、血细胞以及血管流变特性的一种科学，主要研究内容包括血液流动性、血细胞流变性（变形性、聚集性和黏附性）、血液凝固性、血管流变性以及血细胞之间、血细胞与血管之间的交互作用和规律。血液流变性的改变可导致血液循环障碍，引起组织的缺血（缺氧）、水肿、血栓或坏死等，高血压病、冠心病、脑血管病、糖尿病、肺心病、恶性肿瘤、血液病、烧伤、休克等疾病都伴有血液流变性质的改变。血液流变学检查最常用指标有全血黏度、血浆黏度、还原黏度、红细胞比容、红细胞聚集性、红细胞变形性、血小板聚集性、纤维蛋白原等。

笔记

血液流变学改变主要与心、脑血管血栓性疾病的发生、发展及其预后等密切相关。血液流变学检查是目前脑缺血性疾病、冠心病、高血压病、高脂血症、动脉硬化、糖尿病等疾病的常规检查项目，动态观察这些指标可用于上述疾病的预测、疗效观察、指导临床用药或判断疾病预后。与之密切相关的眼部疾病有各种类型的青光眼、视网膜动脉或静脉血栓性疾病、糖尿病性视网膜病变、前部缺血性视神经病变等。原发性开角型青光眼病人常表现有全血黏度、红细胞比容和红细胞聚集性明显高于正常人，而红细胞变形能力下降。视网膜中央静脉阻塞病人也常表现为全血黏度、红细胞比容、红细胞聚集性和纤维蛋白原明显高于正常人，红细胞变形能力低于正常人。

（赵堪兴）

第四节　眼科分子生物学检测技术

分子生物学是通过研究生物大分子核酸、蛋白质的结构和功能来揭示生命现象、本质及其规律的科学。分子生物学技术就是利用现代分子生物学理论发展起来的研究生物大分子（核酸、蛋白质）结构与功能的技术。从分子水平看，一切疾病都是由于外源或人体内在的遗传物质核酸的结构或表达的异常决定。

眼科分子生物学检测主要包括眼科遗传病致病基因检测和眼科感染性疾病的病原微生物基因检测等。相应的分子生物学基本技术包含了核酸、蛋白质的提取技术，核酸体外扩增技术，核酸分子杂交技术，电泳检测技术，基因突变分析技术，基因表达分析技术等。

一、生物大分子提取技术

（一）基因组 DNA 提取技术

基因组 DNA 提取即利用一定的物理、化学方法，先将组织细胞破碎，使其中的 DNA 释放出来，再经过有机溶剂萃取或其他物理吸附等方法将杂蛋白、多糖、RNA 等杂质去除，最终将 DNA 提取和纯化的过程。常用的 DNA 提取方法主要有酚 - 氯仿提取法、盐析法、固相吸附洗脱法等。

1. 酚 - 氯仿提取法　最常用的基因组 DNA 提取方法。它利用 DNA 在碱性环境条件下溶于水、不溶于有机溶剂酚，而蛋白质、RNA 等其他生物大分子溶于酚或被变性形成沉淀析出的性质，将 DNA 分离纯化。该方法所获得的 DNA 的纯度高、完整性好，适合于对 DNA 质量要求较高的实验。但该方法操作程序较复杂，耗时较长，DNA 丢失较大，此外还存在酚污染等问题。

2. 盐析法　也是目前实验室广泛采用 DNA 提取方法，该方法利用了 DNA 在高盐浓度下以絮状沉淀析出的性质，将 DNA 从水溶液中分离出来。其优点是快速、方便和无污染。但该方法提取的 DNA 纯度比酚 - 氯仿提取法低，有时会因蛋白质污染而影响后续实验操作，尤其不适合于对 DNA 模板完整性和纯度要求较高的实验。

3. 固相吸附洗脱法　利用固相硅质在高盐溶液特异性吸附 DNA、低盐溶液对 DNA 吸附作用显著降低的原理来提取 DNA 的技术。该技术获得的 DNA 纯度高、丢失少，操作也比较简便，但其提取成本偏高。

（二）RNA 提取技术

常用的 RNA 提取技术包括酚 - 氯仿抽提和吸附柱提取两种方法，其中后者因操作快速便捷，获得的 RNA 纯度较高而得到广泛使用。

异硫氰酸胍裂解结合酚 - 氯仿抽提是经典的 RNA 提取方法，其中使用异硫氰酸胍使 RNAase 被迅速灭活。

笔记

因为 RNA 酶（RNAase）广泛存在于实验室的各个实验环节中，且很难彻底灭活，使得 RNA 比 DNA 更容易受到酶的降解，所以提取 RNA 时必须避免操作过程中 RNAase 污染。提取 RNA 时需要的用品和试剂都必须进行 RNAase 灭活或抑制 RNAase 处理。

实验室通常有两种方法防止 RNA 降解：一是采用焦碳酸二乙酯（DEPC）处理实验器具和实验试剂，包括水。DEPC 是 RNAase 的强抑制剂，用 0.1% DEPC 浸泡实验用器具，再高压灭菌，可有效降低 RNase 的作用。二是实验器具使用前用 180 度干烤 8 小时或更长时间。

（三）蛋白质提取技术

各种细胞和组织的蛋白质都以复杂的混合物形式存在，而它们的性质又存在很大的差异，因此每种蛋白有各自特定的分离纯化步骤和程序。蛋白质是生物活性物质，在分离过程中要特别注意保持其生物活性，采取的措施包括保持适当的温度、接近生理状态的缓冲体系和加入蛋白水解酶的抑制剂等。

盐析法是根据不同蛋白质在一定浓度盐溶液中的溶解度降低程度不同而达到彼此分离的蛋白质分离纯化方法，适合于多种蛋白质的粗分离。其原理是在盐溶液的盐浓度较低时，蛋白质的溶解度随盐浓度升高而增加（即发生盐溶现象），当溶液中盐浓度升高到一定程度时，随着盐浓度的升高，蛋白质的溶解度反而根据蛋白种类不同而呈现不同程度的下降，并先后从溶液中析出（即发生盐析现象）。

（四）核酸纯度判定与浓度测定

核酸的最大吸收波长是 260nm，吸收低谷在 230nm。在 260nm 处 1OD（optical delnsity，光密度）值的光密度相当于双链 DNA 浓度 50μg/ml，单链 DNA 或 RNA 40μg/ml，单链寡核苷酸 20μg/ml。适用范围是大于 0.25μg/ml 的核酸溶液。

1. DNA 的纯度判断和浓度测定　紫外分光光度计测定 DNA 浓度是实验室最常用的办法，也是目前最准确的测量方法。通过读出稀释样品在 260nm 与 280nm 处的吸光值（用 OD 值表示），可以计算出样品的 DNA 浓度与纯度。公式如下：

（1）DNA 纯度：样品 DNA 纯度判断：用公式计算 260nm 测定的 OD 值与 280nm 测定的 OD 值的比值，纯度较好时比值应在 1.8 左右，低于 1.6 提示蛋白质污染较重，需进行纯化处理。

（2）DNA 浓度：当上述比值在 1.8 左右时，样品 DNA 浓度 =260nm 测定的 OD 值 ×50× 稀释倍数（μg/ml）。

2. RNA 的纯度判断和浓度测定　RNA 测定同样采用紫外分光光度计，公式如下：

（1）RNA 纯度：样品 RNA 纯度判断：用公式计算 260nm 测定的 OD 值与 280nm 测定的 OD 值的比值，纯度较好时比值应在 2.0 左右。太低提示蛋白质污染较重，需进行纯化处理。

（2）RNA 浓度：当上述比值在 2.0 左右时，样品 RNA 浓度 = 测定的 OD 值 /260nm×40× 稀释倍数（μg/ml）

二、DNA 体外扩增技术

要想分析特定基因或基因区段的性质，需要首先获得大量的该区段 DNA。DNA 体外扩增技术的发明使人们能够从少量的 DNA 标本中快速大量地制备待分析 DNA 区段。最常用的 DNA 体外扩增技术是聚合酶链反应技术（polymerase chain reaction，PCR）。

（一）聚合酶链反应

PCR 是 1983 年由美国科学家 Mullis 等发明的一种试管内模仿体内天然 DNA 复制过程的 DNA 体外扩增技术。

1. PCR 基本原理　首先将双链 DNA 分子在较高温度下热变性为单链，然后特定的寡核苷酸引物与单链 DNA 的相应位点在较低温度下杂交退火，随即 DNA 聚合酶以单链 DNA

笔记

为模板（template），利用反应混合物中的四种脱氧核苷三磷酸（dNTPs）为原料，延伸寡核苷酸合成新的 DNA 互补链。这一过程反复进行多次，就可以大量合成新的所需要 DNA 片段。其特点是新合成的 DNA 链在下一个循环中与其模板链一起又可以作为合成新链的模板，使特定 DNA 片段的产量呈指数增加。

2. 应用举例 PCR 技术可以应用于几乎所有已知基因组特异序列的病原微生物基因检测和已知致病基因的基因检测诊断中。例如检测沙眼病人结膜囊分泌物中的沙眼衣原体，角膜感染病人中的疱疹病毒等。

（二）实时荧光定量核酸检测技术（real time quantitative polymerase chain reaction，RT-qPCR）

随着生物学、荧光化学和光学检测技术以及计算机技术相结合，1998 年出现了实时荧光定量 PCR 技术，使基因及基因表达研究实现了从定性、半定量到精确定量的飞跃。

1. 实时荧光定量 PCR 技术的原理及特点 荧光定量 PCR 技术采用了和传统 PCR 技术基本相同的生物化学反应体系，对靶 DNA 片段进行体外扩增。但为了实时检测和分析特定 DNA 含量的变化，需要在 PCR 反应体系中添加一条特殊的荧光标记寡核苷酸探针（即 TaqMan 探针），同时反应需要在一种特殊的实时荧光定量 PCR 仪中进行。TaqMan 探针在复性温度时能够与靶 DNA 的一条链完全互补配对杂交。该探针的 5' 端标记了一个荧光报告基团（reporter，R），3' 端标记了一个荧光淬灭基团（quencher，Q）。当整条探针处于完整状态或者没有发生反应时，R 所产生的荧光被 Q 吸收或淬灭；该探针与 PCR 的靶 DNA 发生配对杂交时，由 TaqDNA 聚合酶的依赖于聚合的 5' 外切功能切断降解，R 和 Q 发生分离，使得 Q 不能淬灭 R。游离 R 发射的荧光可被实时荧光定量 PCR 仪的荧光检测装置检测并记录。荧光信号的变化曲线反映了 R 的量的变化情况，间接反映了 PCR 产物量变化的情况。计算机软件将每个循环结束后所测得的荧光值连接绘成一条曲线，即得到各个标本的 PCR 扩增荧光值变化曲线（彩图 13-1，见彩图页）。

2. 定量方法 将靶 DNA 起始浓度已知的外标准品与待测标本在相同条件下同时进行 PCR 扩增，则获得标准品与各个标本的 PCR 扩增曲线。这些曲线中荧光值由较平坦的本底荧光值向指数增长期过渡的拐点处对应的 PCR 循环数即为 Ct 值（彩图 13-2，见彩图页）。一般情况下，Ct 值为荧光变化曲线与荧光基线的交点所对应的循环数。荧光基线一般采用前 3～12 个循环时平均荧光值加上十个标准差所在的直线。当确定荧光基线的位置后，计算机软件可自动确定每个 PCR 扩增曲线的 Ct 值。在进行定量分析时，首先根据外标准品的靶 DNA 浓度（拷贝数）和 Ct 值等数据绘制出以循环数 Ct 为纵坐标，以标本中起始靶 DNA 拷贝数的对数值为横坐标的标准曲线。四个以上不同浓度的外标准品所获得的标准曲线应拟合成一条直线，如果其相关系数达到 9.6 以上即认为扩增成功（彩图 13-3，见彩图页），可以做定量分析。依据该标准曲线，计算机可根据待检标本的扩增曲线所确定的 Ct 值自动计算出待测标本的靶 DNA 的起始拷贝数。

3. 应用举例 利用实时荧光定量 PCR 技术可以检测特定基因在生理或病理条件下的表达情况。例如，可以用来检测突眼病人外周血淋巴细胞中 α- 糖皮质激素受体、β- 糖皮质激素受体的表达情况，以及二者之间的比例关系，从而指导糖皮质激素治疗。

三、核酸凝胶电泳技术

由于核酸（DNA 或 RNA）在碱性缓冲液中带有净负电荷，在电场作用下将从阴极向阳极移动。在一定的电场强度下，核酸分子在特定浓度的多孔琼脂糖或聚丙烯酰胺凝胶中的迁移率与其分子量的对数呈线性关系，因此可以用电泳技术对不同分子量的核酸进行分离。琼脂糖或聚丙烯酰胺凝胶为支持物的凝胶电泳具有分离范围广、操作简便等优点。根据需

笔记

要分离的 DNA 片段的大小选择合适的凝胶浓度,使其迁移率在要求的范围内与分子量的对数呈线性关系,以便能较准确地测定核酸分子量并达到理想的核酸分离分析效果。琼脂糖凝胶一般用于分离 500bp~25kb 的 DNA 片段(表 13-1),聚丙烯酰胺凝胶往往用于分离 500bp 以下的 DNA 片段(表 13-2)。

表 13-1 琼脂糖凝胶的分离范围

琼脂糖浓度(%)	线性 DNA 片段的有效分离(kb)
0.5	25~1
0.7	12~0.8
1	10~0.5
1.2	7~0.4
1.5	3~0.2

表 13-2 不同浓度聚丙烯酰胺凝胶分离 DNA 片段的分离范围

聚丙烯酰胺浓度(%)(相当于相应 bp 数的 DNA)	分离 DNA 片段的大小	溴酚蓝指示剂的迁移率
3.5	100~1000	100
5	100~500	65
8	60~400	40
12	50~200	20
20	5~100	12

四、基因突变分析技术

基因突变可以导致遗传病的发生。最常见的基因突变类型是单个碱基的改变。目前检测点突变的方法很多,根据所检测的突变是否已知,可采用不同的技术进行分析检测。

（一）已知点突变的检测

1. PCR 结合限制性内切酶酶切片段长度多态性分析(PCR and restriction fragment length polymorphism,PCR-RFLP) 如果点突变发生在某一限制性内切酶的酶切位点内,或突变的发生产生了一个新的限制性内切酶的酶切位点,即发生突变的碱基涉及某待测基因内一个限制性内切酶酶切位点的消失或产生,则可在突变点两侧设计 PCR 引物,通过 PCR 扩增获得含有该突变位点区域的 PCR 产物,再用相应的限制性内切酶对 PCR 产物进行酶切和电泳分析,根据酶切片段电泳的条带数目和位置判断是否含有特定的酶切位点和酶切片段的大小,从而判断是否有突变发生。

2. PCR 结合等位基因特异性寡核苷酸杂交(PCR and allele-specific oligonucleotide hybridization,PCR-ASO) PCR-ASO 技术是基于 PCR 和分子杂交原理而建立的一种突变检测方法。被检基因经 PCR 扩增后转移到尼龙膜上,分别与长度为 15~25bp、经放射性同位素或荧光素标记的特定基因位点的正常序列和突变序列的寡核苷酸探针杂交。由于 20 个碱基中仅 1 个碱基的差异便会使 DNA 分子的 Tm 值下降 5~7.5℃,因此通过严格控制杂交条件,可以使 PCR 产物仅与完全互补的探针进行杂交,从而可根据杂交信号的有无判断受检者的扩增片段中是否带有某突变。

3. 等位基因特异性扩增(allele-specific amplification,ASA) 在检测某点突变的 PCR 引物中,设计一个反向引物(PR)和两个正向引物,其中一个正向引物与正常序列 DNA 互补(P1),另一个与突变的 DNA 序列互补(P2)。分别加入这 2 种正向引物和反向引物进行 2 个平行的 PCR 反应。对于纯合性突变,由于没有与 P1 完成互补配对的模板,所以只有 P2 与 PR 配对才可正常延伸得到 PCR 反应产物;反之,对于正常 DNA 则只有 P1 与 PR 配对才可正常延伸得到 PCR 反应产物;而对于杂合子则两对引物都能得到 PCR 产物。最后,经过电泳检测分析各 PCR 产物情况,即可判断待检测标本的基因突变情况。

(二)未知点突变的检测方法

1. 单链构象多态性(single-strand conformational polymorphism,SSCP) 在一定温度和缓冲液条件下,由于单链 DNA 分子内的某些区段的碱基序列互补配对,形成部分双链结构,即能自发地形成特定的二级结构和空间构象,且这种构象取决于它的一级结构的碱基组成。即使仅仅一个碱基的差别,在一定条件下也可以形成不同的二级结构及空间构象。长度相同而构象不同的 DNA 片段在非变性的聚丙烯酰胺凝胶中电泳时可以具有明显不同的电泳迁移率,从而可以通过分析电泳结果区别出正常与突变的单链 DNA。SSCP 适用于检测 150~300bp 长度的 DNA 片段。

2. 变性梯度凝胶电泳(denaturing gradient gel electrophoresis,DGGE) DNA 分子的物理特性之一是当 DNA 分子被加热至其熔点温度(melting temperature,Tm)时双链即被打开。在一定的盐浓度等缓冲条件下 DNA 分子的 Tm 取决于其自身的序列,也即不同序列的 DNA 分子可以具有不同的 Tm,同一 DNA 双链的不同区段也可以由于其碱基序列不同而具有不同的 Tm 值。在一定的盐浓度和温度条件下,DNA 变性剂(如尿素、甲酰胺等)可以降低 DNA 分子的 Tm,且降低的幅度与变性剂的浓度有关。如果在设计引物时使被扩增的目的片段含有 2 个不同的区域,其中一个 Tm 较高,另一个较低,将这一 PCR 产物在变性剂浓度梯度胶上进行电泳。当其泳动至相应位置时,片段中 Tm 较低一端的双链被部分解链,致使该片段的电泳迁移率大大降低。由于正常序列的 PCR 产物片段与突变的 PCR 产物的 Tm 不同,它们在电泳过程中被部分解链的先后不同,经过一定时间的电泳,它们在凝胶中所处的位置也不同。DGGE 技术正是利用了 DNA 分子的这一特性,据此区别正常片段还是突变片段。DGGE 具有较高的灵敏度和较好的重复性,对于长达 600bp 的 PCR 产物中单碱基突变的检出率达 95% 以上。但它也只能确定突变是否存在,而不能确定突变位置和性质。

3. 异源双链分析(heteroduplex analysis,HA) 正常 DNA 和突变 DNA 在一起变性后再缓慢复性,可使两者互补形成异源杂合双链,并在错配处形成一个单链泡。在非变性胶中电泳时,异源双链片段会产生与相应的同源双链片段不同的迁移率,从而使两者分开。对于小片段 DNA(小于 300bp),异源双链分析的敏感性与 SSCP 分析相似,并且由于其操作简单而受关注,这一技术已应用于许多遗传病的研究和一些病毒的分析。它的缺点是不能确定突变位置。

4. DNA 测序分析(DNA sequencing) 各种突变检测技术检测的未知突变,最后都要由测序来确定和验证,因为直接测序能确定未知突变的部位和性质。

五、DNA 序列测定技术

由于生命的遗传信息储存在核酸的序列之中,核酸序列改变导致基因的功能变异,并引起遗传性疾病。例如 Leber 氏病是由于细胞色素氧化酶基因发生一个碱基的改变引起。核酸序列测定就是指利用一定的技术方法测定出核酸大分子中碱基的排列顺序。

(一)DNA 序列测定的原理

在 DNA 序列测定中,目前最常用是双脱氧核苷酸链终止法(dideoxyribonucleic acid chain termination,DACT)。该方法利用了 DNA 半保留复制的特点,即在体外 DNA 复制体系中使新合成的 DNA 链不同程度地终止,再配以一定的检测手段,直接读取 DNA 序列。

Sanger 双脱氧链终止法系在正常的体外合成体系中掺入适量的 2′,3′- 双脱氧核苷三磷

笔记

酸(ddNTPs),进行特异性引物引导的 DNA 合成反应,产生一系列以引物为起点、双脱氧核苷酸为终点的单链产物,再通过电泳分析这些单链产物,从而读出 DNA 序列的测序方法。一般在一次测序反应中,设置一套四组反应,每一组反应体系中分别加入 4 种 ddNTPs 中的一种,其余成分相同。这些 ddNTP 将分别终止于模板链与其互补的每一个 A,C,G 或 T 位置上。将 4 组合成产物分别点样于含有尿素的测序聚丙烯酰胺凝胶的 4 个点样孔上,经过高压电泳分离,即可将长度仅相差 1 个核苷酸的 DNA 单链分开。

（二）DNA 序列测定的方法

1. 单链测序　Sanger 双脱氧链终止法在该技术发明的初期使用的是单链 DNA 模板,因此制备高质量的单链模板尤为重要,这在当时是该法的主要限制因素。M13 噬菌体系列载体能使插入的片段产生大量的单链模板,而使这一问题迎刃而解。

2. 双链测序　双链测序即使用双链 DNA 分子作为测序模板的测序反应。与单链 DNA 测序比较,双链测序具有操作方便,省时省力,又能方便地获得较大的测序模板等优点。

双链测序可以标记引物或 ddNTP。这取决于所用的 DNA 模板是质粒 DNA 或是 PCR 产物。一般若是质粒 DNA,可采用标记引物或 ddNTP 的方法,若是 PCR 产物,则以标记 ddNTP 为好。

二维码 13-2
扫一扫,测一测

（陈晓明）

参 考 文 献

1. 赵堪兴,杨培增. 眼科学. 第 8 版. 北京:人民卫生出版社,2013.

2. American Academy of Ophthalmology, Basic and Clinical Science Course Section 2: Fundamentals and Principles of Ophthalmology 2016—2017. San Francisco: American Academy of Ophthalmology, 2016.

3. 王廷华,刘佳,夏庆杰. PCR 理论与技术. 北京:科学出版社,2013.

4. 丁显平,杨元,夏庆杰. 现代临床分子与细胞遗传学技术. 成都:四川大学出版社,2000.

5. Michael R Green, Joseph Sambrook. 分子克隆实验指南. 第 3 版. 黄培堂,译. 北京:科学出版社,2005.

6. 精编分子生物学实验指南. 第 4 版. 马学军,郭跃龙,等,译. 北京:科学出版社,2005.

笔记

第十四章

眼科症状学

本章学习要点

- 掌握：眼科常见视觉性症状及感觉性症状的临床特点及相关疾病。
- 熟悉：外观异常的临床表现及常见疾病。
- 了解：眼科常见症状产生的病因。

关键词 视力下降 视野缺损 视物变形 眼痛 眼部不适 红眼 流泪 眼球突出 斜视

症状（symptom）是指病人能够主观感受到的不舒适感、异常感觉或病态改变。体征（sign）是指医师检查或他人所发现的异常改变。症状常常包含一部分体征。症状是疾病的一种外在体现，可为疾病诊断和鉴别诊断提供重要依据或线索，有时症状可能先于一些体征或是实验室检查的阳性发现，因此正确的解读症状可以帮助我们更为迅速便捷地做出正确的诊断。

眼科症状可大致分为：视觉性症状、感觉性症状以及外观异常。本章将主要介绍一些与眼视光密切相关的常见眼科症状。

第一节 视觉性症状

一、视力下降

视力下降是眼科最主要的症状，可有远视力下降和（或）近视力的下降，表现为视物模糊、看近和（或）看远不清、眼前雾样或黑影遮挡甚至黑朦。

成年人在 40 岁左右，由于晶状体的硬化、弹性下降和睫状肌功能的减退导致眼调节功能的逐渐减弱，近点后移，出现近视力的下降，这种生理现象称为老视（presbyopia）。眼科疾病常导致视力下降，视觉系统的任何病变，以及一些可能直接或间接影响视觉系统的全身性的疾病都可以导致不同程度的视力下降。

根据视力下降的缓急将视力下降可分为：

（一）急性视力下降

急性视力下降可见于任何年龄段，眼局部（尤其是视网膜）急性缺血是引起急性视力下降的最常见原因之一。据缺血引起的组织损害的程度不同，临床表现为一过性或者持续性视力下降。

急性持续性视力下降根据是否伴有眼痛，分为：

1. 急性无痛性视力下降 多见于眼的持久性循环障碍。视网膜出血水肿、缺血缺氧引起视网膜功能损伤和（或）玻璃体积血遮挡而导致视力的急剧下降。常见于下列疾病：

笔记

252

（1）视网膜中央动脉阻塞

（2）缺血性视神经病变

（3）玻璃体积血

（4）视网膜脱离

（5）黄斑病变

（6）急性视网膜脉络膜炎

（7）中毒性弱视

2. 急性疼痛性视力下降　急性疼痛性视力下降多见于眼部活动性炎症或外伤，常出现眼前段组织充血，常见于下列疾病：

（1）角膜炎

（2）前部葡萄膜炎

（3）眼内炎

（4）出血性脉络膜脱离

（5）急性闭角型青光眼或继发性青光眼

（6）急性视神经炎

（7）眼外伤

（二）慢性视力下降

视力逐渐减退，病程可迁延数月甚至数十年，通常不伴眼痛，但可能伴有眼局部不适或其他部位疼痛，例如头痛等。引起慢性视力下降常见的疾病有：

1. 屈光不正　对慢性视力下降病人，临床上应当首先判断是否为屈光不正所致。如果屈光不正是仅有的视力下降的原因，则其视力可以通过验光配镜完全矫正。屈光不正可分为近视（myopia）、远视（hyperopia）和散光（astigmatism）。

（1）近视：近视眼表现为远视力降低而近视力正常，常可伴有视疲劳等。

（2）远视：远视眼的视力与远视程度相关，可无明显的视力下降（轻度远视），单纯近视力的下降（中度远视）以及远近视力均下降（重度远视）。

（3）散光：散光表现为视物模糊，看远看近均看不清，可伴视疲劳以及异常头位。

需要注意的是一些疾病可能与屈光不正相关，例如：

（1）白内障，如核性白内障可致近视。

（2）后极部视网膜隆起，如中心浆液性视网膜脉络膜病变可致远视。

（3）糖尿病病人的血糖波动，血糖浓度的变化可引起晶状体、房水的屈光力的变化从而引起屈光状态的变化。例如高血糖状态下出现近视或远视程度降低。而血糖降低时，晶状体内水分渗出，晶状体变扁平屈光度降低，出现远视。

2. 屈光间质混浊　表现为裂隙灯后部反光照明法和（或）眼底红光反射中的黑色阴影。

（1）角膜混浊：可见于以下情况：

1）先天性角膜混浊

2）角膜瘢痕

3）角膜水肿

4）角膜营养不良

5）角膜感觉减退

6）角膜穿孔

（2）晶状体混浊

（3）玻璃体混浊

3. 视网膜脉络膜疾病　各种视网膜脉络膜疾病包括炎症、变性、缺血、肿瘤、外伤、中毒、代谢性、遗传性疾病等均可引起视网膜的功能损伤或累及视神经而导致慢性视力下降。年龄相关性黄斑变性、糖尿病性视网膜病变是老年人视力下降的最常见原因。

4. 原发性开角型青光眼。

5. 视路疾病 各种原因所致的视路损害，如炎症、变性、缺血、外伤、肿瘤、中毒、代谢性、遗传性疾病等都可引起不同程度的视力下降。可伴有视野损害、色觉改变、神经系统症状等。

二、视野缺损

视野缺损（visual fields defects）提示视网膜或视路的疾患，视野缺损的形态对病变的定位有着重要的意义。视野缺损可表现为眼前黑影、幕样或云状遮挡，病人有时主诉阅读时发现看不到部分字句，看不到周围人或物体，或驾驶困难等。病人的主观症状往往与视野缺损的范围、位置以及性质相关。病人对视野缺损的感觉往往不如对视力下降那样敏感，对周边的视野缺损尤为不敏感。事实上大多的视路导致视野缺损不为病人知觉，而需要通过视野检查发现。但是，如果视网膜或神经疾病引起中央视野出现缺损，病人常常能够发觉。

青光眼是引起视野缺损的主要原因之一，其视野缺损通常出现在 Bjerrum 区的上、下半视野；绝大部分神经系统疾病病人的视野改变为偏盲性，也即以垂直子午线为界通过中心凹的视野缺损，而青光眼的视野改变则起始于中心 30° 的视野内；视网膜病变的视野改变常常表现为较深，边缘较陡的缺损。视野检测可以作为辅助手段来诊断和追踪某些视网膜疾病的视功能变化。

三、色觉异常

色觉异常（color vision abnormality）主要指对颜色的分辨困难或分辨不能。大约有 8% 的男性和 1% 的女性存在颜色分辨障碍。色觉异常可见于视锥细胞和黄斑病变，亦可见于其他的影响色觉光化学反应及传导通路的疾患。

1. 根据病人的颜色分辨力可分为色盲（color blindness）和色弱（color weakness）。

（1）色盲：对色彩的不能分辨称为色盲。

色觉的完全缺陷称为全色盲（achromatopsia）或一色视（monochromatism）。病人视物只有明暗之分，不能辨别色彩。全色盲较少见。

对色彩不能正确分辨称为部分色盲。病人有色彩感，但所感受到的颜色与正常人不同。可分为红色盲（protanopia）、绿色盲（deuteranopia）、蓝色盲（tritanopia）。红色盲病人光谱为蓝色、黄色，表现为对红色的不识别，混淆红绿色，对单色光敏感性下降；绿色盲病人表现为对绿色的不识别，主要为不能分辨绿色与紫红色；蓝色盲病人光谱为红色、绿色，主要表现为对蓝色的不识别。

（2）色弱病人能够分辨颜色，但对颜色的感觉不同于正常人，往往能够分辨色调鲜明饱和度高亮度高的颜色，对暗色调低饱和度低照度的颜色则分辨困难。可分为红色弱（protanomalia）、绿色弱（deuteranomalia）、蓝色弱（tritanomalia）以及红绿色弱等，其中红绿色弱最常见。

2. 根据发病时间，可分为先天性色觉异常和后天性色觉异常：

（1）先天性色觉异常：一般双眼发病，通常为遗传性疾病。

（2）后天性色觉异常：可双眼亦可单眼发病，男女发病比率无明显差异，色觉异常程度常随病程进展而变化，可见于白内障、视网膜病变尤其是黄斑病变、视神经疾病，其他疾病如癔症。

3. 除颜色分辨障碍外，色觉异常还包括色视（chromatopsia）、色视力疲劳（color fatigue）和色觉加重。

笔记

四、夜盲

夜盲（night blindness）是暗视力和暗适应下降的表现，病人夜晚或昏暗的室内视物不清，行走困难。视杆细胞的病变是引起夜盲的最主要原因。夜盲可见于以下情况：

1. 视网膜病变 各种视网膜变性、先天性梅毒性脉络膜视网膜炎、视网膜铁锈症及铜质沉积症、全视网膜光凝术后等。其中最常见于视网膜色素变性表现为进行性夜盲伴视野缩小。

2. 脉络膜病变 脉络膜病变可导致视网膜色素上皮和视细胞的继发性改变从而引起夜盲。

3. 视神经疾患 例如青光眼、视神经炎等。

4. 先天性的暗适应不良 大多伴有近视，而无其他眼部疾患。

5. 维生素 A 缺乏 多见于营养不良的儿童，成人可见于肝脏疾患等。

6. 周边屈光间质的混浊 例如年龄相关性白内障初发期、花冠状白内障等。这些病变所表现的夜盲，并非真正的夜盲，也可称为假性夜盲。

五、视物变形

视物变形（metamorphopsia）表现为所见物像形态发生扭曲、变大或变小。

视物增大称为大视症（macropsia），可由视网膜收缩或瘢痕形成等原因导致视网膜感光细胞堆集引起，也可因调节痉挛伴瞳孔缩小引起。视物变小称为小视症（micropsia）。与大视症相反，小视症可由各种原因导致的视网膜感光细胞稀少引起，也可因调节麻痹、屈光参差引起。

视物变形可见于以下情况：

1. 黄斑疾病

2. 视网膜脱离

3. 视网膜脉络膜肿瘤

4. 高度屈光不正，配戴高度数的眼镜

5. 角膜不规则散光

6. 视物变形也可以是一种偏头痛发作的前兆症状

六、飞蚊症

飞蚊症（floaters）是一种常见的症状，病人主诉眼前看到点状、尘状、线状、蛛丝状或环状等不同形态各异的漂浮物，数量不等，常常可随眼球运动而飘动。例如漂浮物恰停留于视线中央，可感到视物模糊，移开后一般视力不受影响。可见于玻璃体混浊、玻璃体后脱离、闪辉性玻璃体液化、各种原因引起的玻璃体积血、视网膜或葡萄膜炎、视网膜脱离。

七、闪光感

闪光感（photopsia）是指在缺乏外界相应光刺激下，视野中出现"光""光带""闪电样"或"闪烁样"等光影，多在闭目或暗光下转动眼球时出现。病人往往可指出其在视野中的位置，可反复、频繁发生。多单眼也可双眼发生。

闪光感是由玻璃体视网膜异常关系所引起的常见症状。玻璃体视网膜牵引对视网膜的机械刺激产生神经冲动传入大脑，引起闪光感，暗室内症状更为明显。可见于：

1. 玻璃体液化和后脱离

2. 视网膜脱离

3. 其他可产生玻璃体混浊并与视网膜粘连的情况

笔记

4. 偏头痛

5. 任何作用眼的钝性力量均可能引起闪光感

6. 一些主观的感觉　例如 Moore 闪电样闪光,或快速动眼闪光等。多在完全暗适应的情况下出现,例如午夜醒来暗室中快速转动眼球。无病理意义。

八、幻视

幻视(vision hallucination)为眼前出现的各种虚构的图像。可有成形与非成形幻视。

枕叶皮质及有关区域的病变可引起静止的光和星的感觉,而副纹状区 18 区可产生彩色薄片及环的感觉。

顶枕叶皮质病变所产生的幻觉包括人和动物等。此外,还可有延长物像的时间,不能辨认物体,定错位置,辨色困难和说错颜色。

颞叶皮质幻视可感觉到记忆中所经历的风景,包括海陆风景、大草原的火灾、可反复出现,但缺乏细节,还可伴有幻听。颞叶肿瘤可出现有形幻视。

九、虹视

虹视(iridescent vision)是由于屈光间质异常引起光的散射可导致白光分解为其组成色光,蓝光在中间,红光在周围,产生光晕效应,因此病人可看到灯光周围出现彩虹样光圈。可见于以下情况:

1. 各种原因所致的角膜上皮或上皮下水肿,最多见于急性闭角型青光眼。

2. 角膜表面的分泌物,可见于各类角结膜炎症。

3. 晶状体水隙形成以及白内障特别是核性白内障有时也可能引起虹视。

十、复视

复视(diplopia)指注视一物体时看到两个物像,且两物像不重叠。首先要询问病人是否盖住一眼后复视消失,如果是,则复视是由双眼视觉异常导致的;如果盖住一个眼后复视还存在,则有可能是屈光间质结构或形态出现病理性改变。病理性或者外伤导致的复视多是突然起病,复像检查常表现为垂直复视,且随着注视方向不同而不同,病人还可能有头位的异常。由隐斜或者过大的集合近点导致的复视通常是间歇性的、水平的,与持续的视觉活动有关。引起双眼及单眼复视常见疾病有:

(一)双眼复视

双眼复视指双眼注视一物体时出现两个物像,遮盖一眼后复视消失。

1. 间歇性复视　见于重症肌无力、隐斜视的间歇性失代偿。

2. 持续性复视

(1)第Ⅵ、Ⅲ或Ⅳ对脑神经麻痹。

(2)眼眶疾病如甲状腺眼病、炎性假瘤或眶内肿瘤。

(3)海绵窦综合征、眶上裂综合征。

(4)眼部手术术后如局麻、眼外肌移位、眼外肌手术过矫或欠矫。

(5)眼外伤后如眶壁骨折伴眼外肌受累或眶内水肿。

(6)核间型眼外肌麻痹。

(7)椎 - 基底动脉供血不足。

(8)其他中枢神经系统疾病。

笔记

(9)镜片问题:如所戴镜片的光学中心与瞳距不符,可因三棱镜效应导致影像移位,此时若融合力不能克服这种三棱镜效用,则发生复视。

（二）单眼复视

单眼复视指一眼注视一物体时可出现两个物像。单眼复视比较少见。可见于：

1. 屈光不正、眼镜的三棱镜效应、角膜混浊或不规则散光（包括角膜或屈光手术）、白内障。

2. 晶状体或人工晶状体脱位、双瞳症或多瞳症、黄斑疾病、视网膜脱离、中枢神经系统疾病（偶见）及其他非生理性因素。

3. 偶有暂时性单眼复视：有视网膜异常对应的斜视眼，手术后视轴接近正位，黄斑中心凹出现正常功能，但原来异常对应的视网膜区（假黄斑）也仍有一定功能，便产生暂时性单眼复视，可在数周内减轻及消失。

4. 有时甚至可能出现多个物像，称为多视（polyopsia），可见于未成熟期白内障。

十一、眩光感

眩光感（glare）见于白内障、角膜水肿或混浊、瞳孔结构异常或对光反射异常、屈光手术术后、玻璃体后脱离、药物作用（如阿托品）。

十二、立体视觉障碍

立体视觉（stereoscopic vision）或深度觉是大脑将两个具有水平视差的二维物像加工整合之后形成三维空间感觉。任何破坏双眼单视和视差的疾患均可能引起立体视觉障碍。表现为不能精确的判断物体的深浅、高低和远近。立体视觉障碍可见于各种引起复视的疾病和斜视。

十三、其他

还有一些症状，如光晕、闪光感等，这些症状若存在时，通常能引起病人警觉，病人会因这些症状前来就诊。要询问它的发生、频率、类型、严重程度、位置、持续时间、对病人的影响、自然发展病程和治疗效果。

第二节　感觉性症状

一、眼痛

目前认为任何形式的刺激（物理的或化学的）引起痛觉神经的兴奋，达到痛觉阈值即可产生疼痛（pain）。由于刺激的性质、程度、部位以及个体痛觉敏感度差异等因素的影响，病人关于疼痛的主诉纷繁复杂。一般而言浅表的轻度的病变病人常常主诉异物感（foreign body sense）和烧灼感（burning）、刺痛（smarting）；深部的严重的病变，病人通常主诉眼疼痛（painful eye），并常常伴有头痛。

任何原因使眼部组织内三叉神经眼支受刺激均可能引起眼痛。眼痛可呈刺痛、牵拉痛、压痛、胀痛、锐痛和钝痛等。眼痛一般提示眼及其邻近器官组织的器质性的病变，但亦可见于一些非器质性疾患，通常可见于以下情况：

1. 眼球病变　眼球病变引起的疼痛感多表现为眼球的疼痛，可有压痛，往往伴有红眼以及不同程度的视力下降；剧烈的疼痛常常可向头部、额面部放射。

眼球的感觉神经为三叉神经，其纤维末梢主要分布于角膜、虹膜和巩膜，因此眼痛多见于这些结构的病变，而晶状体、视网膜的病变常无明显的疼痛感。疼痛的程度往往可提示病变的严重程度。

笔记

　　眼内压的升高对眼球机械性的压迫扩张也可产生疼痛感，这种疼痛感往往表现为胀痛，多伴有头痛。可见于青光眼、眼内肿瘤。

　　2. 眼附属器病变　眼附属器感觉神经纤维来自三叉神经。

　　眼睑、泪器和结膜的病变通常表现为浅表的疼痛，定位比较明确，病变处常有压痛，可有外观异常，一般无视力下降。病变累及角膜时疼痛加剧和视力改变。常见于各种炎性病变，带状疱疹感染引起的痉挛性刺痛尤为显著。

　　眼外肌和眼眶的病变通常表现为球后的疼痛。眼外肌病变引起的眼痛常常表现为眼球转动时的疼痛或疼痛加剧，可见视疲劳、肌炎等。眼眶是一骨性腔，眶内容积的增大往往可引起胀痛，可见于各类引起眼球突出的疾病。

　　3. 视神经病变

　　4. 眼邻近器官组织或全身性疾患

　　5. 癔症

二、眼部不适

　　眼部不适是一种模糊的说法，但病人常常如实描述，眼部不适应该涵盖了视疲劳、干涩、眼痒、畏光等各种症状。病人对不舒适的描述，因病人的个性而异，检查者需加以观察、分析和判断。

（一）视疲劳

　　视疲劳（asthenopia）是一个症状群，其含义和范围相当广泛，常常表现为用眼后视物模糊，眼球的干涩、烧灼感、异物感等不适以及眼球、眼周的酸胀痛，可向头部放射，严重时可出现恶心呕吐，通常在闭目休息后可缓解。

　　视疲劳可能与眼外肌的不平衡或过度使用以及睫状肌的痉挛相关。引起视疲劳的因素主要有眼部因素、全身情况和精神（心理）因素以及环境因素。视疲劳可见于：

　　1. 屈光不正　未矫正的屈光不正由于视网膜成像不清造成辨认困难并引起过度代偿可导致视疲劳。

　　2. 调节功能不全　例如老视、早期青光眼、睫状体炎等可使睫状肌功能减弱，并常合并集合功能不稳定，亦可出现视疲劳。过度用眼可使睫状肌紧张度增加，眼经常处于调节紧张状态出现视疲劳。

　　3. 集合功能不全或不足　特别当与调节的联合运动被破坏时都可引起视疲劳。

　　4. 隐斜视和间歇性斜视　因眼外肌力量不平衡，眼为保持正常眼位和维持双眼单视，眼外肌过度紧张出现视疲劳。显性斜视因眼外肌放弃调节而无明显的视疲劳。

　　5. 屈光参差或术后无晶状体眼　因双眼视像不等，高级中枢对于物像不等的代偿、抑制和适应过程导致的视觉系统处于紧张状态引起视疲劳。

　　6. 睑缘炎、慢性角、结膜炎、干眼、眶上神经痛等加重症状性视疲劳。

　　7. 身体虚弱、睡眠不足、精神紧张、神经官能症等亦可能出现视疲劳。

　　8. 不良照明环境下用眼易出现视疲劳，如照明过强或过弱、视频闪烁、温度过高、嘈杂、空气污浊等。

　　9. 单眼患病失明者主要是成年后失明病人可出现单眼性视疲劳，这主要由于病人由双眼单视突然变为单眼注视后非常不适应，常表现出明显的视疲劳，除视物不能持久外，亦常有"飞蚊症"出现。

　　需要指出的是引起视疲劳的主要内在因素是具有轻度生理缺陷的视觉系统在完成视作业时，所做的过度代偿性努力。例如近视眼为形成清晰的物像往往过度使用调节，导致调节集合的不协调，从而引起视疲劳。而明显视觉障碍的病人，由于视力显著下降，放弃了企图改变其功能缺陷的主观努力,因此反而并不引起典型的视疲劳症状。而类似的明显的眼肌不平衡或两眼视网膜像不等,如果已经无法实现双眼单视时,也不会引起明显的自觉干扰症状。

（二）干涩

干涩此并非独立的疾病,几乎均源自各种影响泪膜眼表的疾病。可见于以下情况:

1. 泪腺疾病 泪腺功能低下,泪液分泌减少而出现干眼。例如泪腺发育异常、炎症、外伤、手术或全身结缔组织疾病等。

2. 结膜疾病 杯状细胞广泛破坏引起泪液黏蛋白缺乏而出现干眼。如慢性结膜炎症、沙眼、眼表化学伤、Stevens-Johnson 综合征、眼类天疱疮、维生素 A 缺乏症等。

3. 眼睑闭合不全 泪液蒸发过强引起干眼。

4. 睑板腺功能障碍 泪液脂质缺乏导致泪液蒸发过强引起干眼。

5. 瞬目减少 引起泪液不均匀分布出现干眼,可见于显示器终端综合征、甲状腺相关性免疫眼眶病等。

6. 环境因素影响 如高温、干燥或多风,空调开放等。

7. 视疲劳 一些老年病人抱怨眼睛干、有烧灼感。在这种情况下有必要检查眼部感染的迹象。对有干眼症状的病人,其症状是由浆液或者黏蛋白产生不足导致,也有可能是特发性的、各种药物的副作用引起的(如口服的抗高血压药者),也有可能和全身性疾病相关联(如动脉炎和关节炎)。

（三）痒

痒(itching)多为眼表炎症尤其是过敏性炎症引起的一种非疼痛性不适。可见于以下情况:

1. 睑缘炎、结膜炎等。

2. 过敏性炎症痒感尤为明显,例如春季角结膜炎、巨乳头结膜炎、药物或其他过敏原引起的过敏性结膜炎和睑皮炎等。

3. 创伤的愈合过程。

4. 干眼。

（四）畏光

畏光(photophobia)表现为对光的不耐受,病人对光线敏感,光照射下不适感。畏光通常同时伴有眼睑痉挛。除外眼前节刺激症状外可见于以下情况:

1. 间歇性外斜 偏斜眼在阳光下喜欢闭上,呈现畏光表现。

2. 视疲劳

3. 大瞳孔 进入眼内光线增加,可引起畏光。瞳孔散大可为药物性、外伤性或先天性虹膜缺损、无虹膜等。

4. 白化症 因虹膜缺色素,进入眼内的弥散光线增加所致。

5. 先天性青光眼 常伴流泪、睑痉挛。

6. 常在强光或暗环境作业的职业性畏光。

7. 其他 奎宁、砷剂、碘剂等中毒,麻疹、流感等传染病,偏头痛、神经衰弱。

第三节 外观异常

一、红眼

红眼(redness)是一个模糊的概念,病人主诉红眼可能为眼睑和眼周的发红或者眼球发红。可能为眼表或眼前节的充血(congestion)、出血(hemorrhage)或者新生血管形成(neovascularization):

笔记

（一）充血

为炎症反应性的血管扩张，通常伴有眼部的炎症刺激症状，例如眼痛、痒等。可见于眼前节炎症、青光眼、眼外伤、翼状胬肉等。

眼部充血一般可分为：

1. 结膜充血 充血来自结膜血管系统，色较鲜红，呈树枝状，以近穹隆部最显著。

2. 睫状充血 为来自睫状血管系统的深层血管充血，色暗红，呈毛刷状，以角膜缘为主。

3. 结膜充血和睫状充血 两者同时存在则称为混合充血，见于各种可引起睫状充血的疾病，一般提示病情严重。

4. 巩膜血管的充血 比较少见，常呈青紫色，多伴明显的眼痛或触痛，可见于巩膜炎。

（二）出血

1. 结膜下出血 多表现为斑片状、块状，严重时可为弥漫性。一般2周内可自行吸收。

2. 前房积血 量的多少可有不同程度的视力下降，多见于外伤或手术，亦可见于眼肿瘤、血液病等。

（三）新生血管

角膜或结膜在炎症或外伤后均可有新生血管形成，出现"红眼"，角膜新生血管形成尤为明显。可见于各类慢性角膜炎、结膜炎、外伤或手术损伤等。例如沙眼可引起表浅且排列整齐的角膜血管翳；角结膜干燥症发生的新生血管弥漫而不规则。

二、异常分泌物

眼异常分泌物（eyes discharging abnormality）多见于眼表的炎症，大多为结膜的病变，亦可能为眼睑、泪器等的病变。分泌物的主要成分为睑板腺分泌物、黏液、脱落的上皮细胞、病原体以及血管的渗出物。其性质常可提示病原体的类型：

（一）水样或浆液性分泌物

多见于病毒感染。例如腺病毒性角结膜炎、流行性出血性结膜炎等，常伴有耳前淋巴结肿大。

（二）黏稠线状或丝状的黏液 - 蛋白性分泌物

多见于过敏反应，例如春季卡他性结膜炎等；黏丝状分泌物合并眼角糜烂系由 Morax-Axenfeld 杆菌引起的眦部睑缘炎。

（三）成片的无定形的黏液、脓性分泌物

可见于严重的细菌性结膜炎、重症衣原体感染等。病人常在晨起时发现睫毛被分泌物粘接而睁眼困难，大量脓性分泌物则可见于淋球菌感染，又称为"脓漏眼"。

分泌物增加亦可见于一些非炎症性病变。例如白色泡沫状分泌物可能由干燥杆菌引起也可能为睑板腺分泌亢进所致；而在角膜缘的三角形泡沫状物则多为维生素 A 缺乏症引起的上皮角化斑（Bitot 斑）。

三、流泪

泪液分泌过多或是泪道排出受阻均可导致泪液流出结膜囊之外。可见于：

1. 环境刺激、眼前节炎症、外伤或异物存留等任何可影响泪液分泌神经反射弧的情况均可引起流泪。特别是角膜病变，由于角膜神经分布密集，轻度的刺激即可引起大量的泪液分泌，常伴疼痛、畏光、睑痉挛等刺激症状，流泪多为次要症状。角膜穿通伤时，由于房水外流，病人可自觉流"热泪"。

2. 泪点闭塞、眼睑位置异常或面神经麻痹引起泪点外翻、泪道阻塞等可引起经常性流泪，病程可达数月或数年，多见于老年人。

笔记

3. 婴幼儿流泪多为鼻泪管阻塞、先天性青光眼。

四、眼球突出

眼球突出度（角膜顶点突出眶外缘的垂直距离）具有个体差异，可能受种族、家族、屈光等因素的影响。一般而言，平视正前方时眼球突出外侧眶缘 12～14mm，两眼间差值不超过 2mm。

眼球突出（exophthalmos）是一侧或双侧眼球的异常突出，通常将眼球突出度大于 14mm 或两眼间差值大于 2mm 视为病理性眼球突出。眼球突出一般因眶内容积的增大引起，是眼眶疾病最常见的临床特征，亦可见于一些全身疾患，例如甲状腺相关性免疫眼眶病、肌炎、淋巴瘤、白血病等。事实上甲状腺相关性免疫眼眶病是引起成人单眼和双眼眼球突出最常见的原因。此外眼球突出可伴有某些特殊表现：搏动性眼球突出见于血管性病变，例如颈动脉海绵窦瘘、眶上壁缺失、眶内动脉瘤等；随体位改变的眼球突出可见于眶静脉曲张、眶壁缺失等。

需要指出的是，有时可能因眼球或眼眶的解剖异常而表现出假性眼球突出，如眼球增大可见于高度近视、先天性青光眼；眼睑退缩睑裂增宽；眼睑畸形、瘢痕收缩；颜面不对称的眼眶畸形。

五、眼球内陷

眼球内陷（enophthalmos）指眼球位置后退向眶内凹陷，可见于以下情况。

1. 眼外伤　最常见的原因，尤其多见眶底骨折。

2. 先天性发育异常　常为双眼，通常伴小眼球、上睑下垂。

3. 眼球萎缩　可见于各种陈旧性眼病导致的眼球萎缩或眼球痨，例如陈旧性视网膜脱离等。

4. 眶容积减小　眶内组织的脱水或萎缩，可见于外伤后、老年性眶脂肪萎缩或极度疲劳和脱水状态。

5. 交感神经麻痹　例如 Horner 综合征，常常是由于上睑下垂形成一种假性的内陷。

六、眼睑肿胀

眼睑肿胀（swelling of the lid）多为皮下水肿，主要由毛细血管通透性增加，局部静脉、淋巴回流受阻和血浆胶体渗透压降低所致。少数情况亦可为鼻窦的眶壁骨折引起的皮下气肿。由于眼睑皮肤松弛，皮下组织疏松，极易发生水肿，可见于眼睑及其邻近组织病变、局部血栓、血管神经性水肿、药物性水肿、全身性疾患。

七、眼睑痉挛

眼睑痉挛（blepharoclonus）是一种夸张的瞬目动作，常表现为强迫性的瞬目伴瞬目频率的增加或瞬目时闭目期的延长。可见于以下情况：

1. 眼表的刺激性病变引起的一种反射性瞬目，通常伴疼痛、畏光、流泪、红眼等。
2. 精神因素引起的睑痉挛，通常为双眼，呈间歇性发作，眼部无病理改变。
3. 特发性睑痉挛。

八、上睑下垂

双眼平视时，在没有额肌参与的条件下，上睑缘中点位于瞳孔上缘和上方角膜缘连线的中点。如果上睑缘中点自正常位置下移，即为上睑下垂（ptosis）。如果上睑缘中点下移未遮盖瞳孔或不超过 2mm 为轻度上睑下垂。如果上睑缘中点下移超过瞳孔中心或达 4mm 以上为重度上睑下垂。中度上睑下垂介于两者之间。重度上睑下垂病人常喜仰头视物，额纹

笔记

明显。各种原因所致的提上睑肌或 Müller 肌功能不足均可引起上睑下垂,可分为先天性和后天性上睑下垂:

1. 先天性上睑下垂 出生时或出生后一年内出现的上睑下垂即为先天性上睑下垂,提上睑肌或动眼神经发育不良是常见的原因。

2. 后天性上睑下垂 可累及单眼或双眼,多有相关病史或伴随症状,可见于动眼神经麻痹、Horner 综合征、提上睑肌或腱膜损伤、重症肌无力、慢性进行性眼外肌麻痹、睑腺炎或沙眼、假性上睑下垂等。

九、白瞳征

白瞳征(leukocoria)表现为瞳孔区呈现白色或黄白色反光(猫眼样反光)。主要因瞳孔后屈光间质的混浊或眼内异常病变从瞳孔后产生白色或黄白色反光,常有严重的视力障碍。可见于先天性白内障、早产儿视网膜病变、永存原始玻璃体增生症、视网膜母细胞瘤、Coats病、先天性弓形虫病及眼内炎。

十、巩膜异色

巩膜颜色的改变亦可见于巩膜变薄、巩膜色素斑、巩膜炎、全身疾患如某些肝脏疾患或溶血性血液病可引起血中胆色素浓度增高从而导致胆色素巩膜内沉积引起巩膜黄染。

十一、眼球震颤

眼球震颤(nystagmus),简称眼震。是一种不自主的、有节律性的、往返摆动的眼球运动。常由视觉系统、眼外肌、内耳迷路及中枢神经系统的疾病引起。方向分为水平型、垂直型、旋转型等,以水平型为常见,通常以快相方向表示眼球震颤方向,快相为代偿性恢复注视位的运动。眼球震颤不是一个独立的疾病,而是某些疾病的临床表现,可分为眼性眼球震颤、前庭性眼球震颤、中枢性眼球震颤和先天性特发性眼球震颤。

十二、斜视

斜视(strabismus)是指一眼注视目标时,另一眼视轴偏离目标的临床现象,可因双眼单视异常或控制眼球运动的神经肌肉异常引起。根据不同注视位置及注视眼的改变,眼位偏斜的变化可分为共同性斜视和非共同性斜视两大类。前者眼球无运动障碍,无复视;后者多有眼球运动受限、复视,并伴眩晕、恶心、步态不稳等症状。

正常眼位的维持需要协调的眼球运动系统和良好的融合功能。任何遗传、发育或后天性因素引起两者异常的疾患均可能出现眼位的偏斜。这种眼位偏斜可为水平方向偏斜,亦可为垂直方向偏斜,前者更为常见。斜视可能为隐性的,亦可为显性的;可以为间歇性的,亦可为持久性的。

十三、头位异常(歪头、转脸)

头位不正一般都是有原因的,病人采取异常头位可能是无意识的,发现头位异常应该进一步检查引起头位不正的原因。常见的头位不正的原因如下:

1. 麻痹性斜视 病人通过歪头或转脸以便融合和避免复视。

2. 眼球震颤 病人为了改善视力可以采取一种头位,使双眼位于眼球震颤的中间带内,获得最多的中心凹注视时间。

3. 眼球运动受限 单眼或双眼运动受限可以是病人采取异常的脸位或头位的原因,采取异常脸位或头位是为了保护融合,在没有融合时是为了注视眼视物方便。

笔记

4. **上睑下垂**　严重单侧或双侧上睑下睑儿童可以采取下颌上抬位,通过试图暴露瞳孔,获得较好的视力。

5. **屈光不正**　斜轴散光可以引起异常头位或者脸位。

6. **斜颈**　一侧胸锁乳突肌挛缩可致颈部歪斜,头向患侧倾斜。

(唐罗生)

二维码 14-1
扫一扫,测一测

参 考 文 献

1. 陈新谦,金有豫,汤光. 新编药物学. 北京:人民卫生出版社,2003.

2. 陈竺. 医学遗传学. 北京:人民卫生出版社,2002.

3. 陈祖基. 眼科临床药理学. 北京:化学工业出版社,2002.

4. 褚仁远,周久模. 遗传性眼疾病. 北京:科学出版社,1998.

5. 管怀进,龚启荣. 现代基础眼科学. 北京:人民军医出版社,1998.

6. Bikas Bhattacharyya. Textbook of Visual Science and Clinical Optometry. Jaypee Brothers Medical Publishers,2009.

7. Gunter K von Noorden,Emilio C Campos. Binocular Vison and Ocular Motility. 6th ed. St. Louis:Mosby,2002.

笔记

汉英对照索引

B

C

J

T

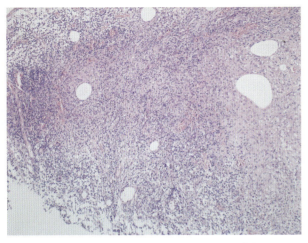

彩图 7-1 睑板腺囊肿,石蜡切片,HE 染色

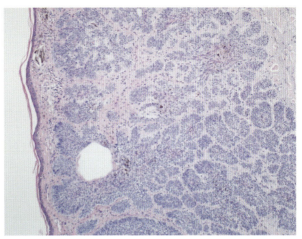

彩图 7-2 基底细胞癌,石蜡切片,HE 染色

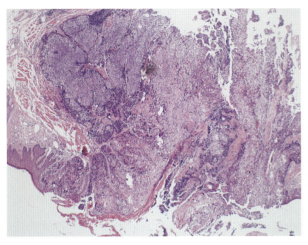

彩图 7-3 皮脂腺癌,石蜡切片,HE 染色

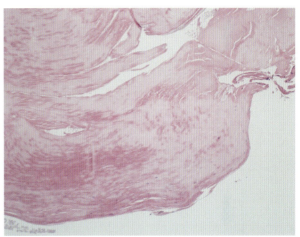

彩图 7-4 睑裂斑,石蜡切片,HE 染色

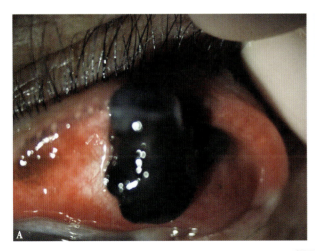

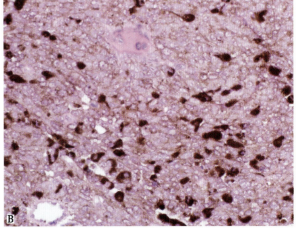

彩图 7-5
A. 结膜恶性黑色素瘤 B. 石蜡切片,HE 染色

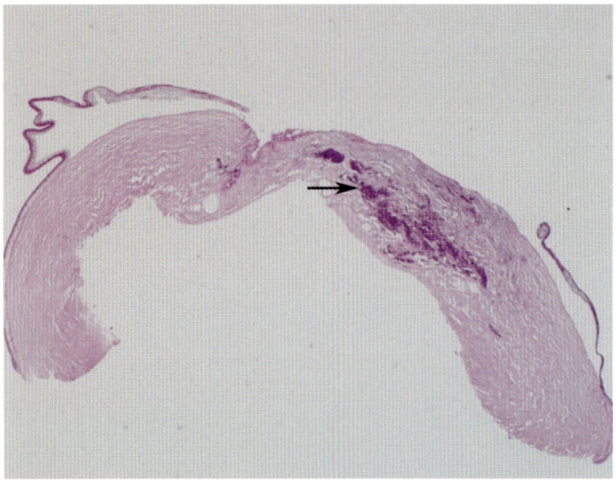

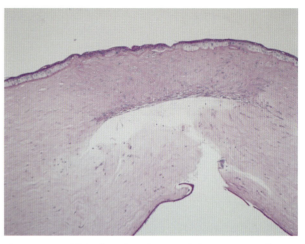

彩图 7-6　角膜溃疡,石蜡切片,HE 染色,图中箭头指向为 细菌

彩图 7-7　圆锥角膜石蜡切片,PAS 染色,可见基底膜破裂

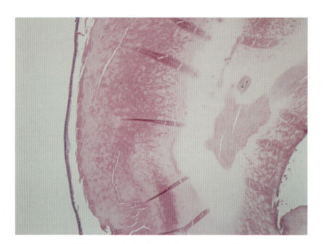

彩图 7-8　白内障,石蜡切片,HE 染色

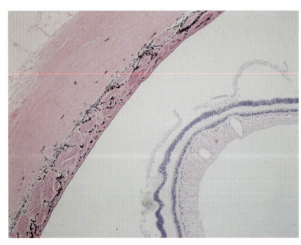

彩图 7-9　视网膜脱离,石蜡切片,HE 染色

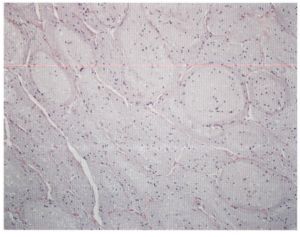

彩图 7-10　视神经乳头水肿,石蜡切片,HE 染色

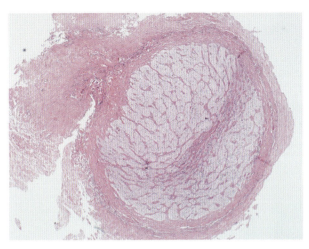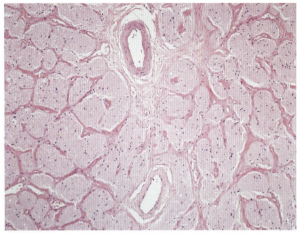

彩图 7-11　视神经萎缩,石蜡切片,HE 染色

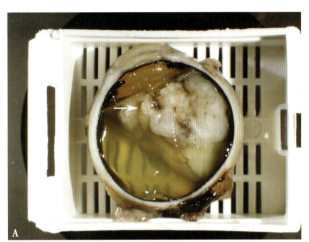

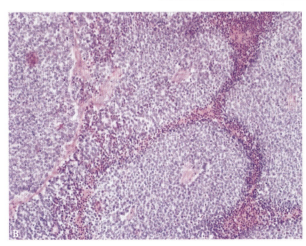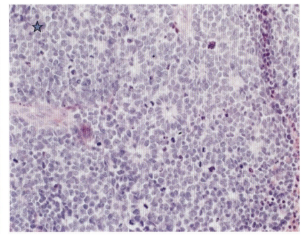

彩图 7-12

A. 视网膜母细胞瘤,箭头指向为瘤体　B. 石蜡切片,HE 染色,假玫瑰花环,星号为玫瑰花环

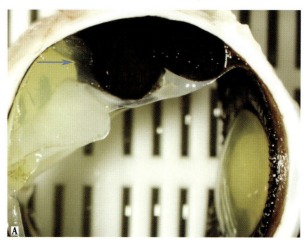

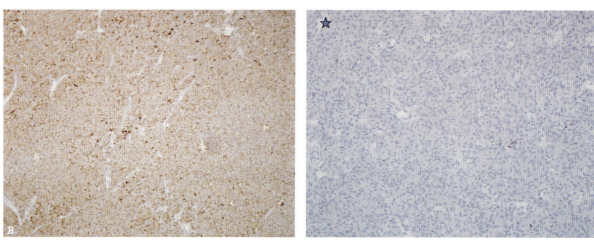

彩图 7-13　脉络膜恶性黑色素瘤
A. 眼球剖面，箭头指向瘤体　B. 石蜡切片，HE 染色，星号标注为脱色素后染色

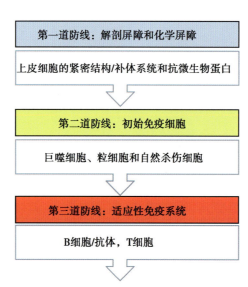

彩图 8-1　眼组织的三道不同水平的免疫防线

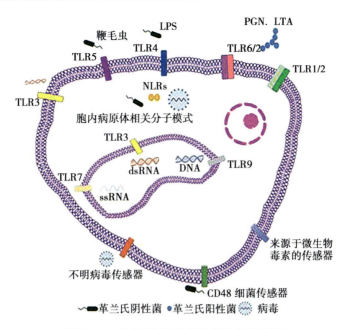

彩图 8-2　存在于细胞表面和胞浆内的 PRRs

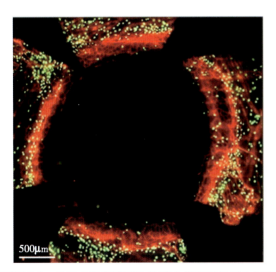

彩图 8-3　位于小鼠角膜缘和结膜血管周围的肥大细胞
在去卷积荧光显微镜下血管主要存在于角膜缘，被染为红色（PE- 抗 CD31）；肥大细胞被 FITC-Avidin 染为绿色，主要分布于角膜缘血管周围

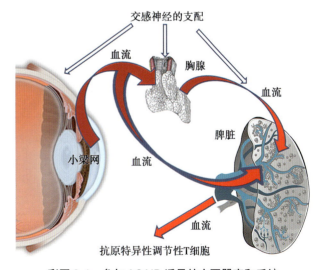

彩图 8-4　参与 ACAID 诱导的主要器官和系统

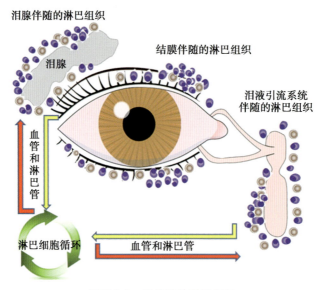

彩图 8-5　眼伴随的淋巴组织

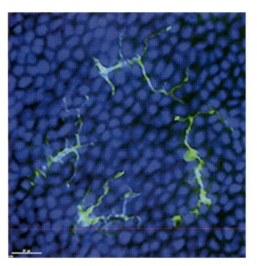

彩图 8-6　位于角膜缘上皮层的树突状细胞
在反卷积荧光显微镜下 LCs 被抗 MHC Ⅱ类抗原的 FITC 标记的抗体染为绿色，显示树枝状突起。角膜上皮细胞被细胞核染料染为蓝色

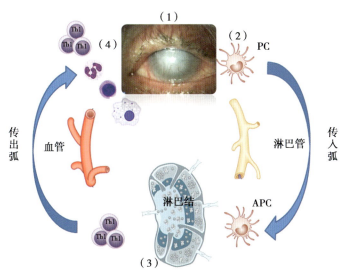

彩图 8-7　角膜移植免疫排斥反应的机制

（1）免疫赦免机制的破坏　（2）APCs 俘获移植抗原　（3）APCs 归巢至淋巴结并致敏 T 淋巴细胞　（4）T 细胞介导的免疫破坏

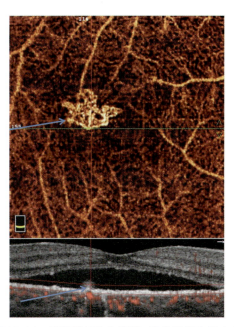

彩图 12-15　脉络膜新生血管膜，箭头所指为新生血管

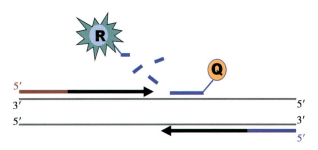

彩图 13-1　TaqMan 探针荧光定量 PCR 反应原理示意图

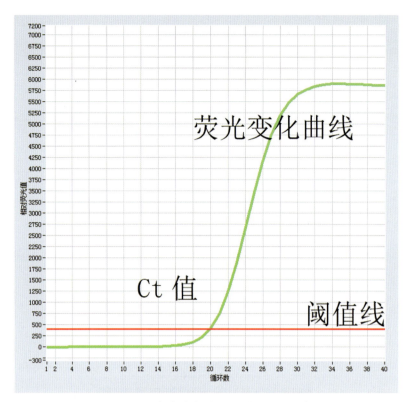

彩图 13-2　Ct 点的确定（扩增曲线与基线的交点）

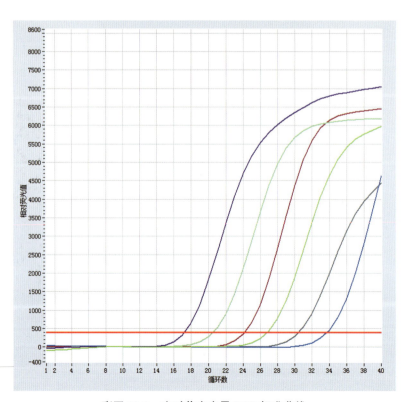

彩图 13-3　实时荧光定量 PCR 标准曲线